卫生部“十二五”规划教材

全国高等医药教材建设研究会“十二五”规划教材

全国高职高专教材　供五年一贯制护理学专业用

护理药理学

第2版

主　编　徐　红

副主编　方士英　张　庆

编　者（按姓氏笔画排序）

方士英（皖西卫生职业学院）

左晓霞（北京大学首钢医院）

叶　宁（黑龙江护理高等专科学校）

刘雪梅（泰山护理职业学院）

吴　艳（大庆医学高等专科学校）

邹浩军（无锡卫生高等职业技术学校）

张　庆（济南护理职业学院）

房　辉（江汉大学卫生职业技术学院）

秦红兵（盐城卫生职业技术学院）

徐　红（滨州职业学院）

黄宁江（永州职业技术学院）

黄素臻（廊坊卫生职业学院）

符秀华（安徽省淮南卫生学校）

董鹏达（哈尔滨医科大学附属第五医院）

人民卫生出版社

图书在版编目（CIP）数据

护理药理学/徐红主编. —2 版. —北京：人民卫生出版社，2011. 7

ISBN 978-7-117-14567-1

Ⅰ. ①护… Ⅱ. ①徐… Ⅲ. ①护理学：药理学-教材
Ⅳ. ①R96

中国版本图书馆 CIP 数据核字(2011)第 116357 号

人卫社官网	www. pmph. com	出版物查询，在线购书
人卫医学网	www. ipmph. com	医学考试辅导，医学数据库服务，医学教育资源，大众健康资讯

护理药理学

第 2 版

主　　编：徐　红
出版发行：人民卫生出版社（中继线 010-59780011）
地　　址：北京市朝阳区潘家园南里 19 号
邮　　编：100021
E - mail：pmph @ pmph. com
购书热线：010-59787592　010-59787584　010-65264830
印　　刷：北京铭成印刷有限公司
经　　销：新华书店
开　　本：787×1092　1/16　印张：23
字　　数：573 千字
版　　次：2004 年 6 月第 1 版　2024 年 8 月第 2 版第 26 次印刷
标准书号：ISBN 978-7-117-14567-1/R · 14568
定价（含光盘）：38. 00 元
打击盗版举报电话：010-59787491　E-mail：WQ @ pmph. com
（凡属印装质量问题请与本社市场营销中心联系退换）

第二轮全国高职高专五年一贯制护理学专业卫生部规划教材

修订说明

第一轮全国高职高专五年一贯制护理学专业卫生部规划教材是由全国护理学教材评审委员会和卫生部教材办公室2004年规划并组织编写的，在我国高职高专五年一贯制护理学专业教育的起步阶段起到了非常积极的作用，很好地促进了该层次护理学专业教育和教材建设的发展和规范化。

全国高等医药教材建设研究会、全国卫生职业教育护理学专业教材评审委员会在对我国高职高专护理学专业教育现状（专业种类、课程设置、教学要求）和第一轮教材使用意见调查的基础上，按照《教育部关于加强高职高专教育人才培养工作的意见》等相关文件的精神，组织了第二轮教材的修订工作。

本轮修订的基本原则为：①体现“三基五性”的教材编写基本原则：基本理论和基本知识以“必须、够用”为度，可适当扩展，强调基本技能的培养。在保证教材思想性和科学性的基础上，特别强调教材的适用性与先进性。同时，教材融传授知识、培养能力、提高素质为一体，重视培养学生的创新能力、获取信息的能力、终身学习的能力，突出教材的启发性。②符合和满足高职高专教育的培养目标和技能要求：本套教材以高职高专护理学专业培养目标为导向，以护士执业技能的培养为根本，力求达到学生通过学习本套教材具有基础理论知识适度、技术应用能力强、知识面较宽、综合素质良好等特点。③注意与本科教育和中等职业教育的区别。④注意体现护理学专业的特色：本套教材的编写体现对“人”的整体护理观，使用护理程序的工作方法，并加强对学生人文素质的培养。⑤注意修订与新编的区别：本轮修订是在上版教材的基础上进行的修改、完善，力求做到去粗存精，更新知识，保证教材的生命力和教学活动的良好延续。⑥注意全套教材的整体优化：本套教材注重不同教材内容的联系与衔接，避免遗漏和不必要的重复。⑦注意在达到整体要求的基础上凸显课程个性：全套教材有明确的整体要求。如每本教材均有实践指导、教学大纲、中英文名词对照索引、参考文献；每章设置学习目标、思考题、知识链接等内容，以帮助读者更好地使用本套教材。在此基础上，强调凸显各教材的特色，如技能型课程突出技能培训，人文课程增加知识拓展，专业课程增加案例导入或分析等。⑧注意包容性：本套教材供全国不同地区、不同层次的学校使用，因此教材的内容选择力求兼顾全国多数使用者的需求。

全套教材共29种，配套教材15种，配套光盘12种，于2011年9月前由人民卫生出版社出版，供全国高职高专五年一贯制护理学专业师生使用，也可供其他学制使用。

第二轮教材目录

序号	教材名称	配套教材	配套光盘	主编	指导评委
1	人体结构学	√	√	杨壮来　牟兆新	赵汉英
2	病理学与病理生理学	√	√	陈命家	姜渭强
3	生物化学			赵汉芬	黄　刚
4	生理学			潘丽萍	陈命家
5	病原生物与免疫学	√		许正敏	金中杰
6	护理药理学	√	√	徐　红	姚　宏
7	护理学导论	√	√	王瑞敏	杨　红
8	基础护理技术	√	√	李晓松	刘登蕉
9	健康评估	√		薛宏伟	李晓松
10	护理伦理学			曹志平	秦敬民
11	护理心理学		√	蒋继国	李乐之
12	护理管理与科研基础	√		殷　翠	姜丽萍
13	营养与膳食			林　杰	路喜存
14	人际沟通			王　斌	李　莘
15	护理礼仪		√	刘桂瑛	程瑞峰
16	内科护理学	√	√	马秀芬　张　展	云　琳
17	外科护理学	√	√	党世民	熊云新
18	妇产科护理学	√	√	程瑞峰	夏海鸥
19	儿科护理学	√		黄力毅　张玉兰	梅国建
20	社区护理学			周亚林	高三度
21	中医护理学	√		陈文松	杨　军
22	老年护理学	√		罗悦性	尚少梅
23	康复护理学			潘　敏	尚少梅
24	精神科护理学		√	周意丹	李乐之
25	眼耳鼻咽喉口腔科护理学			李　敏	姜丽萍
26	急危重症护理学	√		谭　进	党世民
27	社会学基础			关振华	路喜存
28	护理美学基础		√	朱　红	高贤波
29	卫生法律法规			李建光	王　瑾

第一届全国卫生职业教育护理学专业教材

评审委员会名单

顾　　问： 郭燕红　卫生部医政司
李秀华　中华护理学会
尤黎明　中山大学护理学院
姜安丽　第二军医大学
涂明华　九江学院

主任委员： 熊云新　柳州医学高等专科学校

副主任委员： 金中杰　甘肃省卫生厅
夏海鸥　复旦大学护理学院

委　　员： （按姓名汉语拼音首字母排序）
陈命家　安徽医学高等专科学校
程瑞峰　江西护理职业技术学院
党世民　西安交通大学附设卫生学校
高三度　无锡卫生高等职业技术学校
高贤波　哈尔滨市卫生学校
黄　刚　甘肃省卫生学校
姜丽萍　温州医学院护理学院
姜渭强　苏州卫生职业技术学院
李春艳　北京朝阳医院
李乐之　中南大学湘雅二医院
李晓松　黑龙江护理高等专科学校
李　莘　广东省卫生职业教育协会
刘登蕉　福建卫生职业技术学院
路喜存　承德护理职业学院
梅国建　平顶山学院
秦敬民　山东医学高等专科学校

第2版前言

全国高职高专护理学专业卫生部规划教材《护理药理学》（第1版）自2004年6月出版以来，得到了各高职高专院校师生的充分肯定，本次按照出版社要求对教材进行再版修订。

在《护理药理学》的修订过程中，始终坚持“四贴近”的修订原则：使教材内容更贴近护理专业人才培养目标、更贴近临床护理职业岗位需求、更贴近学生现状、更贴近护士执业资格考试需求；继续体现三基（基本理论、基本知识、基本技能）、五性（思想性、科学性、先进性、启发性、适用性）、三特定（特定对象、特定要求、特定限制）的原则；坚持“学生易学、教师易教”和“终身学习、能力本位、岗位需要、教学需要、社会需要”的教材编写理念，并力求在护理学专业特色上下工夫，以编出专业特色、专业需求和专业水平。

《护理药理学》（第2版）与第1版相比，全书框架变动较大，增加了学习目标、知识链接、案例分析、思考题。为体现教材的职业性和实践性，教材编写组吸收了一位临床护理专家和一位临床药学专家共同参与编写开发。为满足护理岗位需要，增加了“用药护理”内容；适当增加了“三新”：即新药物、新剂型、新理论；对临床已经少用或基本不用的药物以及较为陈旧的理论予以删略或简写，对临床应用广泛且安全有效的新药予以介绍；药物作用机制和体内过程不作单独介绍，重点介绍药物的作用、临床应用、不良反应、用药护理和与临床护理关系密切的基本知识，注重突出护理专业特色；改革实践内容，删减验证性动物实验，增设临床护理用药实践技能训练项目，使教材更具有实用性、针对性，更具护理专业特色。

本教材由滨州职业学院徐红教授主编并统稿。参加编写的有（按章节顺序）：滨州职业学院徐红教授（第1～4章）、盐城卫生职业技术学院秦红兵教授（第5～7章）、安徽省淮南卫生学校符秀华高级讲师（第8～10章）、无锡卫生高等职业技术学校邹浩军副教授（第11～14章）、黑龙江护理高等专科学校叶宁副教授（第15～17章）、永州职业技术学院黄宁江副教授（第18、24章）、皖西卫生职业学院方士英副教授（第19～21章）、大庆医学高等专科学校吴艳教授（第22、23、28、32章）、江汉大学卫生职业技术学院房辉副教授（第25、26、27章）、济南护理职业学院张庆高级讲师（第29～31章）、廊坊卫生职业学院黄素臻高级讲师（第33～34章）、哈尔滨医科大学附属第五医院董鹏达主任药师（第35～38章）、泰山护理职业学院刘雪梅高级讲师（第39～41章）、北京大学首钢医院左晓霞副主任护师（第42～45章）。

该教材收录的药物剂量和用法仅供临床用药参考，不具备法律效力，特此声明。

本教材供高职高专护理学专业五年一贯制等学制学生使用，也是护理专业学生参加国家护士执业资格考试的参考书，也可供在职护理人员临床用药护理参考。

在编写过程中，我们参考了国内外最新药理学教材及药理学工具书中的有关内容，同时还得到了编者所在学校（院）领导的大力支持，在此表示诚挚的感谢。

为了充分体现高等职业教育教材的特色和护理专业特色，我们在本书的格式编排和内容写作上作了一些尝试，尽管我们编写组各位专家均具有多年护理专业的教学经历，经验也较为丰富，但鉴于编者对高等职业教育的理解及学术水平所限，难免有不足和错误之处，敬请各位专家、同行及同学们予以指正。

徐 红

2011年4月16日

第1版前言

全国高等职业技术教育卫生部规划教材《护理药理学》是依据卫生部五年一贯制护理学专业教学大纲和教学计划编写而成。《护理药理学》紧紧围绕“培养与我国社会主义现代化建设要求相适应，德、智、体全面发展，具有综合职业能力，在第一线工作的高素质的高级护理技能型人才”这一目标，在编写过程中始终坚持体现三基（基本理论、基本知识、基本技能）、五性（思想性、科学性、先进性、启发性、适用性）、三特定（特定对象、特定要求、特定限制）的原则；同时，编写组力求在护理学专业特色上下工夫，以编出专业特色、满足专业需求、体现专业水平。尽管国内外供本科、专科使用的护理药理学教材已有出版，但作为五年一贯制护理学专业来说，是一个特定的对象和特定的层次，培养目标也有别于护理本科、护理专科和中职护理，因而对该教材定位问题，编写组进行了反复的论证，汪钟教授等国内外专家的系列护用药理学教材也为本书的编写提供了诸多借鉴。在编写过程中，编写组适当增加“两新”（新药物、新理论）内容，对临床已经少用或基本不用的药物以及较为陈旧的理论予以删略或简写，对临床应用广泛且安全有效的新药酌予介绍；除部分代表性药物外，药物作用机制和体内过程不单独介绍，仅在有关条目中简要提及，重点介绍药物的作用、临床应用、不良反应及用药监护和与临床护理关系密切的有关知识，以尽量突出护理学专业特色。实践教程主要选择与临床护理给药关系密切的动物实验、处方及医嘱的一般知识。

该教材在编写过程中，参考了历届本科、专科、中职卫生部规划教材《药理学》、《药物学》以及国内外护理专业药理学教材，在此特向各教材的编写专家表示崇高的敬意。同时，我们由衷感谢滨州职业学院及编者所在单位领导的大力支持。

尽管我们具有较为丰富的护理学专业教学的经验和体会，但编写《护理药理学》教材尚缺乏经验，书中如有不妥或错误之处，敬请广大师生批评指正。

王开贞

2004年3月

目 录

第一章 绪 论

学习目标

1. 掌握护理药理学、药物、药理学、药效学、药动学的概念。
2. 熟悉护士在临床用药护理中的职责。
3. 了解护理药理学课程的学习方法。

第一节 药理学和护理药理学的性质和任务

药物(drug)是指作用于机体用以预防、治疗、诊断疾病或用于计划生育的化学物质。根据来源可分为天然药物、合成药物和基因工程药物三类。

药理学(pharmacology)是研究药物与机体相互作用规律及其机制的科学。包括药物效应动力学和药物代谢动力学两个方面,前者是阐明药物对机体的作用和作用原理,后者是阐明药物在机体内吸收、分布、生物转化和排泄等过程,及药物效应和血药浓度随时间变化的规律。

护理药理学(pharmacology in nursing)是以药理学理论为基础,结合现代护理理论,阐述临床护理用药中必需的药理学的基本理论、基本知识、基本技能及临床用药护理措施,指导临床护士合理用药的一门课程。本课程是护理专业的核心课程,主要内容包括药物的理化性质、作用、临床应用、不良反应及防治、药物相互作用、用药护理措施等。本课程的任务是使护理专业学生通过学习该课程,能够正确执行医嘱,按照护理程序进行用药护理,具有对常见病合理用药的宣教能力,确保药物发挥最佳疗效,防止和减少不良反应的发生。

第二节 护士在临床用药中的职责

护士处在临床工作的第一线,既是药物治疗的执行者,又是用药前后的监护者。因此,掌握药物应用及用药护理的基本理论和技能是非常重要的。

在临床用药中护士应做到:

1. 用药前

(1)按照护理程序对患者进行护理评估,了解患者的现状、病史和用药史,尤其要了解药物过敏史。

(2)了解患者的身体状况,尤其要了解是否有药物禁忌证。

(3)了解辅助检查有关的结果,特别是肝功能、肾功能、心功能、心电图检查、血常规及电解质是否紊乱等。

(4)检查药物制剂的外观质量、批号、有效期和失效期,确保无伪劣、过期变质药物被使用。

(5)熟悉药物的作用、临床应用、不良反应及用药护理措施、用法用量、药物相互作用和禁忌证。理解医生的用药目的,根据病情审查医嘱,注意用药是否正确,用法、用量是否恰当。若对医嘱有疑义,应及时与医生联系后再执行。

2. 用药时

(1)要根据用药目的,指导患者合理用药。

(2)在摆药、配药、发药及用药过程中,必须严格执行"三查"、"七对"、"一注意"的原则。

知识链接

"三查"、"七对"、"一注意"

"三查"是指护士在用药时,要做到操作前检查、操作中检查、操作后检查;"七对"是指在用药时,要做到对床号、对姓名、对药名、对药物剂量、对药物浓度、对用药方法和对用药时间,避免发生用药差错和事故;"一注意"是指注意观察用药后的疗效和不良反应。并要做到六准确,即药名、给药对象、给药途径、药物剂量、药物浓度、给药方法准确无误。

(3)要加强与患者的心理沟通,缓解用药时的焦虑情绪,增强战胜疾病的信心。应视情况向患者说明和解释用药后可能出现的不适反应,使患者在心理及生理上有所准备。

(4)要注意观察药物的疗效和不良反应,并做好记录;应主动询问和检查用药后有无不适反应,以便及时发现和处理,避免药源性疾病的发生。

3. 用药后

(1)要密切观察用药后患者的病情变化,继续观察药物的疗效。

(2)根据药物出现的不良反应,给出护理诊断,采取相应的护理措施。

(3)对患者进行用药指导,强调严格执行医嘱,不可擅自调整用药方案,做到合理用药、安全用药。

(4)做好病区药品的领取、保管、使用等管理工作,要增强责任心,严格按照有关规定执行。

第三节 护理药理学的学习方法

1. 密切联系护理专业基础课程知识 有针对性地复习和联系相关生理学、生物化学、病理学等专业基础课程知识,有助于理解和掌握药理作用和作用机制。

2. 掌握药物的特点 掌握各类药物代表药物的作用、临床应用、不良反应、用药护理以及各类药物的共性,运用归纳比较法找出每个药物的特点加以记忆,并正确选用药物。

3. 认识药物作用的两重性 全面掌握药物的治疗作用和不良反应,力求做到安全用药、合理用药,避免或减少药物不良反应的发生。

4. 重视实践教学 实践教学不仅可以验证理论,加深对理论知识的理解,而且能够培养学生的护理用药技能。既有利于提高实验操作技能,同时也能够培养观察事物和分析事物的能力,有助于科学精神和创新能力的培养。

5. 联系护理专业实际,运用整体护理理念,将护理程序与护理用药知识紧密结合,提高自身的综合素质。

思考题

1. 怎样学好护理药理学?
2. 临床用药中,护士的职责有哪些?
3. 护理药理学的主要内容和任务有哪些?

(徐 红)

第二章 药物效应动力学

学习目标

1. 掌握概念：治疗作用、不良反应、副作用、毒性反应、过敏反应、精神依赖性、身体依赖性、亲和力、内在活性、受体激动药及受体拮抗药。

2. 熟悉概念：选择作用、局部作用、吸收作用、后遗效应、继发反应、停药反应、特异质反应、对因治疗、对症治疗、受体部分激动药、量效曲线、半数致死量、半数有效量、效能、效价强度、治疗指数。

3. 了解药物的作用机制。

药物效应动力学(pharmacodynamics)是研究药物对机体作用规律及其机制的科学。

第一节 药物作用的基本规律

一、药物的基本作用

药物的基本作用是指药物对机体原有功能活动的影响。包括兴奋作用和抑制作用。

1. 兴奋作用(excitation action) 药物使原有功能活动增强的作用称为兴奋作用，如使腺体分泌增多、脉搏加快、酶活性增强等。

2. 抑制作用(inhibition action) 药物使原有功能活动减弱的作用称为抑制作用，如肌肉松弛，腺体分泌减少、酶活性降低等。

在一定条件下，药物的兴奋和抑制作用可相互转化，如中枢神经兴奋过度时，可出现惊厥，长时间的惊厥又会转为衰竭性抑制(超限抑制)，甚至死亡。有些药物的兴奋和抑制作用并不是单一出现的，在同一机体内药物对不同的器官可以产生不同的作用，如肾上腺素对心脏呈现兴奋作用，而对支气管平滑肌则呈现舒张作用。

二、药物作用的主要类型

(一) 局部作用和吸收作用

局部作用(local action)是指药物被吸收入血之前，在用药局部所产生的作用，如碘酊、酒精的皮肤消毒作用，口服抗酸药的中和胃酸作用，局麻药的局部麻醉作用。吸收作用

(absorption action)是指药物进入血液循环后，随血流分布到全身各组织器官所呈现的作用。如卡托普利的降血压作用、阿司匹林的解热镇痛作用。

(二) 直接作用和间接作用

药物直接作用于组织或器官引起的效应称为直接作用(direct action)；而由直接作用引发的其他作用称为间接作用(indirect action)。如强心苷能选择性的作用于心肌，使心肌收缩力增强，增加衰竭心脏的排出量，此作用为强心苷的直接作用。在增强心肌收缩力，增加心排出量的同时，可反射性提高迷走神经的兴奋性，使心率减慢，此作用为强心苷的间接作用。

(三) 选择作用

多数药物在一定剂量下，对某组织或器官产生明显的作用，而对其他组织或器官的作用不明显或无作用，此称为药物的选择作用(selectivity)。药物的选择作用是临床选择用药的基础，大多数药物都有各自的选择作用，在临床选择用药时，尽可能选用那些选择性高的药物。药物的选择作用是相对的，随着给药剂量的增加，其作用范围逐渐扩大，选择性则逐渐降低，如尼可刹米在治疗剂量时可选择性兴奋延髓呼吸中枢，剂量过大时，可广泛兴奋中枢神经系统，甚至引起惊厥。所以，临床用药时，既要考虑药物的选择作用，还应考虑用药剂量。

三、药物作用的两重性

药物的作用具有两重性，既可呈现对机体有利的一面，称为治疗作用；又可呈现对机体不利的一面，称为不良反应。

(一) 治疗作用

凡符合用药目的或能达到防治疾病效果的作用称为治疗作用(therapeutic effect)。根据治疗目的的不同，将治疗作用分为对因治疗和对症治疗。对因治疗是指针对病因用药治疗，用药目的是消除原发致病因子，彻底治愈疾病，如使用青霉素治疗革兰阳性菌感染。对症治疗是指用以缓解疾病症状的治疗，如使用阿司匹林使发热的体温降至正常。

一般情况下，对因治疗比对症治疗更为重要，应首先选择对因治疗。但是对于一些严重危及生命的症状如高热、休克、惊厥等，应积极采取对症治疗，以防病情恶化，为对因治疗争得时间，降低病死率。有些对症治疗还可延缓病程进展，预防并发症的发生，降低远期病死率，如抗高血压药的降压作用等。祖国医学提倡，急则治标，缓则治本，标本兼治，这些仍为临床用药所遵循的原则。

(二) 不良反应

凡不符合用药目的，并给患者带来不适或痛苦的有害反应称为不良反应。多数不良反应是药物的固有反应，一般是可以预知的，在用药期间应采取有效措施，尽可能避免不良反应的发生。少数较严重且较难恢复的不良反应称为药源性疾病。

1. 副作用(side reaction)　是指药物在治疗量时与治疗作用同时出现，与用药目的无关的作用。一般危害不大，而且副作用与治疗作用可随用药目的的不同而相互转化，如阿托品用于麻醉前给药时，其抑制腺体分泌的作用为治疗作用，而松弛胃肠平滑肌引起腹气胀则为副作用；当阿托品用于治疗胃肠绞痛时，松弛胃肠道平滑肌的作用为治疗作用，抑制腺体分泌引起口干则成为副作用。副作用是药物固有的作用，是可以预知的，因此，在用药护理中，对一些不适症状较明显的副作用，应及时向患者解释，避免发生不必要的恐慌，也可以采取相应措施预防。

2. 毒性反应（toxin reaction） 药物用量过大、用药时间过长或机体对药物敏感性过高时产生的对机体有明显损害的反应称为毒性反应。有时由于患者的遗传缺陷、病理状态的因素，治疗量也可使患者出现毒性反应。毒性反应的危害较大，一般是可以预知的，在用药护理中护士要认真观察，及时发现，尽量避免毒性反应的发生。用药后立即出现的毒性反应称为急性毒性反应；长期用药，因药物蓄积而缓慢出现的毒性反应称为亚急性或慢性毒性反应。常见的毒性反应有胃肠道反应、中枢神经系统反应、心血管系统反应、血液系统及肝、肾毒性等。

药物的致癌（导致恶性肿瘤）、致畸胎（导致胎儿畸形）、致突变作用（导致基因突变）是药物特殊的慢性毒性反应，被称为"三致"反应。

• 知识链接 •

反应停事件

沙利度胺最早由德国格仑南苏制药厂开发，1957年首次被用作处方药。该药可控制妇女妊娠期精神紧张，防止孕妇恶心，并且有安眠作用。因此，此药又被称为"反应停"。因疗效显著，不良反应少，20世纪60年代前后，欧美至少15个国家广泛应用该药治疗妇女妊娠反应。但随之而来的是，许多出生的婴儿都是短肢畸形，形同海豹，被称为"海豹肢畸形"。1961年，这种症状终于被证实是孕妇服用"反应停"所导致的。于是，该药被禁用，然而，受其影响的婴儿已多达1.2万名。历史上称这一严重的药害事件为反应停事件。

3. 变态反应（allergic reaction） 又称过敏反应，是指机体对某些药物产生的一种异常的病理性免疫反应。变态反应的发生与剂量无关，不易预知，但过敏体质者易发生，结构相似的药物可发生交叉过敏反应。变态反应常表现为皮疹、药物热、血管神经性水肿、哮喘等，严重者可发生过敏性休克，如抢救不及时，可致死亡，如青霉素等。对易致过敏反应的药物或过敏体质者，护士用药前要详细询问有无药物过敏史，并按规定做皮肤过敏试验，过敏试验阳性者应禁用。

4. 后遗效应（residual effect） 又称后遗作用，是指停药后血药浓度已降至最低有效浓度以下时残存的药理效应。如服用巴比妥类镇静催眠药时，次晨出现的乏力、头晕、困倦等现象。

5. 继发反应（secondary reaction） 由药物的治疗作用引起的不良后果称为继发反应或称治疗矛盾。如长期使用广谱抗生素时，因其抑制或杀灭了体内的敏感菌，不敏感菌则大量繁殖生长，导致菌群失调引起新的感染，被称为二重感染，即属于继发反应。

6. 停药反应（withdrawal reaction） 是指长期用药后，突然停药使原有疾病加剧或复发的现象，如长期应用普萘洛尔治疗心绞痛，突然停药引起心绞痛发作加剧。

7. 特异质反应（idiosyncrasy） 是指少数由于遗传因素所致的生化缺陷的患者，对某些药物产生的特定反应。如先天性葡萄糖-6-磷酸脱氢酶（G-6-PD）缺乏者，服用磺胺药、阿司匹林、伯氨喹等易引起溶血反应。

8. 药物依赖性（drug dependence） 又分为精神依赖性和身体依赖性。

(1)精神依赖性又称为心理依赖性或习惯性，是指连续用药突然停药，产生继续用药的强烈欲望，并产生强迫性用药行为，以求获得满足或避免不适。易产生精神依赖性的药物被称为"精神药品"，如催眠药等。

(2)身体依赖性又称为生理依赖性或成瘾性，是指反复用药后，一旦停药就会出现戒断症状，表现为烦躁不安、流泪、出汗、疼痛、恶心、呕吐、惊厥等，甚至危及生命。易产生身体依赖性的药物有吗啡、哌替啶等，被称为"麻醉药品"。身体依赖者为求得继续用药，可不择手段，甚至丧失道德人格。对此我国于1987年颁布实施《麻醉药品管理办法》，对麻醉药品的保管和使用等均有严格的规定，凡接触"麻醉药品"的医、护、药工作者，均需严格遵守。

药物依赖性产生后，不但影响用药者的身体健康，还可带来社会危害，临床应用时需特别慎重，以防滥用造成严重后果。

第二节　药物剂量-效应关系

药物的剂量-效应关系(简称量效关系)是指在一定范围内，药物剂量或血药浓度与效应之间的规律性变化。通过量效关系的研究，可定量分析和阐明药物剂量与效应之间的规律，有助于了解药物作用的性质，并为临床用药提供参考。

一、药物的剂量与效应

剂量，即用药的分量。剂量的大小决定血药浓度的高低，血药浓度又决定药理效应。因此，药物剂量决定药理效应强弱，在一定剂量范围内，剂量越大，效应也随之增强(图2-1)，此即量效关系。

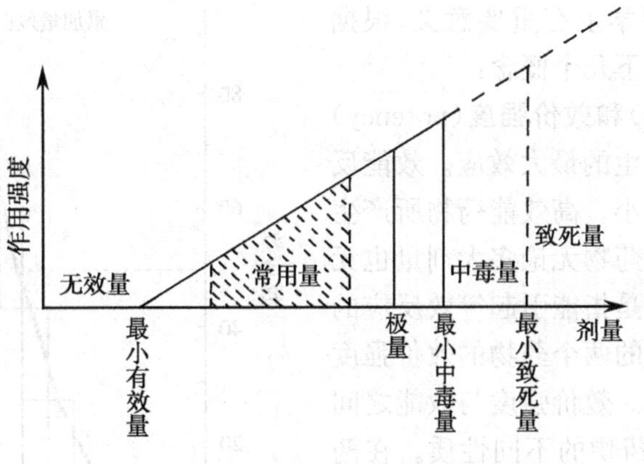

图2-1　药物的剂量与效应关系示意图

根据剂量与效应的关系，剂量可分为：①无效量(ineffective dose)：即药物剂量过小，在体内达不到有效浓度，不能产生明显药理效应的剂量；②最小有效量(minimal effective dose)：刚能引起药理效应的剂量，又称为阈剂量；③有效量(effective dose)：即介于最小有效量和极量之间的量，又称治疗量(therapeutic dose)。在治疗量中，大于最小有效量而小于极量、疗效显著而安全的剂量，为临床常用量；④极量(maximal dose)：即能引起最大效应而不至于中毒的剂量，又称最大治疗量。极量是国家药典明确规定允许使用的最大剂量，即安全剂量的极限，超过极量有中毒的危险。除非特殊需要时，一般不采用极量；⑤最小中毒量

(minimal toxic dose)和中毒量:药物引起毒性反应的最小剂量为最小中毒量。介于最小中毒量和最小致死量之间的剂量为中毒量。一般将最小有效量与最小中毒量之间的剂量范围,称为安全范围(margin of safety)(治疗作用宽度),此范围越大该药越安全;⑥最小致死量(minimal lethal dose)和致死量:药物引起死亡的最小剂量为最小致死量,用量大于最小致死量即为致死量。

二、量效曲线

(一) 量反应型量-效关系

药物效应强度为可测量的数据或量的分级(如心率、血压、脉搏或酶活性等)表示的量-效关系称为量反应型量-效关系。通常用药量的对数值为横坐标,效应强度为纵坐标,绘制的曲线呈近似对称的S型(图2-2),有利于对同类药物进行比较。

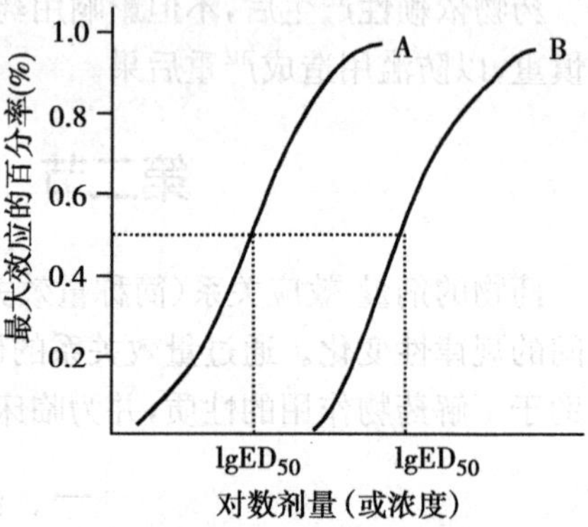

图2-2 量反应型量-效关系示意图

(二) 质反应型量-效关系 药物效应只能用全或无、阴性或阳性表示的量-效关系称为质反应型量-效关系。结果以反应的阳性百分率和阴性百分率的方式作为统计量,如死亡与存活、惊厥与不惊厥若以对数剂量为横坐标,阳性率为纵坐标,则为对称的钟型曲线(正态分布曲线);当纵坐标为累加阳性率时,其曲线为对称的S型曲线(图2-3)。

(三) 量效曲线的意义

量效曲线在药理学上有重要意义,根据量效曲线可以得出如下几个概念:

1. 效能(efficacy)**和效价强度**(potency) 效能是指药物所能产生的最大效应。效能反映药物内在活性的大小。高效能药物所产生的最大效应是低效能药物无论多大剂量也无法产生的。效价强度是指能引起等效反应的剂量。药效性质相同的两个药物的效价强度进行比较称为效价比。效价强度与效能之间无相关性,两者反映药物的不同性质。在药效学评价中具有重要意义。如利尿药以每日排钠量为效应指标进行比较,氢氯噻嗪的效价强度大于呋塞米,但呋塞米的最大效应远远大于氢氯噻嗪(图2-4)。在临床治疗时,药物的效价强度与效能可作为选择药物和确定药物剂量的依据。

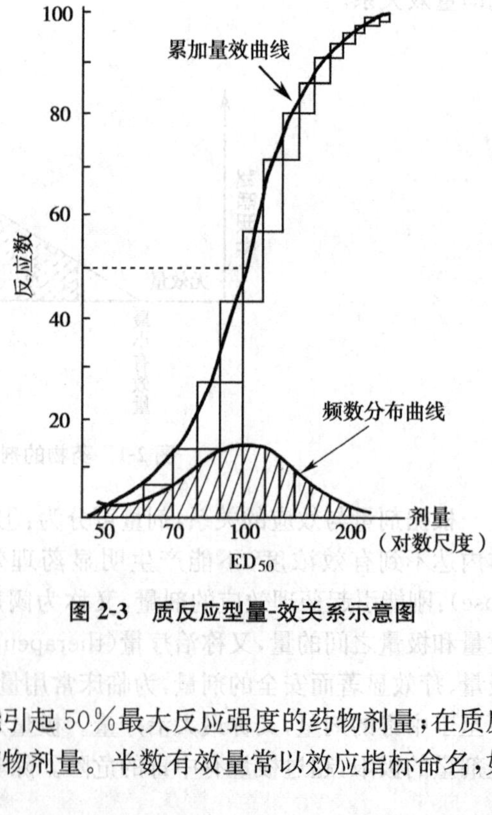

图2-3 质反应型量-效关系示意图

2. 半数有效量(ED_{50}) 在量反应中是指能引起50%最大反应强度的药物剂量;在质反应中是指引起50%实验动物出现阳性反应的药物剂量。半数有效量常以效应指标命名,如果效应指标为死亡，则称为半数致死量（D_{50}）。量效曲线在50％效应处的斜率最大，故常用半数有效量（ED_{50}）计算药物的效价强度。

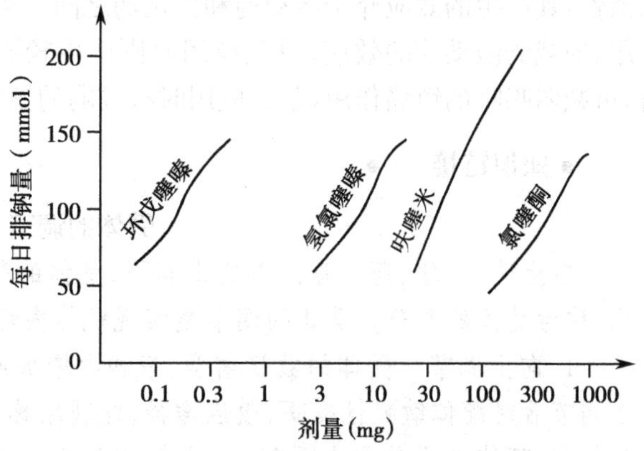

图2-4　各种利尿药的效价强度及效能比较

3. 治疗指数（therapeutic index, TI）　即药物的半数致死量（LD_{50}）与半数有效量（ED_{50}）的比值。治疗指数可用来评价药物的安全性。一般情况下，治疗指数越大，药物的安全性越大。但单独以治疗指数评价药物的安全性并不完全可靠。如某些药物的ED_{50}和LD_{50}两条曲线首尾重叠，即有效量和致死量之间有重叠，还应适当参考1％致死量（LD_1）和99％有效量（ED_{99}）的比值，或5％致死量（LD_5）和95％有效量（ED_{95}）之间的距离来衡量药物的安全性。

第三节　药物的作用机制

药物作用机制即药物作用原理，明确药物作用机制，有助于理解药物的作用和不良反应的本质，从而为提高药物疗效和避免或减少不良反应、合理用药、安全用药提供理论依据。

一、药物-受体作用机制

分子生物学研究发现，许多药物是通过与受体结合而呈现作用。

（一）受体与配体

受体是细胞的一类特殊蛋白质，能识别、结合特异性配体并产生特定效应的大分子物质。能与受体特异性结合的物质称为配体，如神经递质、激素、自体活性物质和化学结构与之相似的药物等。配体与受体结合形成复合物而引起生物效应。各种受体在体内有特定的分布部位和功能，有些组织细胞可同时存在多种受体，如心肌细胞同时存在乙酰胆碱受体、肾上腺素受体和组胺受体等。

（二）药物与受体结合

药物与受体的结合具有特异性，且是可逆的。药物与受体结合引起生物效应，尚需具备两个条件：即亲和力（药物与受体结合的能力）和内在活性（药物激动受体的能力）。据此将与受体结合呈现作用的药物分为以下三类。

1. 受体激动药（agonist）　又称受体兴奋药。是指药物与受体既有较强的亲和力又具有内在活性，从而可兴奋受体产生明显效应。如β受体激动药异丙肾上腺素，可激动β受体而呈现兴奋心脏和扩张支气管的作用。

2. 受体拮抗药（antagonist）　又称受体阻断药。是指药物与受体只有亲和力而无内在活性，其与受体结合后，不产生效应，但可阻碍激动药与受体结合，因而呈现对抗激动药的作用。如β受体阻断药普萘洛尔，可与异丙肾上腺素竞争β受体，呈现对抗肾上腺素的作用，如心率减慢、支气管收缩等。

3. 受体部分激动药(partial agonist) 是指药物与受体虽具有亲和力,但仅有较弱的内在活性,其产生的效应介于激动药和拮抗药之间。当与激动药合用时,则呈现对抗激动药的作用,即减弱激动药的效应;单独应用时则产生较弱的激动效应。如喷他佐辛与吗啡合用时,可减弱吗啡的镇痛作用,单独应用时有较弱的镇痛作用。

• 知识链接 •

受体的调节

在生理、病理、药物等因素的影响下,受体的数量、分布、亲和力和效应力会有所变化,称为受体的调节。受体的调节是实现机体内环境稳定的重要因素。

1. 向上调节 受体的数目增多、亲和力增加或效应力增强称为向上调节。受体向上调节后对配体敏感性提高,效应增强,此现象称为受体超敏性。例如长期应用β受体阻断药,可使β受体向上调节;一旦突然停药,因β受体数目增多而对体内的递质去甲肾上腺素产生强烈反应,可引起心动过速、心律失常或心肌梗死,故向上调节也是造成某些药物停药后出现反跳现象的原因,临床给药时应予注意。

2. 向下调节 受体的数目减少、亲和力减低或效应力减弱称为向下调节。受体向下调节后对配体反应迟钝,药物效应减弱,此现象称为受体脱敏。受体脱敏可因多次使用受体激动药引起,是产生耐受性的原因之一。例如长期服用三环类抗抑郁药,其中枢去甲肾上腺素及5-HT浓度升高,易导致β受体数目和5-HT受体减少,一旦突然停药,会产生抑郁及自杀倾向。

二、药物的其他作用机制

1. 影响酶的活性 如阿司匹林抑制前列腺素合成酶的活性,可呈现解热作用;奥美拉唑不可逆地抑制胃黏膜 H^+-K^+-ATP酶,抑制胃酸的分泌。

2. 参与或干扰机体的代谢过程 如铁制剂参与血红蛋白的形成,可治疗缺铁性贫血;胰岛素参与糖代谢,用于糖尿病的治疗。

3. 影响生物膜的通透性或离子通道 如硝苯地平阻滞血管平滑肌的 Ca^{2+} 通道,可治疗高血压。

4. 改变理化环境 如碳酸氢钠可碱化血液,纠正代谢性酸中毒;静注甘露醇提高血浆渗透压用于消除脑水肿,降低颅内压。

5. 影响递质的释放或激素的分泌 如麻黄碱促进去甲肾上腺素递质的释放,可治疗高血压;大剂量碘可抑制甲状腺激素的释放,用于甲亢危象。

6. 影响免疫功能 如白细胞介素-2能诱导B细胞、T辅助细胞和杀伤性T细胞的增殖与分化,具有增强免疫的作用;糖皮质激素能抑制机体的免疫功能,可用于器官移植时的排斥反应。

7. 影响核酸的代谢 许多抗癌药通过影响DNA和RNA的代谢产生抗癌作用;有些抗生素可作用于细菌的核酸代谢过程而产生抑菌或杀菌效应。

8. 非特异性作用 一些药物并无特异性作用机制,而是通过影响体液pH值、升高渗透压、沉淀蛋白质等机制发挥作用。如消毒防腐药对蛋白质的变性作用,故只能用于体外杀菌或防腐,不能内用。

思考题

1. 根据药物与受体结合后呈现的效应不同，药物可分为哪几类？
2. 药物的不良反应有哪些类型？简述预防不良反应的方法。
3. 举例说明药物的副作用和治疗作用可以相互转化。

（徐　红）

第三章　药物代谢动力学

学习目标

1. 掌握首过消除、药酶诱导剂、药酶抑制剂、常用量、治疗量、最小有效量、极量、半衰期的概念及在临床用药护理中的意义。

2. 熟悉肠肝循环、量效关系、肝药酶的概念及在临床用药护理中的意义。

3. 了解生物利用度、时量关系和时效关系的概念。

药物代谢动力学(pharmacokinetics)是研究机体对药物的处置过程及血药浓度随时间而变化的规律的科学。机体对药物的处置过程包括机体对药物的吸收、分布、生物转化和排泄等过程,也称为药物的体内过程。

第一节　药物的跨膜转运

药物的体内过程如吸收、分布、排泄均需通过各种生物膜,这一过程称为药物的跨膜转运。药物的跨膜转运主要有被动转运和主动转运两种方式。

一、被动转运

是指药物由高浓度一侧向低浓度一侧的扩散过程,为不耗能的顺浓度差转运,膜两侧浓度差越大,药物转运的速度越快。被动转运不消耗能量,不需要载体,各药之间也无竞争性抑制现象、无饱和现象。临床应用的多数药物以此种方式转运。

被动转运除与细胞膜的高脂质结构及膜两侧浓度差有关外,还与药物的理化性质有关:①分子量:分子量小的药物容易通过生物膜;②脂溶性:药物的脂溶性越大越容易通过生物膜;③解离度:非离子型药物不带电荷,可自由通过生物膜,而离子型药物带电荷,在生物膜一侧形成离子障而不能通过生物膜。因为大多数药物属弱酸性或弱碱性化合物,各种体液pH值的改变都影响药物的解离状况,从而影响药物转运。弱酸性药物在pH值低的酸性环境如胃液中,解离度小,极性小,脂溶性大,易通过生物膜,故弱酸性药物在胃液中易吸收,中毒时可用弱碱性溶液洗胃,可使胃内残留药物不易继续吸收;而尿液碱化可使肾小管中的药物不易被重吸收,促进其排泄。弱碱性药物与上述情况相反,它在酸性胃液中解离多,不易吸收,而在弱碱性肠液中不易解离而易吸收;同样,在碱性尿液中也易被重吸收。

二、主动转运

是指药物从低浓度一侧向高浓度一侧转运的过程。如肾上腺素能神经末梢对去甲肾上腺素的再摄取和一些具有重要生理作用的离子转运属于主动转运。

主动转运的特点有：①逆浓度差转运；②需要载体协助；③消耗能量；④具有饱和性；⑤两种药物需用相同载体转运时，药物之间存在竞争性抑制现象。

第二节　药物的体内过程

一、药物的吸收

药物从给药部位进入血液循环的过程称为吸收（absorption）。除静脉给药外，其他给药途径均需通过吸收过程才能进入血液循环。药物吸收的快慢和多少，直接影响药物呈现作用的快慢和强弱。吸收快而完全的药物显效快、作用强，反之则显效慢，作用弱（图 3-1）。

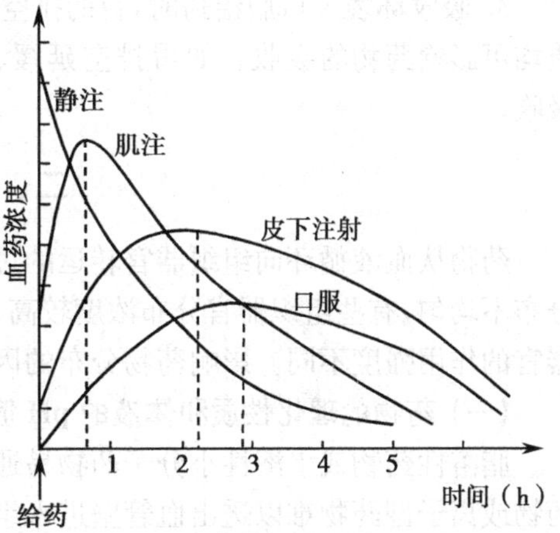

图 3-1　不同给药途径的药-时曲线

（一）吸收部位及特点

1. 口服给药　这是最常用的给药方法。由于胃的吸收面积较小，排空较快，所以药物在胃的吸收较少，除少部分弱酸性药物如阿司匹林等，可在胃内部分吸收外，绝大多数弱酸和弱碱性药物主要在肠道吸收，小肠具有吸收面积大、血流丰富、pH 值为 4.8～8.2 等特点，适合于大多数药物的溶解和吸收。

由胃肠道吸收的药物，经门静脉进入肝脏，有些药物首次通过肝脏时即被转化灭活，使进入体循环的药量减少，药效降低，这种现象称为首过消除。首过消除较多的药物不宜口服给药，如硝酸甘油口服后约 90% 被首过消除。

2. 舌下给药　舌下黏膜血流丰富，但吸收面积较小，适用于脂溶性较高，用量较小的药物。此法吸收迅速，给药方便，且可避免首过消除。

3. 直肠给药　药物经肛门灌肠或使用栓剂置入直肠或结肠，由直肠或结肠黏膜吸收，起效快，也可避开首过消除。

4. 皮下或肌肉组织的吸收　皮下或肌内注射后，药物通过毛细血管进入血液循环，其吸收速度主要与局部组织血流量及药物制剂有关。由于肌肉组织血流量较皮下组织丰富，故肌内注射比皮下注射吸收快。当休克时，因周围循环不良，皮下和肌内注射吸收速度均大大减慢，需静脉注射才能达到急救的目的。

5. 皮肤、黏膜和肺泡的吸收　完整的皮肤吸收能力很差，外用药物时，因皮质腺的分泌物覆盖在皮肤表面，可阻止水溶性药物的吸收，外用药物主要发挥局部作用，皮肤角质层仅可使部分脂溶性高的药物通过，如硝酸甘油等。黏膜给药除前述的舌下和直肠给药外，尚有鼻腔黏膜给药，如安乃近滴鼻用于小儿高热等。肺泡表面积较大且血流丰富，气体、挥发性液体和气雾剂等均可通过肺泡壁而被迅速吸收。

（二）影响药物吸收的因素

影响药物吸收的因素较多，除上述的因素外，尚与以下因素有关。

1. 药物的理化性质 一般来说药物分子小、脂溶性高、溶解度大、解离度小者易被吸收，反之则难以吸收。

2. 药物的剂型 药物可制成多种剂型，如溶液剂、糖浆剂、片剂、胶囊剂、颗粒剂、注射剂、气雾剂、栓剂等。剂型不同，给药途径不同，药物吸收速度也不同，如片剂的崩解、胶囊剂的溶解等均可影响口服给药的吸收速度；油剂和混悬剂注射液可在给药局部滞留，使药物吸收缓慢而持久。近年来，随着药动学的发展，生物药剂学为临床提供了许多新的剂型。缓释制剂利用无药理活性的基质或包衣阻止药物迅速溶出以达非恒速缓慢释放的效果。控释制剂可以控制药物按零级动力学恒速或近恒速释放，以保持恒速吸收，既保证疗效的持久性，又方便使用。

3. 吸收环境 口服给药时，胃的排空速度、肠蠕动的快慢、pH 值、肠内容物的多少和性质均可影响药物的吸收。如胃排空延缓、肠蠕动过快或肠内容物过多等均不利于药物的吸收。

二、药物的分布

药物从血液循环向组织器官转运的过程称为药物的分布（distribution）。药物在体内的分布不均匀，有些组织器官分布浓度较高，有些组织器官分布浓度较低，所以药物对各组织器官的作用强度不同。影响药物分布的因素主要有以下几个方面。

（一）药物的理化性质和体液的 pH 值

脂溶性药物或水溶性小分子药物易通过毛细血管壁，由血液分布到组织；水溶性大分子药物或离子型药物难以透出血管壁进入组织，如甘露醇由于分子较大，不易透出血管壁，故静脉滴注后，可提高血浆渗透压，使组织脱水。

血液和细胞间液的 pH 值约为 7.4，细胞内 pH 为 7.0，故弱酸性药物在细胞外解离多，不易进入细胞内，而弱碱性药物较易分布到细胞内。

（二）药物与血浆蛋白结合

多数药物可不同程度地与血浆蛋白结合，药物与血浆蛋白结合率是决定药物在体内分布的重要因素，药物与血浆蛋白结合具有以下特点：①结合是可逆的。②暂时失去药理活性。③由于分子体积增大，不易透出血管壁，限制了其转运。④药物之间具有竞争蛋白结合的置换现象，如抗凝血药华法林和解热镇痛药双氯芬酸与血浆蛋白的结合率都比较高，若两药同时应用，血浆中游离型华法林将明显增多，导致抗凝血作用增强或自发性出血。

（三）药物与组织的亲和力

有些药物对某些组织有特殊的亲和力，因而在该组织的浓度较高，如抗疟药氯喹在肝中浓度比血浆浓度高约 700 倍，碘在甲状腺中的浓度比血浆中浓度高约 25 倍。

（四）组织、器官血流量

药物分布的快慢与组织、器官血流量有关。高灌注量的心、肝、肺、肾和脑组织，药物分布速度快，药量多；而低灌注量的肌肉、皮肤、脂肪等组织，药物分布速度慢，药量少。

（五）体内特殊屏障

1. 血-脑脊液屏障 血-脑脊液屏障是血-脑、血-脑脊液及脑脊液-脑三种屏障的总称。

许多药物较难穿透血-脑脊液屏障，而脂溶性高、非解离型、分子量小的药物易透过血-脑脊液屏障进入脑组织。另外，在脑部炎症时，血-脑脊液屏障的通透性可增加，药物易进入脑组织。

2. 胎盘屏障 胎盘绒毛与子宫血窦间的屏障，称为胎盘屏障。该屏障由数层生物膜组成，其通透性与生物膜相似，几乎所有能通过生物膜的药物都能穿透胎盘屏障。只是到达胎盘的母体血流量少，药物进入胎儿循环相对较慢。妊娠期间用药应谨慎，禁用对胎儿发育有影响的药物。

3. 血眼屏障 是血-视网膜、血-房水、血-玻璃体屏障的总称。全身给药时，药物在房水、晶状体和玻璃体等组织难以达到有效浓度，采取局部滴眼或眼周边给药如结膜下注射、球后注射及结膜囊给药等，可提高眼内药物浓度，减少全身不良反应。

三、药物的生物转化

（一）生物转化的概念和意义

药物在体内经过某些酶的作用，使其化学结构发生改变称为药物的生物转化（biotransformation）或药物的代谢（metabolism）。大多数药物经生物转化后失去药理活性成为代谢产物排出体外，此为灭活；有些药物经生物转化后，其代谢产物仍然具有药理活性；也有的前体药物进入机体后需要经过生物转化后才能成为有活性的药物；而有的药物经过生物转化后甚至产生有毒的代谢产物。但大多数药物经生物转化后，失去活性，并转化为极性高的水溶性代谢物以利于排出体外。

（二）生物转化的方式

药物在体内的生物转化可分为两类，即两相。

1. Ⅰ相反应 包括氧化、还原、水解反应。通过该相反应，大部分药物失去药理活性，少数药物被活化作用增强，甚至形成毒性代谢产物。

2. Ⅱ相反应 即结合反应。药物及代谢产物在酶的作用下，与内源性物质如葡萄糖醛酸、硫酸等结合成无活性的、极性高的代谢物从肾排泄。

（三）生物转化的酶

大多数药物的生物转化在肝中进行，部分药物在其他组织进行。药物的生物转化需要酶的参与，体内药物代谢酶主要有两类：一类是特异性酶，其催化特定底物的代谢，如胆碱酯酶水解乙酰胆碱；另一类是非特异性酶，主要指肝脏微粒体混合功能酶系统，此酶系统可转化数百种化合物，是促进药物转化的主要酶系统，又称其为肝药酶。

知识链接

肝 药 酶

肝微粒体细胞色素 P-450 酶系统是促进药物生物转化的主要酶系统，故又简称为"肝药酶"。现已分离出 70 余种。此酶系统的基本作用是从辅酶Ⅱ及细胞色素 b_5 获得两个 H^+，另外接受一个氧分子，其中一个氧原子使药物羟化，另一个氧原子与两个 H^+ 结合成水，没有相应的还原产物，故又名单加氧酶，能对数百种药物起反应。此酶系统活性有限，个体差异大，除先天性差异外，年龄、营养状态、疾病等均可影响其活性，而且易受药物的诱导或抑制。

（四）影响生物转化的因素

1. 药酶的诱导作用和药酶的抑制作用 有些药物可以改变肝药酶的活性，而影响药物代谢的速度，进而改变药物的作用强度和维持时间的长短。凡能增强药酶活性或促进药酶生成的药物为药酶诱导剂，如苯妥英钠、利福平等。药酶诱导剂可以加速某些药物和自身的转化，这是某些药物产生耐受性的原因之一。凡能降低药酶活性或减少药酶生成的药物为药酶抑制剂，较常见的有西咪替丁、异烟肼等。药酶抑制剂可抑制药酶，使自身或其他药物代谢减慢，血药浓度增高，药效增强，甚至诱发毒性反应，故联合用药时应予注意（表 3-1）。

表 3-1 常见的酶诱导剂和酶抑制剂及其相互作用

药物种类	受影响的药物
酶诱导剂	
苯巴比妥	苯巴比妥、苯妥英钠、甲苯磺丁脲、香豆素类、氢化可的松、地高辛、口服避孕药、氯丙嗪、氨茶碱、多西环素
水合氯醛	双香豆素
保泰松	氨基比林、可的松
卡马西平	苯妥英钠
苯妥英钠	可的松、口服避孕药、甲苯磺丁脲
灰黄霉素	华法林
利福平	华法林、口服避孕药、甲苯磺丁脲
乙醇	苯巴比妥、苯妥英钠、甲苯磺丁脲、氨茶碱、华法林
酶抑制剂	
氯霉素	苯妥英钠、甲苯磺丁脲、香豆素类
泼尼松龙	环磷酰胺
甲硝唑	乙醇、华法林
红霉素	氨茶碱
环丙沙星、依诺沙星	氨茶碱
阿司匹林、保泰松	华法林、甲苯磺丁脲
吩噻嗪类	华法林
异烟肼、对氨基水杨酸	华法林

2. 影响药酶的其他因素 肝药酶的活性和数量个体差异性较大，受年龄、性别、遗传因素、病理因素和环境因素等影响，而使药物的生物转化速度发生变化。

四、药物的排泄

药物自体内以原形药或代谢产物经排泄器官或分泌器官排出体外的过程，称为药物的排泄（excretion）。肾是主要排泄器官，胆道、肠道、肺、乳腺、唾液腺、汗腺及泪腺等也可排泄某些药物。

（一）肾排泄

肾脏是最重要的排泄器官，机体内的绝大多数代谢产物是经过肾脏排出体外的。药物及其代谢产物经肾排泄的方式主要是肾小球滤过，其次是肾小管分泌。当肾功能不全时，药物排泄速度减慢。

1. 有些药物经肾小球滤过在肾小管中又部分被重吸收，重吸收的多少与药物的脂溶性、解离度、尿液的 pH 值有关：①脂溶性高、非解离型的药物重吸收的多，排泄的慢；而水溶性药物重吸收较少，排泄的快。②尿量增多，尿液中药物浓度降低，重吸收减少，加快药物的排泄。③尿液 pH 能影响药物的解离度，因而也影响药物在远曲小管的重吸收，弱酸性药物在碱性尿液中解离增多，重吸收减少；在酸性尿液中解离减少，重吸收增多。弱碱性药物与之相反。利用这一规律可改变药物的排泄速度，如弱酸性药物巴比妥类中毒时，静滴碳酸氢钠以碱化尿液，促进巴比妥类药物的解离，以加快排泄，达到解救中毒的目的。

药物在肾小管内随尿液的浓缩其浓度逐渐升高，有的药物如链霉素，在肾小管内浓度比血中浓度高几十倍，有利于泌尿道感染的治疗，但也增加了对肾的毒性作用；有的药物在肾小管的浓度超过了其溶解度如磺胺药，可在肾小管内析出结晶，引起肾损害。故肾功能不全时，应禁用或慎用对肾有损害的药物。

2. 有些药物由肾小管主动分泌排泄，相互间有竞争性抑制现象，如丙磺舒与青霉素同用，两药竞争肾小管细胞上的有机酸载体转运系统，丙磺舒可抑制青霉素主动分泌，提高青霉素血药浓度，提高抗菌作用。

（二）胆汁排泄

有些药物及其代谢物可经胆汁主动排泄。经胆汁排泄的药物胆道内药物浓度较高，可用于治疗胆道疾病，如红霉素、四环素、利福平等治疗胆道感染。肠肝循环（enteral-hepato circulation）是指自胆汁排入十二指肠的结合型药物，在肠中经水解后再吸收的过程。肠肝循环可使药物作用时间延长，当胆道引流或阻断肠肝循环时可加速药物的排泄。如考来烯胺（消胆胺）可阻断洋地黄毒苷的肠肝循环，可用于后者中毒的解救。

（三）其他排泄途径

因乳汁比血液略酸，又富含脂质，因此，脂溶性强或弱碱性药物易由乳汁排泄，有的药物可对乳儿产生影响，如吗啡、氯霉素等，故哺乳期妇女用药应予注意；某些药物也可经唾液腺排出，且排出量与血药浓度有相关性，可作为无痛性药检的采样。有的药物还可经肺、胃肠道、汗腺等器官排泄。

第三节　药物代谢动力学的一些基本概念和参数

一、时量关系和时效关系

药物的体内过程是一个连续变化的动态过程，随时间的变化，体内的药量或血药浓度及药物的作用强度也会随之变化，这种动态变化过程，可用时量关系和时效关系来表示。

时量关系是指时间与体内药量或血药浓度的关系，也就是随时间的变化体内药量或血药浓度变化的动态过程。时效关系是指时间与作用强度的关系，即药物的作用强度随时间变化的动态变化过程。以时间为横坐标，体内的药量或血药浓度为纵坐标，得到的曲线为时量关系曲线。以时间为横坐标，药物的作用强度为纵坐标，得到的曲线为时效关系曲线。以非静脉一次给药为例，药物的时量关系和时效关系经历以下三个阶段（图 3-2）。

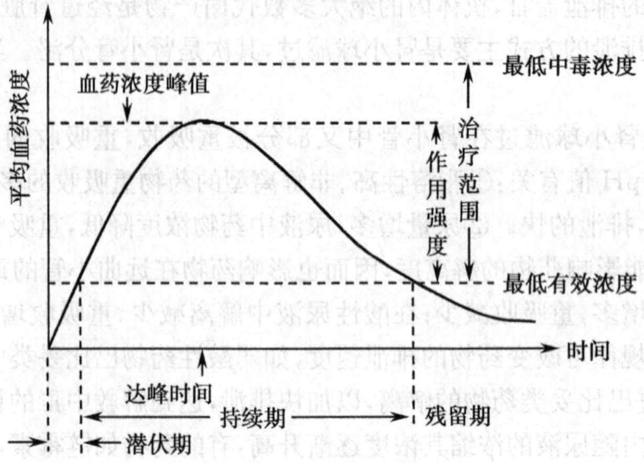

图 3-2　非静脉给药的时量（效）关系曲线

由图 3-2 可见，给药后，血药浓度逐渐上升形成曲线的上升部分，为药物的吸收分布过程。在出现疗效前的一段时间称为潜伏期，当药物的吸收速度和药物的消除速度相等时达峰浓度，从给药时至峰浓度的时间称为达峰时间；以后血药浓度逐渐下降而形成曲线的下降部分，此为药物的消除过程。当达到最低有效浓度时，药物作用开始消失。从疗效出现到作用基本消失，是维持有效浓度的时间，称为持续期。而将体内药物已降至有效浓度以下，但又未从体内完全消除的时间称为残留期。

峰浓度的大小与给药剂量有关，残留期的长短反映了药物消除的快慢。因此，在临床用药时，为了更好地发挥药物的疗效，可测定患者体内的血药浓度，以便确定合理的给药剂量和给药间隔时间。

二、药物的消除动力学

药物自血浆的消除是指进入血液循环的药物由于分布、代谢和排泄，血药浓度不断衰减的过程。药物的消除方式有：

1. 恒比消除　即单位时间内体内药量以恒定比例消除，又称一级动力学消除。血中药物消除速率与血药浓度成正比，即血药浓度高，单位时间内消除的药量多；当血药浓度降低后，药物消除速率也成比例下降。机体消除功能正常，体内药量未能超过机体的最大消除能力时，如大多数药物在治疗量时的消除，呈恒比消除。

2. 恒量消除　即单位时间内体内药量以恒量消除，又称零级动力学消除。血中药物消除速率与血药浓度无关。机体消除功能低下或用药剂量过大超过机体的最大消除能力时，机体消除达饱和，此时药物按恒量消除。

三、药物半衰期

药物的半衰期（half life time，$t_{1/2}$）一般是指血浆半衰期，即血浆药物浓度下降一半所需要的时间。其反映了药物在体内消除的速度，对于符合恒比消除的药物来说，其半衰期是恒定的，不随血药浓度的高低和给药途径的变化而改变。但肝、肾功能不全时，药物的半衰期可能延长，易发生蓄积中毒，护士用药时应予注意。

在临床用药中，半衰期具有重要意义：①药物分类的依据。根据药物的半衰期将药物分为短效类、中效类和长效类。②可确定给药间隔时间。半衰期长，给药间隔时间长；半衰期短，给药间隔时间短。③可预测药物基本消除的时间。停药4～5个半衰期，即可认为药物基本消除（表3-2）。④可预测药物达稳态血药浓度的时间。以半衰期为给药间隔时间，分次恒量给药，约经4～5个半衰期可达稳态血药浓度。

表3-2 恒比消除药物的消除和蓄积关系表

半衰期数	一次给药		连续恒速恒量给药后
	消除药量(%)	体存药量(%)	体内蓄积药量(%)
1	50	50	50
2	75	25	75
3	87.5	12.5	87.5
4	93.8	6.2	93.8
5	96.9	3.1	96.9
6	98.4	1.6	98.4
7	99.2	0.8	99.2

四、稳态血药浓度

以半衰期为给药间隔时间，恒量恒速给药后，体内药量逐渐累积，约经5个半衰期，血药浓度基本达稳态水平，此称为稳态血药浓度或坪值。达坪值时药物吸收量和消除量基本相等（图3-3）。稳态浓度的高低取决于恒量给药时每次给药的剂量，剂量大则稳态浓度高，剂量小则稳态浓度低。如病情需要血药浓度立即达坪值时，可采取首次剂量加倍的方法，此种给药方法在一个半衰期内即能达坪值，首次剂量称为负荷剂量。

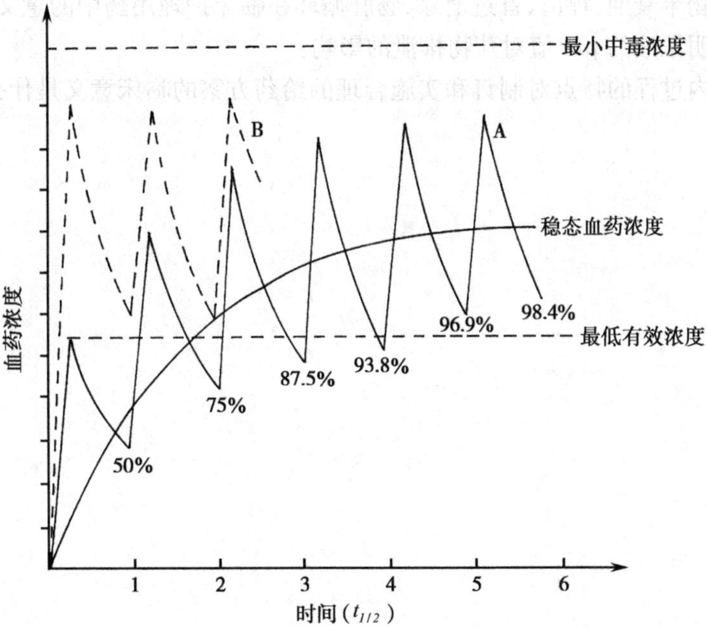

图3-3 按半衰期给药的血药浓度变化示意图

A：剂量D，间隔$t_{1/2}$ B：首次剂量2D，间隔$t_{1/2}$

五、生物利用度

(一) 概念

生物利用度(bioavailability,F)是指非血管给药时,药物制剂实际吸收进入血液循环的药量占所给总药量的百分率,用 F 表示:

$$F=A/D\times 100\%$$

A 为进入血液循环的药量;D 为实际给药总量,通常用血管内给药所得药时曲线下面积(AUC)表示。药物静脉注射全部进入血液循环,F 值为 100%。以口服药物为例,其绝对和相对生物利用度计算公式:

$$\text{绝对生物利用度}(\%)=\frac{\text{口服等量药物后 AUC}}{\text{静注等量药物后 AUC}}\times 100\%$$

$$\text{相对生物利用度}(\%)=\frac{\text{待测制剂 AUC}}{\text{标准制剂 AUC}}\times 100\%$$

(二) 意义

1. 生物利用度是评价药物吸收率、药物制剂质量或生物等效性的一个重要指标。
2. 绝对生物利用度可用于评价同一药物不同途径给药的吸收程度。
3. 相对生物利用度可用于评价药物剂型对吸收率的影响,可以反映不同厂家同一种制剂或同一厂家的不同批号药品的吸收情况。
4. 生物利用度还反映药物吸收速度对药效的影响,同一药物的不同制剂 AUC 相等时,吸收快的血药浓度达峰时间短且峰值高。

思考题

1. 简述药物半衰期、坪值、首过消除、肠肝循环在临床护理用药中的意义。
2. 举例说明尿液的 pH 值对药物排泄的影响。
3. 药物体内过程的特点对制订和实施合理的给药方案的临床意义是什么?

(徐 红)

第四章 影响药物作用的因素

学习目标

1. 掌握配伍禁忌、协同作用、拮抗作用、高敏性的概念。
2. 熟悉影响药物作用的各种因素。

药物的作用可受到多种因素的影响，使药物作用增强或减弱，甚至发生质的改变，除前述的影响因素外，还与以下几个方面有关。

第一节 机体方面的因素

1. 年龄 机体的某些生理功能如肝、肾功能、体液与体重的比例、血浆蛋白结合量等可因年龄而异，年龄对药物作用的影响在小儿和老年人方面体现的尤为突出。一般所说的剂量是指 18～60 岁成年人的药物平均剂量。

老年人由于各器官功能逐渐减退，特别是肝、肾功能逐渐减退，对药物的代谢和排泄能力降低，对药物的耐受性较差，用药剂量一般约为成人的 3/4。在敏感性方面，老年人与成年人也有不同。老年人对中枢神经抑制药、心血管系统药、非甾体抗炎药等药物的反应很强烈，易致严重不良反应，应当慎用。

小儿各种生理功能，包括自身调节功能尚未发育完善，与成年人有巨大差异，对药物的处理能力差而敏感性高，以致影响某些药物的肝脏代谢或肾脏排泄而产生不良反应或毒性。如新生儿尤其是早产儿肝脏葡萄糖醛酸转移酶结合能力尚未发育，应用氯霉素或吗啡将分别导致灰婴综合征及呼吸抑制；新生儿的血-脑脊液屏障发育尚未完善，药物容易分布到脑部产生不良反应。

2. 性别 除性激素外，性别对药物反应通常无明显差别，但妇女在月经期、妊娠期、哺乳期用药时应予注意。月经期应避免使用作用强烈的泻药和抗凝药，以免月经过多。妊娠期，特别在妊娠早期，应避免使用可能引起胎儿畸形或流产的药物。哺乳期妇女应注意药物可否进入乳汁，对胎儿产生影响。

3. 个体差异 在年龄、性别、体重相同的情况下，大多数人对药物的反应是相似的。但少数人也存在质和量的差异，其中量的差异表现为高敏性和耐受性，如有的患者对某些药物特别敏感，应用较小剂量即可产生较强的作用，称为高敏性。与此相反，对药物的敏感性较低，必须应用较大剂量方可呈现应有的治疗作用，称为耐受性(tolerance)。有的药物长期反复应用后，也可出现耐受性，但停药一段时间后，其敏感性可以恢复，此称为后天耐受。质的差异有变态反应和特异质反应，后者多与遗传缺陷有关，如先天性葡萄糖-6-磷酸脱氢酶缺乏者，服用磺胺药、伯氨喹易引起溶血反应，临床用药时应予注意。

4. 病理因素 病理因素能影响机体对药物的敏感性，如阿司匹林可使发热患者的体温下降，而对正常体温无影响。患者在中枢神经系统抑制的病理状态下，能耐受较大剂量的中枢兴奋药而不惊厥。病理因素也能改变机体处理药物的能力，如肝、肾功能不全时，药物的清除率降低，使药物的半衰期延长，血药浓度增高，效应增强以及产生严重的不良反应。此外一些药物可诱发或加重疾病，如糖皮质激素可诱发或加重溃疡病和糖尿病等。因此，在病理状态下进行用药护理时，应高度重视并密切观察。

5. 心理因素 患者的心理因素与药物的疗效关系密切。情绪乐观，有利于提高机体的抗病能力。对药物的信任、依赖程度也可以提高药物的疗效。研究表明，安慰剂对于头痛、高血压、神经官能症等能获得30%～50%甚至更高比例的“疗效”，显然这种“疗效”是心理因素起作用的结果。医护人员的任何医疗或护理活动，包括言谈举止都可以发挥安慰剂作用，因此可以适当利用这一效应作心理治疗或心理护理。

6. 遗传因素 多数药物的异常反应与遗传因素有关，遗传因素是影响药物反应个体差异的决定性因素之一。遗传变异可使部分药物的药效学、药动学发生变化，如体内6-磷酸葡萄糖脱氢酶缺乏时，当其接触某些具有氧化作用的药物(阿司匹林、伯氨喹、磺胺类、维生素K)时，可发生溶血反应。当肝维生素K环氧化物还原酶发生变异时，与香豆素类抗凝血药的亲和力降低，使其药效下降而产生耐受性。异烟肼等在体内的乙酰化代谢呈多态性，根据乙酰化表型实验将人群分为三类：慢乙酰化代谢型、快乙酰化代谢型和中间乙酰化代谢型。慢乙酰化代谢型用药后药效维持时间长，易发生外周神经炎；而快乙酰化代谢型用药后药效下降，维持时间短，肝损害较严重。由此可见，遗传因素对药物的影响是不容忽视的。

第二节 药物方面的因素

1. 药物的化学结构 一般来说，化学结构相似的药物其作用相似，如苯二氮䓬类药物均具有镇静催眠抗焦虑作用。但有些药物化学结构相似但其作用相反，如维生素K与华法林化学结构相似，其分别具有促凝血和抗凝血作用。

2. 药物的剂型 一种药物的不同剂型，其生物利用度往往不同，而致血药浓度出现较大差异，影响药物的疗效。一般而言，注射剂比口服剂型吸收的快；口服给药时，溶液剂吸收最快，散剂次之，片剂和胶囊剂较慢。吸收快的剂型，血药浓度达峰时较快，故起效快；吸收慢的剂型，因其潜伏期长，故起效慢，维持时间长。

3. 给药途径 给药途径也可影响药物的吸收、药物出现作用快慢和维持时间的长短。有的药物给药途径不同，其药物作用性质也可不同，如硫酸镁溶液口服可产生导泻和利胆作用，而硫酸镁注射液肌内注射呈现抗惊厥作用。利多卡因局部给药可产生局部麻醉作用，而其静脉注射给药则可产生抗心律失常作用。

4. 给药时间和次数 给药的时间有时可影响药物疗效，临床用药时，需视具体药物和病情而定，如催眠药应在睡前服；助消化药需在饭前或饭时服用；驱肠虫药宜空腹或半空腹服用；有的药物如利福平等，因食物影响其吸收也特别注明空腹服用；对胃肠道有刺激性的药物宜饭后服等。

人体的生理功能活动表现为昼夜节律性变化，机体在昼夜 24 小时内的不同时间，对某些药物的敏感性不同。按照生物周期节律性变化，设计临床给药方案以顺应人体生物节律变化，能更好地发挥药物疗效，减少不良反应，如肾上腺糖皮质激素的分泌高峰在上午八时左右，然后逐渐降低，零时达低谷，临床需长期应用糖皮质激素类药物治疗时，可依据此节律在上午 8 时一次顿服，既能达到治疗效果，又可减轻对肾上腺皮质的负反馈抑制作用。

知识链接

时辰药理学

人体的各种生理活动具有某些节律性，这些生物节律是由人体生物钟调控的，随着对人体生物钟研究的不断深入，人们发现许多药物对人体的作用、毒性及代谢等也具有时辰节律性，形成了一门新兴学科——时辰药理学，时辰药理学是研究药物与生物节律性相互作用的一门科学，即研究机体的昼夜节律对药物作用和体内过程的影响以及药物对机体昼夜节律的效应。

1. 时辰效应性　时辰效应性是指机体对药物的反应包括作用和副作用等呈现时辰周期性改变，如研究发现洋地黄类药物的敏感性从凌晨 4 时为最高，约高于其他时间的 40 倍；胰岛素的降血糖作用上午 10 时最强。

2. 时辰药动学　许多药物在体内吸收、分布、代谢和排泄具有时辰节律性，这种节律性直接影响到血药浓度的高低，如吲哚美辛在早晨 7 时给药血中浓度最高，口服铁剂在下午 7 时比上午 7 时其吸收率可增加一倍。

3. 时辰药物毒性　苯巴比妥(190mg/kg)用于大白鼠，14 时给药动物全部死亡；23 时至午夜 1 时之间给药，则动物全部存活。阿糖胞苷治疗白血病时，可取上午 8 时、11 时给最大剂量，下午 8 时、11 时给最低剂量，此法与常规等量给药比较，其实验动物的存活率可提高 50%。

在临床用药时，要考虑时辰因素的影响，使之发挥更大的作用，呈现最小的不良反应。

每日用药的次数，除根据病情需要外，药物半衰期是给药间隔的基本参考依据，一般来说，半衰期较短的药物，每日 3～4 次给药；半衰期较长的药物，每日 1～2 次给药，这样可较好的维持有效血药浓度，且不会导致蓄积中毒。

5. 联合用药及药物的相互作用　两种或多种药物合用或先后序贯应用称为联合用药或配伍用药。联合用药的目的是为了提高疗效、减少不良反应或防止耐受性、耐药性的发生。但不合理的多药联用也常导致药物间不良的相互作用而降低疗效、加重不良反应甚至产生药源性疾病。因此，在给多药联用时，应注意可能发生的药物不良相互作用。

两种或多种药物合用或先后序贯使用，引起药物作用和效应的变化称为药物的相互作用(drug interaction)。药物的相互作用可使药效加强，也可使药效降低或不良反应加重。因此，在用药护理中要加以注意。

(1)配伍禁忌：药物在体外配伍时发生的物理、化学变化而降低疗效，甚至产生毒性而影响药物的使用，此为配伍禁忌。注射剂在混合使用或大量稀释时易产生化学或物理改变。因此，静脉滴注时应特别注意配伍禁忌，避免发生严重后果。

(2)药效学方面的相互作用：联合用药时，表现为药物效应增强称为协同作用(synergism)，表现为药物效应减弱称为拮抗作用(synergism)。如吗啡与阿托品合用治疗胆绞痛，前者具有镇痛作用，后者可解除胆道痉挛，两药合用可使疗效增强，为协同作用。而沙丁胺醇的扩张支气管作用可被普萘洛尔所拮抗，若两药合用，可使前者的作用减弱。非甾体抗炎药与华法林合用，有增加出血的可能。

(3)药动学方面的相互作用：联合用药时，一种药物影响到另一种药物的吸收、分布、生物转化和排泄，而使另一种药物的作用或效应发生变化。如青霉素与丙磺舒合用，后者可使前者排泄减慢而使前者作用增强。苯巴比妥能诱导肝药酶，当其与保泰松合用时，可使保泰松代谢加快，药效降低。

思考题

1. 举例说明药物相互作用的利与弊。
2. 综述影响药物作用的因素。
3. 给药途径与药物作用有何关系？试总结常用给药途径的护理要点。

（徐　红）

第五章　传出神经系统药理概论

学习目标

1. 掌握传出神经系统受体的类型及生理效应。
2. 熟悉传出神经系统按递质分类及药物的作用方式。

传出神经主要是指传导来自中枢的冲动以支配效应器活动的神经。传出神经系统药物通过直接或间接影响传出神经的化学传递过程而改变效应器官的功能活动。

第一节　传出神经的分类及化学传递

一、传出神经按解剖学分类

传出神经系统包括自主神经系统和运动神经系统，自主神经系统包括交感神经系统和副交感神经系统，其共同的特点是从中枢发出后，都要在神经节交换神经元，然后到达所支配的效应器。运动神经自脊髓发出后，中途不交换神经元，直接到达骨骼肌(图 5-1)。

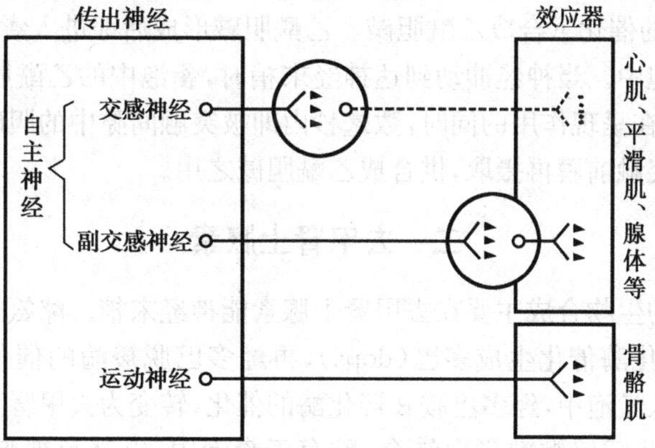

图 5-1　传出神经系统模式图

二、传出神经按递质分类

神经冲动在神经末梢与次一级神经元或效应器之间的传递是靠递质传递完成的，递质为神经末梢兴奋时释放出的能够传递信息的化学物质。传出神经末梢的递质主要有乙酰胆碱(ACh)和去甲肾上腺素(NA)。根据神经末梢释放的递质不同,将传出神经主要分为两大类:①胆碱能神经:末梢释放递质乙酰胆碱的神经,主要包括交感神经和副交感神经的节前纤维、副交感神经的节后纤维、运动神经和极少数交感神经节后纤维(支配汗腺分泌和骨骼肌血管舒张神经);②去甲肾上腺素能神经:末梢释放递质去甲肾上腺素的神经,包括绝大部分交感神经节后纤维。

此外,在某些效应器上尚存在多巴胺能神经、嘌呤能神经、5-羟色胺能神经和肽能神经等。

三、传出神经的化学传递

自主神经末梢与次一级神经元或与效应器的连接处称为突触,运动神经末梢与骨骼肌纤维的连接处称为运动终板。电子显微镜下显示连接处有一宽约15～1000nm的间隙,称为突触间隙,传出神经末梢邻近突触间隙的细胞膜称为突触前膜,次一级神经元或效应器邻近突触间隙的细胞膜称为突触后膜。

传出神经末梢分为许多细微的神经纤维,在纤维的末端有像串珠状的膨胀部分,称为膨体。在膨体中含有线粒体和囊泡,囊泡内含有高浓度的递质,线粒体内含有合成和代谢递质的酶。在突触后膜和突触前膜上存在受体。

当神经冲动到达神经末梢时,突触前膜可释放递质,递质能穿过突触间隙,作用于次一级神经元或效应器突触后膜上相应的受体,产生生理效应,完成神经传递的过程。

第二节 传出神经递质

传出神经递质主要有乙酰胆碱(acetylcholine,ACh)和去甲肾上腺素(noradrenaline,NA)。

一、乙酰胆碱

乙酰胆碱的生物合成主要在胆碱能神经末梢。胆碱能神经末梢内的胆碱和乙酰辅酶A,在胆碱乙酰化酶的催化下合成乙酰胆碱。乙酰胆碱形成后即进入囊泡并与ATP和囊泡蛋白共同贮存于囊泡中。当神经冲动到达神经末梢时,囊泡中的乙酰胆碱以胞裂外排的方式释放至突触间隙,在呈现作用的同时,数毫秒内即被突触间隙中的胆碱酯酶水解为胆碱和乙酸。部分胆碱被突触前膜再摄取,供合成乙酰胆碱之用。

二、去甲肾上腺素

去甲肾上腺素的生物合成主要在去甲肾上腺素能神经末梢。酪氨酸从血液循环进入神经元后,经酪氨酸羟化酶催化生成多巴(dopa),再经多巴脱羧酶的催化生成多巴胺(dopamine,DA),后者进入囊泡中,经多巴胺β-羟化酶的催化,转变为去甲肾上腺素。去甲肾上腺素形成后,与ATP及嗜铬颗粒蛋白结合,贮存于囊泡中,以避免被胞浆中的单胺氧化酶(mono-amine oxidase,MAO)所破坏。当神经冲动到达神经末梢时,囊泡中的递质以胞裂外排的方式,释放至突触间隙,释放的去甲肾上腺素在呈现作用的同时,约75%～95%被突触前膜重摄取,大部分重新贮存于囊泡中,以供再次释放。部分未进入囊泡的去甲肾上腺素可被胞浆中线粒体膜上的MAO所破坏。非神经组织如心肌、平滑肌等也能摄取去甲肾上腺素，递质摄取后被细胞内的儿茶酚氧位甲基转移酶（catechol-o-methyltransferase，COMT）和MAO所破坏。此外，尚有小部分去甲肾上腺素从突触间隙扩散到血液中，最后被肝、肾等组织中的COMT和MAO所破坏。

此外，传出神经递质还有多巴胺（DA）、5-羟色胺（5-HT）等。

第三节　传出神经系统受体和效应

传出神经系统的受体根据能与之选择性结合的递质来命名。能与乙酰胆碱结合的受体称为胆碱受体；能与去甲肾上腺素或肾上腺素结合的受体称为肾上腺素受体。

一、胆碱受体

（一）毒蕈碱型胆碱受体

能选择性地与毒蕈碱结合的受体称为毒蕈碱型胆碱受体，简称M受体，M受体又可分为M_1、M_2和M_3等受体（表5-1），主要分布在副交感神经节后纤维所支配的效应器上，如心脏、血管、胃肠道、支气管、腺体、眼平滑肌等细胞膜上，当其被激动时，可引起心脏抑制（心肌收缩力减弱、心率减慢、传导减慢、心排出量减少、耗氧量降低）、血管扩张、支气管及胃肠道平滑肌收缩、腺体分泌增加、瞳孔缩小等效应。M受体被激动后的效应称为M样作用。

表5-1　传出神经的受体类型、分布及效应

受体类型	分布	效应
胆碱受体		
M受体		
M_1受体	中枢和胃壁细胞	中枢兴奋、胃酸分泌增加
M_2受体	心肌	心率减慢、传导减慢、收缩力减弱
M_3受体	平滑肌、腺体、血管、眼睛	平滑肌收缩、腺体分泌、血管扩张、缩瞳
N受体		
N_N受体	自主神经节、肾上腺髓质	神经节兴奋、肾上腺髓质分泌
N_M受体	骨骼肌	骨骼肌收缩
肾上腺素受体		
α受体		
$α_1$受体	血管（皮肤、黏膜、内脏）、瞳孔	血管收缩、血压升高、瞳孔开大
$α_2$受体	突触前膜	去甲肾上腺素释放减少
β受体		
$β_1$受体	心脏	收缩力加强、心率加快、传导加速
$β_2$受体	支气管、胃肠等内脏平滑肌	支气管扩张、内脏平滑肌舒张
	血管（冠脉、骨骼肌血管）	血管扩张
	肝、骨骼肌	糖原分解、促进糖异生，血糖升高

(二) 烟碱型胆碱受体

能选择性地与烟碱结合的受体为烟碱型胆碱受体，简称 N 受体，可分为 N_N受体及 N_M受体两种亚型(表 5-1)。N_N受体主要分布在自主神经节上，当其被激动时，可引起神经节兴奋；N_M受体主要分布在骨骼肌，当其被激动时，表现为骨骼肌收缩。N_N受体及 N_M受体被激动后的效应统称为 N 样作用。

二、肾上腺素受体

肾上腺素受体可分为 α 肾上腺素受体和 β 肾上腺素受体。

(一) α 肾上腺素受体

α 肾上腺素受体简称 α 受体，一般可分为 α_1受体及 α_2受体两个亚型(表 5-1)。当 α_1受体激动时，可引起皮肤、黏膜、内脏血管收缩；α_2受体激动时，可反馈性抑制去甲肾上腺素自末梢的释放。α 受体被激动后的效应统称为 α 型作用。

(二) β 肾上腺素受体

β 肾上腺素受体简称 β 受体，可分为 β_1、β_2两个亚型(表 5-1)。β 受体主要分布在交感神经节后纤维所支配的效应器上，如心脏、支气管平滑肌、骨骼肌血管及冠状动脉上。当 β 受体激动时，可引起心脏兴奋(心肌收缩力增强、心率加快、传导加快、心排出量增加、心耗氧量增加)、支气管平滑肌松弛、骨骼肌血管及冠状动脉扩张、糖原及脂肪分解等效应。β 受体被激动后的效应统称为 β 型作用。

● 知识链接 ●

多巴胺受体及效应

能选择性地与多巴胺结合的受体称为多巴胺受体(简称 DA 受体或 D 受体)。D 受体至少存在 4 种亚型。DA 受体除存在于中枢外，外周亚型有 D_1 和 D_2 受体。D_1 受体主要存在于肾、肠系膜血管，该部位受体被激动时，可引起肾、肠系膜血管扩张；D_2 受体主要分布在去甲肾上腺素能神经末梢和胃肠平滑肌等处，该部位受体被激动时，可引起 NA 分泌减少、胃肠平滑肌舒张。

机体的多数器官、组织均接受去甲肾上腺素能神经和胆碱能神经的双重支配，在多数情况下，两类神经兴奋所产生的效应相反，这有利于调节机体的功能。但在中枢神经系统的调节下，它们的功能又是统一的。

第四节 传出神经系统药物的作用方式和分类

一、传出神经系统药物的作用方式

(一) 直接作用于受体

某些传出神经系统药物能直接与胆碱受体或去甲肾上腺素受体结合而产生效应。凡结合后能激动受体，产生与递质相似的作用，称之为受体激动药，如胆碱受体激动药和肾上腺素受体激动药；结合后不能激动受体，并阻碍递质或激动药与受体结合，产生与递质相反的作用，称之为受体阻断药或拮抗药。如胆碱受体阻断药和肾上腺素受体阻断药。

（二）影响递质

某些药物通过影响递质生物转化而产生效应，如胆碱酯酶抑制药通过抑制胆碱酯酶而阻碍 ACh 水解，使突触间隙的 ACh 含量增加，激动胆碱受体而发挥拟胆碱作用。某些药物还可通过影响递质的合成、贮存、释放或摄取而产生效应，如麻黄碱和间羟胺可促进 NA 的释放而发挥拟肾上腺素作用。

二、传出神经系统药物的分类

根据药物作用性质及对不同受体的选择性进行分类，见表 5-2。

表 5-2　传出神经系统药物的分类

激动药	阻断药
一、胆碱受体激动药	一、胆碱受体阻断药
1. M、N 胆碱受体激动药（卡巴胆碱）	1. M 胆碱受体阻断药
2. M 胆碱受体激动药（毛果芸香碱）	(1)非选择 M 受体阻断药（阿托品）
3. N 胆碱受体激动药（烟碱）	(2)M_1受体阻断药（哌仑西平）
二、胆碱酯酶抑制药（新斯的明）	2. N 胆碱受体阻断药
	(1)N_N受体阻断药（樟磺咪芬）
三、肾上腺素受体激动药	(2)N_M受体阻断药（筒箭毒碱）
1. α、β 受体激动药（肾上腺素）	
2. α 受体激动药	二、肾上腺素受体阻断药
(1)α_1、α_2受体激动药（去甲肾上腺素）	1. α 受体阻断药
(2)α_1受体激动药（去氧肾上腺素）	(1)α_1、α_2受体阻断药（酚妥拉明）
(3)α_2受体激动药（可乐定）	(2)α_1受体阻断药（哌唑嗪）
3. β 受体激动药	(3)α_2受体阻断药（育亨宾）
(1)β_1、β_2受体激动药（异丙肾上腺素）	2. β 受体阻断药
(2)β_1受体激动药（多巴酚丁胺）	(1)β_1、β_2受体阻断药（普萘洛尔）
(3)β_2受体激动药（沙丁胺醇）	(2)β_1受体阻断药（美托洛尔）
	3. α、β 受体阻断药（拉贝洛尔）

思考题

1. 举例说明胆碱能神经和去甲肾上腺素能神经对机体功能的双重调节作用。
2. 乙酰胆碱和去甲肾上腺素的消除方式有何不同？

（秦红兵）

第六章　胆碱受体激动药和胆碱酯酶抑制药

学习目标

1. 掌握毛果芸香碱、新斯的明的作用、临床应用及不良反应。
2. 了解其他胆碱受体激动药和胆碱酯酶抑制药的作用特点。
3. 学会观察药物的疗效与不良反应，能熟练实施用药护理，能正确指导患者合理用药。

胆碱受体激动药能直接激动胆碱受体，胆碱酯酶抑制药能抑制胆碱酯酶（ChE）的活性，使 ACh 水解减少，在突触间隙堆积，间接激动胆碱受体，两者合称为拟胆碱药。

第一节　胆碱受体激动药

一、M、N 胆碱受体激动药

卡巴胆碱

卡巴胆碱（carbamylcholine，氨甲酰胆碱）为人工合成的拟胆碱药，其作用和 ACh 相似，由于化学性质较稳定，不易被水解，故作用时间较长。全身给药可激动 M、N 受体，产生 M 样作用和 N 样作用。因不良反应较多，仅限眼科局部用药。局部滴眼用于治疗开角型青光眼，或用于对毛果芸香碱无效和过敏的患者。眼部注射给药用于人工晶状体植入、白内障摘除、角膜移植等需要缩瞳的眼科手术。

二、M 胆碱受体激动药

毛果芸香碱

毛果芸香碱（pilocarpine，匹鲁卡品）是从毛果芸香属植物中提取的生物碱。

【作用】　能直接激动 M 受体，产生 M 样作用，对眼和腺体的作用最明显。

1. 对眼睛的作用　毛果芸香碱溶液滴眼后可引起缩瞳、降低眼内压和调节痉挛等作用。

（1）缩瞳：毛果芸香碱激动瞳孔括约肌上的 M 受体，使瞳孔括约肌收缩，导致瞳孔缩小。

(2)降低眼内压:房水是由睫状体上皮细胞分泌及虹膜后房血管渗出而产生,经瞳孔流入前房,到达前房角间隙,经滤帘流入巩膜静脉窦而进入血液循环。毛果芸香碱通过缩瞳作用使虹膜向中心拉紧,虹膜根部变薄,使前房角间隙扩大,房水回流通畅,从而使眼压下降(图 6-1)。

(3)调节痉挛:视力的调节主要取决于晶状体。毛果芸香碱能激动睫状肌环状纤维上的M受体,使睫状肌向眼中心方向收缩,悬韧带松弛,晶状体变凸,屈光度增加,视近物清楚,视远物模糊,这一作用称为调节痉挛(图 6-1)。

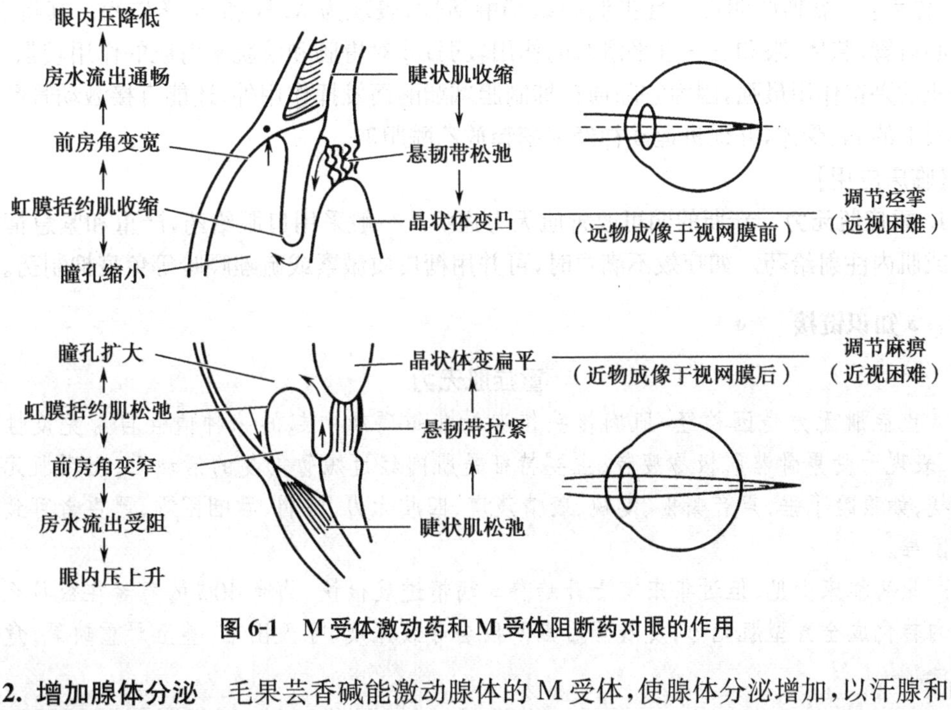

图 6-1　M 受体激动药和 M 受体阻断药对眼的作用

2. 增加腺体分泌　毛果芸香碱能激动腺体的 M 受体,使腺体分泌增加,以汗腺和唾液腺分泌增加最为明显。

【临床应用】

1. 治疗青光眼　青光眼的主要特征是眼内压升高,出现头痛、视力减退等症状,严重时可致失明。青光眼可分为闭角型青光眼和开角型青光眼,前者是由于前房角狭窄,阻碍房水回流而使眼内压升高;后者主要是小梁网及巩膜静脉窦变性或硬化,阻碍房水回流而使眼内压升高。毛果芸香碱对闭角型青光眼疗效较佳;对开角型青光眼的早期也有一定疗效。

2. 治疗虹膜炎　与扩瞳药交替使用,以防止虹膜与晶状体粘连。

3. 解救 M 受体阻断药中毒　以 1～2mg 皮下注射,可用于阿托品等药物中毒的解救。

【不良反应】　吸收过量可出现 M 受体过度兴奋症状,如腹痛、腹泻、多汗、流涎、支气管痉挛等,可用阿托品对症处理。

第二节　胆碱酯酶抑制药

胆碱酯酶抑制药能与胆碱酯酶结合,抑制其活性,导致胆碱能神经末梢释放的 ACh 蓄积，产生M样作用和N样作用。胆碱酯酶抑制药可分为易逆性胆碱酯酶抑制药和难逆性胆碱酯酶抑制药，后者使酶的活性难以恢复，毒性很强，主要为有机磷酸酯类农业杀虫剂。本节仅介绍易逆性胆碱酯酶抑制药。

新斯的明

新斯的明（neostigmine）为季铵类化合物，口服吸收少而不规则，不易透过血-脑脊液屏障，中枢作用不明显。溶液滴眼时，不易透过，对眼的作用较弱。

【作用】 新斯的明可逆性抑制胆碱酯酶活性，表现为M样和N样作用。其特点为：①对心血管、腺体、眼和支气管平滑肌的作用较弱；②对胃肠和膀胱平滑肌的作用较强；③对骨骼肌的兴奋作用最强，因为它除通过抑制胆碱酯酶而发挥作用外，还能直接激动骨骼肌运动终板上的N_N受体，并促进运动神经末梢释放乙酰胆碱。

【临床应用】

1. 重症肌无力 新斯的明可改善肌无力症状。一般采用口服给药，严重和紧急情况时皮下或肌内注射给药。如疗效不满意时，可并用糖皮质激素或硫唑嘌呤等免疫抑制药。

知识链接

重症肌无力

重症肌无力是因神经-肌肉接头传递功能障碍所引起的一种慢性自身免疫性疾病，表现为受累骨骼肌极易疲劳，主要特征是肌肉经过短暂重复的活动后，出现肌无力症状，如眼睑下垂、声音嘶哑、复视、表情淡漠、四肢无力、咀嚼、吞咽困难，严重者可致呼吸困难。

此病临床少见，但近年来有上升趋势。病情进展很快，约有40%的患者在数月至两年内转化成全身型肌无力，发展至后期阶段会导致瘫痪、呼吸困难，甚至严重缺氧，危及生命。

2. 腹气胀和尿潴留 新斯的明能兴奋胃肠道平滑肌及膀胱逼尿肌，促进排气和排尿，适用于手术后腹气胀和尿潴留。

3. 阵发性室上性心动过速 在压迫眼球或颈动脉窦等兴奋迷走神经措施无效时，可利用新斯的明的拟胆碱作用减慢心率。

4. 肌松药中毒的解救 适用于非去极化型骨骼肌松弛药如筒箭毒碱过量中毒时的解救。

【不良反应】 治疗量时不良反应较小，可产生恶心、呕吐、腹痛、心动过缓、肌肉震颤等。过量时使骨骼肌由兴奋转入抑制，反而加重肌无力症状，还可伴有大汗淋漓、大小便失禁、心动过速等，严重者可发生呼吸肌麻痹，称为“胆碱能危象”。此时应停用新斯的明，改用M受体阻断药阿托品和胆碱酯酶复活药碘解磷定等缓解症状。

禁用于机械性肠梗阻、尿路梗阻和支气管哮喘患者。

毒扁豆碱

毒扁豆碱（physostigmine，依色林，eserine）是从毒扁豆种子中提出的生物碱，亦可人工合成。

【作用和临床应用】　本药为叔胺类化合物，脂溶性高，易透过血-脑脊液屏障；滴眼时易透过角膜。吸收后的外周作用与新斯的明相似；中枢作用表现为小剂量兴奋，大剂量抑制。本药吸收作用选择性低，毒性大，全身使用较少。对眼的作用与毛果芸香碱相似，但作用强、起效快而持久。缩瞳作用和降低眼内压作用可维持1～2天。主要用于治疗青光眼，常以0.25%溶液滴眼。

【不良反应】　本药滴眼后可致睫状肌收缩而引起调节痉挛，导致视物模糊，并可引起头痛、眼痛等。因选择性低，很少全身用药。滴眼时因有较强刺激性，患者不易耐受，故不宜长期用药。

吡斯的明

吡斯的明（pyridostigmine）口服吸收好，作用与新斯的明相似，起效慢，维持时间长。主要用于重症肌无力，也可用于治疗麻痹性肠梗阻和手术后腹气胀、尿潴留。不良反应与新斯的明相似，过量中毒的危险较少，禁忌证同新斯的明。

安贝氯铵

安贝氯铵（ambenonium chloride）作用与新斯的明相似，维持时间较长。用于重症肌无力，尤其是不能很好耐受新斯的明或吡斯的明的患者。

地美溴铵

地美溴铵（demecarium bromide）作用时间较长，滴眼15～60分钟后瞳孔缩小，24小时后其降眼内压作用达高峰，并可持续9天以上。适于治疗无晶状体畸形的开角型青光眼及用其他药物治疗无效的青光眼患者。

第三节　用药护理

1. 应用毛果芸香碱前，应询问青光眼患者的既往用药史和过敏史。告诉患者注意毛果芸香碱等药物的用药间隔时间，避免频繁用药。教会患者滴眼剂的正确使用方法，避免药液吸收引起全身不良反应；若同时使用两种药液，宜间隔10分钟以上。如果眼内分泌物过多，应先清洗干净；一旦意外服用，需给予催吐或洗胃，如过多吸收出现全身中毒反应，应使用阿托品类抗胆碱药进行治疗。告诉患者在作用消失前不做用眼的精细工作。定期眼科检查，根据病情变化调整用药及治疗方案。对虹膜炎患者，应嘱其与扩瞳药交替使用。

2. 告诉重症肌无力患者如出现肌无力或眼睑下垂需立即服药。教会患者主动观察并注意鉴别用药后仍有肌无力表现时，是疾病未能有效控制还是药物过量所致，出现异常应立即报告。患者外出应随身携带患病证明，以免延误病情。

3. 使用新斯的明及同类药后，应监测患者的心率、呼吸、吞咽功能及握力等是否改善，及时将结果向医生报告，以便调整剂量。过量中毒时应积极准备急救药物和相关器械设备。若发生胆碱能危象，应立即静脉注射阿托品、氯解磷定等，可酌情重复给药，必要时安装辅助呼吸装置改善患者的呼吸状况。

4. 滴眼液应遮光、密闭，在凉暗处保存，有条件者可置4℃冰箱中保存。滴眼液不宜多次打开使用，如药液出现浑浊或变色时，切勿再用。毒扁豆碱水溶液不稳定，滴眼液应置于棕色瓶内避光保存,若变红色则被氧化,疗效减弱、刺激性增加,不能使用。

案例分析

患者,男,10岁。眼睑下垂,斜视和复视,症状常在下午或傍晚运动后加重,早晨和休息后减轻,呈规律的晨轻暮重波动性变化。经检查被确诊为重症肌无力。患儿住院治疗,经使用新斯的明等药物治疗一周后,症状没有缓解。请问,为什么使用新斯的明治疗后患者的症状不能缓解,可能有哪些原因?作为护士在药物治疗过程中要如何进行用药护理?

常用制剂和用法

卡巴胆碱 滴眼液:0.25%~3%。滴眼,一日2~3次。注射剂:0.1mg/1ml、0.25mg/2ml。前房内注射,1次0.2mg。

毛果芸香碱 滴眼液或眼膏:1%~2%。一次1~2滴,一日3~5次,或按需要决定,晚上或需要时涂眼膏。长效毛果芸香碱眼用缓释药膜:药膜放入眼结膜囊内后缓慢释放,一周1片。

新斯的明 片剂:15mg。一次15mg,一日3次。极量一次30mg,一日100mg。注射剂:0.5mg/1ml、1mg/2ml。一次0.25~1.0mg,一日1~3次,皮下注射或肌内注射。极量一次1mg,一日5mg。

毒扁豆碱 滴眼液或眼膏:0.25%。每4小时1次或按需要决定滴眼次数。

吡斯的明 片剂:60mg。一次60mg,一日3次。

安贝氯铵 片剂:5mg、10mg、25mg。一次5~25mg,一日3~4次。

地美溴铵 滴眼液:0.125%~0.25%。先以低浓度及小量试用,根据疗效增减用量。

思考题

1. 为什么毛果芸香碱和毒扁豆碱都可用于治疗青光眼?两者作用机制有何不同?应用时应如何进行用药护理?

2. 新斯的明作用特点有哪些?为何机械性肠梗阻、尿路梗阻禁用新斯的明?

(秦红兵)

第七章 胆碱受体阻断药

学习目标

1. 掌握阿托品的作用、临床应用及不良反应。

2. 熟悉东莨菪碱、山莨菪碱、阿托品合成代用品、琥珀胆碱、泮库溴铵的作用特点及临床应用。

3. 了解其他胆碱受体阻断药的作用特点及临床应用。

4. 学会观察本类药物的疗效及不良反应，能够熟练实施用药护理，并能正确指导患者合理用药。

胆碱受体阻断药是一类能与胆碱受体结合而不激动或极少激动胆碱受体，却能阻碍乙酰胆碱及胆碱受体激动药与胆碱受体的结合，从而产生抗胆碱作用的药物，又称为抗胆碱药。按其对胆碱受体选择性的不同，可分为M胆碱受体阻断药和N胆碱受体阻断药。

第一节 M胆碱受体阻断药

一、阿托品类生物碱

阿 托 品

阿托品(atropine)口服吸收迅速，1小时血药浓度达峰值，作用维持3～4小时，肌内注射后15～20分钟血药浓度达峰值。吸收后广泛分布于全身组织，约80%经尿排出。

【作用】 阿托品为选择性M受体阻断药，能阻断ACh或胆碱受体激动药与M受体的结合，拮抗M样作用。

1. 抑制腺体分泌 唾液腺和汗腺最为敏感，可引起口干和皮肤干燥；泪腺和呼吸道腺体的分泌也明显减少；但对胃酸分泌的影响较小，因胃酸分泌还受到体液等因素的调节。

2. 对眼睛的作用 局部给药和全身用药时均可出现。

(1)扩瞳：阻断瞳孔括约肌上的M受体，瞳孔括约肌松弛，使瞳孔开大肌的功能占优势，瞳孔扩大。

(2)眼内压升高：由于扩瞳，虹膜退向边缘，前房角间隙变窄，阻碍房水回流，导致眼内压升高(图 6-1)。

(3)调节麻痹：阻断睫状肌上的 M 受体，睫状肌松弛而退向外缘，使悬韧带拉紧，晶状体变扁平，屈光度降低，眼睛调节于远视，视近物模糊不清，这一作用称为调节麻痹(图 6-1)。

3. 松弛内脏平滑肌 阿托品对正常活动的平滑肌影响较小，但对痉挛状态的平滑肌则呈显著的松弛作用。按解痉作用强度，依次为胃肠平滑肌、尿道和膀胱逼尿肌、胆道、输尿管和支气管平滑肌，对子宫平滑肌影响较小。

4. 兴奋心脏

(1)加快心率：较大剂量(1～2mg)阿托品因阻断窦房结的 M_2受体，解除迷走神经对心脏的抑制作用而使心率加快，对迷走神经张力较高的青壮年作用较明显，对幼儿及老年人则影响较小。

(2)加快房室传导：阿托品能拮抗迷走神经过度兴奋所致的房室传导阻滞和心律失常，加快房室传导。

5. 扩张血管 大剂量阿托品可引起血管扩张，对处于痉挛状态的微血管作用明显，可改善微循环，增加重要脏器组织血流灌注。其机制尚未阐明，与 M 受体阻断作用无关。

6. 兴奋中枢 较大剂量时可兴奋延髓呼吸中枢；中毒剂量能明显兴奋中枢，出现烦躁不安、多言、定向障碍、幻觉和谵妄等反应，严重时可有惊厥、昏迷和呼吸抑制。

【临床应用】

1. 内脏绞痛 对胃肠绞痛及膀胱刺激症状疗效较好；对胆绞痛和肾绞痛疗效较差，常与镇痛药哌替啶合用。此外，利用阿托品松弛膀胱逼尿肌的作用，可用于遗尿症。

2. 麻醉前给药 抑制呼吸道腺体分泌，防止分泌物阻塞呼吸道及吸入性肺炎的发生。也可用于严重盗汗和流涎症。

3. 眼科应用

(1)虹膜睫状体炎：阿托品使瞳孔括约肌和睫状肌松弛，有利于炎症的消退；合用缩瞳药还可预防虹膜和晶状体的粘连。

(2)检查眼底：因其扩瞳作用可持续 1～2 周，调节麻痹作用也可维持 2～3 天，视力恢复较慢，故临床常被作用较短的后马托品取代。

(3)验光配眼镜：仅在儿童验光时应用，因儿童的睫状肌调节功能较强。

4. 治疗缓慢型心律失常 治疗因迷走神经过度兴奋所致窦性心动过缓、窦房传导阻滞和房室传导阻滞等缓慢型心律失常。

5. 抗休克 大剂量用于感染性休克，以解除小血管痉挛，改善微循环。但对休克伴有高热或心率过快者，不宜用阿托品。

6. 解救有机磷酸酯类中毒 可迅速缓解有机磷中毒的 M 样症状，也可部分解除中枢神经系统症状(详见第四十二章解毒药)。

【不良反应】 阿托品作用广泛，副作用较多，常见口干、视力模糊、心悸、皮肤干燥潮红、排尿困难等。过量中毒时，出现高热、呼吸加快、烦躁不安、幻觉、惊厥、昏迷、呼吸麻痹等。中毒的解救主要是对症处理，用镇静药或抗惊厥药对抗其中枢兴奋症状，同时用胆碱受体激动药毛果芸香碱或毒扁豆碱对抗其外周作用。呼吸抑制可同时采用人工呼吸和吸氧。

山莨菪碱

山莨菪碱(anisodamine)是从茄科植物唐古特莨菪中提取的生物碱,称 654,人工合成品称 654-2。

山莨菪碱作用与阿托品相似,解痉作用的选择性相对较高,能解除内脏平滑肌痉挛和血管痉挛,而抑制唾液分泌和扩瞳作用较弱。不易透过血脑屏障,故很少产生中枢作用。与阿托品相比,山莨菪碱的副作用较少,主要用于治疗感染性休克和内脏绞痛。

近年发现本药有抗血栓形成作用,能抑制血栓素 A_2(TXA_2)的合成,抑制血小板聚集。临床用于治疗凝血性疾病,如弥散性血管内凝血(DIC)、血栓性静脉炎、脑血管痉挛和脑栓塞所致早期瘫痪等。

东莨菪碱

东莨菪碱(scopolamine)是从洋金花、颠茄或莨菪等植物中提出的生物碱。与阿托品相比,其作用特点为:①对中枢作用强且表现为抑制作用,随剂量增加依次为镇静、催眠、麻醉,但能兴奋呼吸中枢;②抑制腺体分泌、扩瞳和调节麻痹作用强于阿托品,而对心血管及内脏平滑肌作用较弱。主要用于麻醉前给药。

此外,可用于预防晕动病和抗帕金森病。防晕止吐作用可能与其抑制前庭神经内耳功能或大脑皮质功能及抑制胃肠蠕动有关。对帕金森病可缓解流涎、震颤和肌肉强直,与其中枢抗胆碱作用有关。

不良反应与阿托品相似。

二、阿托品的合成代用品

后马托品

后马托品(homatropine)为阿托品扩瞳代用品,其扩瞳作用和调节麻痹作用较阿托品弱,持续 1～2 天,视力恢复较快,适用于检查眼底及验光。其调节麻痹作用较弱,故小儿验光仍须用阿托品。

托吡卡胺

托吡卡胺(tropicamide)作用与后马托品相似,但其扩瞳和调节麻痹作用起效快,持续时间更短,临床应用同后马托品。

溴丙胺太林

溴丙胺太林(propantheline bromide,普鲁本辛),为人工合成的季铵类解痉药,口服吸收不完全,食物可妨碍其吸收,故宜在饭前 0.5～1 小时服用。本药对胃肠道平滑肌上的 M 受体选择性高,解除胃肠道平滑肌痉挛作用强而持久,并能抑制胃酸分泌。主要用于胃、十二指肠溃疡,胃肠绞痛及妊娠呕吐。

哌仑西平

哌仑西平(pirenzepine)能选择性阻断胃壁细胞上的 M_1受体,抑制胃酸和胃蛋白酶的分泌，用于治疗消化性溃疡（详见第二十六章作用于消化系统的药物）。

第二节 N胆碱受体阻断药

一、N_N受体阻断药

N_N受体阻断药又称神经节阻滞药，可阻断交感神经节，使血管扩张，血压下降，曾作为降压药，但因其同时阻断副交感神经节，不良反应较多，现已少用。

二、N_M受体阻断药

N_M受体阻断药又称骨骼肌松弛药，简称肌松药，是一类通过阻断神经肌肉接头后膜的N_M受体，阻滞神经肌肉传导，导致骨骼肌松弛的药物。主要作为外科麻醉的辅助用药。按其作用机制的不同，可分为除极化型肌松药和非除极化型肌松药两类。

（一）除极化型肌松药

除极化型肌松药与神经肌肉接头后膜的N_M受体结合后，产生与ACh相似但较为持久的除极化作用，使神经肌肉接头后膜失去对乙酰胆碱的反应性，从而导致骨骼机松弛。本类药物的特点是：①用药后常先出现短暂的肌束颤动；②连续用药可产生快速耐受性；③胆碱酯酶抑制药可增强此类药物的骨骼肌松弛作用，中毒时不可用新斯的明类药物解救；④治疗量无神经节阻滞作用。

琥珀胆碱

琥珀胆碱（suxamethonium）肌松作用快而短暂，静脉注射先出现短暂的肌束颤动，尤以胸腹部肌肉明显。1分钟内即转变为肌肉松弛，约2分钟肌肉松弛作用达高峰，5分钟作用即消失，静脉滴注可延长其作用时间。临床主要用于气管内插管及气管镜检查、食管镜检查等；也可辅助用于外科麻醉。

不良反应常见肌痛、眼内压升高、血钾升高。剂量过大、静滴过快或遗传性胆碱酯酶活性低下者可见呼吸肌麻痹。

（二）非除极化型肌松药

非除极化型肌松药能竞争性拮抗ACh对N_M受体的作用，使骨骼肌松弛。其特点是：①肌肉松弛前无肌束颤动；②胆碱酯酶抑制药可对抗其肌肉松弛作用，故药物过量中毒可用新斯的明解救；③具有一定的神经节阻断作用，可引起血压下降。

筒箭毒碱

筒箭毒碱（d-tubocurarine）是从南美洲防己科等植物箭毒中提取的生物碱，是临床应用最早的典型非除极化型肌松药，可作为外科麻醉辅助用药。因来源有限、毒性较大，现已少用。

泮库溴铵、维库溴铵和阿曲库铵

泮库溴铵（pancuronium bromide）为人工合成的长效非除极化型肌松药，其肌松作用较筒箭毒碱强5～10倍，起效快，维持时间长，蓄积性小，治疗量无神经节阻断作用和促进组胺释放作用。因轻度抗胆碱和促进儿茶酚胺释放，可引起心率加快和血压升高。主要用于各种手术维持肌松和气管插管等。

维库溴铵（vecuronium）和阿曲库铵（atracurium）作用选择性更高，治疗量无明显的迷走神经或神经节阻断作用。

第三节　胆碱受体阻断药的用药护理

1. 给药前，必须再次确认是否存在禁忌证。青光眼、前列腺肥大及幽门梗阻等患者禁用阿托品等M胆碱受体阻断药。青光眼、大面积软组织损伤、大面积烧伤、偏瘫、脑血管意外等患者禁用琥珀胆碱。

2. 告诉患者使用阿托品等药物可能引起的副作用，嘱咐患者排尿、排便，对液体摄入量无限制的患者用药后要多饮水，食用高纤维素食物，增加活动，保持正常排便；口干时可用冷开水含漱以减轻口腔干燥感；验光配镜者使用阿托品后，应避免强光刺激眼睛，滴眼注意事项与毛果芸香碱相同。阿托品可致视近物模糊，嘱患者用药期间应避免驾驶、机械操作或高空作业。

3. 阿托品使用中应密切注意患者的心率、体温变化，如果出现呼吸加快、瞳孔扩大、中枢兴奋等症状，多提示药物过量，应及时报告医生处理；对体温高于38℃、心率超过100次/分钟、眼压偏高或排尿不畅的患者，因病情需要必须使用阿托品时，要及时报告异常情况，防止发生意外。老年人用量较大时，可发生幻觉、谵妄、定向障碍等，应加强监护。大剂量使用阿托品要做好中毒抢救的各项准备。

4. 使用肌松药前要全面了解患者的肌张力、眼压、血压、血钾、肝肾功能等状况及有无心血管疾病、支气管哮喘病史、遗传性假性胆碱酯酶缺乏等；了解患者是否用过或正在使用氨基苷类抗生素、多肽类抗生素和胆碱酯酶抑制药等；10岁以下儿童不宜使用筒箭毒碱。

5. 肌松药的安全范围小，使用中应密切观察患者的血压、呼吸、心电图等；术中观察患者唾液分泌情况，防止吸入性肺炎。琥珀胆碱个体差异大，应根据反应调节滴速，以获得满意效果，静滴时若发现患者有腹胀或心电图改变，应急查血钾，防止产生严重后果；遗传性血浆假性胆碱酯酶缺乏者和有机磷酸酯类中毒者对琥珀胆碱高度敏感，易发生过度肌肉松弛，应密切注意。肌松药过量易引起呼吸肌麻痹而导致呼吸衰竭，应备好呼吸机。筒箭毒碱使用时还应备好新斯的明。

6. 琥珀胆碱在碱性溶液中可分解，不宜与硫喷妥钠混合使用。需冷藏贮存。

案例分析

患者，男，56岁。因左眼老年性成熟期白内障住院，欲在局麻下行白内障摘除术。术前晚上1%阿托品溶液滴眼3次，每次1~2滴。滴药约30分钟后，患者自觉口干，下腹部胀满感，欲排小便未果。检查发现：患者面色正常，左眼瞳孔扩大5mm，膀胱区胀满隆起，触之软，有波动感，即导尿750ml。次日上午术前又滴1%阿托品溶液3次，每次1~2滴。滴药约30分钟后，上述症状再现，再次导尿800ml，并留置导尿管。术后停用阿托品，当晚导尿管自行滑出，患者能自行小便，上述症状消失。请分析使用阿托品滴眼液导致尿潴留发生的原因是什么？临床用药护理时应注意什么？

常用制剂和用法

阿托品 片剂：0.3mg。一次 0.3～0.6mg，小儿一次 0.01mg/kg，一日 3 次。注射剂：0.5mg/1ml、1mg/2ml、5mg/10ml。一次 0.5mg，小儿一次 0.01mg/kg，皮下注射、肌内注射或静脉注射。滴眼液：0.5%、1%。眼膏：1%。极量：口服，一次 1mg，一日 3mg；皮下注射或静脉注射，一次 2mg。

山莨菪碱 片剂：5mg、10mg。一次 5～10mg，一日 3 次。注射剂：5mg/1ml、10mg/1ml、20mg/1ml。一次 5～10mg，一日 1～2 次，肌内注射或静脉注射。

东莨菪碱 片剂：0.3mg。一次 0.3～0.6mg，一日 2～3 次。注射剂：0.3mg/1ml、0.5mg/1ml。一次 0.2～0.5mg，皮下注射或肌内注射。极量：口服，一次 0.6mg，一日 1.8mg；注射：一次 0.5mg，一日 1.5mg。

后马托品 滴眼液：1%～5%。一次 1～2 滴。

托吡卡胺 滴眼液：0.5%、1%。一次 1～2 滴，如需产生调节麻痹作用，可用 1%浓度，1～2 滴，5 分钟后重复 1 次，20～30 分钟后可再给药 1 次。

溴丙胺太林 片剂：15mg。一次 15mg，一日 3 次。

琥珀胆碱 注射剂：50mg/1ml、100mg/2ml。一次 1～2mg/kg，静脉注射，也可溶于 5%葡萄糖注射液中稀释至 0.1%浓度，静脉滴注；小儿一次 1.2～2mg/kg，肌内注射。极量：一次 250mg。

筒箭毒碱 注射剂：10mg/1ml。首次 6～9mg 静脉注射，重复时用量减半。

泮库溴铵 注射剂：2mg/2ml、4mg/2ml。首次 0.1～0.15mg/kg 静脉注射，重复给药时剂量减半。

思考题

1. 以阿托品为例，说明药物的治疗作用和副作用可以相互转化。
2. 为什么阿托品可以治疗感染性休克，应用时应如何进行用药护理？

（秦红兵）

第八章　肾上腺素受体激动药

学习目标

1. 掌握肾上腺素、去甲肾上腺素和异丙肾上腺素的作用、临床应用和不良反应。

2. 熟悉多巴胺、间羟胺的作用特点及临床应用。

3. 了解其他药物的作用和临床应用。

4. 学会观察该类药物的疗效及不良反应，能够熟练实施用药护理，并能正确指导患者合理用药。

肾上腺素受体激动药能与肾上腺素受体结合并激动受体，产生肾上腺素样作用，因其作用与交感神经兴奋的效应相似，故又称拟肾上腺素药或拟交感胺类药。根据药物对肾上腺素受体的选择性不同，本类药物可分为α、β受体激动药、α受体激动药和β受体激动药三类。

第一节　α、β受体激动药

肾上腺素

肾上腺素(adrenaline，AD)是肾上腺髓质分泌的主要激素。口服无效。皮下注射因收缩血管而吸收缓慢，作用维持1小时左右。肌内注射吸收较快，作用维持10～30分钟。静脉注射立即起效，作用仅维持数分钟。

【作用】激动α和β受体，产生较强的α型和β型作用。

1. 兴奋心脏　激动心脏β_1受体，使心肌收缩力增强，心率加快，传导加速，心排出量增加，同时心肌耗氧量也增加。

2. 舒缩血管　激动血管平滑肌上的α_1受体使皮肤、黏膜和肾血管收缩；激动β_2受体则使冠状动脉和骨骼肌血管舒张。

3. 影响血压　治疗量能兴奋心脏，增加心排出量，使收缩压增高；舒缩血管且舒张血管作用略大于或相当于收缩血管作用，舒张压略下降或不变，脉压增大；大剂量兴奋心脏和收缩血管作用增强，外周阻力显著提高，使收缩压和舒张压均升高。

如果事先给予酚妥拉明等α受体阻断药，可取消肾上腺素的α型缩血管作用，保留其β

型舒血管作用，则肾上腺素的升压效应转变为降压，称为肾上腺素升压效应的翻转作用。去甲肾上腺素主要作用于α受体，α受体阻断药仅能取消或减弱其升压效应而无“翻转作用”。异丙肾上腺素主要作用于β受体，α受体阻断药对其降压效应无影响。故α受体阻断药引起的低血压不能用肾上腺素纠正而应选去甲肾上腺素。

4. 舒张支气管 激动β_2受体，明显舒张支气管平滑肌，并能抑制肥大细胞释放过敏活性物质；兴奋α受体，使支气管黏膜血管收缩，可减轻支气管黏膜水肿。

5. 促进代谢 促进肝糖原分解，并降低外周组织对葡萄糖的利用，使血糖增高；加速脂肪分解，使血中游离脂肪酸升高。

【临床应用】

1. 心脏骤停 用于抢救因溺水、麻醉及手术意外、药物中毒、急性传染病及心脏传导阻滞等各种原因所致的心脏骤停。常需同时配合有效的心脏按压、人工呼吸和纠正酸中毒等措施。对电击引起的心脏骤停，应配合电除颤等措施进行抢救，也可应用“心脏复苏新三联针”（肾上腺素和阿托品各 1mg、利多卡因 100mg）。

知识链接

心脏复苏给药途径

心肺复苏是抢救心脏骤停的关键措施。临床除采取保持气道通畅、人工呼吸和胸外心脏按压等基础生命支持抢救措施外，肾上腺素是最为有效且被广泛使用的首选药，可采用静脉注射、气管内滴入、心内注射等途径给药。其中，静脉给药是安全、可靠的首选给药途径，因下腔静脉系统注射药物较难进入动脉系统，通常从上腔静脉系统给药；气管内给药需暂停人工呼吸，作用较慢；心内注射因在操作时需短暂中断胸外心脏按压，且穿刺时有伤及胸廓内动脉、冠状动脉及损伤肺组织引起出血和气胸的危险。

2. 过敏性休克 肾上腺素能兴奋心脏、收缩血管、舒张支气管、抑制组胺释放等，可迅速缓解过敏性休克的各种症状，为治疗过敏性休克的首选药物。常采用肌内或皮下注射给药，严重病例也可用 0.9%氯化钠溶液稀释后缓慢静脉注射。

3. 支气管哮喘 能缓解支气管哮喘急性发作，起效快，作用强，维持时间短。

4. 与局麻药配伍 在局麻药液中加入少量肾上腺素（1∶200 000），可收缩血管，从而延缓局麻药的吸收，减少吸收中毒并延长局麻作用时间。但手指、足趾、阴茎等处手术时则不宜加肾上腺素，以防引起局部组织缺血坏死。

5. 局部止血 将浸有 0.1%肾上腺素溶液的纱布填塞在出血处可减少鼻黏膜和牙龈出血。

【不良反应】 治疗量可见心悸、烦躁、面色苍白和出汗等。剂量过大或静脉注射速度过快可致心动过速、搏动性头痛、血压剧升，有发生脑出血的危险。

高血压、器质性心脏病、糖尿病和甲状腺功能亢进患者禁用。老年人慎用。

多巴胺

多巴胺（dopamine，DA）是机体合成去甲肾上腺素的前体物质，药用多巴胺是人工合成品。本药口服无效，常采用静脉滴注给药，不易透过血-脑脊液屏障。在体内迅速被 MAO 和 COMT 代谢失效，故作用时间短暂。

【作用】 多巴胺可直接激动α、β和外周 DA 受体。

1. 兴奋心脏　激动心脏 β_1 受体，并可促进去甲肾上腺素释放，从而增强心肌收缩力，增加心排出量，但对心率的影响小。与肾上腺素相比，较少引起心悸和心律失常。

2. 舒缩血管　治疗量多巴胺能激动肾、肠系膜和冠状血管上的 D_1 受体，使肾、肠系膜和冠状血管舒张；激动皮肤、黏膜血管的 α 受体，使皮肤、黏膜血管收缩。大剂量时则以 α 受体的兴奋作用占优势，主要表现为血管收缩。

3. 升高血压　治疗量多巴胺使收缩压升高，舒张压不变。大剂量则收缩压、舒张压均增高。

4. 改善肾功能　治疗量能舒张肾血管，增加肾血流量及肾小球滤过率；还能直接抑制肾小管对 Na^+ 重吸收，产生排钠利尿作用。大剂量多巴胺可使肾血管明显收缩，减少肾血流量。

【临床应用】　主要用于治疗各种休克，如感染性休克、心源性休克、出血性休克等，尤其对伴有心肌收缩力减弱、尿量减少而血容量已补足的休克更适宜。也可与利尿药合用治疗急性肾衰竭。

【不良反应】　一般剂量不良反应较轻，偶见恶心、呕吐。剂量过大或静脉滴注速度过快可引起心动过速、血压升高、心律失常和肾功能不全等。

麻　黄　碱

麻黄碱（ephedrine）口服易吸收，也易透过血-脑脊液屏障。药物消除缓慢，故作用较持久，一次给药可维持 3～6 小时。

• 知识链接 •

限售含麻黄碱类的复方制剂

麻黄碱是从中药麻黄中提取的成分，也是合成毒品“冰毒”的最主要原料。为了加强管理，国家食品药品管理局 2008 年下发了《关于进一步加强含麻黄碱类复方制剂管理的通知》，通知明确要求限售含麻黄碱类的复方制剂如泰诺、白加黑、克咳胶囊等，一次限量不得超过 5 个最小包装。

【作用与临床应用】　麻黄碱能直接激动 α 及 β 受体，又能促进去甲肾上腺素能神经末梢释放 NA。与肾上腺素相比，其特点是：①兴奋心脏、收缩血管、升高血压和舒张支气管的作用弱而持久；②中枢兴奋作用显著；③连续用药可产生快速耐受性；④性质稳定，口服有效。

主要用于防治硬膜外和蛛网膜下腔麻醉所引起的低血压、支气管哮喘轻症及缓解鼻黏膜充血所致鼻塞症状等。

【不良反应】　大剂量可引起不安、焦虑、失眠等，晚间服用宜加用镇静催眠药以对抗中枢兴奋症状。禁忌证同肾上腺素。

第二节　α 受体激动药

去甲肾上腺素

去甲肾上腺素（noradrenaline，NA）是去甲肾上腺素能神经末梢释放的递质。药用为人工合成品。本药口服吸收少。皮下和肌内注射因强烈收缩血管，易发生局部组织坏死，故严禁皮下或肌内注射，常采用静脉滴注给药。

【作用】 与肾上腺素相比，去甲肾上腺素激动 α 受体作用强，对 β_1 受体作用较弱，对 β_2 受体几无作用。

1. 收缩血管 激动血管 α_1 受体，使小动脉和小静脉收缩，以皮肤黏膜血管收缩最为明显，其次为肾、脑、肝、肠系膜及骨骼肌血管。但因心脏兴奋，代谢产物腺苷等增多可致冠状动脉舒张。

2. 兴奋心脏 激动心脏 β_1 受体，增强心肌收缩力。但在整体情况下，心率可因血压升高而反射性减慢。大剂量也能引起心律失常，但较肾上腺素少见。

3. 升高血压 小剂量静脉滴注，收缩压升高，舒张压略升，脉压增大。较大剂量因血管强烈收缩，外周阻力明显增高，收缩压、舒张压均明显升高。

4. 影响代谢 治疗量对代谢影响不明显，大剂量可引起血糖升高。

【临床应用】 主要用于治疗早期神经源性休克及抢救氯丙嗪、酚妥拉明等药物中毒引起的低血压。适量稀释后口服，可使食管或胃黏膜血管收缩达到止血效果。

【不良反应】 静脉滴注时间过长、药物浓度过高或药液漏出血管可引起局部缺血坏死；滴注时间过长或剂量过大，尚可使肾血管剧烈收缩，产生少尿、无尿和肾实质缺血性损伤，引起急性肾衰竭。

高血压、动脉粥样硬化、冠心病、器质性心脏病、少尿或无尿休克患者禁用。

间 羟 胺

间羟胺(metaraminol，阿拉明)主要激动 α 受体，对 β_1 受体作用较弱。除直接激动受体外，尚可促进去甲肾上腺素能神经末梢递质释放。与去甲肾上腺素相比，主要特点是：①收缩血管、升高血压作用较弱而持久；②收缩肾血管作用较弱，较少引起急性肾衰竭；③兴奋心脏作用较弱，可增加休克患者的心排出量；④对心率影响不明显，很少引起心律失常；⑤化学性质稳定，除静脉给药外，也可肌内注射。常作为去甲肾上腺素的良好代用品，用于各种休克早期或其他低血压状态。

去氧肾上腺素

去氧肾上腺素(phenylephrine，新福林，苯肾上腺素)主要激动 α_1 受体，作用与去甲肾上腺素相似但较弱。因升压作用维持时间较长，可用于各种原因引起的低血压。因对肾血管收缩作用比 NA 强大，易引起肾衰竭，已少用于抗休克。因收缩血管、升高血压，能反射性减慢心率，可用于治疗阵发性室上性心动过速。可激动瞳孔开大肌的 α 受体，扩瞳作用弱、起效快而维持时间短，且无升高眼压和调节麻痹作用，临床用其 10～25g/L 溶液滴眼扩瞳，做眼底检查。

第三节 β 受体激动药

异丙肾上腺素

异丙肾上腺素(isoprenaline，喘息定)口服无效，气雾吸入或舌下含服吸收较快，亦可静脉滴注。作用维持时间较肾上腺素略长。

【作用】 异丙肾上腺素对 β_1、β_2 受体均有强大的激动作用。

1. 兴奋心脏　激动β_1受体，增强心肌收缩力、加快心率、加速传导、增加心排出量。与肾上腺素相比，作用较强，虽可引起心律失常，但较少产生心室颤动。

2. 舒张血管　激动β_2受体，可舒张骨骼肌血管、冠状动脉；对肾和肠系膜血管作用较弱。

3. 血压　由于心脏兴奋、心排出量增加，而血管扩张外周阻力下降，故收缩压升高而舒张压略下降，脉压增大。

4. 舒张支气管　激动β_2受体，松弛支气管平滑肌，还能抑制支气管黏膜的肥大细胞释放组胺等过敏物质。

5. 影响代谢　升高血糖和血中游离脂肪酸，增加组织耗氧量。

【临床应用】

1. 支气管哮喘　用于控制支气管哮喘急性发作，舌下含服或气雾剂吸入，疗效快而强。

2. 房室传导阻滞　用于治疗Ⅱ度房室传导阻滞，可采用舌下含化给药；对完全性房室传导阻滞，在心电监护下缓慢静脉滴注。

3. 心脏骤停　适用于心室自身节律缓慢、高度房室传导阻滞或窦房结功能衰竭等所致的心脏骤停，常与去甲肾上腺素或间羟胺合用心室内注射。

4. 休克　可用于治疗心排出量较低、外周阻力大的感染性休克。应注意补足血容量。

【不良反应】　常见心悸、头痛、头晕等。长期反复应用易产生耐受性。当支气管哮喘患者已明显缺氧时，剂量过大易引起心律失常，甚至心室颤动而引起猝死。

冠心病、心肌炎和甲状腺功能亢进患者禁用。

多巴酚丁胺

多巴酚丁胺(dobutamine)选择性激动β_1受体，治疗量可增强心肌收缩力，增加心排出量，对心率影响不明显。临床主要用于治疗心脏手术后或心肌梗死并发的心功能不全。连续用药可产生快速耐受性。

第四节　肾上腺素受体激动药的用药护理

1. 本类药物用药前需确认患者是否有高血压、冠心病、糖尿病及甲状腺功能亢进症等禁忌证。

2. 应用本类药物过程中注意监测患者的血压、心率、脉搏、面色、情绪及用药局部变化。

3. 告诉支气管哮喘的患者和家属，支气管哮喘是一种过敏性疾病，应避免接触过敏源，如花粉、动物的毛、油漆、鱼虾等；注意不要受凉，防止呼吸道感染；不要吸入过冷空气；应戒烟等；注意不要与阿司匹林、β受体阻断药、吗啡等药物同时使用；平时要注意稳定情绪，强烈的情绪变化可诱发哮喘，初感胸闷时立即放松静坐可避免发生。

4. 告诉哮喘患者用药后可能出现焦虑、头痛、头晕、心悸、脸色苍白等，一般为一过性，避免精神紧张。支气管哮喘患者自己用气雾剂或舌下给药时，要遵医嘱，不可过量或过频，否则可引起心律失常。

5. 麻黄碱勿在睡前服，必须服用时合用镇静催眠药。麻黄碱滴鼻时，应先揉净鼻涕，头稍后仰，滴入药后，勿使药物流入咽喉部而下咽，使用时间不要超过3日；若反复多次使用易致耐受性，加重鼻黏膜肿胀。

6. 多巴胺最大静脉滴速为75～100μg/min。去甲肾上腺素宜加至葡萄糖溶液中稀释后缓慢静脉滴注，滴速4～8μg/min，以收缩压维持在90mmHg为宜，并密切观察尿量和局部反应，尿量至少保持在25ml/h以上；并严防药液外漏，一旦发现局部水肿或皮肤苍白，应立即更换注射部位，并用α受体阻断药酚妥拉明局部浸润注射，同时局部热敷。

7. 本类药物大多性质不稳定，遇光易分解，应避光保存；在碱性环境中易氧化失效，故禁与碱性药物配伍。

案例分析

患者，男，53岁。3周前，患上呼吸道感染，近日出现心悸、胸闷、乏力、气急等，当日上午突发晕厥、口唇发绀、大汗淋漓，急诊入院。诊断为：急性弥漫性心肌炎并发心源性休克。护士按医嘱给予吸氧、补充血容量及多巴胺静脉滴注治疗。经及时抢救，患者度过危险期。试分析治疗过程中要注意什么问题？如何做好用药护理？

常用制剂和用法

肾上腺素 注射剂：0.5mg/0.5ml、1mg/1ml。一次0.25～1.0mg，皮下或肌内注射。必要时可心室内注射，一次0.25～0.5mg，用0.9%氯化钠溶液稀释10倍。极量：皮下注射，一次1mg。

多巴胺 注射剂：20mg/2ml。一次20mg加入5%葡萄糖注射液200～300ml内，静脉滴注（每分钟75～100μg）。极量：静脉滴注，每分钟20μg/kg。

麻黄碱 片剂：15mg、25mg、30mg。一次15～30mg，一日3次。注射剂：30mg/ml。一次15～30mg，皮下或肌内注射。极量：口服或注射，一次60mg，一日150mg。滴鼻剂：0.5%～1%。

去甲肾上腺素 注射剂：2mg/1ml、10mg/2ml。一次1～2mg加入5%葡萄糖注射液100ml中静脉滴注（每分钟4～8μg）。

间羟胺 注射剂：10mg/1ml、50mg/5ml。一次10～20mg，肌内注射；或10～20mg用5%葡萄糖注射液100ml稀释后静脉滴注。极量：静脉滴注，一次100mg（每分钟0.2～0.4mg）。

去氧肾上腺素 注射剂：10mg/ml。一次2～5mg，肌内注射，或一次10mg用5%葡萄糖注射液100ml稀释后缓慢静脉滴注。滴眼剂：2%～5%。极量：肌内注射，一次10mg，静脉滴注，每分钟0.1mg。

异丙肾上腺素 气雾剂：0.25%。一次0.1～0.4mg，喷雾吸入。片剂：10mg。一次10～15mg，一日3次，舌下含服。极量：喷雾吸入，一次0.4mg，一日2.4mg；舌下含服，一次20mg，一日60mg。注射剂：1mg/2ml。一次0.1～0.2mg加入5%葡萄糖注射液100～200ml中静脉滴注，每分钟滴入0.5～2ml或按需要而定。

思考题

1. 比较肾上腺素、间羟胺、异丙肾上腺素对血压的影响及其在抗休克治疗中的意义。

2. 肾上腺素为什么可用于治疗过敏性休克？如何做好用药护理？

（符秀华）

第九章　肾上腺素受体阻断药

学习目标

1. 掌握β受体阻断药的作用、临床应用和不良反应。

2. 熟悉酚妥拉明的作用特点及临床应用。

3. 了解其他药物的作用及临床应用。

4. 学会观察该类药物的疗效及不良反应，能够熟练实施用药护理，并能正确指导患者合理用药。

肾上腺素受体阻断药能与肾上腺素受体结合，阻断肾上腺素能神经递质或肾上腺素受体激动药的作用。根据药物对受体选择性不同，可分为α受体阻断药、β受体阻断药和α、β受体阻断药三类。

第一节　α受体阻断药

α受体阻断药根据药物对受体的选择性又分为α_1、α_2受体阻断药、α_1受体阻断药和α_2受体阻断药。

一、α_1、α_2受体阻断药

酚妥拉明

酚妥拉明（phentolamine，立其丁）能与去甲肾上腺能神经递质竞争同一受体，故又称为竞争性α受体阻断药。口服疗效差，常采用肌内注射或静脉给药，维持时间短，为短效α受体阻断药。

【作用】

1. 舒张血管　能阻断血管平滑肌α_1受体，舒张血管，使血压下降，降低肺动脉压和外周阻力。

2. 兴奋心脏　因血管舒张，血压下降，可反射性地兴奋交感神经，从而增强心肌收缩力，加快心率，增加心排出量。另外，还可阻断去甲肾上腺能神经末梢突触前膜α_2受体，使去甲肾上腺素释放增加而兴奋心脏。

3. 其他 本药的拟胆碱作用可使胃肠平滑肌兴奋；拟组胺样作用可使胃酸分泌增加、皮肤潮红等。

【临床应用】

1. 外周血管痉挛性疾病 可用于治疗肢端动脉痉挛引起的雷诺综合征及血栓闭塞性脉管炎等。

知识链接

雷诺综合征

雷诺综合征是指肢端动脉阵发性痉挛引起的肢端皮肤颜色的间歇性改变，发作时指(趾)部皮肤颜色突然变白，继而变为青紫，然后转为潮红，继而肤色恢复正常。一般由苍白转至正常约15~30分钟，以手指多见而足趾少见。雷诺综合征的病因目前仍不完全明确，与寒冷刺激，交感神经异常兴奋、内分泌紊乱等有直接关系。许多免疫结缔组织疾病如皮肌炎、硬皮病、类风湿关节炎、动脉硬化症等常伴有雷诺综合征，因此认为与机体免疫功能异常也有关。

2. 休克 在补足血容量的基础上，可明显改善重要脏器血液灌注和解除微循环障碍，改善休克症状。

3. 去甲肾上腺素静滴外漏 局部浸润注射可拮抗去甲肾上腺素外漏引起的血管收缩作用，防止局部组织坏死。

4. 难治性充血性心力衰竭 酚妥拉明能扩张血管，解除心力衰竭引起的小动脉和小静脉的反射性收缩，降低心脏前、后负荷，使左室舒张末期压和肺动脉压下降，心排出量增加，心力衰竭得以减轻。

5. 肾上腺嗜铬细胞瘤 用于嗜铬细胞瘤的鉴别诊断、嗜铬细胞瘤所致的高血压危象及手术前治疗。

【不良反应】

1. 心血管反应 常见低血压，静脉给药可引起心率加快、心律失常和心绞痛，故冠心病患者慎用。

2. 胃肠反应 常见腹痛、腹泻、呕吐等，可诱发或加剧溃疡病，故溃疡病患者慎用。

妥拉唑啉

妥拉唑啉(tolazoline)作用与酚妥拉明相似，但对受体阻断作用较弱，而组胺样和拟胆碱作用较强。主要用于治疗外周血管痉挛性疾病及对抗去甲肾上腺素静脉滴注药液外漏。不良反应与酚妥拉明相同，发生率较高。

酚苄明

酚苄明(phenoxybenzamine)属长效α受体阻断药，为非竞争性α受体阻断药。药物刺激性强，不宜肌内或皮下注射，常采用静脉和口服给药。

能阻断血管平滑肌上的α_1受体，使血管扩张，外周阻力降低。其特点是起效缓慢，作用强大而持久。主要用于治疗外周血管痉挛性疾病、嗜铬细胞瘤及良性前列腺增生等。

常见不良反应有直立性低血压、心悸和鼻塞等。尚有胃肠刺激症状如恶心、呕吐和中枢神经抑制症状如嗜睡、疲乏等。

二、α_1受体阻断药

哌 唑 嗪

哌唑嗪(prazosin)能选择性阻断 α_1受体,主要通过舒张小动脉及小静脉而发挥降压作用(详见第十九章)。

三、α_2受体阻断药

育 亨 宾

育亨宾(yohimbine)为选择性 α_2受体阻断药。易进入中枢神经系统,阻断突触前膜 α_2受体,促进递质去甲肾上腺素释放,升高血压,加快心率。主要作为实验研究的工具药。

第二节 β受体阻断药

β受体阻断药能拮抗去甲肾上腺素能神经递质或肾上腺素受体激动药的β型效应。根据药物对受体选择性不同,可分为 β_1、β_2受体阻断药和 β_1受体阻断药两类(表 9-1)。

表 9-1 β受体阻断药分类及特性

药物分类	效价	内在拟交感活性	膜稳定作用	口服生物利用度(%)	血浆半衰期(h)
β_1、β_2受体阻断药					
普萘洛尔	1.0	—	+	~25	3~5
噻吗洛尔	5~10	—	—	~50	3~5
吲哚洛尔	5~10	++	+	~75	3~4
纳多洛尔	0.5	—	—	~35	10~20
β_1受体阻断药					
美托洛尔	0.5~2	—	—	~40	3~4
阿替洛尔	0.5~1	—	—	~50	5~8
醋丁洛尔	0.3	+	+	~40	2~4

【作用】

1. β受体阻断作用

(1)抑制心脏:阻断心脏 β_1受体,可使心肌收缩力减弱,心率及房室传导减慢,心排出量减少,心肌耗氧量下降,血压降低。

(2)收缩支气管平滑肌:阻断支气管平滑肌 β_2受体,使支气管平滑肌收缩,呼吸道阻力增加。

(3)减少心、肝、肾血流量:阻断 β_2受体及心功能抑制,反射性兴奋交感神经而引起血管收缩,外周阻力增加,心、肝、肾和骨骼肌血管以及冠状血管等的血流量都有不同程度的减少。

（4）抑制肾素分泌、糖原及脂肪分解。

2. 内在拟交感活性 部分β受体阻断药如吲哚洛尔等在阻断β受体的同时，还具有微弱的β受体激动作用，称为内在拟交感活性。在临床应用时，此类药物的β受体阻断作用表现较弱。

3. 膜稳定作用 有些β受体阻断药具有局部麻醉作用和奎尼丁样作用，这两种作用都由于其降低细胞膜对离子的通透性所致，故称为膜稳定作用。这一作用在常用量时与其治疗作用的关系不大。

4. 其他 普萘洛尔具有抗血小板聚集作用；噻吗洛尔具有降低眼内压作用，这可能与其阻断血管平滑肌 β_2 受体，减少房水的形成有关。

【临床应用】

1. 心律失常 对多种原因引起的快速型心律失常均有效。

2. 心绞痛和心肌梗死 对心绞痛有良好的疗效。长期应用可降低心肌梗死复发率和猝死率。

3. 高血压 是治疗高血压的常用药物，能使高血压患者的血压下降，并伴有心率减慢。

4. 充血性心力衰竭 对扩张型心肌病的心衰治疗作用明显，在心肌状况严重恶化之前早期应用，能缓解某些充血性心力衰竭的症状，改善其预后。

5. 辅助治疗甲状腺功能亢进症 可降低基础代谢率，减慢心率，控制激动不安等症状，对甲状腺危象可迅速控制症状。

6. 其他 ①可用于嗜铬细胞瘤和肥厚性心肌病；②普萘洛尔试用于偏头痛、肌震颤、肝硬化所致的上消化道出血等；③噻吗洛尔局部用药治疗青光眼，疗效与毛果芸香碱相近或较优，且无缩瞳和调节痉挛等不良反应。

【不良反应】

1. 一般不良反应 有恶心、呕吐、轻度腹泻等消化道症状。偶见过敏反应如皮疹、血小板减少等。

2. 心脏抑制 因对心脏 β_1 受体的阻断作用，可引起心脏抑制，特别是窦性心动过缓、房室传导阻滞、心功能不全等患者对药物的敏感性增高，尤易发生，甚至引起严重心功能不全、肺水肿、房室传导完全阻滞或心脏骤停等严重后果。

3. 诱发或加重支气管哮喘 由于阻断 β_2 受体，支气管平滑肌收缩，可增加呼吸道阻力，诱发支气管哮喘。

4. 外周血管收缩和痉挛 由于对血管平滑肌 β_2 受体的阻断，可使外周血管收缩和痉挛，导致四肢发冷、皮肤苍白或发绀，出现雷诺症状或间歇性跛行，甚至引起脚趾溃疡和坏死。

5. 反跳现象 长期应用β受体阻断药突然停药，可使疾病原有症状加重，与β受体向上调节有关。

严重心功能不全、窦性心动过缓、重度房室传导阻滞和支气管哮喘患者禁用。心肌梗死及肝功能不全者慎用。

第三节 α、β受体阻断药

拉贝洛尔

拉贝洛尔（labetalol）阻断 β_1 和 β_2 受体的作用强度相似，对 α_1 受体的阻断作用较弱，对 α_2

受体无作用，对β受体的阻断作用是α受体阻断作用的5～10倍。主要用于中、重度高血压、心绞痛，也可用于高血压危象。

常见不良反应有恶心、上腹不适、眩晕、乏力等，大剂量可引起直立性低血压。支气管哮喘及心功能不全者禁用。

第四节 肾上腺素受体阻断药的用药护理

1. α受体阻断药用药过程中应密切监测血压、心率、脉搏变化，并注意观察患者肢体循环情况。用药后嘱患者卧床休息30分钟，以防发生直立性低血压；一旦发生低血压应让患者平卧，采用头低足高位，必要时给去甲肾上腺素解救，禁用肾上腺素。

2. β受体阻断药用药剂量应个体化，从小剂量开始逐渐增加剂量并密切观察患者血压和心率变化。如安静状态下心率低于50次/min，应及时报告医生。

3. 普萘洛尔可引起多梦、幻觉、失眠等，不宜睡前服用。长期使用不能突然停药，否则会引起反跳现象而加重病情，停药前应有两周的减量过程。

4. 糖尿病患者在使用降糖药期间，不宜合用β受体阻断药，以免掩盖低血糖症状如心动过速、出汗等。巴比妥类、苯乙双胍及利血平可增强α受体阻断药的降压作用，应避免合用。

5. 静注β受体阻断药速度宜慢，并应准备好急救设备和药物，以防止引起低血压、支气管哮喘及心功能不全等反应。

案例分析

患者，女，42岁。近来失眠、心悸、消瘦，食欲增加。检查发现甲状腺肿大、眼球突出，心率130次/分。心电图提示窦性心动过速，T_3、T_4高于正常，诊断为甲状腺功能亢进症。医嘱用他巴唑、普萘洛尔治疗。患者用药当晚出现呼吸困难，喘息，不能平卧。试分析用药后患者为什么会出现哮喘？使用普萘洛尔应注意什么问题？

常用制剂和用法

酚妥拉明 注射剂：5mg/1ml、10mg/1ml。一次5mg，肌内或静脉注射；或用葡萄糖注射液稀释后静脉滴注，每分钟0.3mg。片剂：25mg。一次25～50mg，一日3次。

妥拉唑啉 片剂：25mg。一次15mg，一日3次。注射剂：25mg/1ml。一次25mg，肌内注射。

酚苄明 片剂：10mg。开始一次10mg，一日2次，隔日增加10mg，维持量一次20～40mg，一日2次。注射剂：10mg/1ml。一次0.5～1mg/kg，加入5%葡萄糖注射液250～500ml中静滴，滴速不能太快。一日总量不超过2mg/kg。

普萘洛尔 片剂：10mg。抗心绞痛及抗高血压，一次5mg，一日4次，每1～2周后增加1/4量，直至每日80～100mg或至症状明显减轻或消失。抗心律失常，每日10～30mg，分3次服用，用量根据心律、心率及血压变化而及时调整。注射剂：5mg/5ml。一次5mg，以5%葡萄糖注射液100ml稀释后静脉滴注，按病情调整滴注速度。

噻吗洛尔 滴眼剂：0.25%。一次1滴，一日2次。片剂：5mg、10mg、20mg。每次5～

10mg，一日2～3次，维持量一日20～40mg。

吲哚洛尔 片剂：1mg、5mg、10mg。一次5～10mg，一日3次。注射剂：0.2mg/2ml、0.4mg/2ml。一次0.2～1mg，静脉注射或静脉滴注。

美托洛尔 片剂：50mg、100mg。一次50～100mg，一日2次。注射剂：5mg/5ml。用于心律失常，开始时一次5mg，静脉推注速度每分钟1～2mg，隔5分钟可重复注射，直至生效。一般总量为10～15mg。

阿替洛尔 片剂：25mg、50mg、100mg。一次50～100mg，一日1～2次。

醋丁洛尔 片剂：400mg。一次400mg，一日1次。注射剂：25mg/5ml。一次12.5～25mg，一日总量不超过100mg，缓慢静脉注射。

拉贝洛尔 片剂：100mg、200mg。一次100mg，一日2～3次。注射剂：50mg/5ml。一次100～200mg，静脉注射。

思考题

1. 患者，男，54岁，因左下肢疼痛、麻木、行走不便就诊，经体查及辅助检查，诊断为左下肢血栓闭塞性脉管炎。护士按医嘱肌内注射5mg酚妥拉明，3分钟后患者突然昏倒在注射室门前，请问为什么出现上述症状？作为护士使用该药物时应注意什么？

2. β受体阻断药为临床常用药物，对于糖尿病伴有高血压患者是否可选用普萘洛尔治疗？为什么？

（符秀华）

第十章 麻 醉 药

学习目标

1. 掌握局麻药的不良反应。
2. 熟悉普鲁卡因、利多卡因、布比卡因、罗哌卡因及丁卡因的作用特点及临床应用。
3. 了解全身麻醉药的特点。
4. 了解局麻方法、复合麻醉方法及常用药物。
5. 学会观察麻醉药的疗效及不良反应,能正确实施用药护理。

麻醉是机体或机体的一部分暂时失去对外界刺激反应性的一种状态或指造成这种状态的方法,良好的麻醉效果是进行外科手术的必要条件。麻醉药根据其作用及给药方式,可分为局部麻醉药和全身麻醉药两类。

第一节 局部麻醉药

局部麻醉药简称局麻药,是一类能可逆性地阻断神经冲动的产生和传导,在机体意识清醒的状态下使局部感觉特别是痛觉暂时消失的药物。

一、局麻药的作用

(一)局麻作用 局麻药在低浓度时能阻断感觉神经冲动的产生及传导,较高浓度时对周围神经、中枢神经、自主神经和运动神经都有阻断作用。在局麻药的作用下,痛觉先消失,其次是冷觉、温觉、触觉和压觉。神经冲动传导的恢复则按相反的顺序进行。

局麻药能穿透神经细胞膜,阻滞钠通道,减少钠离子内流,使神经细胞膜不能除极化,从而阻滞神经冲动的产生与传导,呈现局麻作用。

(二)吸收作用 局麻药用量过大从给药部位吸收入血或意外血管内注入引起的全身作用,这实际上是局麻药的毒性反应。

1. 中枢神经系统 中枢抑制性神经元对局麻药比较敏感,最先被抑制,出现中枢兴奋,表现为眩晕、烦躁不安、肌肉震颤等,进而可发展为神志错乱及惊厥;随后抑制中枢兴奋性神经元,转入昏迷、呼吸麻痹,严重者可因呼吸衰竭而死亡。故应用局麻药引起的惊厥是中枢抑制作用的减弱而非兴奋作用的加强,此时应禁用中枢抑制药。

2. 心血管系统 能降低心肌兴奋性，减弱心肌收缩力，减慢传导，扩张血管等，从而导致血压下降、传导阻滞，甚至心脏骤停。

二、局麻药的给药方法

1. 表面麻醉 又称黏膜麻醉，是将穿透力强的局麻药滴、喷或涂于黏膜表面，使黏膜下的神经末梢麻醉。用于口、眼、鼻、喉、气管、尿道等部位的手术或检查。常选用丁卡因或利多卡因等。

2. 浸润麻醉 是将局麻药液注入皮下或手术野附近的组织，使局部神经末梢麻醉。其麻醉效果较好，但用药量较大，麻醉区域较小。适用于浅表的小手术。常选用利多卡因、普鲁卡因。

3. 传导麻醉 是将局麻药注射到神经干周围，阻断神经冲动传导，使该神经所分布的区域麻醉，所需局麻药液浓度较高，用量较小，麻醉区域较大。常用于四肢、面部、口腔等手术。常选用利多卡因、普鲁卡因和布比卡因。

4. 蛛网膜下隙麻醉 又称腰麻，是将麻醉药注入腰椎蛛网膜下隙，麻醉该部位的脊神经根。常用于下腹部和下肢手术。常选用普鲁卡因、罗哌卡因和利多卡因等。

5. 硬膜外麻醉 是将药液注入硬脊膜外隙，使通过硬脊膜外隙穿出椎间孔的神经根麻醉。麻醉范围广，常用于胸腹部手术。常选用利多卡因、普鲁卡因、罗哌卡因等。

常用局麻药给药方法见图 10-1。

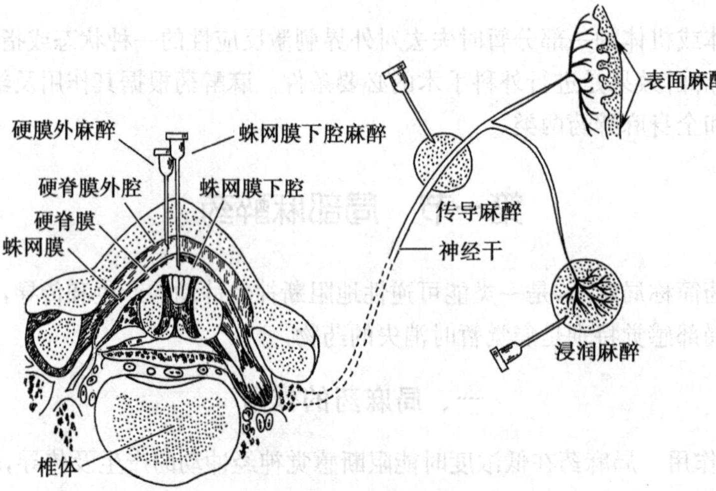

图 10-1 常用局麻药给药方法示意图

三、常用的局麻药

(一) 酯类

普鲁卡因

普鲁卡因(procaine)对皮肤、黏膜穿透力弱，需注射给药，不适用于表面麻醉，主要用于浸润麻醉、传导麻醉、蛛网膜下腔麻醉和硬膜外麻醉。还用于肌肉、关节等损伤部位的局部封闭，缓解损伤症状。偶见过敏反应。

丁 卡 因

丁卡因(tetracaine)与普鲁卡因相比具有麻醉效力强和毒性大(均为普鲁卡因的 10 倍)、穿透力强、作用快、维持时间长(2 小时以上)的特点。由于毒性大,吸收迅速,故不用于浸润麻醉。主要用于眼科、耳鼻喉科和口腔科手术作表面麻醉,也可用于传导麻醉、蛛网膜下腔麻醉和硬膜外麻醉。

(二) 酰胺类

利多卡因

利多卡因(lidocaine)与同浓度普鲁卡因相比,具有起效快、作用强而持久、穿透力强、安全范围大的特点。临床可用于各种形式的局部麻醉,有全能麻醉药之称。由于扩散力强,麻醉范围不易控制在一定部位,故用于腰麻时应慎重。本药吸收迅速,易通过胎盘屏障,产科慎用。利多卡因与普鲁卡因无交叉过敏反应,对普鲁卡因过敏患者可改用利多卡因。

布比卡因

布比卡因(bupivacaine)的局麻效力及毒性均比普鲁卡因强 5～8 倍,持续时间长约 10 倍。有效血药浓度较低,是一种较为安全的长效局麻药。可用于浸润麻醉、传导麻醉和硬膜外麻醉。因对组织穿透力弱,故不适用于表面麻醉。

罗哌卡因

罗哌卡因(ropivacaine)化学结构类似布比卡因,阻断痛觉的作用较阻断运动作用强,对心肌的毒性较布比卡因小,适用于硬膜外、臂丛阻滞和局部浸润麻醉。是目前局部麻醉的重要选择用药,是布比卡因的理想替代药。

第二节 全身麻醉药

全身麻醉药简称全麻药,是一类能抑制中枢神经系统功能,可逆性地引起意识、感觉(特别是痛觉)和反射逐渐消失、骨骼肌松弛或部分松弛的药物。根据给药途径的不同,可将全麻药分为吸入麻醉药与静脉麻醉药两类。

一、吸入麻醉药

吸入麻醉药是一类挥发性的液体或气体类药物。药物吸入肺内后,可透过肺泡膜进入血液,再分布至中枢神经组织内发挥全麻作用,麻醉深度可通过调节吸入气体中的药物浓度(分压)加以控制,并可连续维持。体内的吸入麻醉药绝大部分以原形由肺排出,小部分可发生转化。常用吸入麻醉药见表 10-1。

二、静脉麻醉药

静脉麻醉药是指由静脉给药发挥全麻作用的药物。静脉麻醉药用法简便、作用迅速,麻醉分期不明显,消除较慢,但不易控制麻醉深度,多作为其他麻醉药的辅助用药。单独应用仅适用于短时小手术及某些外科处置,如烧伤清创等。常用静脉麻醉药见表 10-2。

表 10-1 常用吸入麻醉药

药物名称	作用特点	临床应用
麻醉乙醚 (anaesthetic ether)	麻醉过程缓慢,分期指征明显,易控制;安全范围大;镇痛和肌松作用安全;对肝、肾毒性小。局部刺激性强;诱导期长,苏醒缓慢;能抑制胰岛素分泌	现已少用
氟烷 (halothane)	麻醉作用快而强,诱导期短,苏醒快;对呼吸道几无刺激性。安全性较小;镇痛和肌松作用较弱	用于浅麻醉、诱导麻醉
恩氟烷 (enflurane)	麻醉诱导平稳、迅速、舒适,苏醒也快;肌肉松弛良好;对呼吸稍有抑制,术后可出现恶心、呕吐;麻醉时脑电图偶见癫痫样波	一般用于复合全身麻醉,可与静脉麻醉药和全麻辅助用药合用
氧化亚氮 (nitrous oxide)	对呼吸道无刺激性,诱导期短,苏醒较快,镇痛作用强;麻醉力弱,骨骼肌松弛作用很差,对心肌略有抑制作用	可用于诱导麻醉或与其他全身麻醉药配伍使用,现已少用

表 10-2 常用静脉麻醉药

药名	作用特点	临床应用	禁忌证
硫喷妥钠 (thiopental sodium)	作用迅速,无兴奋期,维持时间短。镇痛效果差,肌松不完全;浅麻醉时可引起支气管痉挛;抑制呼吸及循环功能	短时间小手术时的全麻、诱导麻醉、基础麻醉等	新生儿、婴幼支气管哮喘、休克未纠正前、心力衰竭
氯胺酮 (ketamine)	安全性大;分离麻醉,痛觉消失,意识模糊;维持时间短;骨骼肌张力增加;使颅内压升高;苏醒慢、噩梦多	短时间小手术、烧伤换药和复合麻醉	严重高血压、脑出血、青光眼、颅内压增高

三、复合麻醉

理想的全麻应达到使患者安静、无痛、肌肉松弛、反射抑制,以便安全手术。而目前临床各种全麻药单独应用均难达到上述理想标准,为克服不足,常同时或先后应用两种以上麻醉药或其他辅助药物进行麻醉,称为复合麻醉。常用复合麻醉方法有:

1. 麻醉前给药 为了消除患者紧张情绪、增强麻醉效果、减少麻醉药用量或防止某些不良反应,而于麻醉前应用的药物(表 10-3)。

表 10-3 麻醉前常用药物

药物类型	常用药物	给药时间	给药目的
镇静催眠药	巴比妥类、地西泮等	手术前夜	消除患者紧张、焦虑情绪
镇痛药	吗啡、哌替啶等	手术时	增强麻醉药镇痛效果
抗胆碱药	阿托品、东莨菪碱等	手术前	抑制唾液和呼吸道腺体的分泌,解除平滑肌痉挛和迷走神经兴奋

2. 基础麻醉 麻醉前，在病房或手术室使患者神志消失的一种辅助麻醉方式，主要用于不能合作的儿童或精神高度紧张的患者。常用药物有硫喷妥钠、氯胺酮、羟丁酸钠等。

3. 诱导麻醉 应用诱导期短的硫喷妥钠、依托咪酯、异丙酚和咪达唑仑或氧化亚氮等，使患者迅速进入外科麻醉期，随后再用其他药物维持麻醉。

4. 合用肌松药 在麻醉同时注射琥珀胆碱等肌松药，以达到手术时肌肉松弛的要求。

5. 低温麻醉 合用氯丙嗪加物理降温，使体温降至较低水平（28～30℃），降低心、脑等重要器官的耗氧量。

• 知识链接 •

患者自控镇痛术

患者自控镇痛术（patient controlled analgesia，PCA）是通过镇痛泵将止痛药等持续均匀地输入体内（2ml/h），由患者遵循"按需止痛"的原则自行按压控制给药发挥持续镇痛效果的方法。目前临床常用的镇痛泵分为硬膜外泵和静脉泵两种。硬膜外泵常使用局麻药、吗啡等，而静脉泵常用芬太尼等，两者的使用应严格区分。PCA的给药模式分为：①单纯PCA：感觉疼痛时自行按压启动键；②持续给药+PCA：用持续方法给一定剂量的基础药物，感觉疼痛时自行按压启动键；③负荷剂量+持续给药+PCA：先给负荷剂量，再给持续剂量，患者感觉疼痛时再按压启动键。

第三节 麻醉药的用药护理

1. 详细询问患者有无麻醉史、过敏史及用药史，特别是抗高血压药、强心药、降血糖药、催眠药、镇痛药、激素类药物、抗凝药等应用史；向患者介绍麻醉的方法、实施过程、注意事项、可能出现的问题及麻醉后的恢复过程等，使患者减轻焦虑和恐惧，以最佳心态接受并配合麻醉；告诉患者按照要求禁饮食、接受麻醉前用药。

2. 酯类局麻药可减弱磺胺类抗菌药的抗菌效应，增强洋地黄毒性，不宜合用。炎症坏死组织的局部体液呈酸性，使局麻药的作用减弱，故在切开脓肿手术前，必须在脓肿周围做环形浸润才能奏效。

3. 在局麻药中加入肾上腺素前（1∶200 000）需再次确认患者是否有高血压、冠心病、甲状腺功能亢进、周围血管疾病等禁忌证。在指、趾端及阴茎等末梢部位用药时，则禁加肾上腺素，否则可致局部组织缺血坏死。

4. 应用局麻药应严格掌握药物浓度和最大剂量。注射前反复进行"回抽试验"，证实无气、无血、无脑脊液后方可注射。腰麻患者术后保持头低脚高仰卧位12小时可减轻其头痛、尿闭等症状。

5. 密切观察局麻药应用后的反应，发现中毒应停止给药并保持患者呼吸通畅，保证氧气供应。患者有紧张烦躁情绪可应用地西泮静脉注射；低血压时可注射麻黄碱、多巴胺、间羟胺等。

6. 酯类局麻药易出现过敏反应，用药前应询问患者有无药物过敏史进行过敏试验，阳性者禁用。一旦发生过敏反应，应立即停药、给氧、补液、适当应用肾上腺皮质激素、肾上腺素及抗组胺药进行抢救。

7. 应用全麻药及术后，密切观察患者瞳孔、呼吸、血压、脉搏等生命体征及病情变化，发现异常及时报告医生。吸入麻醉药在麻醉前12小时应禁食、禁水。

8. 氯胺酮麻醉苏醒期患者可出现不同程度的幻觉、谵妄等精神症状，应加强护理。手术后24小时活动应搀扶，防止跌倒。

9. 硫喷妥钠呈强碱性，不宜与酸性药物配伍。普鲁卡因性质不稳定，受热、光照、久贮易分解，不宜与碱性药物配伍。丁卡因久贮出现浑浊不可再用。

案例分析

患者，男，52岁，诊断为胆囊结石，在连续硬膜外麻醉下行胆囊切除术。硬膜外穿刺成功后，用1.5%的利多卡因5ml，患者无明显不适，继续推注10ml，麻醉效果不佳，再推注10ml，几分钟后，患者出现烦躁、四肢抽搐、神志消失，立即面罩吸氧，气管内插管，静注安定10mg，待病情稳定后改用全身麻醉进行手术。试分析为什么患者会出现神志消失？如何做好用药护理？

常用制剂和用法

普鲁卡因 注射剂：100mg/20ml、50mg/20ml、100mg/10ml、40mg/2ml、0.15g、1g。浸润麻醉用0.25%～0.75%溶液；传导麻醉用1%～2%溶液，一次不超过1g；腰麻用3%～5%溶液，一次不超过0.15g；硬膜外麻醉用2%溶液。

利多卡因 注射剂：100mg/10ml、400mg/20ml。表面麻醉用2%～4%溶液，一次不超过0.1g；浸润麻醉用0.25%～0.5%溶液，每小时用量不超过0.4g；传导麻醉用1%～2%溶液，每次用量不超过0.4g；硬膜外麻醉用1%～2%溶液，每次用量不超过0.5g。

丁卡因 注射剂：50mg/5ml。表面麻醉用1%溶液，喷雾或涂抹；传导麻醉用0.1%～0.3%溶液，极量：一次0.1g；腰麻用10～15mg与脑脊液混合后注入；硬膜外麻醉用0.15%～0.3%溶液，与盐酸利多卡因合用时最高浓度为0.3%。

布比卡因 注射剂：12.5mg/5ml、25mg/5ml、37.5mg/5ml。浸润麻醉用0.1%～0.25%溶液；传导麻醉、硬膜外麻醉用0.5%～0.75%溶液；腰麻用0.25%溶液；常用量：一次1～3mg/kg。极量：一次200mg，一日400mg。

麻醉乙醚 100ml/瓶、150ml/瓶、250ml/瓶。吸入气内药物浓度：诱导麻醉10%～15%，维持4%～6%。

氟烷 20ml/瓶。吸入气内药物浓度：诱导麻醉3%～4%，维持1%。

恩氟烷 20ml/瓶、250ml/瓶。吸入气内药物浓度：诱导麻醉2%～2.5%，维持麻醉1.5%～2%。

异氟烷 10ml/瓶。吸入气内药物浓度：诱导麻醉1.5%～3%，维持麻醉1%～1.5%。

氧化亚氮 诱导麻醉80%，维持麻醉50%～70%。

硫喷妥钠 注射剂：0.5g、1g。临用前用注射用水配制成2.5%的溶液注射。一次4～8mg/kg静注。极量：一次1g；小儿一次15～20mg/kg，深部肌注。

氯胺酮 注射剂：0.1g/2ml、0.1g/10ml、0.2g/20ml。全麻诱导一次1～2mg/kg缓慢静注；全麻维持一次0.5～1mg/kg。小儿基础麻醉，一次4～8mg/kg，肌注。极量：静注每分钟4mg/kg，肌注一次13mg/kg。

思考题

1. 某患者右手中指掌侧面脓肿，需在局部麻醉下切开排脓，选用哪种局部麻醉药？如何做好用药护理？

2. 局麻药中加入少量肾上腺素的目的是什么？应注意什么问题？

（符秀华）

第十一章　镇静催眠药和抗惊厥药

学习目标

1. 掌握苯二氮䓬类的作用、临床应用和不良反应。
2. 熟悉巴比妥类的作用特点、临床应用及急性中毒的解救。
3. 了解其他类镇静催眠药的作用特点。
4. 学会观察镇静催眠药的疗效和不良反应，能够向患者解释镇静催眠药的正确使用方法及用药注意事项，并能熟练实施用药护理。

第一节　镇静催眠药

镇静催眠药是一类对中枢神经系统有抑制作用的药物。镇静药系指能使躁动不安、兴奋激动的患者恢复安静情绪的药物；催眠药是指能引起近似生理睡眠的药物。镇静药和催眠药之间并无明显的界限，只是量的差别，较小剂量时呈现镇静作用，较大剂量时呈现催眠作用，故统称为镇静催眠药。随着剂量的进一步增大，对中枢神经系统抑制作用增强，还可产生抗惊厥作用。本类药物包括苯二氮䓬类、巴比妥类及其他类药物。

一、苯二氮䓬类

本类药物多属1,4-苯骈二氮䓬的衍生物，虽然它们结构相似，但抗焦虑、镇静、催眠、抗癫痫、抗惊厥、肌肉松弛等作用各有侧重，在药动学上也各有差异。因其疗效好，安全范围大，临床应用广泛。

地　西　泮

地西泮(diazepam，安定，valium)口服吸收良好，服后约1小时血中浓度达高峰；肌注吸收慢而不规则，血药浓度的峰值也稍低于口服，故较少肌注；静注后中枢抑制出现作用快，但作用维持时间较短。可透过胎盘，也可从乳汁分泌。在肝内转化为仍具有药理活性的去甲地西泮和去甲羟地西泮，最终与葡萄糖醛酸结合，经肾排泄。

【作用和临床应用】

1. 抗焦虑　地西泮在小于镇静剂量时有良好的抗焦虑作用，能显著改善患者的紧张烦躁、焦虑不安、恐惧失眠等症状。临床主要用于治疗多种原因引起的焦虑症。

● 知识链接 ●

焦 虑 症

焦虑症又称焦虑性神经症，是以持续、广泛性焦虑和（或）反复惊恐发作并伴有头昏、头晕、胸闷、心悸、呼吸困难、口干、尿频、出汗、震颤等自主神经症状和运动性不安为主要临床表现的神经症性障碍。其紧张或惊恐的程度与现实情况不符。女性发病率高于男性，好发于20~40岁。

焦虑症应采取综合治疗措施，包括：①改变生活方式。②疾病卫生教育。③认知治疗。④行为治疗和放松训练。⑤药物治疗。

2. 镇静催眠　地西泮在常用量时可缩短睡眠诱导时间，延长睡眠持续时间。对快动眼睡眠时相（REM）影响较小，能产生近似生理性睡眠，醒后无明显后遗效应，加大剂量不引起全身麻醉，可引起短暂性记忆缺失，安全范围大。临床主要用于各种失眠，尤其是对焦虑性失眠疗效更好；也可用于麻醉前给药、心脏电击复律前或内窥镜检查前给药。

● 知识链接 ●

睡 眠 时 相

根据人类睡眠状态下脑电图的波形，可将睡眠分为快动眼睡眠（REM）和非快动眼睡眠（NREM），整个睡眠过程两种睡眠时相交替4~6次。

1. 非快动眼睡眠（NREM）　又称慢波睡眠。脑电图显示的脑电活动以慢波为主，机体的肌张力减弱、呼吸和心率减慢、血压较低。该期有利于机体生长发育、消除疲劳。

2. 快动眼睡眠（REM）　脑电变化与行为变化分离，脑电图显示的脑电活动从慢波转为快波，机体的感觉功能进一步减弱，肌肉更加松弛，腱反射甚至消失，但呼吸快且不规则、心率加快、血压升高，并伴快速眼球运动现象。该期有利于脑和智力发育。

3. 抗惊厥和抗癫痫　抗惊厥作用强，可用于防治破伤风、子痫、小儿高热惊厥和某些药物中毒引起的惊厥。静脉注射地西泮是治疗癫痫持续状态的首选药，也可用于癫痫大发作和小发作。

4. 中枢性肌肉松弛　地西泮有较强的缓解骨骼肌痉挛的作用，但不影响骨骼肌的正常活动。可用于脑血管意外或脊髓损伤引起的中枢性肌强直以及由腰肌劳损、内镜检查等所致的肌肉痉挛。

苯二氮䓬类激动中枢神经系统内的苯二氮䓬受体，促进中枢抑制性递质GABA与GABA受体复合物结合，使Cl^-通道开放的频率增加，加速Cl^-进入细胞内，使细胞膜超极化，从而增强GABA的中枢抑制作用。

【不良反应】

1. 治疗量连续用药可出现嗜睡、头昏、乏力等反应。大剂量可致共济失调、言语不清、手震颤等。过量急性中毒可致昏迷和呼吸抑制。

2. 耐受性和依赖性　长期用药可产生耐受性和依赖性，突然停药可出现反跳和戒断症状，如失眠、焦虑、激动、震颤等。

3. 急性中毒　静脉注射速度过快或超大剂量服用可致昏迷和呼吸循环抑制。

【药物相互作用】

1. 地西泮与其他中枢抑制药、乙醇合用，增强中枢抑制作用，加重嗜睡、昏睡，呼吸抑制、昏迷，严重者可致死。如临床需合用时宜降低剂量，并密切监护患者。

2. 应用肝药酶诱导剂苯妥英钠、苯巴比妥或卡马西平等药物，可显著缩短地西泮的消除半衰期，增加清除率；应用肝药酶抑制剂如西咪替丁等药物，可抑制地西泮在肝的代谢，$t_{1/2}$延长。与以上药物合用时注意调整剂量。

3. 地西泮可拮抗左旋多巴的作用，降低后者的疗效。

其他常用苯二氮䓬类药物见表 11-1。

表 11-1 其他常用苯二氮䓬类药物比较表

类别	药物	作用和临床应用	不良反应
长效类	氟西泮（flurazepam，氟安定）	具有较好催眠作用，用于各种失眠症	眩晕、嗜睡、共济失调等，肝、肾功能不全者及孕妇慎用，15 岁以下小儿禁用
	氯氮䓬（chlordiazepoxide）	具有抗焦虑、镇静、肌肉松弛等作用，用于神经官能症和失眠症	嗜睡、便秘等，长期服用可产生耐受性和成瘾性，老人慎用，孕妇和哺乳期妇女禁用
中效类	硝西泮（nitrazepam，硝基安定）	催眠、抗癫痫作用强，用于各种失眠症和癫痫	嗜睡、头昏、共济失调等，服药期间禁酒，重症肌无力患者禁用
	奥沙西泮（oxazepam，去甲羟安定）	与地西泮作用相似但较弱，用于神经官能症、失眠及癫痫	偶见恶心、头昏，肝、肾功能不全者慎用
	劳拉西泮（lorazepam，氯羟西泮）	具有镇静、催眠和抗焦虑作用，主要用于焦虑症或暂时性心理紧张所引起的失眠	常见嗜睡、眩晕、共济失调等，注射给药可见注射部位疼痛、发红和烧灼感等
	艾司唑仑（estazolam）	镇静、催眠作用比硝西泮强，用于焦虑、失眠、紧张、恐惧、癫痫大发作、小发作和术前镇静	偶见乏力、嗜睡，1～2 小时可自行消失
	氯硝西泮（clonazepam，氯硝安定）	抗惊厥、抗癫痫作用强，可用于各型癫痫，对舞蹈症、药物引起的多动症及慢性多发性抽搐等也有效	常见嗜睡、共济失调及行为紊乱，有时可见焦虑、抑郁、头昏、乏力、眩晕等。肝、肾功能不全者慎用，青光眼禁用
短效类	三唑仑（triazolam）	起效快，镇静、催眠、肌松作用强，用于焦虑、失眠及神经紧张等	嗜睡、头昏、乏力等，孕妇和哺乳期妇女慎用，急性闭角型青光眼、重症肌无力患者禁用
	阿普唑仑（alprazolam）	镇静、催眠、抗焦虑作用比地西泮强，用于焦虑、抑郁、恐惧、顽固性失眠及癫痫大发作和小发作	嗜睡、头痛、无力、心悸、恶心等，孕妇、哺乳期妇女禁用
	咪达唑仑（Midazolam）	抗焦虑、镇静、催眠、肌肉松弛抗惊厥，用于失眠症、麻醉前给药、全麻诱导、抗惊厥	可能出现头晕、乏力，少见松弛、血压下降。静注速度勿快 严重呼吸功能不全者慎用，孕妇禁用

二、巴比妥类

本类药物为巴比妥酸的衍生物。主要药物有苯巴比妥(phenobarbital)、异戊巴比妥(amobarbital)、司可巴比妥(secobarbital)和硫喷妥钠(thiopental sodium)等。各药作用特点见表 11-2。

表 11-2　巴比妥类药物作用及临床应用比较表

类别	药物	脂溶性	显效时间(min)	持续时间(h)	消除方式	临床应用
长效类	苯巴比妥	低	30～40	6～8	部分经肾代谢 部分经肝代谢	抗惊厥 抗癫痫
中效类	异戊巴比妥	稍高	15～30	3～6	肝代谢	镇静催眠
短效类	司可巴比妥	较高	10～15	2～3	肝代谢	抗惊厥、镇静催眠
超短效类	硫喷妥钠	最高	立即(静注)	0.2	肝代谢	静脉麻醉

【作用和临床应用】　巴比妥类主要抑制中枢神经系统，随着剂量的增加，依次出现镇静、催眠、抗惊厥和麻醉作用，过量则麻痹延髓呼吸中枢和血管运动中枢，甚至死亡。

本类药物的安全性不及苯二氮䓬类药物，且较易产生依赖性，目前临床已很少用于镇静催眠，已被苯二氮䓬类所取代。但苯巴比妥仍用于抗惊厥、治疗癫痫大发作和癫痫持续状态；硫喷妥钠用作静脉麻醉和基础麻醉等。

【不良反应】

1. 后遗效应　服用催眠剂量的巴比妥类药物，次晨可出现头晕、困倦、嗜睡、精神不振及定向障碍等反应。

2. 耐受性　短期内反复用药可产生耐受性，其原因可能与神经组织对巴比妥类产生适应性以及诱导肝药酶加速自身转化有关。

3 依赖性　长期连续用药可使患者对该类药物产生精神依赖性和身体依赖性。形成身体依赖后，一旦停药，可出现戒断症状。

4. 其他　少数患者可引起荨麻疹、血管神经性水肿等过敏反应，偶可引起剥脱性皮炎。

5. 急性中毒　剂量过大或静脉注射速度过快，可引起急性中毒，表现为昏迷、血压下降、呼吸抑制，甚至死亡。

【药物相互作用】

1. 巴比妥类是药酶诱导剂，不仅加速自身代谢，还可加速其他药物经肝代谢，如洋地黄毒苷、苯妥英钠、泼尼松、地塞米松、灰黄霉素、多西环素、氯丙嗪、口服避孕药、性激素、双香豆素等。与上述药物合用时，往往需加大剂量才能奏效。

2. 巴比妥类可增强其他中枢抑制药的作用，如利血平、水合氯醛、抗组织胺药、乙醇、硝西泮等，合用时可引起中枢过度抑制。

三、其他类

水合氯醛

水合氯醛(chloral hydrate)为三氯乙醛水合物。口服或灌肠约 15 分钟起效，催眠作用可持续 6～8 小时，不缩短 REM 睡眠，醒后无后遗效应，不易蓄积中毒；增大剂量可呈现抗惊厥作用。临床用于催眠，尤其适用于顽固性失眠或对其他催眠药无效的失眠；也可用于子痫、破伤风、小儿高热及中枢兴奋药中毒所致的惊厥。

本药有局部刺激性，易引起恶心、呕吐及上腹不适等，一般以 10%溶液稀释后口服，也可直肠用药。久用产生耐受性和依赖性；口服 4～5g 可引起急性中毒。

唑吡坦和扎来普隆

唑吡坦（zolpidem）和扎来普隆（zaleplon）均为咪唑吡啶衍生物，是短效镇静催眠药，能选择性作用于苯二氮䓬类受体，作用类似苯二氮䓬类，不良反应较轻。

唑吡坦作用强且快，服药后 30 分钟起效，$t_{1/2}$约 2.5 小时。常用于偶发性、暂时性、慢性失眠症。

扎来普隆 $t_{1/2}$约 1 小时，适用于入睡困难的失眠症的短期治疗。

佐 匹 克 隆

佐匹克隆（zopiclone）为环吡咯酮类衍生物，也能选择性作用于苯二氮䓬类受体。有镇静催眠和肌肉松弛作用。起效快，半衰期短。主要用于各种原因引起的失眠症。可见疲倦、口苦、口干、肌无力、头痛等，无明显的耐受性和依赖性。

第二节 抗 惊 厥 药

惊厥是由高热、破伤风、子痫、癫痫发作和中枢兴奋药中毒等引起的中枢神经系统过度兴奋，全身骨骼肌不自主地强烈收缩综合征。常用抗惊厥药有苯二氮䓬类中的部分药物、巴比妥类、水合氯醛和硫酸镁等（详见第二十六章）。

第三节 镇静催眠药和抗惊厥药的用药护理

1. 了解患者焦虑、失眠的原因、程度、性质、表现；是否用过镇静催眠药、应用的种类、剂量、时间、疗效等；有无药物依赖性或滥用现象。了解患者心、肺、肝、肾功能，再次确认患者是否有禁忌证，如青光眼、重症肌无力、消化性溃疡、孕妇和哺乳期妇女等；注意慎用情况，如心、肝、肾功能不全、老年人和小儿等。

2. 根据患者用药目的，指导患者正确服药，如焦虑患者与失眠患者的给药时间的区别。失眠患者首选短效类药物，按需间断用药。

3. 嘱咐患者用镇静催眠药后不要从事驾驶、操作机器或登高作业，行走应缓慢，老弱者应搀扶，避免摔倒。

4. 告诉患者长期应用本类药物易产生依赖性。应严格掌握适应证，避免长期使用或滥用。一般采用小剂量短期给药和间断用药，用药超过 2～3 周，停药时应逐渐减量，以免引起反跳现象和（或）戒断症状。建议患者改变不利于睡眠的生活方式，增加体力活动，调整心理状态，有规律地作息，尽量用非药物方法缓解焦虑和失眠问题。

5. 静脉注射地西泮时应缓慢，每分钟不宜超过 5mg，肌内注射宜深部肌内注射，并注意勿误入血管。口服给药应视患者将药物服下后离开，以防患者将药物囤积而发生意外。

6. 对镇静催眠药过量中毒患者，要密切注意监测呼吸、血压、体温变化。对苯二氮䓬类药物中毒，可用苯二氮䓬类受体拮抗剂如氟马西尼（flumazenil）解救。对巴比妥类急性中毒主要是排除毒物、支持和对症治疗：①排除毒物：口服本品未超过3小时者，可用0.9%氯化钠注射液或1∶2000高锰酸钾溶液洗胃，然后用10～15g硫酸钠（禁用硫酸镁）导泻，静脉滴注碳酸氢钠或乳酸钠碱化血液和尿液，促使药物从中枢向血液转移，减少药物在肾小管的再吸收，促进药物排泄。亦可应用利尿药或甘露醇加速药物排泄。②支持和对症治疗：保持呼吸道通畅，给氧或进行人工呼吸，必要时行气管切开或气管插管，给予呼吸兴奋药或升压药，以维持呼吸和循环功能。

7. 地西泮不宜加入大输液中，也不宜与其他注射液混合注射，以免因溶媒的改变而引起澄明度变化或析出结晶和沉淀。

案例分析

患者，男，2岁，一天前因发热、头痛就诊于附近诊所，医生曾给予“头孢噻肟”肌注。2小时前，该患儿突发抽搐2次，但间歇期间神志清楚，能回答问题。半小时前，患儿开始哭闹，随即头首高翘，呈典型的角弓反张状，初步诊断为细菌感染性发热、高热惊厥。立即给予地西泮静注，惊厥症状即停，但发现患者出现呼吸浅慢、脉细速、心率减慢等呼吸、心血管抑制症状，请问患者可能出现了什么情况？此时护士应如何处理？临床应用地西泮时应如何进行用药护理？

常用制剂和用法

地西泮　片剂：2.5mg、5mg。抗焦虑、镇静：一次2.5～5mg，一日3次。催眠：一次5～10mg，睡前服。注射剂：10mg/2ml。癫痫持续状态：一次5～20mg，缓慢静注，再发作时可反复应用。

氟西泮　胶囊剂：15mg、30mg。催眠：一次15～30mg，睡前服。

硝西泮　片剂：5mg。催眠：一次5～10mg，睡前服。抗癫痫：一日5～15mg，分3次服用。极量：一日200mg。

氯氮䓬　片剂：5mg、10mg。抗焦虑、镇静：一次5～10mg，一日3次。催眠：一次10～20mg，睡前服。

奥沙西泮　片剂：15mg。一次15～30mg，一日3次。

三唑仑　片剂：0.25mg。催眠：一次0.25～0.5mg，睡前服。

艾司唑仑　片剂：1mg、2mg。催眠：一次1～2mg，睡前服。抗癫痫：一次2～4mg，一日6～12mg。麻醉前给药：一次2～4mg，手术前1小时服。注射剂：2mg/1ml。一次2mg，肌注。

阿普唑仑　片剂：0.4mg。抗焦虑：一次0.4mg，一日3次，连用4周。催眠：一次0.4～0.8mg，睡前服。抗癫痫：一日0.4～1.6mg，分2～3次服。抗抑郁：一日0.8～1.2mg，最多不超过4mg，分2～3次服。

咪达唑仑　片剂：15mg。治疗失眠症，一次15mg，睡前服。注射剂：5mg/5ml，15mg/3ml。麻醉前给药在麻醉诱导前2小时使用，每次7.5～15mg。镇静、抗惊厥，每次

7.5～15mg。

苯巴比妥钠 注射剂：50mg、100mg、200mg。抗惊厥：一次 100～200mg，一日 1～2 次，肌注。癫痫持续状态：一次 100～200mg，缓慢静注。

硫喷妥钠 注射剂：0.5g、1g。一次 4～8mg/kg，临用前配成 2.5%溶液缓慢静注。

水合氯醛 溶液剂：10%。催眠：一次 5～10ml，睡前服。抗惊厥：一次 10～20ml，稀释 1～2 倍后灌肠。极量：一次 2g，一日 4.0g。

唑吡坦 片剂：10mg。一次 10mg，睡前服。

扎来普隆 片剂：5mg。一次 5mg，睡前服用或入睡困难时服用。

佐匹克隆 片剂：7.5mg。一次 7.5mg，临睡时服，老年人最初临睡时服 3.75mg，必要时 7.5mg。

思考题

1. 失眠患者如何选用镇静催眠药？为什么？
2. 解释苯二氮䓬类、巴比妥类中毒解救及护理措施的异同。

（邹浩军）

第十二章 抗癫痫药

学习目标

1. 掌握抗癫痫药的作用、临床应用和不良反应。
2. 熟悉其他常用抗癫痫药的作用特点及临床应用。
3. 了解抗癫痫药的用药原则。
4. 学会观察抗癫痫药的疗效及不良反应，能正确进行用药护理及指导患者合理用药、安全用药。

癫痫是由于大脑局部神经元异常高频率放电，并向周围正常组织扩散而出现的大脑功能失调综合征，具有突发性、短暂性和反复发作的特点。抗癫痫药能抑制脑细胞异常放电的产生或扩散，从而阻止运动、感觉、意识或精神失常发生。临床常用的抗癫痫药有苯妥英钠、卡马西平、苯巴比妥、乙琥胺、丙戊酸钠等。

知识链接

癫痫发作类型

临床根据发作时症状不同，将癫痫分为以下主要发作类型：

1. 强直-阵挛性发作(大发作) 主要表现为发作时患者突然意识丧失，全身肌肉强直性痉挛，继而转入阵挛，持续数分钟，最后疲劳性昏睡。

2. 失神性发作(小发作) 主要表现为突然神志丧失和动作中断，持续几秒或几分钟后恢复，多见于儿童。

3. 复合性局限性发作（精神运动性发作） 主要表现为阵发性精神失常和无意识非自主运动，如唇抽动、摇头等，无意识丧失及抽搐，持续数分钟或数日不等。

4. 单纯性局限性发作（局部性发作） 主要表现为一侧肢体或局部肌群抽搐或感觉异常。

5. 肌阵挛性发作 视患者年龄分为婴儿痉挛、儿童肌阵发性痉挛和青春期肌痉挛。均表现为肌肉阵挛性抽搐，脑电图呈暴发性多型棘波。

6. 癫痫持续状态 大发作连续发生，患者持续昏迷，则为癫痫持续状态。

第一节 常用抗癫痫药

苯妥英钠

苯妥英钠(phenytoin sodium,大仑丁)口服吸收缓慢而不规则,连续用药需 6～10 日达稳态血药浓度。因本药呈强碱性(pH=10.4),刺激性大,故不宜肌内注射。静脉给药易透过血-脑脊液屏障。不同制剂的生物利用度显著不同,用药个体差异较大,且易受诸多因素影响,故应根据患者用药后疗效、毒性反应及血药浓度,及时调整剂量。

【作用和临床应用】

1. 抗癫痫 苯妥英钠对异常高频放电的神经元 Na^{+}、Ca^{2+} 通道有明显阻滞作用,抑制其高频反复放电,呈现抗癫痫作用,而对正常的低频放电无明显影响。苯妥英钠是治疗大发作和局限性发作的首选药,对精神运动性发作也有效,缓慢静脉注射可有效缓解癫痫持续状态,对小发作和肌阵挛性发作无效,有时甚至增加发作次数。

2. 治疗外周神经痛 包括三叉神经痛、舌咽神经痛等,苯妥英钠可减轻疼痛,减少发作次数。

3. 抗心律失常 主要用于强心苷中毒引起的心律失常(见第二十章)。

【不良反应】

1. 局部刺激 最常见的是胃肠道反应,如恶心、呕吐、上腹疼痛等,静脉注射可致静脉炎。

2. 牙龈增生 长期用药可致牙龈增生,此反应与部分药物从唾液排出,刺激胶原组织增生有关。青少年多见,发生率约 20%。

3. 神经系统反应 用药量过大或用药时间过长,可致眩晕、头痛、共济失调、眼球震颤等,严重者可引起中毒性脑病,出现精神错乱甚至昏睡或昏迷等。

4. 巨幼红细胞性贫血 久服因抑制二氢叶酸还原酶,可致巨幼红细胞性贫血,宜补充甲酰四氢叶酸。

5. 过敏反应 可见药物热、皮疹、粒细胞减少、血小板减少、再生障碍性贫血等,偶见肝损害。

6. 其他 本药为肝药酶诱导剂,可加速维生素 D 代谢,小儿长期服用易引起软骨病。久服骤停可使癫痫加重,甚至诱发癫痫持续状态。

【药物相互作用】

1. 苯妥英钠可加速皮质类固醇、避孕药等多种药物的代谢,降低其疗效。联合应用时,应注意调整后者的剂量。

2. 保泰松、磺胺类、阿司匹林和苯二氮䓬类可与苯妥英钠竞争血浆蛋白结合部位,使苯妥英钠血药浓度升高;氯霉素、异烟肼可抑制肝药酶活性,而使苯妥英钠游离血药浓度升高。

卡马西平

卡马西平(carbamazepine,酰胺咪嗪)口服吸收较慢,服药 3～6 天达到稳态血药浓度。因本药为药酶诱导剂,可诱导自身代谢,用药初血浆半衰期约为 36 小时,连续用药 3～4 周后,半衰期可缩短至 20 小时左右。

【作用和临床应用】

1. 抗癫痫 卡马西平是一种安全、有效、广谱的抗癫痫药，对精神运动性发作有良好疗效，对大发作和局限性发作也有效，尤其适用于伴有精神症状的癫痫，对失神性小发作效果差。

2. 治疗外周神经痛 对三叉神经痛和舌咽神经痛疗效优于苯妥英钠。也可用于糖尿病性、外伤性及疱疹后外周神经痛。

3. 抗躁狂抑郁 对躁狂症及抑郁症治疗作用明显，对锂盐无效的躁狂、抑郁症也有效；也可减轻或消除精神分裂症的躁狂和妄想症状；还可改善癫痫患者的精神症状、酒精依赖者的戒断综合征。

【不良反应】

1. 用药初期可见头昏、眩晕、恶心、呕吐和共济失调等，亦可见皮疹和心血管反应，一般不需中断治疗，一周左右逐渐消失。

2. 治疗浓度与中毒浓度接近，稍大剂量可致甲状腺功能减低、房室传导阻滞，应注意控制剂量，少数人可有骨髓造血功能抑制、肝损害、幻觉、抽搐、系统性红斑狼疮样综合征等。

青光眼、心血管严重疾患和老年患者慎用，心、肝、肾功能不全者及妊娠初期和哺乳期妇女禁用。

苯巴比妥

苯巴比妥(luminal，鲁米那)对大发作和癫痫持续状态效佳，对精神运动性发作及小发作效果不如卡马西平。因起效快、毒性低、价廉而常用，但因中枢抑制作用明显而很少作为首选药。

扑米酮

扑米酮(primidone，扑痫酮)在体内经肝代谢为苯巴比妥和苯乙基丙二酰胺，两者均有抗癫痫作用。一次给药后 2～4 小时血药浓度达高峰，达到稳态血药浓度的时间约需 4～7 天，有效浓度为 10μg/ml。主要用于大发作。不良反应与苯巴比妥相似。

乙琥胺

乙琥胺(ethosuximide)口服吸收良好，大部分在肝内代谢灭活，连续服药 7～10 天可达稳态血药浓度。作用机制不甚清楚，仅对失神性小发作有效，对其他类型无效，可作为治疗小发作的首选药。对于失神性小发作伴大发作的混合型癫痫患者，须与苯妥英钠或苯巴比妥合用。

常见不良反应有食欲不振、恶心、呕吐、嗜睡、眩晕等，偶见粒细胞减少、血小板减少及再生障碍性贫血。

丙戊酸钠

丙戊酸钠(sodium valproate)为广谱抗癫痫药。口服吸收良好，约 2 小时血药浓度达高峰，连续用药 2～4 天可达稳态血药浓度。

对各种全身性癫痫发作效果好，对单纯性和复杂性部分发作也有一定的疗效。可用于各型癫痫，对大发作疗效不及苯妥英钠和苯巴比妥，但对后两者无效者仍有效；对小发作疗效优于乙琥胺,但因肝毒性不作首选;对非典型失神性发作疗效不及氯硝西泮;对精神运动性发作和局限性发作疗效近似卡马西平。可作为大发作合并小发作的首选药,对其他药物未能控制的顽固性癫痫可能奏效。

常见不良反应有:①胃肠道刺激,表现为食欲不振、恶心、呕吐等,宜饭后服用。②中枢神经系统不良反应,表现为嗜睡、乏力、精神不集中、震颤及共济失调等,与血药浓度相关。每日最大用量不宜超过 1800mg,并应进行血药浓度监测。③肝损害,常见于用药后半年左右,严重者可出现肝衰竭。

第二节 临床用药原则

1. 根据癫痫发作类型选择药物 不同发作类型的患者应选择不同的抗癫痫药(表 12-1)。发作类型诊断不准、选药不当是治疗失败的重要原因。

表 12-1 抗癫痫药物的选择

癫痫发作类型	药物选择
大发作	苯妥英钠 卡马西平 苯巴比妥 丙戊酸钠 扑米酮
癫痫持续状态	地西泮 异戊巴比妥钠 苯巴比妥 苯妥英钠 劳拉西泮
小发作	氯硝西泮 乙琥胺 丙戊酸钠 扑米酮
精神运动性发作	卡马西平 苯妥英钠 丙戊酸钠 苯巴比妥 扑米酮
局限性发作	苯妥英钠 卡马西平 苯巴比妥 丙戊酸钠
肌阵挛性发作	氯硝西泮 硝西泮 丙戊酸钠 糖皮质激素

2. 症状性癫痫应去除病因 如治疗脑寄生虫病、切除脑瘤等,但残余病灶和术后瘢痕形成仍可引起癫痫发作,亦需药物治疗。

3. 治疗方案个体化 不同患者对药物反应的个体差异较大。一般尽量采用单一药物治疗,剂量宜从小量开始,逐渐增加剂量至控制发作且不引起严重不良反应为宜。更换药物时采取逐渐过渡方式,即在原用药物的基础上,逐渐加用新药,待新药发挥疗效后,再逐渐减量至停用原药。

4. 长期用药 癫痫症状完全控制后应至少维持 2~3 年再逐渐停药。一般大发作患者减药过程至少要一年,小发作至少需 6 个月。有些患者需终生用药。

5. 定期检查 用药期间应密切注意药物的不良反应。要定期进行血、尿、肝功能等检查,必要时进行血药浓度监测。

第三节 抗癫痫药的用药护理

1. 告诉患者和家属用药剂量、疗程要求及不规则用药的严重后果,嘱咐患者坚持按时用药,切忌随便停药、漏服或更换其他药物,要尽量应用同一厂家产品,避免因生物利用度的差异影响疗效。

2. 教育患者培养良好的生活规律和习惯,避免精神紧张、过度劳累、过饱、禁食辛辣刺激性食物、禁酒等,对可能诱发或刺激癫痫、抽搐发作的因素如发热、缺氧等及时发现并防范。

3. 抗癫痫药可导致死胎、畸胎，并可增加新生儿死亡率。对仍有发作的孕妇，宜选用不良反应较小的单一药物，酌情减量，并加强血药浓度监测。对于发作难以控制或需多药合用的孕妇，建议终止妊娠。若长期用苯妥英钠，应酌情补充维生素 D、四氢叶酸制剂。

4. 告诉患者服用苯妥英钠和苯巴比妥后尿液变红色或棕红色对身体无害，停药后可自行消失。指导患者注意口腔清洁，经常按摩牙龈。用药期间应定期检查血象、肝功能。

5. 苯妥英钠静脉注射宜稀释后选用较粗大的静脉、缓慢给药，并在心电监护下进行。不宜肌内注射，口服宜饭后给药。

6. 应用苯妥英钠、卡马西平期间，应注意提醒医生控制和调整剂量，最好做血药浓度监测，尤其与其他药物合用时。

案例分析

患者，男，28 岁，行走中突然意识丧失，全身强直性痉挛，口吐白沫，随后进入沉睡状态。考虑可能为哪种类型癫痫，可选用何种药治疗？治疗过程中应如何进行用药护理？

常用制剂和用法

苯妥英钠　片剂：50mg、100mg。抗癫痫：从小剂量开始逐渐增量，一次 50～100mg，一日 2～3 次。极量：一次 300mg，一日 500mg。三叉神经痛：一次 100～200mg，一日 2～3 次。注射剂：100mg、250mg。癫痫持续状态：一次 100～250mg，肌注；若患者未用过苯妥英钠，可用 150～250mg，加 5% 葡萄糖注射液 20～40ml，6～10 分钟缓慢静注。缓释胶囊：200mg、300mg。一次 200～300mg，一日 1 次。

卡马西平　片剂：0.1g、0.2g。胶囊剂：0.2g。一次 0.2～0.4g，一日 3 次。

乙琥胺　胶囊剂：0.25g。一次 0.5g，一日 2～3 次。5%糖浆剂：一次 5～10ml，一日 3 次。小儿一日 5～10ml，分 3 次服。

丙戊酸钠　片剂：0.1g、0.2g。一次 0.2～0.4g，一日 2～3 次。小儿一日 20～30mg/kg，分 2～3 次服。

扑米酮　片剂：0.25g。开始一次 0.06g，一日 3 次，渐增至一次 0.25g，一日 3 次。一日总量不超过 1.5g。

氯硝西泮　片剂：0.25mg、2mg。成人一日 4.0～8.0mg，最大耐受量一日 12mg。小儿一日 0.01～0.03mg/kg 开始，分 3 次服；以后一日加 0.5～1mg，渐增到 0.1～0.2mg/kg。注射剂：1.0mg。成人一次 1.0～4.0mg，小儿一次 0.05～0.1mg。

思考题

1. 请说出抗癫痫药的用药原则，并说明怀孕的癫痫患者的用药护理。
2. 在癫痫的长期药物治疗过程中，应指导患者及其家属了解哪些注意事项？

（邹浩军）

第十三章　抗帕金森病药和治疗阿尔茨海默病药

学习目标

1. 掌握左旋多巴、金刚烷胺抗帕金森病作用的特点及临床应用。

2. 熟悉左旋多巴体内过程及药物相互作用。

3. 了解抗帕金森病治疗和治疗阿尔茨海默病药的发展方向。

4. 学会观察抗帕金森病药和治疗阿尔茨海默病药的疗效、处理药物的不良反应，并能熟练进行用药护理。

第一节　抗帕金森病药

帕金森病（Parkinson disease，PD，震颤麻痹）是一种慢性退行性神经系统疾病，临床上以静止震颤、肌肉僵直、运动迟缓和姿势及步态异常为主要表现。帕金森病的病因不明，但主要病变在中枢神经系统的黑质多巴胺（DA）能神经元受损变性，导致黑质-纹状体通路的DA能神经功能减弱，而胆碱能神经功能相对占优势，DA能神经功能和胆碱能神经功能失衡所致。若因脑动脉硬化、脑炎后遗症、颅脑损伤、化学物质中毒及抗精神失常药过量服用等引起的类似症状称为帕金森综合征。

目前药物并不能完全治愈帕金森病，但正确用药可显著改善患者的生活质量。抗帕金森病药物分为拟多巴胺药和抗乙酰胆碱药，作用基础在于恢复纹状体内DA能神经和胆碱能神经功能的平衡状态。

一、常用抗帕金森病药

（一）拟多巴胺类药

拟多巴胺类药通过补充多巴胺、抑制外周多巴脱羧酶、激动DA受体、抑制单胺氧化酶B（MAO-B）和外周儿茶酚胺氧位甲基转移酶（（COMT））等多个环节（表13-1），直接或间接模拟多巴胺的作用，可改善帕金森病的症状。

表 13-1　拟多巴胺类抗帕金森病药

作用环节	常用药物	作用特点和临床应用	不良反应
补充多巴胺	左旋多巴(L-dopa)	①在中枢脱羧酶的作用下转化为多巴胺，缓解帕金森病症状。对原发性、轻症、年轻和治疗初期的患者疗效明显，对肌肉僵直和运动困难效果好，对DA受体阻断药引起的震颤麻痹症状无效。起效慢，久用疗效渐弱。常合用外周脱羧酶抑制剂 ②治疗肝性脑病	①用药初期常见直立性低血压、胃肠道反应 ②长期用药多见运动过多症、症状波动及精神症状
	金刚烷胺(amantadine)	①对一氧化碳中毒后、老年脑动脉硬化及抗精神病药诱发的帕金森症也有效，总体疗效优于抗胆碱药但不及左旋多巴，对肌僵直、震颤和运动障碍的缓解效果较好，与左旋多巴合用有协同效果。起效快，作用难持久，但停药一段时间再用药作用可恢复 ②抗亚洲A-Ⅱ型流感病毒	轻，常见下肢皮肤网状青斑、踝部水肿。过量或与抗胆碱药合用时可见激动、失眠、眩晕、幻觉等
抑制外周多巴脱羧酶	卡比多巴(carbidoba)、苄丝肼(benserazide)	常与左旋多巴合用，利于左旋多巴入脑，提高疗效，也可减少左旋多巴的用量和外周不良反应发生率	治疗剂量时少见
激动多巴胺受体	溴隐亭(bromocriptine)、培高利特(pergolide)	①作用较持久，改善运动不能和肌肉强直较好，对严重病例常可有效，尤其适用于其他药物治疗效果减退或不能耐受的帕金森病患者。可与左旋多巴复方制剂合用 ②退乳和治疗催乳素分泌过多症 ③治疗肝性脑病	与左旋多巴相似，消化道反应及"开-关现象"较少，幻听、幻视等精神障碍及直立性低血压多见
	普拉克索(pramipexole)	新型非麦角类D_2A受体激动剂，作用强，对轻症帕金森病患者单独应用有效，与左旋多巴合用可减少后者用量，也适用于应用左旋多巴治疗后期出现"开-关现象"、"剂末现象"的患者	①可见嗜睡、突然睡眠发作 ②治疗初期可见直立性低血压、乏力、失眠、恶心、呕吐等
抑制单胺氧化酶B	司来吉兰(selegiline hydrochloride，丙炔苯丙胺)	①特异性MAO-B抑制剂，透过血-脑脊液屏障，保护脑中内源性DA。常与维生素E、左旋多巴合用，也可预防或改善"开-关现象"和"剂末现象" ②抗抑郁 ③改善阿尔茨海默智能	无特殊不良反应，代谢物为苯丙胺类，可致失眠、焦虑、幻觉等
抑制COMT	恩他卡朋(entacapone)	为外周COMT抑制剂，常与左旋多巴及外周脱羧酶抑制剂合用	

知识链接

“开-关现象”和“剂末现象”

“开-关现象”和“剂末现象”都是帕金森病患者在长期使用左旋多巴治疗期间的不良反应。前者表现为患者突然由运动功能改善甚至多动不安(开),转为症状再现或全身强直不动(关),两者交替出现;后者表现为药效维持时间越来越短,甚至每次用药后期症状恶化。

(二)胆碱受体拮抗药

通过阻断中枢胆碱受体,减弱纹状体中乙酰胆碱的作用,治疗帕金森病。传统胆碱受体阻断药阿托品、东莨菪碱抗帕金森病有效,但因外周抗胆碱副作用大,一般不用,常用中枢性胆碱受体阻断药,如苯海索、丙环定等。

苯 海 索

苯海索(trihexyphenidyl,安坦)能选择性阻断中枢神经系统的胆碱受体,从而有利于恢复帕金森病患者脑内多巴胺和乙酰胆碱的平衡,改善症状,但抗帕金森病的疗效不如左旋多巴和金刚烷胺,现主要用于轻症或不能耐受其他药物治疗的帕金森病患者及各种药物(如抗精神病药)引起的帕金森综合征。与左旋多巴合用有协同效应,可提高疗效。

该药外周抗胆碱作用仅为阿托品的 1/10～1/3,故与阿托品有类似不良反应但相对轻微。伴有肌无力、尿潴留、幽门梗阻、青光眼患者禁用。因可能影响记忆力,不宜用于记忆力减退及 70 岁以上老年患者。

同类药物还有丙环定(procyclidine,卡马特灵,开马君)。

二、抗帕金森病药的用药护理

1. 向患者及其家属解释抗帕金森病药只能改善症状不能阻止病情发展,必须尽早治疗、长期治疗乃至终身治疗。

2. 提醒患者及其家属各种抗帕金森病药均宜从小剂量开始,缓慢增加给药量,直至疗效显著而不良反应不明显。并根据病情变化,调整药物剂量和品种。合用药物及更换药物时,须逐渐过渡,不可随意停药。

3. 告知患者及家属左旋多巴不宜与维生素 B_6、非选择性单胺氧化酶抑制剂、利血平类和抗精神病药等同期应用;为减轻消化道反应,可进食少量碳水化合物后再服药;口服宜饭前 0.5 小时前、饭后 1.5 小时后规律性服用;缓释及控释片应整片吞服,不应咀嚼或碾碎后服用。司来吉兰应避免晚间用药,以免中枢兴奋、失眠。

4. 提醒患者长期用药需定期进行肝肾功能、血液生化等检查。

5. 注重对患者的饮食护理和生活帮助,提倡“有限制的高糖、高脂饮食”,因为高蛋白饮食会明显干扰左旋多巴等药的吸收。单纯帕金森病患者早餐及午餐宜高碳水化合物、高脂肪饮食,而晚餐宜高蛋白质饮食。患有糖尿病、高血压、高脂血症的帕金森病患者则需针对性地选择限制糖或脂肪的饮食。中期或中度患者宜用软饭或半流质,晚期或重度患者则需用管饲饮食。指导患者尽量参与各种形式的活动,坚持四肢关节功能锻炼。注意患者活动中的安全问题。

案例分析

患者，男，71岁。四年前开始出现左侧下肢震颤、僵直，一个月后出现左侧上肢震颤、僵直，无明显诱因。经医院检查，诊断为“帕金森病”，口服多巴丝肼片，起初每次1/4片，一日3次，效果较好。后疗效逐渐下降，逐渐加大剂量到每次半片，一日4~5次。最近右侧下肢震颤、僵直。请说明如何开展用药护理？

第二节 治疗阿尔茨海默病药

阿尔茨海默病(Alzheimer's disease，AD)是一种与年龄高度相关的、以进行性认知障碍和记忆力损害为主的中枢神经系统退行性疾病。表现为记忆力、判断力、抽象思维等一般智力的丧失，但视力、运动能力等则不受影响。AD约占老年性痴呆症患者总数的70%。

阿尔茨海默病迄今尚无十分有效的治疗方法，现有的药物治疗策略是增强中枢胆碱能神经功能，主要有胆碱酯酶抑制药和M受体激动药等。

知识链接

世界阿尔茨海默病日

1906年，德国医师阿洛斯·阿尔茨海默首次描述了一种以记忆、语言和社交能力逐渐退化为特征的疾病，即阿尔茨海默病。1984年，国际阿尔茨海默病学会(ADI)成立。1994年9月21日被确定为世界阿尔茨海默病日(又称世界老年痴呆日)。

目前全球有3560万患者，2010年全世界由痴呆症导致的损失为6040亿美元，超过全球GDP的1%。每年世界阿尔茨海默病日的活动主题不同，旨在提高公众对阿尔茨海默病及其他类型痴呆症的破坏性影响的认知水平。

一、常用治疗阿尔茨海默病药

(一) 胆碱酯酶抑制药

他克林

他克林(tacrine)属第一代可逆性胆碱酯酶抑制药，对AD的治疗作用是多方面共同作用的结果。它通过抑制血浆和组织中的AChE而增加ACh的含量；可直接激动M、N胆碱受体和促进ACh释放；还可促进脑组织对葡萄糖的利用。

不良反应较重而限制其临床应用，最常见的不良反应为肝毒性。

多奈哌齐

多奈哌齐(donepezil)为第二代可逆性AChE抑制药。与他克林相比：①多奈哌齐对中枢AChE有更高的选择性，能改善轻度至中度AD患者的认知能力和临床综合功能；②具有剂量小、毒性低和价格相对较低的优点，患者耐受性较好。不良反应常见胸痛、牙痛；有大小便失禁、胃肠道出血、腹痛等；亦可出现谵妄、震颤和感觉异常等。

加兰他敏

加兰他敏(galantamine)属于第二代 AChE 抑制药。疗效与他克林相当,肝毒性小。本药可能成为 AD 治疗的首选药。主要不良反应为用药早期的恶心、呕吐及腹泻等胃肠反应。

利斯的明

利斯的明(rivastigmine)又名卡巴拉汀,是第二代 AChE 抑制药。对中枢的 AChE 的抑制作用明显强于对外周的作用,能选择性地抑制大脑皮质、海马中的 AChE 活性。适用于轻、中度 AD 患者,可改善患者的记忆和认知功能,改善日常生活能力,减轻精神症状,对伴有心、肝、肾疾病的 AD 患者具有独特的疗效。不良反应轻,常有恶心、呕吐、眩晕等。

石杉碱甲

石杉碱甲(huperzine A)是我国学者从植物千层塔中分离得到的一种强效、可逆性胆碱酯酶抑制药。易透过血-脑脊液屏障。有强的拟胆碱活性,能易化神经肌肉接头递质传递;能改善 AD 患者的记忆障碍和认知功能。用于老年性记忆功能减退及老年痴呆患者。不良反应有胃肠道反应和头晕、多汗等。

美曲膦酯

美曲膦酯(metrifonate)又名敌百虫。是目前用于治疗 AD 的唯一以无活性前药形式存在的 AChE 抑制药。本药能改善 AD 患者的行为和认知功能,亦能改善患者的幻觉、抑郁或焦虑等症状。用于轻、中度 AD。不良反应少而轻,偶有腹泻、下肢痉挛、鼻炎等症状。

(二) M 受体激动药

呫诺美林

呫诺美林(xanomeline)是 M_1 受体选择性激动药。口服易吸收,大剂量可明显改善 AD 患者的认知功能和行为能力,但易引起胃肠道和心血管方面的不良反应。新研制的透皮吸收贴剂可避免消化道不良反应。

(三) 其他治疗阿尔茨海默病药

随着对 AD 研究的进一步深入,治疗 AD 的药物不断出现,除了拟胆碱药物之外,还有:①N-甲基-D-天冬氨酸(NMDA)受体拮抗药:美金刚。②单胺氧化酶 B 抑制药:司来吉兰。③非甾体类抗炎药:布洛芬、阿司匹林等。④抗氧化剂:维生素 E、褪黑素等。⑤激素及调节激素药:雌激素、雷洛昔芬等。⑥神经生长因子和神经代谢激活药:茴拉西坦、吡硫醇及脑活素等。

美金刚

美金刚(memantine)是一个用于治疗中、重度 AD 的药物。其机制可能与干扰谷氨酸兴奋毒性反应、抗氧化应激有关。是第一个用于治疗晚期 AD 的 NMDA 受体非竞争性拮抗药,与 AChE 抑制药合用效果更好。

茴拉西坦

茴拉西坦(aniracetam)是新一代脑代谢增强药。对AD患者记忆和认知功能有明显改善作用,亦能改善行为障碍等症状。

二、治疗阿尔茨海默病药的用药护理

1. 告知患者及其家属,阿尔茨海默病的治疗是个长期的、联合用药过程,要注意药物的相互作用和药物对机体的影响。仔细指导患者及其家属用药的目的、时间、方法等,做好“提示”,提高记忆力障碍的阿尔茨海默病患者的药物治疗依从性。

2. 注意安全护理,提示患者远离可能的危险,避免人身伤害,尤其防止走失,如佩戴身份标识牌或手环等。

3. 针对阿尔茨海默病患者常见的痴呆行为和心理症状,配合医生、家属,给予心理治疗和行为康复治疗等非药物干预,保持始终如一的宽容、关心和体贴。维持患者的适应水平,使之与患者的生活能力相符。

4. 避免精神刺激,以防止大脑组织功能的损害。给予营养丰富易于消化的食物,以保证足够的维生素和蛋白质,对吞咽困难者,应缓慢进食,以防噎食及呛咳。对少数食欲亢进、暴饮暴食者,要适当限制食量,以防止其因消化吸收不良而出现呕吐、腹泻。

案例分析

患者,男,61岁。曾是陆军少尉,转业后是单位里能干的会计。退休后不久,性格逐渐改变,对近期的记忆逐渐变差,多数记忆停留在15年前,坚持每天晚饭后出门散步,却经常不记得回家的路。常有莫名的焦虑而不停地走来走去,时有尿失禁或间歇性尖叫等。医生诊断为:阿尔茨海默病。请你考虑可能患什么病?应选什么药治疗?治疗过程中应如何做好用药护理?

常用制剂和用法

左旋多巴　片剂:50mg。注射剂:0.2g/5ml。抗帕金森病:开始一次0.1～0.25g,一日2～4次,每隔2～4天递增0.25～0.75g,通常有效量为一日2～5g,最大日用量不超过8g。治疗肝性脑病:一次0.5～1g口服或鼻饲,一日2～4次或5g保留灌肠。或一次0.2～0.6g加入5%葡萄糖注射液500ml内,缓缓滴入,清醒后减量至一日0.2g。

金刚烷胺　片剂:100mg。胶囊剂:100mg。颗粒剂:60mg;140mg;一次100mg,一日1～2次,一日最大剂量为400mg。

卡比多巴　片剂:25mg。开始一次10mg、左旋多巴一次100mg,以后渐增至一日卡比多巴200mg、左旋多巴达2g为限。

复方左旋多巴　片剂:110mg(含左旋多巴100mg、卡比多巴10mg),275mg(含左旋多巴250mg、卡比多巴25mg)。开始一次137.5mg,一日3次,逐日增加137.5mg,直至一日2.2g。维持量每日550mg。控释片:250mg(含左旋多巴200mg、卡比多巴50mg)。轻中度患者,开始剂量为一次250mg,一日2～3次,逐渐增加剂量,多数患者一日需2～8片,分数次服用。

复方苄丝肼 胶囊剂:12.5mg。开始一次1粒,一日3次,3～4日后一日增加1粒,渐增至一日10粒。

溴隐亭 片剂:2.5mg。开始一次2.5mg,一日2次,渐增至一日20mg。

普拉克索 片剂:0.25mg。开始一次0.125mg,一日3次,每周渐增,每次日剂量增加0.75mg,每日最大剂量为4.5mg。

司来吉兰 片剂:5mg。胶囊剂:5mg。开始一次5mg,一日1次,每日晨服;必要时一日2次,一日不超过10mg。

恩他卡朋 片剂:200mg。一次200mg,与左旋多巴/多巴脱羧酶抑制剂同时服。

苯海索 片剂:2mg。开始一次1～2mg,一日3次,逐渐递增,一日不超过20mg。

丙环定 片剂:2.5mg。一次2.5～5mg,一日3次,渐增至一日15～30mg。

他克林 片剂:10mg。一次10mg,一日3次,最高量一日160mg,宜每周检查肝功能。

多奈哌齐 片剂:5mg。初始剂量一次5mg,一日1次,晚上临睡前服用,1个月后可增加剂量,最大剂量一次10mg,一日1次。

利瓦斯的明 胶囊剂:1.5mg、3mg、6mg。开始一次1.5～3mg,一日2次,早、晚餐时服用,2周后增至一次4.5mg,最大剂量为每次6mg,一日2次。

石杉碱甲 针剂:每支0.2mg。肌内注射,一次0.2～0.4mg。片剂:0.05mg。一次0.1～0.2mg,一日2次,最多不超过一日0.45mg。

吡拉西坦 片剂:400mg。一次800mg,一日3次。

美金刚 片剂:10mg。开始一次5mg,晨服,第二周一次5mg一日2次,第三周早上10mg,下午5mg,第4周及以后维持一次10mg,一日2次。

茴拉西坦 胶囊剂:0.1g。一次0.2g,一日3次;70岁以上老人,一次0.1g,一日3次。1～2个月为一个疗程。

思考题

1. 左旋多巴抗帕金森病作用的特点有哪些?长期服用左旋多巴会出现什么现象?哪些药物能影响左旋多巴的疗效?

2. 常用的抗帕金森病药有哪几类?各有何作用特点?

(邹浩军)

第十四章　抗精神失常药

学习目标

1. 掌握氯丙嗪的作用、临床应用及不良反应。
2. 熟悉其他抗精神病药的作用特点、临床应用和不良反应。
3. 熟悉常用抗抑郁药和抗躁狂药的作用、临床应用及不良反应。
4. 了解抗焦虑药的作用特点。
5. 学会观察抗精神失常药的疗效及不良反应，能够熟练实施用药护理。并能正确指导精神失常患者合理用药。

精神失常是指人的精神活动异常，导致认知、情感、意志和行为等缺陷的一类疾病，常见有精神分裂症、躁狂症、抑郁症和焦虑症等。治疗这类疾病的药物统称为抗精神失常药。包括抗精神病药、抗躁狂症药、抗抑郁症药和抗焦虑药(见第十一章)。

知识链接

精神失常

1. 精神分裂症是一组病因未明的精神病，可发病于任何年龄，以青壮年最多，男女发病率大致相近。具有思维、情感、行为等多方面障碍，精神活动不协调。一般无意识障碍和智力缺损。本病目前尚无病因治疗方法，通常采用抗精神病药物治疗为主、辅以心理治疗的综合治疗措施。在症状明显阶段，以药物治疗为主，尽快控制精神症状。当症状开始缓解时，适时地加入心理学治疗，解除患者的精神负担，鼓励其参加集体活动和工娱治疗，促进精神活动的社会康复。

2. 抑郁症是一组以情绪低落为基本症状的精神障碍。情绪低落伴有悲观、缺乏乐趣、缺乏精力以至动作和思维迟钝等，称为抑郁发作或抑郁症。

3. 躁狂症是一组以情绪高涨为基本症状的精神障碍。情绪高涨伴有联想加速、活动过多、话多和夸大等，称为躁狂发作或躁狂症。

第一节　抗精神病药

这类药物具有中枢多巴胺受体拮抗作用，主要用于治疗精神分裂症，能有效地改善精神分裂症症状。根据化学结构可分为吩噻嗪类、硫杂蒽类、丁酰苯类及其他四类。由于大多数用于治疗精神分裂症的药物对其他精神失常的躁狂症状有效，故统称为抗精神病药。

一、吩噻嗪类

氯丙嗪

氯丙嗪(chlorpromazine)吸收不规则，不同个体口服相同剂量，血药浓度可相差10倍以上，临床用药应个体化。血浆蛋白结合率大于90%，脑组织内浓度可达血浆浓度的10倍。主要由肝代谢，部分代谢物仍有活性，易蓄积在脂肪组织，排泄缓慢，停药数月后尿中仍可检出原形药物和代谢产物。

【作用和临床应用】 具有中枢多巴胺受体拮抗作用，也可拮抗α受体和M受体，作用较广泛，可归纳为以下三个方面：

1. 对中枢神经系统的作用

(1)抗精神病：此作用主要为氯丙嗪对中脑-皮质系统和中脑-边缘系统神经通路DA受体的阻断效应。正常人口服0.1g表现为安静、活动减少、情感淡漠和注意力下降，反应迟钝，易诱导入睡，大剂量也不引起麻醉。精神分裂症患者用药后能迅速控制兴奋、躁狂症状，连续长期用药能消除幻觉、妄想等思维障碍，使患者理智恢复、情绪安定、生活自理。但无根治作用，需长期用药。

临床主要用于Ⅰ型精神分裂症的治疗，但无根治作用，必须长期服用以维持疗效以减少复发。对Ⅱ型精神精神分裂症无效，甚至可加重。对其他精神病伴有的兴奋、躁狂和妄想等症状有控制作用，但剂量要小，症状控制后应尽快停药。

(2)镇吐作用：小剂量抑制延髓催吐化学感受区(CTZ)多巴胺受体，大剂量能直接抑制呕吐中枢。对药物(洋地黄、吗啡、四环素等)和疾病(如尿毒症、肿瘤放、化疗)等原因所致的呕吐有显著的镇吐作用，对顽固性呃逆也有缓解作用，但对晕动症等前庭刺激所致的呕吐无效。

(3)对体温调节中枢的影响：氯丙嗪能抑制下丘脑体温调节中枢，使体温调节能力减退，体温随环境温度的变化而升降。氯丙嗪配合物理降温可使体温低于正常，适用于低温麻醉；氯丙嗪与中枢抑制药(异丙嗪、哌替啶)组成“冬眠合剂”，配合物理降温，可使患者体温、代谢、组织耗氧量均降低，机体对各种病理刺激的反应性降低，有助于机体度过一些严重疾病缺氧、缺能的危险期，称为“人工冬眠”。为其他有效的治疗争取时间，是严重创伤、感染性休克、高热惊厥及甲状腺危象等病症主要的辅助治疗措施。

(4)加强中枢抑制药的作用：本药可加强麻醉药、镇静催眠药、镇痛药及乙醇的作用，合用时应适当减量，以免加深对中枢神经系统的抑制。

2. 对自主神经系统的影响 以α受体和M受体的阻断作用为主。氯丙嗪可阻断α受体，扩张血管，降低血压，但反复用药可产生耐受性，且有较多的副作用，故不用于高血压的治疗。其阻断M受体的作用较弱，但大剂量应用时仍可出现明显的抗胆碱作用，是一些常见不良反应的主要原因。

3. 对内分泌系统的影响 本药通过阻断脑内结节-漏斗多巴胺能神经通路的DA受体，抑制下丘脑催乳素抑制因子的分泌，间接使催乳素分泌增加，出现乳房肿大、溢乳；抑制性激素分泌，出现排卵延迟等性功能障碍；抑制肾上腺皮质激素分泌造成肾上腺皮质功能减退；

抑制生长激素分泌，可影响儿童生长发育，亦可用于治疗巨人症。

【不良反应】 该药安全范围较大，但由于药理作用较广泛，加之治疗精神病时需长期用药，故不良反应多见。

1. 常见的副作用 一般有中枢抑制症状（嗜睡、无力、淡漠等）和α受体、M受体阻断的症状（鼻塞、低血压、口干、心悸、便秘、尿潴留和视力模糊等）。

2. 锥体外系反应 由于氯丙嗪可阻断黑质-纹状体通路的DA受体，表现为：①帕金森综合征：多见，表现为肌张力增强、面容呆板、动作迟缓、肌肉震颤及流涎等。②急性肌张力障碍：表现为强迫性张口、伸舌、斜颈、呼吸运动障碍及吞咽困难等。③静坐不能：表现为坐立不安、反复徘徊。其中以帕金森综合征多见，应用中枢抗胆碱药可缓解。④迟发性运动障碍：表现为口、面部不自主的刻板运动、舞蹈样手足徐动症。此反应与长期用药后DA受体数目的上调有关，目前无有效治疗药物，中枢抗胆碱药反使症状加重。

3. 急性中毒 短时间内应用超大剂量氯丙嗪可致急性中毒，表现为昏睡、低血压休克、心动过缓、心电图异常等，应立即进行对症治疗。

4. 其他 偶见肝脏损害、粒细胞减少、贫血和再生障碍性贫血；可降低致惊阈诱发癫痫发作，有诱发心律失常和猝死的危险。治疗期间应定期检查血象、肝功能和心电图。过敏反应主要有皮疹和光敏性皮炎。长期用药可见乳腺增大、泌乳、月经停止、儿童生长发育迟缓等内分泌系统紊乱。

【药物相互作用】 氯丙嗪与麻醉药、镇静催眠药、镇痛药和乙醇等中枢抑制药合用可产生明显的协同效应。与镇痛药合用可有效缓解晚期癌症剧痛。

其他吩噻嗪类药物

包括哌嗪类及哌啶类。作用、临床应用和不良反应与氯丙嗪相似。前者镇静作用弱，对精神病的幻觉、妄想等症状疗效好，锥体外系反应明显；后者抗精神病疗效不如氯丙嗪，但锥体外系反应较轻。氯丙嗪与其他吩噻嗪类药物的主要特点见表14-1。

表14-1 吩噻嗪类抗精神病药作用比较表

类别	药物	作用			
		抗精神病强度	镇静作用	锥体外系反应	降压作用
二甲胺类	氯丙嗪	1	+++	++	++
哌嗪类	氟奋乃静(fluphenazine)	50	+	+++	++
	三氟拉嗪(trifluoperazine)	13	+	+++	+
哌啶类	硫利哒嗪(thioridazine)	1	+++	+	+++

二、硫杂蒽类

作用与吩噻嗪类相似，兼有类似三环类抗抑郁药的作用。适用于伴有抑郁、焦虑症状的精神分裂症、更年期抑郁症及焦虑性神经官能症等。代表药物氯普噻吨（chlorprothixene，泰尔登）与氯丙嗪相比，其抗精神分裂症的幻觉、妄想作用和α受体、M受体阻断作用均较弱，不良反应相似但较轻。

同类药物氟哌噻吨（flupentixol）特点是作用强，起效快，不良反应多见。

三、丁酰苯类

作用和临床应用与吩噻嗪类相似，为强效抗精神病药。代表药物氟哌啶醇（haloperidol）与氯丙嗪相比，其抗精神病作用迅速、强大而持久，对以兴奋、幻觉和妄想为主要表现的各种急慢性精神病症状有较好疗效。但这类药物的锥体外系不良反应发生率高，程度严重。同类药物氟哌利多（droperidol）的作用短暂，临床常与强效镇痛药如芬太尼合用，使患者处于痛觉消失、精神恍惚、反应淡漠的特殊状态，称"神经安定镇痛术"，可应用于小型外科手术和某些特殊检查等。

四、其　他

五氟利多（penfluridol）是长效抗精神病药，一次用药疗效可维持一周。临床应用、疗效和不良反应均类似于氟哌啶醇，但镇静作用较弱，尤其适用于以幻觉、妄想和退缩症状为主的精神分裂症的维持与巩固治疗。

舒必利（sulpiride）镇静作用弱，镇吐作用强，并有一定的抗忧郁作用，对以木僵、退缩、幻觉和妄想症状为主的精神症状有较好疗效。常作为强效中枢性镇吐药应用，也可用于抑郁症的治疗。因其对中脑-边缘系统 DA 受体的选择性高和几无 α 受体、M 受体阻断作用，故不良反应相对较少。

氯氮平（clozapine）系苯二氮䓬类新型抗精神病药。其临床应用和疗效与氯丙嗪接近，但起效快，几乎没有锥体外系和内分泌系统的不良反应，且对迟发运动障碍有明显改善作用。粒细胞缺乏是限制其广泛应用的主要原因，临床用药时应重点监护。

奥氮平（olanzapine）的化学结构似氯氮平，具有 5-HT、多巴胺和胆碱能拮抗作用，能显著改善阴性及阳性症状，适用于精神分裂症及其他有严重阳性症状和（或）阴性症状的精神病的急性期和维持期的治疗，也可缓解精神分裂症及相关疾病的继发性情感症状。主要不良反应是嗜睡和体重增加，很少出现锥体外系受损的运动障碍，也未见粒细胞缺乏。癫痫、白细胞减少、骨髓抑制、前列腺增生、麻痹性肠梗阻和窄角性青光眼患者慎用。

利培酮（risperidone）是 20 世纪 90 年代开始应用于临床、同时具有 5-HT 受体和 DA 受体阻断作用的新一代抗精神病药物。因其用药剂量小、起效快、不良反应轻和患者依从性高等特点而明显优于其他抗精神病药物。

第二节　抗抑郁药

治疗抑郁症的药物大多是通过增强脑内 5-HT 和 NA 等单胺类递质的功能而发挥作用，所以在药理作用、临床应用和不良反应等方面有许多相似之处。目前临床使用的抗抑郁药可根据作用机制分为：非选择性单胺再摄取抑制剂（丙米嗪、多塞平、阿米替林等）、选择性单胺再摄取抑制剂（地昔帕明、马普替林、氟西汀等）和其他（如单胺氧化酶抑制剂和突触前膜 α_2受体阻断剂等）。抗精神病药中硫杂蒽类及舒必利等亦可应用。

丙 米 嗪

丙米嗪（imipramine，米帕明）与多塞平、阿米替林、地昔帕明同属三环类抗抑郁药。

【作用和临床应用】　正常人服用后出现安静、嗜睡和血压稍降等中枢抑制现象，而抑郁症患者用药后却表现为精神振奋、情绪提高、思维改善、活动增加、食欲和睡眠好转。

可用于各类抑郁症、强迫症和恐惧症的治疗,需连续用药2~3周才显效,但对精神分裂症伴发的抑郁症状态无效。

【不良反应】 该药对M受体有较强的阻断作用,阿托品样抗胆碱作用是其常见的不良反应,青光眼和前列腺肥大患者禁用。对心脏有一定的毒性,导致心律失常和直立性低血压。神经系统不良反应有无力、头晕、反射亢进、共济失调、肌肉震颤等,大剂量可诱发兴奋躁狂症状。少数患者可出现肝功能损害和粒细胞缺乏等过敏反应。

丙米嗪与其他常用抗抑郁药的作用比较见表14-2。

表14-2 常用抗抑郁药作用比较

类别	药物	抑制单胺类递质再摄取		抗胆碱	镇静	不良反应
		5-HT	NA			
非选择性	丙米嗪	++	++	++	++	+++
	多塞平(doxepin)	+	+	+++	+++	+++
	阿米替林(amitriptyline)	+++	+	+++	+++	+++
选择性	地昔帕明(desipramine)		+++	+	+	++
	马普替林(maprotiline)		+++	++	++	++
	氟西汀(fluoxetine)	++++				+
	帕罗西汀(paroxetine)	++++			+	
	舍曲林(setraline)	++++				
	西酞普兰(citalopram)	++++				

第三节 抗躁狂药

治疗躁狂症的主要药物是碳酸锂,抗精神病药吩噻嗪类、丁酰苯类、五氟利多、氯氮平及抗癫痫药物卡马西平和丙戊酸钠等也可应用。

碳 酸 锂

碳酸锂(lithium carbonate)口服吸收快,但通过血-脑脊液屏障进入神经组织需一定时间,故显效慢,约经6~7天症状才有改善。主要由肾脏排泄,因与钠离子竞争性重吸收,钠盐摄入量的改变对血浆锂离子的浓度有显著影响。

【作用和临床应用】 治疗剂量对正常人精神活动几无影响,可改善躁狂症和精神分裂症的躁狂症状,使言语、行为恢复正常,长期用药还可防止继发抑郁症。临床主要用于躁狂症,对精神分裂症的兴奋躁动也有效,与抗精神病药合用疗效较好。

【不良反应】 锂盐安全范围窄,血药浓度超过2mmol/L即可中毒。随着血药浓度的增加,轻者出现头昏、口干、恶心、呕吐、乏力、腹痛、腹泻、多尿,严重者可出现精神紊乱、视物不清、意识模糊、反射亢进、肌肉震颤、发音困难、癫痫发作等脑病综合征,直至昏迷、休克、急性肾衰竭与死亡。最好进行血药浓度监测,达到1.6mmol/L须立即停药,适当补充0.9%氯化钠注射液以促进锂盐的排泄。老龄或身体虚弱者、甲状腺功能低下者、严重心血管疾病、肾病、糖尿病、脑损伤、癫痫、帕金森病、严重脱水、尿潴留及使用利尿药者禁用。

第四节 抗焦虑药

常用抗焦虑药有:①苯二氮䓬类:地西泮、硝西泮、氟西泮、氯硝西泮、艾司唑仑、阿普唑仑、三唑仑等。②三环类抗抑郁药:阿米替林、多塞平、氯米帕明等,可用于伴有抑郁的焦虑症。③β受体阻断剂:普萘洛尔等,可减轻焦虑及其伴随的交感神经功能亢进,适用于躯体症状明显的患者。④阿扎哌隆类:丁螺环酮、坦度螺酮等。

丁螺环酮和坦度螺酮

丁螺环酮(buspirone)为新型抗焦虑药。与苯二氮䓬类相比,无镇静、肌松弛和抗惊厥作用,无嗜睡、成瘾等。适用于广泛性焦虑,对焦虑伴轻度抑郁者有效。常见不良反应为头晕、头痛、恶心、呕吐、口干、便秘、失眠、食欲减退等。

坦度螺酮(tandospirone)与丁螺环酮相似,副作用较少,长期应用无体内蓄积。用于广泛性焦虑症及原发性高血压、消化性溃疡等躯体疾病伴发的焦虑状态。

第五节 抗精神失常药的用药护理

1. 告知患者家属及朋友,精神分裂症尚无病因治疗方法,应早期干预,需长期用药甚至终身用药,遵循早期、低剂量起始、逐渐加量、足量、足疗程的"全病程治疗"原则,严格按医嘱进行药物治疗。

2. 告诉患者用抗精神病药期间不宜从事机敏和危险作业如驾车、操纵机器等;老年患者易发生便秘和尿潴留,用药期间应多饮水,多吃蔬菜、水果,不饮酒和含乙醇的饮料,适当活动,养成定时排便习惯;避免太阳暴晒,在炎热环境应注意通风散热,防止体温升高或中暑;进食、喂饲或鼻饲时应防止发生噎食窒息。

3. 氯丙嗪口服时要确认患者已将药物全部服下,防止患者丢药、藏药、吐药。如果漏服,下次服药时不应加倍。对拒服者,可稀释后缓慢静脉注射。肌内注射应深部肌注,并经常更换注射部位。不宜突然停药,以免病情反复或恶化。

4. 告诉患者注射氯丙嗪后要缓慢改变体位,以防直立性低血压发生,一旦出现应用去甲肾上腺素抢救,禁用肾上腺素。

5. 氯丙嗪可以加强镇静催眠药、抗组胺药、镇痛药的作用,某些肝药酶诱导剂如苯妥英钠、卡马西平可加速氯丙嗪的代谢,与吗啡、哌替啶合用易引起呼吸抑制和血压降低。故氯丙嗪和上述药物合用时,应适当调整剂量。

6. 锂盐不良反应较多,安全范围较窄,胃肠道症状很常见,如治疗过程中出现恶心、腹泻,提示过量,应报告医生。

7. 大多数三环或四环类抗抑郁药具有镇静作用,因此适宜晚间一次服用,以减轻不良影响。三环类抗抑郁药应避免与单胺氧化酶抑制剂如异丙肼合用,以免发生高血压危象。

8. 心理治疗和社会康复治疗(如让患者参加工作、劳动、娱乐、体育锻炼等)是精神失常的重要治疗方面,须争取患者家属及朋友的共同理解和帮助。

案例分析

患者，女，35岁。因夫妻感情破裂离婚，随后认为某医生对自己钟情，怀疑坏人对其跟踪，坚信某医生通过心理学家间歇地测验她的思想感情，且心理学家受坏人利用对其迫害。医生诊断为：精神分裂症。并给予氯丙嗪治疗，2个月后症状得到控制，但某日患者用药后出现直立性低血压，晕倒在地，同病室病友急呼护士到场，请问此时护理人员应如何处理？

常用制剂和用法

氯丙嗪 片剂：5mg、12.5mg、25mg、50mg。注射剂：10mg/ml、25mg/ml、50mg/ml。一次12.5～50mg，一日3次。一次25～50mg肌内注射。治疗精神病宜从小剂量开始，轻症一般一日300mg，中度一日450～500mg，重症一日600～800mg，症状好转后逐渐减至维持量（一日50～100mg）以巩固疗效。拒服药者一次可用50～100mg，加于25%葡萄糖注射液20ml内，缓慢静脉注射。

氟奋乃静 片剂：2mg、5mg。一次2～10mg，一日2～20mg。

三氟拉嗪 片剂：1mg、5mg。一次5～10mg，一日10～30mg。

硫利哒嗪 片剂：10mg、25mg、50mg、100mg、200mg。一次50～100mg，一日200～600mg。

氯普噻吨 片剂：12.5mg、25mg、50mg。注射剂：30mg/ml。一次25～50mg，一日3次。一次30mg肌内注射。

氟哌啶醇 片剂：2mg、4mg。注射剂：5mg/ml。一次2～10mg，一日3次。一次5～10mg肌内注射。

氟哌利多 注射剂：5mg/2ml。精神安定镇痛术：氟哌利多5mg、芬太尼0.1mg、加入25%葡萄糖注射液20ml内，2～3分钟内缓慢静脉注射。麻醉前给药：术前30分钟一次2.5～5mg肌内注射。

五氟利多 片剂：5mg、20mg。一次10～40mg，一周1次。以后根据病情可递增至一周80～120mg。

舒必利 片剂：100mg。注射剂：50mg/2ml、100mg/2ml。精神分裂症：开始一日300～600mg，徐缓渐增至一日400～800mg。

氯氮平 片剂：25mg、50mg。开始一次25～50mg，一日1～2次，如耐受性好，在两周内徐缓渐增至一日300～450mg。

奥氮平 片剂：5mg。起始剂量为每日10mg，饭前或饭后服。

利培酮 片剂：1mg、2mg、3mg、4mg。一次0.5～3mg，一日1～6mg。

碳酸锂 片剂：0.25g。由小剂量开始，一日0.5g，递增至一日0.9～1.8g，分3～4次服。

丙米嗪 片剂：12.5mg、25mg。一次25～75mg，一日3次。

多塞平 片剂：30mg。一次30mg，一日2次。

阿米替林 片剂：25mg。一次25mg，一日3～4次，渐增至一日150～300mg。

马普替林 片剂：10mg、25mg。开始一日25～75mg，分3次服，两周后可根据病情一日增加25mg，达有效治疗量一日约150mg。

氟西汀 胶囊剂：20mg。起始剂量20mg，一日1次，早晨饭后服用。渐增至有效治疗量一日 20～40mg。维持量 20mg 一日 1 次，或 2～3 日 1 次。

帕罗西汀 片剂：20mg、30mg。20mg 开始，每日一次，早餐时顿服。连用 3 周。以后根据临床反应增减剂量，每次增减 10mg，间隔不得少于 1 周。

舍曲林 片剂：50mg、100mg。一次 50mg，一日 1 次，治疗剂量范围为一日 50～100mg，最大剂量为每日 150～200mg（此量不得连续应用超 8 周以上）。

西酞普兰 片剂：20mg。起始一次 20mg，一日 1 次，必要时可增至 1 日 40～60mg。

艾司唑仑 片剂：1mg、2mg。一次 1～2mg，一日 3 次。

丁螺环酮 片剂：5mg。开始一次 5mg，一日 2～3 次。逐渐增加至一次 10mg，一日总量不超过 60mg。

坦度螺酮 胶囊剂：5mg。一次 10mg，一日 3 次。根据患者年龄、症状等适当增减剂量，一日总量不超过 60mg。

思考题

1. 氯丙嗪引起的低血压能否用肾上腺素对抗？为什么？
2. 什么叫人工冬眠？人工冬眠适用于哪些疾病？

（邹浩军）

第十五章 镇 痛 药

学习目标

1. 掌握吗啡、哌替啶的作用、临床应用、不良反应和禁忌证。

2. 熟悉喷他佐辛的作用特点和临床应用。

3. 了解其他镇痛药的作用特点及临床应用。

4. 学会观察本类药物的不良反应及熟练实施用药护理；指导患者合理用药并告知滥用镇痛药的危害性。

镇痛药是指作用于中枢神经系统特定部位，在不影响患者意识的情况下，能选择性地消除或缓解疼痛，并缓解疼痛引起的不愉快情绪（如恐惧、紧张、焦虑等）的药物。因其反复应用易致成瘾，故又称麻醉性镇痛药。因此，本类药物中的绝大多数被列入麻醉药品，其生产、销售和使用必须严格遵守“国际禁毒公约”和我国的有关法律法规如“中华人民共和国药品管理法”、“麻醉药品管理办法”等。

疼痛是机体保护性反应之一，也是临床许多疾病的常见症状。剧痛不仅使患者感到痛苦，而且还可引起生理功能紊乱，甚至休克。所以，适当应用镇痛药缓解剧痛并预防休克是必要的。但疼痛的性质与部位常是医生诊断疾病的重要依据，因此，在疾病未明确诊断之前，应慎用镇痛药，以免掩盖病情，影响诊治。此外，反复使用易产生依赖性，故即使有用药指征，亦应尽量减少用药次数和剂量。

镇痛药可分为三类：①阿片生物碱类；②人工合成镇痛药；③其他镇痛药。

第一节 阿片生物碱类药

阿片（opium）为罂粟科植物罂粟未成熟蒴果浆汁的干燥物，含有 20 余种生物碱，其中仅有吗啡、可待因和罂粟碱具有临床药用价值。

吗 啡

吗啡（morphine）是阿片中的主要生物碱，含量约 10%。口服吸收快，首关消除明显，生物利用度低，故常皮下注射给药。吸收后约 1/3 与血浆蛋白结合，游离型吗啡迅速分布于肾、肝、肺、脾及肌肉等组织器官。本品脂溶性较低，仅有少量通过血-脑脊液屏障，但足以发挥镇痛作用。可通过胎盘到达胎儿体内。大部分在肝代谢，主要代谢产物吗啡-6-葡萄糖醛酸生物活性比吗啡强，但也难透过血-脑脊液屏障。主要经肾排泄，少量经乳汁及胆汁排出，血浆半衰期为 2～3 小时。一次给药，镇痛作用持续 4～6 小时。

【作用】

1. 中枢神经系统

(1)镇痛作用：吗啡有强大的选择性镇痛作用，对各种伤害性疼痛均有效。皮下注射 5～10mg 能显著减轻或消除各种锐痛和钝痛，其中对持续性慢性钝痛的效力大于间断性锐痛，对神经性疼痛的效果比对组织损伤、炎症和肿瘤等所致疼痛的效果差。一次给药可维持4～6 小时。与全身麻醉药引起的镇痛不同，在镇痛的同时不影响意识和其他感觉。

(2)镇静、致欣快作用：吗啡有明显的镇静作用，并能改善由疼痛所引起的焦虑、紧张、恐惧等情绪反应，提高对疼痛的耐受力。给药后，患者常出现嗜睡、精神朦胧等，在安静环境下易诱导入睡。吗啡还可致欣快症，表现为飘然欲仙等，是造成渴求继续用药的重要原因。

(3)抑制呼吸：治疗量吗啡即可抑制呼吸，使呼吸频率变慢，肺通气量和潮气量降低，作用较持久。对呼吸抑制的程度与使用吗啡的剂量平行，剂量增加，对呼吸中枢的抑制程度加深，剂量过大可致死亡。呼吸抑制是吗啡中毒致死的主要原因。

(4)镇咳：吗啡直接抑制延髓咳嗽中枢，产生强大的镇咳作用。对多种原因引起的咳嗽均有效，但因其易产生依赖性，临床常用依赖性较小的可待因替代。

(5)其他：兴奋支配瞳孔的副交感神经，引起瞳孔括约肌收缩，使瞳孔极度缩小，中毒时可产生针尖样瞳孔。兴奋延髓催吐化学感受区而引起恶心、呕吐。

2. 平滑肌

(1)胃肠道：吗啡兴奋胃肠道平滑肌和括约肌，使张力增加，蠕动抑制，胃肠内容物通过延缓，加之消化液分泌减少及中枢抑制致使便意迟钝，因而易引起便秘。

(2)胆道：治疗量的吗啡可引起奥狄括约肌收缩，阻止胆道排空，使胆囊内压力明显提高，引起上腹部不适，严重者引起胆绞痛。

(3)其他：吗啡能提高输尿管平滑肌和膀胱括约肌张力，可引起排尿困难、尿潴留；对妊娠末期子宫，可对抗催产素对子宫平滑肌的兴奋作用而延长产程；较大剂量的吗啡可促使组胺释放而致支气管平滑肌收缩，诱发或加重哮喘。

3. 心血管系统 较大剂量的吗啡可抑制血管平滑肌，扩张动脉和静脉，使外周阻力降低，并抑制压力感受器反射，引起体位性低血压、心动过缓。此外，吗啡可扩张皮肤血管，使面、颈和胸前皮肤发红。吗啡对脑循环影响较小，但因抑制呼吸致使 CO_2 潴留，引起脑血管扩张，颅内压增高。

4. 免疫系统 吗啡对免疫系统有抑制作用，包括抑制淋巴细胞增殖，减少细胞因子的分泌，减弱自然杀伤细胞的细胞毒作用。还可抑制人类免疫缺陷病毒(HIV)蛋白诱导的免疫反应，这可能是吗啡吸食者易感 HIV 病毒的主要原因。

● 知识链接 ●

人体抗痛系统与吗啡的镇痛作用

1962年将微量吗啡注入家兔第三脑室，产生镇痛作用。1973年证实脑内阿片受体的存在，强烈提示脑内存在内源性的阿片样物质，已经发现亮氨酸脑啡肽、甲硫氨酸脑啡肽、β内啡肽、α内啡肽等20种肽，这些内源性阿片肽与阿片受体共同构成机体的抗痛系统。内源性阿片肽与阿片受体结合并激动阿片受体，抑制痛觉传导，产生镇痛作用，维持人体正常痛阈。

吗啡的镇痛作用是通过激动阿片受体，模拟内源性阿片肽对痛觉的调制功能而产生镇痛作用。

【临床应用】

1. 镇痛 吗啡对各种疼痛均有效，但由于其依赖性大，临床上仅用于其他镇痛药无效的急性锐痛，如严重创伤、烧伤、晚期癌症及手术等引起的剧烈疼痛；对内脏平滑肌痉挛引起的绞痛，如胆、肾绞痛应与阿托品类解痉药合用；对于心肌梗死引起的剧痛，只有血压正常者方可使用。

2. 心源性哮喘 对于左心衰竭突发急性肺水肿所致的心源性哮喘，除应用强心苷、氨茶碱及吸氧外，配合静注吗啡可迅速获得良好的效果，缓解患者气促和窒息感。其作用机制可能是：①吗啡扩张外周血管，降低外周阻力，减少回心血量，降低心脏负荷，有利于肺水肿的消除；②吗啡抑制呼吸中枢，降低呼吸中枢对CO_2的敏感性，减弱过度反射性呼吸兴奋，从而使急促浅表的呼吸得以缓解；③其镇静作用可消除患者的焦虑、恐惧情绪。

3. 止泻 可用于非细菌性、消耗性腹泻以减轻症状。常用阿片酊或复方樟脑酊。

【不良反应】

1. 治疗量可引起恶心、呕吐、眩晕、便秘、排尿困难、呼吸抑制、胆道压力升高甚至胆绞痛、直立性低血压、嗜睡等。

2. 耐受性和依赖性 连续反复应用可产生耐受性和依赖性。前者表现为吗啡使用剂量逐渐增大和用药时间缩短；后者停药后产生戒断症状，表现为烦躁不安、失眠、出汗、流泪、流涕、打呵欠、呕吐、腹泻、虚脱和意识丧失等。出现依赖性者为获得欣快感，减轻戒断症状带来的痛苦，常不择手段不顾一切寻觅和使用吗啡，由此导致的药物滥用给社会带来极大的危害，故应严格控制使用。

3. 急性中毒 用量过大可致急性中毒。表现为昏迷、呼吸深度抑制、针尖样瞳孔三大特征，常伴有体温下降、发绀、血压降低甚至休克。中毒致死的主要原因是呼吸麻痹。抢救需适量吸氧、人工呼吸、注射纳洛酮等。

吗啡能通过胎盘和乳汁，抑制胎儿和新生儿的呼吸，故禁用于分娩止痛和哺乳期妇女止痛。支气管哮喘、肺心病、颅内压增高、新生儿、婴儿及肝功能严重减退患者禁用。

可 待 因

可待因(codeine，甲基吗啡)在阿片中含量约0.5%。作用与吗啡相似，但较吗啡弱，镇痛作用仅为吗啡的1/12～1/10，镇咳作用为其1/4，对呼吸中枢抑制作用较轻，镇静作用不明显，欣快感及依赖性弱于吗啡。但仍属限制性应用的麻醉药品。

临床主要用于中等程度疼痛和剧烈干咳。与解热镇痛药合用可增强镇痛效果；对干咳效果好，对痰多的咳嗽不宜应用。

第二节 人工合成镇痛药

一、阿片受体激动药

哌 替 啶

哌替啶(pethidine，杜冷丁)为人工合成的阿片受体激动药。口服易吸收，皮下或肌注吸收更快。血浆蛋白结合率为60%。能透过胎盘屏障，进入胎儿体内。药物经肝代谢后由肾排泄。

【作用】 哌替啶也是通过激动脑内阿片受体产生作用，其作用与吗啡相似，但较弱。

1. 中枢神经系统 与吗啡相似。其特点：①镇痛、镇静作用持续时间较吗啡短，仅2～4小时，镇痛强度为吗啡的1/10～1/8，镇静、欣快作用较吗啡弱；②有抑制呼吸和引起恶心、呕吐作用；③无明显镇咳、缩瞳作用；④药物依赖性较吗啡轻，发生较慢。

2. 心血管系统 治疗量可致直立性低血压及颅内压增高，原因与吗啡相似。

3. 内脏平滑肌 哌替啶兼具有阿托品样作用，故对胃肠平滑肌、胆道、泌尿道、支气管平滑肌作用均较吗啡弱。并因对胃肠平滑肌作用持续时间短，故不引起便秘，无止泻作用。不影响缩宫素对子宫的兴奋作用，故不延长产程。

【临床应用】

1. 镇痛 作用虽比吗啡弱，但成瘾性较吗啡轻，产生也较慢，现已取代吗啡用于各种剧痛如创伤、术后、晚期癌症等。缓解内脏剧烈绞痛(胆绞痛、肾绞痛)需与阿托品合用。鉴于新生儿对哌替啶抑制呼吸作用非常敏感，故临产前2～4小时内不宜使用。

2. 心源性哮喘 替代吗啡治疗心源性哮喘。其机制与吗啡相同。

3. 麻醉前给药及人工冬眠 利用其镇静作用可消除患者术前紧张、恐惧情绪，减少麻醉药用量。与异丙嗪、氯丙嗪等组成冬眠合剂用于人工冬眠。

【不良反应】

1. 副作用 治疗量所引起的不良反应与吗啡相似，如眩晕、出汗、口干、恶心、呕吐、心悸和体位性低血压等。

2. 耐受性和依赖性 较吗啡弱，但仍需控制使用。

3. 急性中毒 可出现昏迷、呼吸抑制、瞳孔散大，震颤、肌肉痉挛、反射亢进甚至惊厥。

禁忌证与吗啡相似。

芬 太 尼

芬太尼(fentanyl)作用与吗啡相似，镇痛效力为吗啡的100倍，约为哌替啶650倍，作用迅速，但维持时间短，静注后1～2分钟达高峰，维持10分钟；肌注15分钟起效，维持1～2小时，为短效镇痛药。芬太尼的衍生物有舒芬太尼和阿芬太尼，作用比芬太尼更强。

芬太尼及其衍生物均可用于各种剧烈疼痛；与全身麻醉药或局部麻醉药合用，可减少麻醉药用量；与氟哌利多配伍用于神经安定镇痛术。

不良反应有眩晕、恶心、呕吐及胆道括约肌痉挛；大剂量产生明显的肌肉抽搐和强直现象，静注过快可产生呼吸抑制。反复用药可产生依赖性，但弱于吗啡和哌替啶。支气管哮喘、脑损伤或脑肿瘤、重症肌无力及 2 岁以下小儿禁用。

美　沙　酮

美沙酮(methadone)为人工合成的镇痛药，亦是阿片受体激动剂。其镇痛作用强度与吗啡相似。优点是口服与注射给药效果相似，耐受性和身体依赖性发生较慢，戒断症状较轻，且易于治疗。抑制呼吸、缩瞳、引起便秘以及升高胆内压作用均较吗啡弱。主要用于创伤、手术后、晚期癌症等所致的剧痛；也可作为戒除吗啡或海洛因依赖性替代药物。不良反应多见眩晕、恶心、呕吐、口干、嗜睡、便秘及体位性低血压等；皮下注射有局部刺激作用，可致疼痛硬结。禁用于分娩止痛，以免影响产程和抑制胎儿呼吸。

曲　马　多

曲马多(tramadol)口服、注射均易吸收，且镇痛功效相同。口服后约 20～30 分钟起效，作用维持 4～8 小时。本药除具有较弱的 μ 受体激动作用，可抑制神经元对 NA 的再摄取，并增加神经元外 5-HT 的浓度，影响痛觉传递而产生镇痛作用。镇痛强度为吗啡的 1/8～1/10，镇咳强度为可待因的 1/2，无明显呼吸抑制及致平滑肌痉挛作用，不产生便秘，也不影响心血管功能。

临床用于中、重度急慢性疼痛、术后痛、创伤痛、癌性痛、心脏病突发性痛等。药物依赖性小，但长期用药亦可产生药物依赖性，并且有成瘾性报道。

布　桂　嗪

布桂嗪(bucinnazine，强痛定)镇痛强度约为吗啡的 1/3。一般皮下注射 10 分钟后起效，作用持续 3～6 小时。本药有安定、镇咳作用，但呼吸抑制和胃肠道作用较轻。临床多用于偏头痛、三叉神经痛、炎性痛、外伤疼痛、关节痛、痛经、癌症等疼痛。但对内脏绞痛效果较差，偶有恶心或头晕、困倦等不良反应，有一定的药物依赖性。

二、阿片受体部分激动药

本类药物具有受体部分激动药的特点，即小剂量或单独使用时可激动阿片受体，呈现镇痛作用；当剂量加大或与阿片受体激动药合用时，又可阻断阿片受体，故又称阿片受体混合型激动-拮抗药。本类药物以镇痛作用为主，对呼吸抑制作用较轻，依赖性较小。

喷他佐辛

【作用和临床应用】 喷他佐辛(pentazocine，镇痛新)为 κ 受体激动剂和 μ 受体部分激动剂，大剂量可阻断 μ 受体。镇痛作用为吗啡的 1/3，呼吸抑制作用为吗啡的 1/2，且抑制程度不随剂量而增强，故相对较为安全。当用量增大至 60～90mg 时，可产生焦虑不安，幻觉等精神症状，可用纳洛酮对抗。适用于各种慢性钝痛。依赖性小为其优点，已列入非麻醉药品。

【不良反应】

1. 一般反应 常见嗜睡、眩晕、恶心、呕吐、出汗等。

2. 神经精神症状 大剂量可引起烦躁、幻觉、噩梦、思维障碍和发音障碍、甚至出现惊厥。故剂量不宜过大。

3. 心血管反应 大剂量可致血压升高，心动过速、外周阻力增加。因能增加心脏负担，不宜用于急性心肌梗死患者。

4. 抑制呼吸 剂量增大能引起呼吸抑制，纳洛酮能对抗其呼吸抑制作用。

5. 反复使用，可产生身体依赖性，但戒断症状比吗啡轻，使用时应逐渐减量至停药。

丁丙诺啡

丁丙诺啡(buprenorphine，布诺啡)是一阿片受体部分激动药。以激动 μ 受体和 κ 受体为主，对 δ 受体有拮抗作用，镇痛作用是吗啡的 30 倍。起效慢，维持时间长，约 6～8 小时。药物依赖性近似吗啡，对呼吸有抑制作用。主要用于各种术后痛、癌性痛及心肌梗死等镇痛，亦可作戒瘾的维持治疗。常见不良反应有头晕、嗜睡、恶心、呕吐等。

第三节 其他镇痛药

延胡索乙素及罗通定

延胡索乙素(tetrahydropulmatine)系从罂粟科植物延胡索块茎中提取的生物碱。延胡索乙素为消旋四氢巴马汀，其有效成分为左旋体，即罗通定(rotundine)。口服吸收良好，10～30 分钟起效，作用维持 2～5 小时。本类药物有镇静、安定、镇痛和中枢性肌肉松弛作用。镇痛作用比哌替啶弱，但较解热镇痛药作用强。对慢性持续性钝痛效果较好，对创伤或手术后疼痛或晚期癌症的止痛效果较差。其作用机制与阿片受体无关，也无明显的依赖性。

适用于胃肠及肝胆系统疾病等引起的钝痛、一般性头痛及脑震荡后头痛等，也可用于痛经和分娩止痛，对胎儿和产程均无不良影响。治疗量一般无不良反应，大剂量可抑制呼吸，偶见眩晕、乏力、恶心和锥体外系症状。

知识链接

癌症患者的"三级止痛阶梯治疗"

目前临床上对癌症患者特别是晚期癌症患者为减轻其疼痛的痛苦，提高生存质量，应有规律、按时、持续采用"三级止痛阶梯治疗"，其具体内容是：

1. 轻度疼痛的患者，主要选用解热镇痛药，如阿司匹林、吲哚美辛、对乙酰氨基酚、布洛芬等。

2. 中度疼痛的患者，应使用弱阿片类，如可待因、曲马朵、盐酸布桂嗪(强痛定)或可待因与热镇痛药合用。

3. 重度疼痛的患者，应使用强阿片类，如吗啡、哌替啶、美沙酮、芬太尼等。

第四节 镇痛药的用药护理

1. 了解引起疼痛的原因，对患者做好心理护理，减轻心理压力。尊重患者对疼痛的反应、并帮助患者分散疼痛注意力，减轻患者因疼痛而产生的焦虑情绪。

2. 给药方法多采用口服、肌内和皮下注射，一般不用静注和静滴，以免引起呼吸抑制。

3. 应用吗啡过程中可出现腹胀、排尿困难、便秘等副作用，应鼓励患者多食粗粮、多饮水、定时排便，必要时应用缓泻剂。

4. 长期反复用药易产生依赖性，临床应用时应严格掌握适应证，控制剂量和疗程，并密切观察有无依赖性的发生，并及时报告医生。

5. 应用吗啡期间应定时检测血压、呼吸。吗啡中毒时瞳孔缩小如“针尖样”，哌替啶中毒时瞳孔散大，用药期间要注意瞳孔变化。如有瞳孔改变要及时通知医生。一旦发生急性中毒，抢救措施主要为人工呼吸、吸氧、给予中枢兴奋药尼可刹米和静注阿片受体拮抗剂纳洛酮等，如呼吸低于 6 次/分，有发绀出现，需辅助呼吸。

【附】 阿片受体阻断药

纳洛酮和纳曲酮

纳洛酮(naloxone)化学结构与吗啡相似，与阿片受体的亲和力比吗啡强，但无内在活性。对各型阿片受体都有竞争性拮抗作用。口服易吸收，首关消除明显，故常静脉给药。临床适用于阿片类镇痛药急性中毒，解救呼吸抑制及其他中枢抑制症状，可使昏迷患者迅速复苏。也可用于阿片类药物依赖者的鉴别诊断及急性酒精中毒的解救。

纳曲酮(naltrexone)作用与纳洛酮相似，临床应用同纳洛酮。

案例分析

患者，男，55 岁。3 个月前发生急性心肌梗死，经治疗后基本好转。近两周未曾用药。近日夜里突发剧咳而憋醒，不能平卧，咳出粉红色泡沫样痰，患者烦躁、大汗淋漓。查体：心率 120 次/分、呼吸 38 次/分、血压 160/94mmHg，两肺可闻及湿啰音。此患者被诊断为心源性哮喘。①请选择治疗药物并说明选择的依据是什么？②用药时应做好哪些用药护理？

常用制剂和用法

盐酸吗啡 片剂：5mg。一次 5～10mg。极量：一次 30mg，一日 100mg。注射剂：10mg/ml。一次 10mg，皮下注射。极量：一次 20mg，一日 60mg，皮下注射。

磷酸可待因 片剂：15mg。一次 15～30mg，一日 3 次。极量：一次 100mg，一日 250mg。

盐酸哌替啶 注射剂：50mg/ml、100mg/2ml。一次 50～100mg，肌内注射。极量：一次 150mg，一日 600mg，肌内注射。

盐酸美沙酮 片剂：2.5mg。一次 5～10mg，一日 2～3 次。注射剂：5mg/ml。一次5～10mg，肌内注射。

枸橼酸芬太尼 注射剂：0.1mg/2ml。一次 0.05～0.1mg，皮下或肌内注射。

盐酸曲马多 胶囊剂：50mg。一次 50mg，一日 3 次。注射剂：50mg/2ml。一次 50mg，一日 50～200mg，缓慢静滴。

布桂嗪 片剂：30mg、60mg。一次 60mg，一日 3～4 次。注射剂：50mg/ml、100mg/

2ml，一次 50mg，皮下注射。

盐酸喷他佐辛 片剂：25mg。一次 50mg。注射剂：30mg/ml。一次 30mg，皮下或肌内注射。

丁丙诺啡 注射剂：0.15mg/ml、0.3mg/ml、0.6mg/2ml。一次 0.15～0.3mg，一日3～4 次，肌内注射或缓慢静脉注射。

盐酸罗通定 片剂：30mg。一次 60～120mg，一日 3 次。

硫酸罗通定 注射剂：60mg/2ml。一次 60mg，肌内注射

纳洛酮 注射剂：0.4mg/ml。一次 0.4～0.8mg，肌内或静脉注射。

纳曲酮 片剂：5mg。一次 5～50mg，一日 1 次。

思考题

1. 吗啡对哪些疼痛有效？临床应用需注意什么？
2. 吗啡和哌替啶为何可以治疗心源性哮喘而禁用于支气管哮喘的患者？
3. 治疗内脏绞痛（如胆绞痛、肾绞痛）时为什么须将镇痛药与解痉药阿托品合用？

（叶 宁）

第十六章 解热镇痛抗炎药

学习目标

1. 掌握阿司匹林的作用、临床应用及不良反应。
2. 熟悉本类药物的作用特点及机制。
3. 熟悉对乙酰氨基酚的作用、临床应用及不良反应。
4. 了解其他药物的作用特点及临床应用。
5. 学会观察本类药物的疗效及不良反应，能够熟练进行用药护理，并能正确指导患者合理用药。

第一节 概 述

解热镇痛抗炎药是一类具有解热、镇痛，而且大多数具有显著抗炎、抗风湿作用的药物。本类药物在化学结构上虽属不同类型，但具有共同的作用，即抑制体内前列腺素(Prostaglandin，PG)的生物合成(图 16-1)。

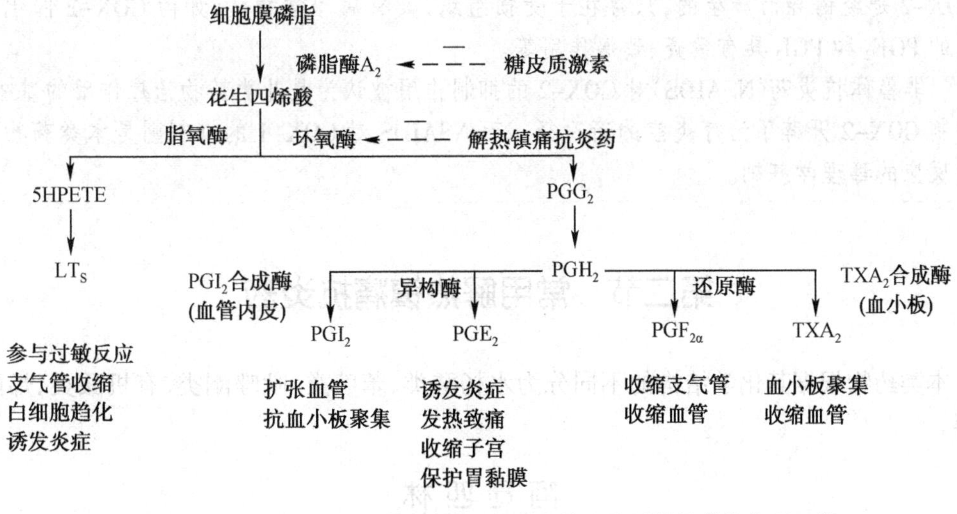

图 16-1 花生四烯酸代谢途径、主要代谢物的生物活性及药物作用环节

1. 解热作用 解热镇痛抗炎药能降低发热者的体温，而对正常人体温几乎无影响。这和氯丙嗪对体温的影响不同。

人的正常体温保持在37℃左右是靠下丘脑体温调节中枢的调节。发热反应通常是在外热源或内热原的作用下，促使下丘脑合成和释放PG，PG作用于体温调节中枢，使体温调节点上调，致产热增加、散热减少，引起机体发热。解热镇痛抗炎药能抑制下丘脑COX，阻止PG的合成，通过增加散热使体温回调至正常水平。发热是机体的一种防御反应，而不同热型又是诊断疾病的重要依据。因此，应先明确诊断后降温。

2. 镇痛作用 组织损伤或炎症时，局部能产生和释放某些致痛、致炎的活性物质（如缓激肽、组胺、5-HT、PG等）。缓激肽等刺激末梢痛觉感受器，引起疼痛；PG除本身有致痛作用外，它还可使痛觉感受器对缓激肽等的致痛作用敏感性提高。

解热镇痛抗炎药通过抑制炎症时PG的合成，而使局部痛觉感受器对缓激肽等致痛物质的敏感性降低而发挥镇痛作用，其镇痛作用部位主要在外周。

解热镇痛抗炎药具有中度镇痛作用，强度弱于哌替啶。对慢性钝痛效果好，如头痛、牙痛、神经痛、肌肉痛、关节痛、月经痛等，对锐痛疗效差。对内脏平滑肌绞痛无效。对轻度癌性疼痛也有较好镇痛作用，是WHO和我国卫生部推荐的“癌症三阶梯治疗方案”轻度疼痛的主要药物和替代药物。

3. 抗炎作用 PG是参与炎症反应的重要活性物质，不仅能使血管扩张，通透性增加，引起局部充血、水肿和疼痛，还能协同和增强缓激肽等致炎物质的作用，加重炎症反应。本类药物能抑制炎症反应时PG合成和释放，从而缓解炎症反应。

● 知识链接 ●

环氧酶与NSAIDS

环氧酶（COX）也称为前列腺素合成酶，可分为COX-1和COX-2两型，前者是固有的，存在于胃、血管及肾等大多数正常组织，具有重要的生理学意义，如由COX-1催化产生的PGE_2、TXA_2和PGI_2具有保护胃肠、调节血小板聚集和外周血管阻力的功能等。COX-2是经诱导而产生的，只存在于受损组织，具有病理学意义，如由COX-2催化产生的PGE_2和PGI_2具有致炎、致痛作用等。

非甾体抗炎药（NSAIDS）对COX-2的抑制作用被认为是此类药物治疗作用的基础，抑制COX-2开辟了治疗炎症的新途径。而NSAIDS对COX-1的抑制则是本类药物不良反应的毒理学基础。

第二节 常用解热镇痛抗炎药

本类药物根据其化学结构的不同分为水杨酸类、苯胺类、吡唑酮类、有机酸类、烯醇酸类等。

阿司匹林

阿司匹林（aspirin，乙酰水杨酸）口服后迅速被胃肠道黏膜吸收，1～2小时血药浓度达峰值。在吸收过程中及吸收后，迅速被胃黏膜、血浆、红细胞及肝中的酯酶水解为水杨酸，水解后的水杨酸以盐的形式存在，具有药理活性。水杨酸与血浆蛋白结合率高达80%～90%，游离型可分布于全身组织，也可进入关节腔、脑脊液、乳汁和胎盘。水杨酸主要由肝代谢，代谢物与甘氨酸或葡萄糖醛酸结合后从尿排出。

【作用和临床应用】

1. 解热镇痛及抗风湿作用 有较强的解热、镇痛作用，常与其他解热药配成复方制剂，用于感冒发热及头痛、牙痛、神经痛、肌肉痛、痛经等慢性钝痛；大剂量（每日3～4g）有较强的抗炎抗风湿作用，适用于急性风湿热和类风湿性关节炎。可使急性风湿热患者于用药后24～48小时内退热，关节红、肿及疼痛症状缓解，血沉下降。由于控制急性风湿热的疗效迅速而可靠，故也可用于鉴别诊断。对类风湿性关节炎患者，可使关节炎症消退，关节损伤减轻，目前仍为首选药。

2. 抑制血栓形成 小剂量阿司匹林（一般每日40mg）即能抑制PG合成酶（环氧酶），显著减少血小板中TXA_2的生成而防止血小板聚集及血栓形成，达到抗凝作用；而对前列环素（PGI_2）水平无影响。大剂量阿司匹林能抑制血管壁中PG合成酶，减少PGI_2合成，PGI_2是TXA_2的生理对抗剂，其合成减少可能促进血栓形成。因此，小剂量阿司匹林用于防治血栓性疾病，以预防心肌梗死和脑血栓形成；治疗缺血性心脏病（包括稳定型、不稳定型心绞痛及进展性心肌梗死），能降低病死率及再梗死率。

【不良反应】 短时应用解热镇痛剂量不良反应少，用于抗风湿时药物剂量大，不良反应多而严重。

1. 胃肠道反应 口服刺激胃黏膜，引起上腹部不适、恶心、呕吐。较大剂量或长期服用可引起胃溃疡和无痛性胃出血，原有溃疡病者，症状加重。饭后服药或同服止酸药可减轻胃肠道反应。胃溃疡患者禁用。

2. 凝血障碍 一般剂量阿司匹林即可抑制血小板聚集，延长出血时间。大剂量（每日5g以上）或长期使用，可抑制肝脏凝血酶原的形成，引起凝血障碍，维生素K可以预防。

3. 过敏反应 少数患者用药后可出现荨麻疹、血管神经性水肿、过敏性休克。某些哮喘患者服用阿司匹林后可诱发哮喘，称为“阿司匹林哮喘”。其发生与抑制PG生物合成有关，用肾上腺素治疗无效。

4. 水杨酸反应 剂量过大（每日5g以上）时，可出现头痛、眩晕、恶心、呕吐、耳鸣、视力及听力减退等，称为水杨酸反应，是水杨酸类中毒的表现，严重者可出现过度呼吸、酸碱平衡失调、高热、精神错乱、昏迷，甚至危及生命。

5. 瑞氏综合征（Reye's syndrome） 患病毒性感染伴有发热的儿童或青少年，如流感、水痘、流行性腮腺炎等使用阿司匹林退热时，有发生急性肝脂肪变性-脑病综合征（瑞氏综合征）的危险，以肝衰竭合并脑病为突出表现，虽少见，但可致死。故病毒感染患儿不宜用阿司匹林，可用对乙酰氨基酚代替。

6. 对肾脏的影响 少数人，特别是老年人，伴有心、肝、肾损害的患者，可引起水肿、多尿等肾功能受损的症状，偶见间质性肾炎、肾病综合征，甚至肾衰竭。

知识链接

阿司匹林新用途

阿司匹林是一种传统解热镇痛抗炎药。随着科学的发展，近十年来发现他还有许多新的临床用途。

1. 防治老年性中风和老年痴呆 患者服用阿司匹林，其知觉度每年可恢复17%~20%，且不易再复发。对发病率亦有明显影响，据文献报告可降低30%以上。

2. 增强机体免疫力 科学家指出，阿司匹林能促进免疫分子干扰素和白细胞介素-1的生成。临床实践证明，阿司匹林不仅具有免疫增强作用，还有抗癌抗艾滋病作用。

3. 抗衰老作用 阿司匹林能抑制角膜组织中糖原的生成，使人体角膜组织保持弹性，从而延缓角膜老化。

其他解热镇痛抗炎药作用、临床应用及不良反应见表16-1。

表16-1 其他常用解热镇痛抗炎药

药物	作用特点及临床应用	不良反应
对乙酰氨基酚(acetaminophen，扑热息痛)	属苯胺类药物。解热镇痛作用强度类似阿司匹林，无抗炎抗风湿作用。治疗量的对乙酰氨基酚不良反应少，对胃肠道的刺激作用较小，不引起凝血障碍。临床用于解热镇痛，因无明显胃肠刺激，适用于不宜使用阿司匹林的头痛、发热患者	偶见过敏反应，如皮疹，严重者伴有药热及黏膜损害。急性中毒时可致肝坏死，长期大剂量应用还能导致对药物的依赖及肾损害
保泰松(phenylbutazone) 羟基保泰松(oxyphenbutazone)	属吡唑酮类，抗炎抗风湿作用强而解热镇痛作用较弱。为治疗急性进展期风湿性及类风湿性关节炎、强直性脊柱炎的次选药。保泰松较大剂量可减少肾小管对尿酸盐的再吸收，故可促进尿酸排泄，临床也可用于治疗急性痛风	不良反应较多，常见有胃肠道反应、肝肾损害、水钠潴留、过敏反应、再生障碍性贫血、干扰甲状腺功能等，临床已少用
吲哚美辛(indomethacin，消炎痛)	属有机酸类，是最强的PG合成酶抑制药之一，有显著抗炎及解热作用，对炎性疼痛有明显镇痛效果。不良反应多，故仅用于其他药物不能耐受或疗效不显著的病例。用于治疗强直性脊椎炎、骨关节炎，对癌性发热及其他不易控制的发热有效	不良反应有胃肠道反应、中枢神经系统反应、造血系统反应和过敏反应
布洛芬(ibuprofen)	是苯丙酸的衍生物。具有明显的抗炎、解热及镇痛作用，主要特点是胃肠道反应较轻，易耐受，临床被广泛用于治疗风湿性及类风湿性关节炎。同类药有萘普生(naproxen)和酮洛芬(ketoprofen)	偶见视力模糊及中毒性弱视，出现应立即停药。长期大量服用也可引起胃肠道症状
双氯芬酸(diclofenac)	属有机酸类。抗炎、解热及镇痛作用强于吲哚美辛，常用于治疗风湿性、类风湿性关节炎、术后疼痛和痛经等	常见胃肠道反应，偶可使肝功能异常、白细胞减少和产生过敏反应

续表

药物	作用特点及临床应用	不良反应
吡罗昔康(piroxicam，炎痛喜康)	强效、长效解热镇痛药，对风湿性及类风湿性关节炎的疗效与阿司匹林、吲哚美辛相同。其主要优点是 $t_{1/2}$ 长(36～45h)，用药剂量小，一日 1 次(20mg)即可有效	不良反应少，患者耐受良好，但剂量过大或长期服用可致消化道出血、溃疡
美洛昔康(meloxicam)	新型解热镇痛抗炎药，是长效的 COX-2 抑制药，对各靶器官 COX -2 抑制作用比 COX -1 强 10 倍以上，因此，在产生抗炎作用的同时，对胃肠道和肾脏的不良反应较少。$t_{1/2}$ 长达 22 h，一日 1 次用药即可维持疗效	长期应用胃黏膜损伤及胃肠出血发生率远低于萘普生和双氯芬酸缓释片
尼美舒利(nimesulide)	新型解热镇痛抗炎药，具有抗炎、解热和镇痛作用，对 COX-2 的选择性抑制作用最强，因此，抗炎作用强，副作用较小。口服吸收迅速完全，蛋白结合率高，$t_{1/2}$ 2～3h。常用于骨关节炎、类风湿性关节炎、牙痛和腰腿痛的治疗	偶有胃肠道反应，轻微而短暂

第三节 解热镇痛抗炎药的复方制剂

目前临床应用较多的复方制剂多为抗感冒药。为改善症状，提高疗效，减少不良反应，解热镇痛抗炎药常被制成复方制剂应用。常以对乙酰氨基酚、抗组胺药、伪麻黄碱、右美沙芬、咖啡因、金刚烷胺等某几种药组成复方制剂。其中，对乙酰氨基酚具有解热镇痛作用；抗组胺药如氯苯那敏、苯海拉明有抗过敏、镇静作用；伪麻黄碱是β受体激动剂，是血管收缩药，可收缩上呼吸道血管，消除鼻咽部炎症，缓解流鼻涕、打喷嚏、鼻塞等症状；右美沙芬是中枢镇咳药，用于感冒等引起的咳嗽，可缓解干咳症状；咖啡因能收缩头痛时扩张的脑血管，有助于缓解头痛；金刚烷胺具有抗病毒的作用。针对感冒的不同症状选择不同组方的感冒药，可有效改善感冒所引起的症状。但仅从商品名不易了解所含成分，在选用商品名不同而主要成分相同的抗感冒药时，就有可能重复用药对机体造成影响，甚至发生中毒，尤其是小儿。所以须慎用解热镇痛抗炎药的复方制剂(表 16-2)。另外，在传统的复方制剂(如复方阿司匹林和索米痛)中，多含有非那西丁或氨基比林，前者久用可致肾乳头坏死，并可能引起肾盂癌；后者出现粒细胞缺乏、再生障碍性贫血。因此，对某些复方制剂需重新评价。

表 16-2 常用解热镇痛抗炎药的复方制剂

药物制剂	成分及含量(g)													
	阿司匹林	非那西丁	对乙酰氨基酚	氨基比林	氨替比林	咖啡因	氨苯那敏	苯海拉明	伪麻黄碱	巴比妥	苯巴比妥	右美沙芬	人工牛黄	金刚烷胺
复方阿司匹林片(APC)	0.22	0.15				0.035								

续表

药物制剂	成分及含量(g)													
	阿司匹林	非那西丁	对乙酰氨基酚	氨基比林	氨替比林	咖啡因	氨苯那敏	苯海拉明	伪麻黄碱	巴比妥	苯巴比妥	右美沙芬	人工牛黄	金刚烷胺
索米痛片（去痛片）		0.15		0.15		0.05					0.015			
安痛定注射液(2ml)				0.1	0.04					0.02				
氨咖黄敏胶囊（速效伤风胶囊）			0.25			0.015	0.003						0.01	
白加黑感冒片 白			0.325						0.03			0.015		
黑			0.325					0.025	0.03			0.015		
泰诺片剂（泰诺感冒片）			0.325				0.002		0.03			0.015		
快克胶囊（新速效感冒片）			0.25			0.015	0.002						0.01	0.1

第四节 治疗痛风药

痛风是体内嘌呤代谢紊乱所引起的一种疾病，患者表现为高尿酸血症，尿酸盐在关节、肾及结缔组织中析出结晶。急性发作时，尿酸盐微结晶沉积于关节而引起局部粒细胞浸润及炎症反应，如果不能及时治疗可引起慢性痛风性关节炎或肾脏病变。治疗药物有别嘌醇、秋水仙碱等。

别嘌呤醇

别嘌呤醇(allopurinol)为次黄嘌呤的异构体，为抑制尿酸生成药。口服后由胃肠道吸收，经肝代谢，约70%代谢物为有活性的别黄嘌呤。本药及其代谢产物别黄嘌呤可抑制黄嘌呤氧化酶，减少尿酸生成。

不良反应较少，偶见皮疹、血清氨基转移酶增高、粒细胞减少等，应定期检查肝功能和血象。用量宜从小剂量开始。

丙磺舒

丙磺舒(probenecid)为促进尿酸排泄药。口服吸收完全，大部分通过肾近曲小管主动分泌排出，因其脂溶性大，易被肾小管吸收，此时可竞争性抑制尿酸的再吸收，增加尿酸排泄而降低血中尿酸浓度。本药也可在肾小管与青霉素或头孢菌素类竞争同一分泌机制，可减慢后两者的排泄，提高其血药浓度。

少数患者可有胃肠道反应、皮疹、发热等。治疗初期可使痛风症状加重，这是由于尿酸盐由关节移出所致，加服碳酸氢钠并大量饮水可防止尿酸在泌尿道沉积，促进其排出。

秋水仙碱

秋水仙碱(colchicine)为抑制痛风炎症药，通过阻断细胞有丝分裂，抑制急性发作时的粒细胞浸润。对急性痛风性关节炎有选择性抗炎、镇痛作用，可迅速解除急性痛风发作症状，用药后数小时关节红、肿、热、痛即可消退。对一般性疼痛及其他类型关节炎并无作用，也不影响血中尿酸浓度及尿酸的排泄。

不良反应较多，常见胃肠反应，中毒时出现水样腹泻及血便、脱水、休克。对肾及骨髓也有损害作用。慢性痛风患者禁用。

第五节　解热镇痛抗炎药的用药护理

1. 发热是机体的一种防御反应，同时热型也是诊断疾病的重要依据，故对一般发热患者不必急于使用解热药。在体温过高时则有必要应用，以防高热引起并发症。解热镇痛药易出现胃肠道、中枢神经、血液系统等方面的不良反应，如患者出现胃痛、便血、牙龈出血、月经量增多、紫癜、眩晕、耳鸣等，应及时通知医生，采取应对措施。若出现困倦、头晕等，应避免驾驶或操作机器。

2. 注意观察阿司匹林使用后的反应，一旦出现"阿司匹林哮喘"，应立即停药，并应用糖皮质激素和抗组胺药治疗，故用药前应询问用药过敏史，哮喘、鼻息肉及慢性荨麻疹患者禁用阿司匹林。一旦出现水杨酸反应，应立即停药，静脉滴注碳酸氢钠溶液以碱化尿液，加速药物排泄，并给予对症治疗。阿司匹林禁用于严重肝损害、低凝血酶原血症、维生素 K 缺乏和血友病患者。术前一周应停用阿司匹林，以防出血。

3. 嘱咐患者严格按医嘱用药，剂量不能太大，间隔时间不要太短，特别是小儿、老人和体弱者尤应注意。剂量过大可致大量出汗、体液丧失过多易引起虚脱，要告诫患者多饮水。发热者应注意休息，解热时疗程不宜超过一周。

4. 治疗风湿痛时，应告诉患者该类药不会使风湿痛的症状立即消失，需 1～2 周的疗程，要坚持服药。

5. 嘱患者饭后服药，避免空腹服药。服肠溶片应餐前整片吞服。服药期间不要饮酒或饮用含乙醇的饮料，防止加重胃肠道反应。消化性溃疡者应禁用阿司匹林、吲哚美辛等对胃肠道有刺激的药物。

6. 注意阿司匹林与其他药物发生相互作用：①阿司匹林与香豆素类抗凝血药、磺酰脲类降血糖药合用时，出现血浆蛋白竞争性置换，提高这些药物的游离血浓度，增强其作用及毒性；②阿司匹林与肾上腺皮质激素合用，使激素抗炎作用增强，更易诱发溃疡，诱发胃肠出血；③阿司匹林与呋塞米、青霉素、甲氨蝶呤等药物合用时，妨碍呋塞米、青霉素、甲氨蝶呤等从肾小管分泌，易致药物蓄积中毒。

案例分析

患者，男，63岁。一年前无诱因出现双侧腕关节肿痛，三个月后受累关节增多，双手近端指间关节、双肩、双膝均受累，且伴有明显晨僵感，寒冷刺激时病情明显加重，曾诊断为“类风湿性关节炎”，以清痹骨康丸治疗，效果不明显。随病程延长，多关节出现畸形，卧床不起，生活不能自理，遂入院治疗。临床诊断手和腕的后前位X线照片显示有骨侵蚀狭窄，类风湿因子阳性。服用萘普生500mg，一日2次；泼尼松40mg，一日1次。5天后出现黑便，实验室检查：大便潜血阳性。试分析讨论引起消化道出血的原因是什么？应用萘普生应注意什么？

常用制剂和用法

阿司匹林 片剂：0.05g、0.1g、0.3g、0.5g。解热镇痛：一次0.3～0.5g，一日3次，饭后服。抗风湿：一日3～5g，分4次服，症状控制后逐渐减量。

对乙酰氨基酚 片剂：0.1g、0.3g、0.5g。一次0.5g，一日3次。注射剂：0.075g/ml、0.25g/2ml。一次0.15～0.25g，肌注。栓剂：0.15g、0.3g、0.6g。一次0.3～0.6g，一日1～2次，直肠给药。

羟基保泰松 片剂：0.1g。一次0.1～0.2g，一日3次。一周后逐渐减量，维持量为一日0.1～0.2g。

吲哚美辛 肠溶片剂或胶囊剂：25mg。一次25mg，一日2～3次。餐中服，以后每周可递增25mg，至每天总量为100～150mg。

舒林酸 片剂：150mg、200mg。一次150～200mg，一日2次。一日最大剂量400mg。

布洛芬 片剂：0.1g、0.2g。一次0.2～0.4g，一日3次，餐中服。

萘普生 片剂或胶囊剂：0.125g、0.25g。一次0.25g，一日2次。

酮洛芬 肠溶胶囊：25mg、50mg。一次50mg，一日3～4次。

双氯芬酸 肠溶片剂：25mg。一次25mg，一日3次。注射剂：75mg/2ml。一次75mg，一日1次，深部肌注。

思考题

1. 解热镇痛药的解热作用与氯丙嗪的降温作用有何不同？
2. 解热镇痛药的镇痛作用与镇痛药有何不同？
3. 阿司匹林防治血栓形成为什么必须用小剂量而不用大剂量？

（叶 宁）

第十七章　中枢兴奋药和促大脑功能恢复药

学习目标

1. 熟悉尼可刹米、洛贝林、咖啡因的作用、临床应用及不良反应。
2. 了解其他中枢兴奋药和促大脑功能恢复药的作用特点及临床应用。
3. 学会观察中枢兴奋药的疗效和不良反应；能熟练实施用药护理。

中枢兴奋药是指能提高中枢神经系统功能活动的一类药物。利用其对呼吸中枢的兴奋作用，主要用于抢救因疾病或药物引起的中枢性呼吸抑制或呼吸衰竭。

中枢兴奋药对整个中枢神经系统均有兴奋作用，但对中枢神经系统各部位的作用强度不同，具有一定的选择性。这种选择性是相对的，随着用药剂量的增加，不仅药物作用增强，且作用范围相应扩大，过量均可引起中枢神经系统广泛而强烈的兴奋导致惊厥，严重惊厥可随即转为抑制，甚至死亡，这种抑制不能再用中枢兴奋药对抗。因此，应用中枢兴奋药时，必须严格掌握剂量和适应证，密切观察患者用药后的反应，以免发生惊厥。

根据中枢兴奋药的主要作用部位，可分为三类：①主要兴奋大脑皮质药；②主要兴奋呼吸中枢药；③改善脑代谢药。（图 17-1）。

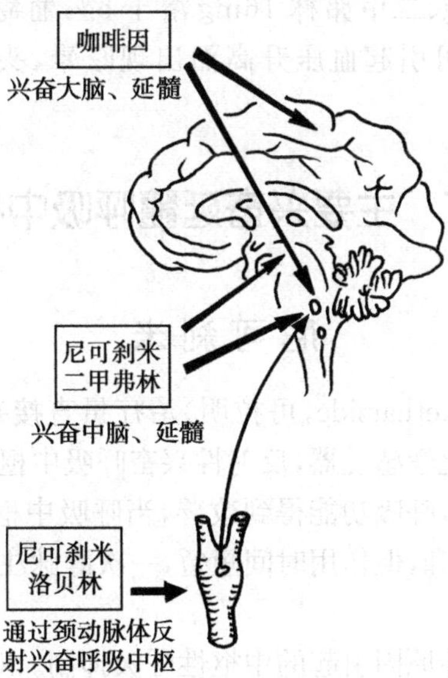

图 17-1　常用中枢兴奋药的主要作用部位示意图

第一节 主要兴奋大脑皮质药物

咖 啡 因

咖啡因(caffeine)为咖啡豆、茶叶中所含的生物碱,现已可人工合成。

【作用】

1. 兴奋中枢神经系统 小剂量(50～200mg)即能选择性兴奋大脑皮质,减轻疲劳、消除睡意、改善思维并增强持久的智能活动能力,提高工作效率。较大剂量(250～500mg)可直接兴奋延髓呼吸中枢和血管运动中枢,并提高呼吸中枢对二氧化碳的敏感性,使呼吸加深加快,血压升高。此作用在中枢处于抑制状态时更为显著。

2. 收缩脑血管 对脑血管平滑肌有明显收缩作用,可缓解因脑血管扩张所致搏动性头痛症状。

3. 其他 具有舒张支气管和胆道平滑肌、利尿及刺激胃酸、胃蛋白酶分泌等作用。

【临床应用】

1. 严重传染病及中枢抑制药过量所致呼吸抑制及循环衰竭。

2. 与解热镇痛药配伍治疗一般性头痛,与麦角胺配伍治疗偏头痛。

【不良反应】 不良反应较少,较大剂量可引起激动、不安、失眠、心悸、头痛,甚至惊厥。久用可产生耐受性。婴幼儿高热时易发生惊厥,故宜选用不含咖啡因的复方退热制剂。

哌 甲 酯

哌甲酯(methylphenidate,利他林)具有较温和的中枢兴奋作用。兴奋大脑皮质,能改善精神活动,消除疲劳,解除抑制。较大剂量也可兴奋呼吸中枢,过量可致惊厥。其中枢兴奋作用可能与促进脑内儿茶酚胺释放有关。临床用于小儿遗尿症、儿童多动症及发作性睡病。此外,对重症呼吸衰竭并需持续给药者,可采取呼吸三联针静脉滴注(哌甲酯 20mg、洛贝林 12mg、二甲弗林 16mg 溶于 5%葡萄糖注射液 250ml 中)。治疗量时不良反应较少,大剂量可引起血压升高而出现眩晕、头痛,甚至惊厥。癫痫及高血压患者禁用。

第二节 主要兴奋延髓呼吸中枢药物

尼可刹米

【作用】 尼可刹米(nikethamide,可拉明)治疗量直接兴奋延髓呼吸中枢,同时也通过刺激颈动脉体和主动脉体化学感受器,反射性兴奋呼吸中枢,并能提高呼吸中枢对二氧化碳的敏感性,使呼吸加深加快,呼吸功能得到改善,当呼吸中枢抑制时其作用更为明显。该药安全范围较大,作用较为温和,但作用时间短暂,一次静脉注射仅维持 5～10 分钟,故需反复、间歇给药。

【临床应用】 可用于各种原因引起的中枢性呼吸抑制。对吗啡中毒所致呼吸抑制及肺心病引起的呼吸衰竭疗效较好,对巴比妥类药物中毒效果较差。

【不良反应】 治疗量不良反应较少。大剂量可致血压升高、心动过速、肌震颤及僵直，甚至惊厥。

● 知识链接 ●

中枢性呼吸衰竭

中枢性呼吸衰竭是临床上常见的危急症状。当脑组织因炎症、中毒、缺氧、水肿、外伤、出血及肿瘤等占位性病变时，直接累及或间接影响脑干对呼吸功能的调节而发生中枢性呼吸衰竭，如不及时抢救，往往会危及生命。

二甲弗林

二甲弗林(dimefline，回苏灵)对延髓呼吸中枢有较强的直接兴奋作用，其作用比尼可刹米强约100倍，且作用出现快维持时间短。能显著改善呼吸，使呼吸加深加快，增加肺换气量，使动脉氧分压提高，二氧化碳分压降低。临床用于治疗各种原因引起的中枢性呼吸抑制，对肺性脑病有较好的苏醒作用。其安全范围较尼可刹米小，过量易引起惊厥，小儿尤易发生，须加注意。静脉给药时须稀释后缓慢注射，并密切观察。有惊厥史者、孕妇禁用。

洛贝林

洛贝林(lobeline，山梗菜碱)可刺激化学感受器反射性兴奋延髓呼吸中枢，使呼吸加深加快。其作用弱、短暂，需反复应用。但安全范围大，不易引起惊厥。主要用于新生儿窒息、小儿感染性疾病所致呼吸衰竭、一氧化碳中毒。

本药安全范围较大，不易致惊厥。较大剂量可兴奋迷走神经中枢，引起心率减慢、房室传导阻滞；过量可兴奋交感神经节和肾上腺髓质而出现心动过速，严重者也可引起惊厥。

多沙普仑

多沙普仑(doxapram)为人工合成的新型呼吸中枢兴奋药，其作用机制和维持时间与尼可刹米相似。具有安全范围大、作用强、起效快、疗效确实等特点，为目前较为理想的呼吸兴奋药。临床用于治疗麻醉药或中枢抑制药引起的呼吸抑制、急性肺通气不全。过量表现为惊厥、心律失常。

贝美格

贝美格(bemegride，美解眠)直接兴奋呼吸中枢及血管运动中枢，使呼吸加快，作用迅速而短暂。临床主要用于巴比妥类等中枢抑制药中毒的解救。安全范围较小，剂量过大或静脉注射速度过快易引起惊厥。

第三节　促大脑功能恢复药

甲氯芬酯

甲氯芬酯(meclofenoxate，氯酯醒)主要兴奋大脑皮质，促进脑细胞的氧化还原过程，增加对葡萄糖的利用，调节神经细胞代谢，使受抑制的中枢神经功能恢复，但作用缓慢，需反复用药。临床用于颅脑外伤后昏迷、脑动脉硬化及中毒所致意识障碍、儿童精神迟钝、小儿遗尿、阿尔茨海默病。

吡拉西坦

吡拉西坦(piracetam，脑复康)能降低脑血管阻力，增加脑血流量，对大脑皮质缺氧有保护作用，能改善脑缺氧及物理化学因素所引起的记忆障碍。临床主要用于治疗阿尔茨海默病、脑动脉硬化、脑外伤所致记忆、思维障碍，也用于治疗儿童智力低下。

胞磷胆碱

胞磷胆碱(citicoline)通过促进卵磷脂合成而改善脑功能，促使脑功能恢复和苏醒。主要用于急性颅脑外伤和脑手术后的意识障碍。

第四节 中枢兴奋药和促大脑功能恢复药的用药护理

1. 了解患者呼吸抑制的原因及程度，保持气道通畅是抢救呼吸抑制的首要措施。

2. 中枢兴奋药的选择性作用与剂量有关，随着药物剂量的增加，药物作用增强，作用范围扩大，过量均可引起中枢神经系统各部位广泛兴奋而导致惊厥。由于维持时间短，在临床急救中常需反复用药，通常2～4h注射一次。为防止过量中毒，一般应交替使用几种中枢兴奋药，严格掌握用药剂量及给药间隔时间，密切观察患者用药后反应，如出现烦躁不安、反射亢进、局部肌肉震颤、抽搐现象，往往是惊厥发生的先兆，应立即报告医生，酌情减量或减慢滴速。

3. 对中枢性呼吸衰竭，应用呼吸兴奋药仅是综合治疗措施之一，是呼吸衰竭的辅助治疗手段。对呼吸衰竭者主要是给氧、人工呼吸，必要时要做气管插管和气管切开。

4. 口服促大脑功能恢复药应在睡前6小时用药，以防止失眠。颅内出血急性期不宜使用胞磷胆碱。

• 案例分析 •

患者，男，3岁。因感染性肺炎伴呼吸衰竭来院诊治。医生给予：二甲弗林8mg加入5%葡萄糖注射液500ml中静脉滴注，用药后患者出现惊厥。请分析产生惊厥的原因，应用二甲弗林应注意什么？

常用制剂和用法

安钠咖 注射剂：0.25g/ml、0.5g/2ml。一次0.25～0.5g，皮下或肌内注射。极量：一次0.75g，一日3g，皮下或肌内注射。

盐酸哌甲酯 片剂：10mg。一次10mg，一日2～3次。6岁以上小儿开始一次5mg，一日5～10mg，以后视病情每隔一周增加5～10mg，一日量不超过60mg。注射剂：20mg/ml。一次10～20mg，一日1～3次，皮下、肌内或静脉注射。

盐酸甲氯芬酯 胶囊剂：0.1g。一次0.1～0.3g，一日3次，至少连服一周。小儿一次

0.1g，一日3次。注射剂：0.1g、0.25g。一次0.25g，一日1～3次，临用前加适量注射用水溶解后肌注或溶于5%葡萄糖注射液250～500ml中静滴。

尼可刹米　注射剂：0.375g/1.5ml、0.5g/2ml。一次0.25～0.5g，皮下、肌内或静脉注射，必要时每1～2小时重复一次，或与其他中枢兴奋药交替使用。极量：一次1.25g，皮下、肌内或静脉注射。

二甲弗林　片剂：8mg。一次8～16mg，一日2～3次。注射剂：8mg/2ml。一次8mg，肌注或静注。一次8～16mg，用0.9%氯化钠注射液或5%葡萄糖注射液稀释后静滴，重症者可一次16～32mg静滴。

盐酸洛贝林　注射剂：3mg/ml、10mg/ml。一次3～10mg，小儿一次1～3mg，皮下或肌注。极量：一次20mg，一日50mg。必要时可一次3mg，小儿一次0.3～3mg缓慢静注，间隔30分钟可重复一次。极量：一次6mg，一日20mg。抢救新生儿窒息可用3mg自脐静脉注射。

盐酸多沙普仑　注射剂：20mg/ml、100mg/5ml。一次0.5～1mg/kg，用5%葡萄糖注射液稀释后静滴，一日总量不宜超过300mg。

吡拉西坦　片剂：0.4g。一次0.8～1.6g，一日2～3次，6周为1疗程。症状缓解后改为一次0.4～0.8g。

胞磷胆碱　注射剂：0.25g/2ml。一次0.5～1.0g加入5%或10%葡萄糖注射液500ml中静滴，一日1次，5～10日为一疗程；也可用25%葡萄糖注射液20ml稀释后缓慢注射。

贝美格　注射剂：50mg/10ml。一次50mg，用5%葡萄糖注射液稀释后静滴，或每3～5分钟注射50mg，直到病情改善。

思考题

1. 呼吸兴奋药兴奋呼吸中枢的作用方式有哪几种？举例说明。
2. 应用中枢兴奋药时护理注意事项有哪些？

（叶　宁）

第十八章　利尿药和脱水药

学习目标

1. 掌握呋塞米、氢氯噻嗪和螺内酯的利尿作用、临床应用及不良反应。
2. 熟悉氨苯蝶啶及常用脱水药的作用特点、临床应用及不良反应。
3. 学会观察本类药物的疗效及不良反应，能够熟练进行用药护理，并能正确指导患者合理用药。

第一节　利　尿　药

利尿药是一类作用于肾脏，增加电解质和水的排出，减少细胞外液容量，使尿量增加的药物。临床主要用于各种原因引起的水肿。也可用于治疗高血压、慢性心功能不全等。

一、利尿药作用基础

尿液的生成包括肾小球的滤过、肾小管和集合管的重吸收及分泌三个环节。目前临床应用的利尿药多数是通过影响肾小管和集合管对水和电解质的重吸收而发挥利尿作用(图 18-1)。

利尿药按其效能高低和作用的部位分为以下三类：

1. 高效能利尿药　主要作用于髓袢升支粗段髓质部和皮质部，抑制管腔膜 Na^+-K^+-$2Cl^-$ 同向转运系统，减少 Na^+ 和 Cl^- 重吸收。利尿作用迅速、强大，也称为袢利尿药。常用药物有呋塞米、布美他尼及依他尼酸等。

2. 中效能利尿药　主要作用于髓袢升支粗段皮质部或远曲小管初始段，抑制管腔膜上 Na^+-Cl^- 同向转运系统，减少 Na^+ 和 Cl^- 再吸收。常用药物有噻嗪类、氯噻酮等。

3. 低效能利尿药　主要作用于远曲小管后段和集合管，抑制 Na^+-K^+ 交换过程。常用药物有螺内酯、氨苯蝶啶、阿米洛利等。

二、常用利尿药

(一) 高效能利尿药

呋　塞　米

呋塞米(furosemide，呋喃苯胺酸，速尿)口服 30 分钟内生效，作用持续 4～6 小时。静

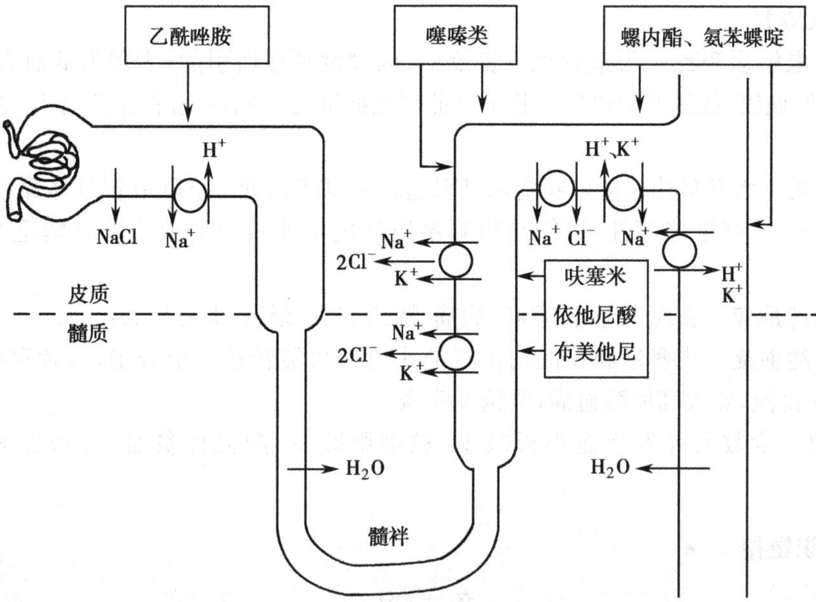

图 18-1　肾小管各段功能和利尿药作用部位

脉注射 5 分钟后生效，维持 2～3 小时。大部分药物以原形经近曲小管分泌排泄。肾功能不全者和老年人血浆半衰期延长。

【作用】

1. 利尿作用　本药作用于髓袢升支粗段的皮质部和髓质部，与管腔膜上 Na^+-K^+-$2Cl^-$ 共转运子结合并抑制其功能，减少 NaCl 重吸收，降低肾脏对尿液的稀释和浓缩功能，排出大量近似于等渗的尿液。尿中 Na^+、K^+、Cl^-、Mg^{2+}、Ca^{2+} 和水的排出都增加。

2. 扩张血管　静脉注射呋塞米可以扩张肾血管，降低肾血管阻力，增加肾血流量，改善肾皮质的血液供应，还可以扩张肺部容量血管，减少回心血量，使左心室的负荷减轻。

【临床应用】

1. 治疗严重水肿　可用于心、肝、肾性水肿。主要用于其他利尿药无效的严重水肿患者。

2. 抢救急性肺水肿和脑水肿　静脉注射可作为急性肺水肿的首选药，由于利尿和扩张血管作用，降低血容量和外周阻力，减少回心血量，减轻左心负担，迅速缓解肺水肿症状；对于脑水肿患者，由于强大利尿作用，使血液浓缩，血浆渗透压增高，有助于消除脑水肿，降低颅内压，常与脱水药合用以提高疗效。

3. 防治急、慢性肾衰竭　在急性肾衰竭早期，静脉注射呋塞米有较好的防治作用，这是因为强大的利尿作用可使阻塞的肾小管得到冲洗，防止肾小管萎缩、坏死；同时能扩张肾血管，降低肾血管阻力，增加肾小球滤过率，使尿量增多。大剂量呋塞米也用于治疗其他药无效的慢性肾衰竭，可使尿量增加，水肿减轻。

4. 加速毒物排出　对急性药物中毒患者，呋塞米配合静脉输液，可加速药物随尿排出。常用于经肾排泄的长效巴比妥类、水杨酸类、碘化物等药物中毒的抢救。

5. 其他　口服或静脉注射均可降低血压，但一般不作降压药使用，仅用于伴有肺水肿或肾衰竭的高血压及高血压危象时的辅助治疗；也可用于高钾血症和高钙血症的治疗。

【不良反应】

1. 水与电解质紊乱 为最常见不良反应，因过度利尿所引起，表现为低血容量、低血钾、低血钠、低血镁、低氯性碱血症。其中以低钾血症最为常见，一般在用药后1～4周出现，且反应严重。

2. 耳毒性 大剂量快速注射呋塞米可引起眩晕、耳鸣、听力下降或暂时耳聋，肾功能不全者尤易发生，呈剂量依赖性，可能与内耳淋巴液电解质成分的改变和耳蜗毛细胞损伤有关。

3. 胃肠道反应 表现为恶心、呕吐、腹痛、腹泻、食欲减退，偶有胃肠出血。

4. 高尿酸血症 呋塞米和尿酸均由近曲小管有机酸转运系统分泌，二者存在竞争抑制，减少尿酸排泄，导致高尿酸血症，并诱发痛风。

5. 其他 少数人可发生血小板减少、粒细胞减少、溶血性贫血、过敏性间质性肾炎等。

知识链接

痛　风

痛风为嘌呤代谢紊乱和尿酸排泄障碍所致血尿酸增高的一组异质性疾病。其临床特点是高尿酸血症、痛风性急性关节炎反复发作、痛风石沉积、特征性慢性关节炎和关节畸形，常累及肾脏引起慢性间质性肾炎和肾尿酸结石形成。痛风可分为原发性和继发性两大类。前者常与肥胖、脂代谢紊乱、高血压、动脉硬化和冠心病等密切相关。痛风患者需注意控制总热量摄入，限制高嘌呤食物（如心、肝、肾、脑、鱼虾类、海蟹等海味、肉类、豆制品、酵母等），严禁饮酒（包括啤酒），防止超重和肥胖，多饮水，不使用噻嗪类利尿药等。

【药物相互作用】 氨基糖苷类抗生素可增强高效能利尿药的耳毒性，应避免合用。呋塞米因利尿排钾，可加剧强心苷的心脏毒性。呋塞米与口服抗凝血药合用，可增强后者的抗凝作用。呋塞米与第一代头孢菌素类药物合用增加肾毒性。

布美他尼

布美他尼（bumetanide）是目前作用最强的利尿药。其作用强度是呋塞米的40～60倍。其特点是用药剂量小、起效快、作用强、持续时间短，口服0.5～1分钟显效，持续4～6小时；静脉注射数分钟即可产生利尿作用。主要作为呋塞米的代用品，用于各种顽固性水肿和急性肺水肿，对急性肾衰竭尤为适宜。不良反应与呋塞米相似而较轻，耳毒性更小，为呋塞米的1/6，听力有缺陷者可选本品。

依他尼酸

依他尼酸（etacrynic acid，利尿酸）利尿作用与呋塞米相似但作用较弱。因其不良反应多且严重，耳毒性发生率高于其他强效利尿药，故临床应用受到一定限制。

托拉塞米

托拉塞米（torasemide）作用与呋塞米相似，其特点是利尿作用较强而持久。

（二）中效能利尿药

噻 嗪 类

噻嗪类药物基本结构相同，作用相似，其主要区别是作用快慢及持续时间长短不同。常用药物有氢氯噻嗪（hydrochlorothiazide，双氢克尿噻）、环戊噻嗪（cyclopenthiazide）、苄氟噻嗪（bendrofluazide）。其中以氢氯噻嗪较为常用。

【作用和临床应用】

1. 利尿 作用温和而持久，尿 Na^+、Cl^-、K^+ 排出较多。临床对轻、中度心源性水肿疗效较好，是慢性心功能不全的主要治疗药物之一。对肝性、肾性水肿的疗效与肝肾功能损害程度有关，损害轻者效果较好，反之则差。

2. 抗利尿 氢氯噻嗪能明显减少尿崩症患者的尿量，其机制尚未阐明。主要用于肾性尿崩症及加压素无效的垂体性尿崩症。

3. 降压 治疗高血压的基础药物之一，常与其他药物联合应用（见第十九章）。

【不良反应】

1. 电解质紊乱 如低血钾、低血钠、低血镁、低氯性碱血症。其中以低钾血症多见，表现为恶心、呕吐、腹胀、肌无力、心律失常等。

2. 高尿酸血症 因药物增加近曲小管对尿酸的再吸收所致。

3. 代谢障碍 与剂量有关，可导致高血糖、高脂血症。长期使用本药可使血中三酰甘油、胆固醇及低密度脂蛋白升高。

4. 过敏反应 可见皮疹、光敏性皮炎、血小板减少、溶血性贫血、急性胰腺炎、胆汁阻塞性黄疸等。

氯噻酮（chlortalidone，氯酞酮）、吲哒帕胺等为非噻嗪类药物，但其作用、作用机制、利尿效能等与噻嗪类相似。

（三）低效能利尿药

螺 内 酯

螺内酯（spironolactone，安体舒通）为人工合成的醛固酮拮抗药，在远曲小管后段和集合管与醛固酮竞争醛固酮受体，拮抗醛固酮而发挥留钾排钠的利尿作用。其利尿作用弱、缓慢而持久。利尿作用与体内醛固酮水平有关。

主要用于治疗伴有醛固酮水平增高的顽固性水肿如肝硬化腹水、肾病综合征等水肿患者作用较好。单用效果较差，常与噻嗪类排钾利尿药合用，以提高疗效并减少或避免血钾紊乱。

不良反应较轻。但长期单独使用可引起高血钾症，肾功能不全者时更易发生。少数人可出现男性乳房发育、女性多毛、月经紊乱以及头痛、倦怠、步态不稳及精神错乱等。

氨苯蝶啶和阿米洛利

氨苯蝶啶（triamterene）和阿米洛利（amiloride）能直接抑制远曲小管和集合管上皮细胞 Na^+-K^+ 交换，从而产生留 K^+ 排 Na^+ 的利尿作用。常与排钾利尿药合用治疗顽固性水肿，如心力衰竭、肝硬化和肾炎等引起的水肿。

不良反应较轻，长期应用可引起高钾血症，肾功能不全、糖尿病患者及老年人较易发生。

第二节 脱 水 药

脱水药又称渗透性利尿药，是一类能迅速提高血浆渗透压，使组织脱水的药物。其特点为：①静脉注射后不易透过血管壁进入组织；②多数在体内不被或少被代谢；③易经肾小球滤过，但不易被肾小管重吸收；④作用主要来自高渗透压的作用。临床常用药物有甘露醇、山梨醇、高渗葡萄糖等。

甘 露 醇

甘露醇(mannitol)为一种己六醇，临床用20%高渗溶液。

【作用和临床应用】

1. 组织脱水 静脉注射后，能迅速提高血浆渗透压，导致组织间液的水分向血浆转移而产生组织脱水作用，同时增加血容量和肾血流量。可用于脑肿瘤、脑外伤、脑组织炎症及缺氧等引起的脑水肿，为治疗脑水肿、降低颅内压安全有效的首选药物；还可降低眼内压而治疗青光眼或青光眼术前使用。

2. 渗透性利尿 用于防治急性肾衰竭。对于大面积烧伤引起的水肿及促进体内毒物排泄也有一定作用。

【不良反应】 不良反应少见，但静脉注射过快可引起一过性头痛、眩晕、恶心、视力模糊等。

山 梨 醇

山梨醇(sorbitol)是甘露醇的同分异构体，常用25%高渗溶液。作用、临床应用及不良反应同甘露醇。因本品进入体内后部分在肝内转化为果糖而失去脱水作用，故脱水作用较弱。易溶于水，价格低廉。

葡 萄 糖

葡萄糖(glucose)作为脱水药常用其50%高渗溶液，静脉注射后也产生脱水及渗透性利尿作用，但因其部分可从血管弥散到组织中，且易代谢，故脱水作用较弱，持续时间较短。单独用于脑水肿时，由于葡萄糖可进入脑组织内，同时带入水分，可引起颅内压回升，产生“反跳”现象，甚至超过用药前水平，故治疗脑水肿时，常与甘露醇交替使用，以巩固疗效。

第三节 利尿药与脱水药的用药护理

一、利尿药的用药护理

1. 用药前应了解患者的血压、体重及水肿部位和程度，心、肝、肾功能及药物过敏史。

2. 对胃肠道刺激作用明显的药物，选择饭后服用。如使用排钾利尿药，应指导患者多食富含钾的食物如香蕉、橘子等。

3. 用药期间准确记录液体出入量，监测患者的体重、血压、电解质(尤其是血钾)、血尿酸、血糖、尿素氮等指标。

4. 用药期间应防止和避免电解质紊乱:如长期应用排钾利尿药可引起低血钾症,患者出现恶心、呕吐、腹胀、肌无力及心律失常等,应及时报告医生。如静脉补钾,应注意药液的稀释比例和静注速度,并密切观察钾的浓度变化。

5. 在应用排钾利尿药时,应注意患者有无关节痛等症状,监测患者血清尿酸水平,预防痛风出现。有痛风史的患者,应提醒医生。

6. 高效利尿药可口服、肌注或稀释后静注,切忌加入酸性液体中注射。中效利尿药多为口服,降压时常与其他降压药合用。低效利尿药餐后口服为宜。

7. 呋塞米等强效利尿药具有耳毒性,可表现为耳鸣、眩晕、听力减退,应注意观察;与氨基苷类抗生素合用更易发生,应避免合用。一旦发生,应立即停药。

8. 用药期间要预防和避免脱水,注意体液的进出量。脱水患者易引起血栓,尤其老年人更易发生。患者如出现头痛、胸痛、小腿或盆腔痛,应及时报告医生。

二、脱水药的用药护理

1. 脱水药有利尿作用,用药前需要排空膀胱;用药后引起口渴,可适当增加饮水量;若静脉给药外漏,可引起局部刺激和水肿,应及时报告医生并进行处理;若出现皮疹、喷嚏、流涕、舌肿大、呼吸困难、血尿、恶心、头痛、发热、心动过速等其他症状,应及时报告医生进行处理。

2. 用药期间应尽可能避免从事高空、高温和汽车驾驶等工作。

案例分析

患者,男,64 岁,因慢性气管炎急性发作住院,在输入生理盐水 500ml 加青霉素 800 万 U 过程中,患者突然出现气急、咳嗽、咳粉红色泡沫痰、烦躁不安、心率 122 次/分、口唇发绀、大汗淋漓、两肺湿啰音。诊断为伴发急性肺水肿。在施行护理急救措施的同时,医生给予下列药物:杜冷丁 50mg 肌内注射、呋塞米 40mg 静脉注射、硝酸甘油 0.5mg 舌下含服、氨茶碱 0.25g,稀释于 50% 葡萄糖溶液 20ml 缓慢静脉注射,甘露醇注射液 250ml 快速静脉滴注(每分钟 10ml)。请分析该患者用药是否合理?若不合理,请提出用药建议。

常用制剂和用法

呋塞米 片剂:20mg。一次 20～40mg,一日 1～2 次。为避免发生电解质紊乱,应从小量开始,间歇给药,即服药 1～3 日,停药 2～4 日。注射剂:20mg/2ml。一次 20～40mg,肌注或稀释后缓慢静注,每日或隔日一次。

布美他尼 片剂:1mg。一次 0.5～2mg,一日 1 次,必要时可一日 2～3 次。注射剂 0.5mg/2ml,肌内或静脉注射,起始 0.5～1mg,必要时每隔 2～3 小时重复,最大剂量为一日 10mg。

托拉塞米 注射剂:10mg/ml。一次 10～20mg,一日 1 次。

依他尼酸 片剂:25mg。一次 25mg,一日 1～3 次。

氢氯噻嗪 片剂:10mg、25mg、50mg。一次 25～50mg,一日 1～2 次,间日或每周 1～2 次。针对不同疾病,用药次数可有所变动。

苄氟噻嗪 片剂：2.5mg、5mg、10mg。一次 2.5～10mg，一日 1～2 次，或隔日服用，或每周连续用 3～5 日。

环戊噻嗪 片剂：0.25mg、0.5mg。一次 0.25～0.5mg，一日 2 次。

氯噻酮 片剂：25mg、50mg、100mg。一次 25～50mg，一日 1 次；或一次 100mg，隔日 1 次。

螺内酯 胶囊剂：20mg。一次 20～40mg，一日 3 次。

氨苯蝶啶 片剂：50mg。开始一次 25～50mg，一日 2 次，最大剂量每日不宜超过 300mg。

阿米洛利 片剂：5mg。开始一次 2.5～5mg，一日 1 次，必要时可增加剂量，但每日不宜超过 20mg。

甘露醇 注射剂：20g/100ml、50g/250ml。一次 1～2g/kg，静滴，必要时 4～6 小时重复使用一次。

山梨醇 注射剂：25g/100ml、62.5g/250ml。一次 1～2g/kg，在 20～30 分钟内输入，必要时 6～12 小时重复注射 1 次。

50%葡萄糖注射液 注射剂：10g/20ml。一次 20～50ml，静注。

思考题

1. 患者，女，58 岁，因“垂体瘤”术后尿崩症，既往有高血压病史。请为该患者选择一种合适的利尿药？并说明用药期间应注意哪些不良反应？

2. 比较呋塞米、氢氯噻嗪、螺内酯利尿作用的特点及临床应用。

（黄宁江）

第十九章　抗高血压药

学习目标

1. 掌握利尿药、钙通道阻滞药、血管紧张素转化酶抑制药和血管紧张素Ⅱ受体阻断药、肾上腺素受体阻断药和α受体阻断药的作用、临床应用及不良反应。

2. 熟悉高血压的定义和抗高血压的分类。

3. 了解其他抗高血压药物的作用特点、临床应用和不良反应。

4. 学会观察药物的疗效和不良反应，能熟练进行用药护理工作，正确指导患者合理用药。

高血压是严重危害人类健康的常见的心血管系统疾病，根据世界卫生组织和国际高血压学会制定的标准，成年人在未服用抗高血压药的情况下，收缩压≥140mmHg 或舒张压≥90mmHg 即为高血压。

高血压按其发病原因可分为原发性高血压（占 90%～95%）和继发性高血压。原发性高血压病因尚未阐明。继发性高血压是由某些确切病因或疾病引起的，如肾动脉狭窄、肾实质病变，嗜铬细胞瘤等的继发表现。高血压在持续进展的过程中可累及心、脑、肾等靶器官，其损害程度常与血压水平呈正相关。

知识链接

正常血压及高血压分级（WHO/ISH，1999 年）

类别	收缩压（mmHg）		舒张压（mmHg）
理想血压	＜120	和	＜80
正常血压	＜130	和	＜85
正常高值	130～139	或	85～89
高血压			
1 级（轻度）	140～159	或	90～99
2 级（中度）	160～179	或	100～109
3 级（重度）	≥180	或	≥110

当收缩压和舒张压分属于不同分级时，以较高的级别作为标准。

第一节 抗高血压药的分类

抗高血压药又称降压药，是一类能降低血压，减轻靶器官损害的药物。合理应用抗高血压药物，不仅能控制血压，还能防止或减少心、脑、肾等并发症的发生，降低死亡率，延长寿命。根据抗高血压药的作用部位或机制，可将其分为以下几类（表19-1）。

表19-1 抗高血压药物分类

药物分类	常用药物
Ⅰ 利尿药	氢氯噻嗪、吲哒帕胺
Ⅱ 钙通道阻滞药	硝苯地平、尼群地平、非洛地平
Ⅲ 血管紧张素Ⅰ转化酶抑制药和血管紧张素Ⅱ受体阻断药	
1. 血管紧张素Ⅰ转化酶抑制药	卡托普利、依那普利、雷米普利
2. 血管紧张素Ⅱ受体阻断药	氯沙坦、缬沙坦、伊贝沙坦
Ⅳ 交感神经抑制药	
1. 中枢性交感神经抑制药	可乐定、莫索尼定
2. 神经节阻断药	美加明
3. 去甲肾上腺素能神经末梢抑制药	利血平
4. 肾上腺素能受体阻断药	
α受体阻断药	哌唑嗪、多沙唑嗪、特拉唑嗪
β受体阻断药	普萘洛尔、美托洛尔
α和β受体阻断药	拉贝洛尔
Ⅴ 血管扩张药	
1. 直接扩舒张血管药	肼屈嗪、硝普钠
2. 钾通道开放药	二氮嗪

第二节 常用抗高血压药

目前，我国临床常用的抗高血压药包括利尿药、β受体阻断药、钙通道阻滞药、血管紧张素Ⅰ转化酶抑制药、血管紧张素Ⅱ受体阻断药和α受体阻断药六大类药物，被称为一线抗高血压药，也称为常用抗高血压药。

一、利 尿 药

氢氯噻嗪

氢氯噻嗪（hydrochlorothiazide，双氢克尿噻，双克）为临床常用的基础性利尿降压药。

【降压作用】 降压作用温和、持久，长期用药无明显耐受性。用药初期主要因排钠利尿造成体内钠、水负平衡，使细胞外液和血容量下降而降压。在连续用药2～4周后，血容量及心排出量逐渐恢复，血压仍可持续降低，其机制主要在于：因排钠而降低小动脉壁细胞内Na^+的含量，并通过Na^+-Ca^{2+}交换机制，使血管平滑肌细胞内Ca^{2+}减少。降低血管平滑肌细胞对去甲肾上腺素等缩血管物质的敏感性。诱导动脉壁产生扩血管物质，如激肽、前列腺素等。限制钠盐摄入量，能增强其降压效果。

【临床应用】 氢氯噻嗪是治疗高血压的基础药物，临床单独应用治疗1级高血压，或与其他抗高血压药联合应用治疗2、3级高血压。

【不良反应】 电解质紊乱，如低血钠、低血钾等，应注意补钾，或与保钾利尿药合用；引起高尿酸血症、高血糖、高脂血症，痛风、高血脂及糖尿病者慎用。

吲哒帕胺

吲哒帕胺(indapamide)为非噻嗪类吲哚啉衍生物。口服吸收完全，半衰期13小时，主要经肝代谢。

【作用和临床应用】 本药具有利尿和钙拮抗双重作用，利尿作用弱。不减慢心率，不收缩血管，不干扰血脂代谢。临床适用于1、2级高血压，尤其是伴有肾功能不全、糖尿病及高脂血症的高血压患者。

【不良反应】 不良反应较轻，可有上腹不适、恶心、食欲减退、头痛、嗜睡、腹泻、皮疹等，长期应用可使血钾降低，应予注意。

二、β受体阻断药

普萘洛尔

普萘洛尔(propranolol，心得安)为β受体阻断药的代表药物。

【降压作用】 降压作用缓慢而持久，连续应用2～3周后，收缩压可下降15%～20%，舒张压下降10%～15%，对立、卧位降压作用相同。长期应用不产生耐受性，合用利尿药其降压作用更显著。其降压作用机制与减少心排出量、抑制肾素分泌、降低外周交感神经活性等有关。

【临床应用】 适用于1、2级高血压。对伴有心排出量多、肾素活性偏高者疗效较好；尤其适用于伴心绞痛、心动过速及脑血管疾病的高血压患者。临床可单独应用，也可与利尿药或扩张血管药联合应用治疗重度高血压，以提高疗效，相互抵消不良反应。

【不良反应】 见第七章。

美托洛尔

【作用和临床应用】 美托洛尔(metoprolol)降压机制与普萘洛尔相同，但对心脏的β_1受体有较强的选择性，而对血管和支气管上β_2受体的影响较小。有较弱膜稳定作用，无内在拟交感活性。可减慢心率、降低心排出量，减弱心肌收缩力，立位及卧位均可降低血压。临床用于治疗各种程度高血压。

【不良反应】 偶有胃部不适、眩晕、头痛、失眠等。哮喘患者不宜应用大剂量，严重支气管痉挛患者慎用。Ⅱ、Ⅲ度房室传导阻滞、严重窦性心动过缓、低血压及孕妇等禁用。

拉贝洛尔

拉贝洛尔(labetalol,柳胺苄心定)是α、β受体阻断药的代表药。对 α_1 受体的阻断作用较弱,对 α_2 受体则无阻断作用,阻断α受体的作用为酚妥拉明的1/6~1/10。其阻断 β_1 和 β_2 受体的作用强度相似,阻断β受体的作用约为普萘洛尔的2/5。对β受体的作用比对α受体作用强。用于治疗各种程度的高血压和心绞痛。静脉注射治疗高血压急症、妊娠期高血压、嗜铬细胞瘤、麻醉或手术时高血压。

常见的不良反应有眩晕、乏力、幻觉、胃肠道功能障碍等。儿童、孕妇、脑溢血患者禁止静脉注射给药。

三、血管紧张素I转化酶抑制药

肾素-血管紧张素-醛固酮系统(RAAS)具有广泛的生理作用,在心血管活动的调节和高血压的病因学方面具有重要影响。体内既存在具有整体调节功能的RAAS(称为循环RAAS),也存在具有局部调节功能的RAAS(称为组织RAAS),特别是在脑组织和心血管系统可局部合成、释放肾素和血管紧张素,并以旁分泌和自分泌方式对心血管及神经系统功能进行调节,同时还可促进心室重构(左室肥厚)和血管重构(管壁增厚)。

血管紧张素Ⅰ(ATⅠ)在血管紧张素转化酶(ACE)作用下转化为血管紧张素Ⅱ(ATⅡ),ATⅡ是作用很强的缩血管物质,可作用于相应受体,收缩外周阻力血管。同时促进肾上腺皮质分泌醛固酮,导致水钠潴留,血压增高。

血管紧张素转化酶抑制药(ACEI)能抑制ACE的活性,减少ATⅡ的生成,使血管扩张,缓解或逆转心血管重构,发挥降压作用(图19-1)。

卡托普利

卡托普利(captopril,巯甲丙脯酸)为第一代ACEI。

【作用】 抑制血管紧张素Ⅰ转化酶,使血管舒张,血压下降。作用强,起效快,口服15分钟即可生效,1~2小时达高峰,持续4~5小时。与其他降压药相比,具有以下特点:

1. 降压时不伴有反射性心率加快,兼具扩张肾血管增加肾血流量作用。

2. 长期服用无耐受性,不易引起电解质紊乱和脂质代谢障碍,可降低糖尿病、肾病和其他肾实质性损害患者肾小球损伤的可能性。

3. 可防止和逆转高血压患者血管壁的增厚和心肌细胞增生肥大,发挥直接及间接的心脏保护作用,同时改善高血压患者的生活质量,降低死亡率。

【临床应用】

1. 各级高血压 尤其对肾素活性高的高血压患者疗效好。对伴有慢性肾功能不全、充血性心力衰竭、冠心病和脑血管疾病的高血压患者均有良效。合用利尿药增强降压效果。可增加胰岛素抵抗患者的胰岛素敏感性,适用于伴糖尿病的高血压患者。

2. 慢性心功能不全 通过扩张动静脉血管,减轻心脏前后负荷,改善心功能。

【不良反应】

1. 低血压,常见于初始用量过大时,宜从小剂量开始试用。

2. 咳嗽,主要为刺激性干咳,常在用药后1周至6个月内出现,停药后可自行消失。

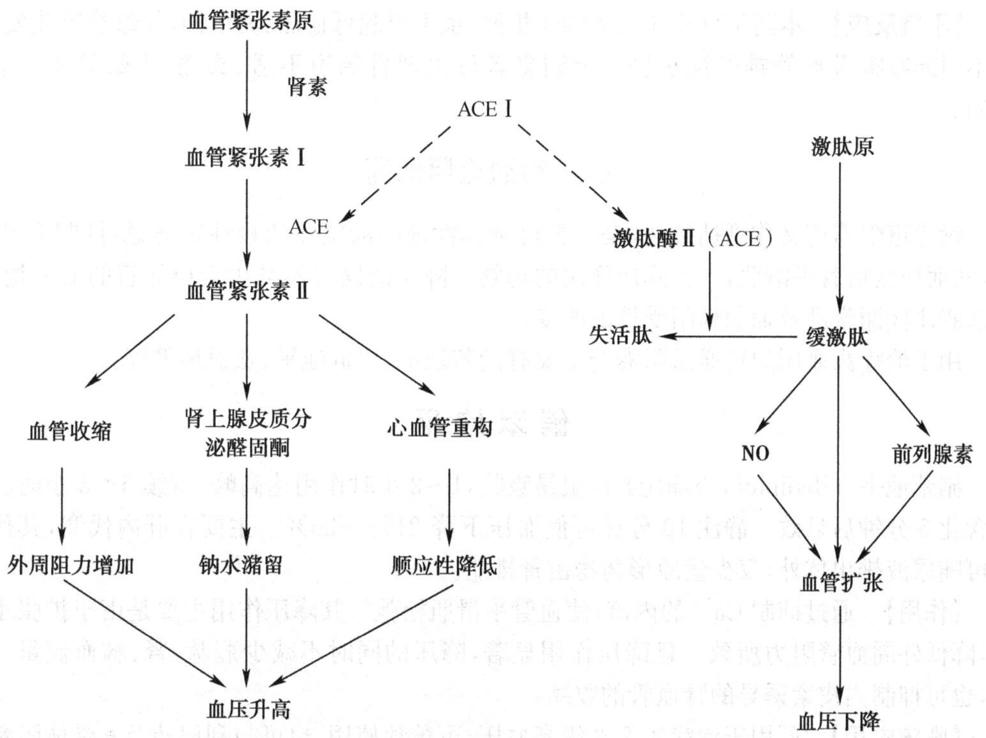

图 19-1　血管紧张素转化酶抑制药（ACEI）作用机制示意图

3. 部分可发生高血钾，偶有血管神经性水肿、蛋白尿等肾功能受损表现，肾功能不全者慎用。用药期间注意复查尿常规。

4. 久用可致血锌降低而引起皮疹、味觉、嗅觉缺损、脱发等。补充锌可以减轻。且能影响胎儿发育，孕妇禁用。

5. 因食物可减少其吸收，宜空腹服药。

依那普利

依那普利（enalapril，恩那普利）为第二代的强效 ACEI。口服吸收迅速，且不受饮食影响。作用强而持久，降压效应为卡托普利的 11.5 倍，维持 24 小时以上。主要用于各级高血压及心功能不全。不良反应与卡托普利相似但较轻。

四、血管紧张素Ⅱ受体阻断药

常用的血管紧张素Ⅱ受体阻断药（ARB）有氯沙坦、缬沙坦和伊贝沙坦等。

氯沙坦、缬沙坦和伊贝沙坦

氯沙坦（losartan）、缬沙坦（valsartan）和伊贝沙坦（irbesartan）均为强效选择性的 AT_1 受体阻断药，能特异性与 AT_1 受体结合，阻断通过各种途径生成的 AngⅡ作用于 AT_1 受体，抑制了 AngⅡ的缩血管和促进醛固酮分泌作用，从而降低血压。

【作用和临床应用】　降压作用平稳、持久，但起效缓慢，用药 3～6 周可达最佳效果。基础血压越高降压幅度越大，停药后不易产生反跳现象。临床广泛用于治疗 1、2、3 级高血压。

【不良反应】 本药不良反应与ACEI相似，也可引起低血压、高血钾，并影响胎儿发育，但不引起咳嗽及血管神经性水肿。个别患者可出现胃肠道不适、头痛、头晕等症。孕妇禁用。

五、钙通道阻滞药

钙通道阻滞药又称钙拮抗药，是一类可选择性地阻滞电压依赖性钙通道，抑制 Ca^{2+} 内流，从而松弛血管平滑肌，产生降压作用的药物。降压的同时不减少重要器官的血流量，不引起脂质代谢紊乱及葡萄糖耐受性的改变。

用于治疗高血压的钙通道阻滞药主要有硝苯地平、尼群地平、氨氯地平等。

硝苯地平

硝苯地平（nifedipine，心痛定）口服易吸收，1～2小时作用达高峰，持续6～8小时。舌下含化5分钟后显效。静注10分钟可使血压下降21%～26%。主要在肝内代谢，其代谢物可随尿液排出体外，仅少量原形药物由肾排泄。

【作用】 通过抑制 Ca^{2+} 的内流，使血管平滑肌松弛。其降压作用主要是由于扩张小动脉，降低外周血管阻力所致。且降压作用显著，降压的同时不减少冠脉、肾、脑血流量。此外，也可抑制内皮素诱导的肾血管的收缩。

【临床应用】 可用于治疗1、2、3级高血压，可单独使用，也可与利尿药及β受体阻断药合用。

【不良反应】 常见头痛、面部潮红、眩晕、心悸、踝部水肿、咳嗽等。短效制剂可能加重心肌缺血，长期大量应用能提高心性猝死率，故不宜用于伴心肌缺血的高血压患者。

尼群地平

尼群地平（nitrendipine）选择性抑制血管平滑肌细胞 Ca^{2+} 内流，对血管的亲和力比对心肌大，对冠状动脉的选择作用更佳。降压作用较硝苯地平温和、持久，不良反应轻。临床适用于各级高血压，对高血压伴心绞痛者尤佳。与利尿药或β受体阻断药合用可增强疗效。

非洛地平

非洛地平（felodipine，费乐地平）作用与硝苯地平相似，对冠状动脉及外周血管均有扩张作用。可增加冠状动脉窦的血流量，降低全身及冠状血管阻力，使血压下降。主要用于高血压的治疗。

主要不良反应为轻度到中度的踝部水肿（呈剂量依赖性，与前毛细血管舒张有关）。在治疗开始和增加剂量时可出现面部潮红、头痛、心悸、头昏和疲乏等。

六、α受体阻断药

哌唑嗪

哌唑嗪（prazosin）是人工合成的喹唑啉类衍生物。口服易吸收，2小时内血药浓度达峰值，生物利用度为60%，半衰期为2.5～4小时，与血浆蛋白结合率达97%，主要在肝脏代谢。

【作用】 本药选择性地阻断突触后膜 α_1受体，扩张小动脉及静脉血管，产生中等偏强的降压作用。降压时对心率，心排出量和血浆肾素活性无显著影响。

【临床应用】 适用于各级高血压。单用治疗轻、中度高血压，合用β受体阻断药及利尿药可治疗重度高血压，也可用于难治性心力衰竭。

【不良反应】 首次给药可致严重的直立性低血压、晕厥、心悸等，称为“首剂现象”，在立位，饥饿、低盐时尤易发生。首次用量 0.5mg，临睡前服用，一般服用数次后首剂现象可消失。其他尚有鼻塞、口干、眩晕、嗜睡等副作用，停药后可消失。

多沙唑嗪和特拉唑嗪

多沙唑嗪(doxazosin)是一种长效 α_1受体阻滞剂，降低外周阻力而起到降压作用，降压作用良好。半衰期长，约为 11 小时，每日只需用药 1 次。

特拉唑嗪(terazosin)是一种新型 α 受体阻滞剂，对 α_1受体有高度选择性，半衰期长，约为 12 小时。对血脂异常和前列腺肥大的老年人也可产生有利影响。

第三节 其他抗高血压药

一、中枢性降压药

可乐定

可乐定(clonidine，可乐宁)为咪唑类衍化物。

【作用和临床应用】 通过激动延髓腹外侧区的咪唑啉受体 I_1，降低了外周交感神经张力；并可激动外周交感神经突触前膜的 α_2受体，反馈性减少去甲肾上腺素的释放，从而产生中等偏强的降压作用。

适用于 2 级高血压的治疗，常于其他降压药无效时应用。因能抑制胃肠道蠕动和胃酸分泌，故适用于伴有溃疡病的患者。一般口服给药，急进型高血压宜静注或肌注。

【不良反应】 常见不良反应有口干、便秘、嗜睡等，也可引起头痛、腮腺痛、阳痿等，停药后多自行消失。久用可致水、钠潴留，与利尿药合用可减轻。长期用药后宜逐渐减量停药，以防出现反跳现象。

莫索尼定

莫索尼定(moxonidine)为第二代中枢性降压药，通过激动延髓腹外侧区的咪唑啉受体而产生降压作用。口服易吸收，血浆半衰期为 2 小时，但其生物半衰期较长，可一日给药 1 次。临床适用于治疗 1、2 级高血压。不良反应少见，主要是口干、嗜睡等。

二、血管扩张药

肼屈嗪和双肼屈嗪

肼屈嗪(hydralazine，肼苯哒嗪)和双肼屈嗪(dihydralazine，双肼苯哒嗪)属直接扩张血管药。

【作用和临床应用】 两药直接扩张小动脉平滑肌，使外周阻力降低，血压下降。降压的同时能反射性兴奋交感神经，出现心率加快、心排出量增加、血浆肾素活性增高和水钠潴留加重等不良反应。因此，一般不宜单用，多在复方制剂中使用。

【不良反应】 不良反应多，常见头痛、直立性低血压、心悸、眩晕等，甚至诱发心绞痛和心力衰竭。大剂量（每日400mg以上）可引起全身红斑狼疮样综合征及类风湿性关节炎，故每日剂量不得超过200mg，并定期检查抗核抗体。

硝 普 钠

硝普钠（sodium nitroprusside，亚硝基铁氰化钠）属硝基扩张血管药。

【作用和临床应用】 通过激活鸟苷酸环化酶，促进cGMP的生成，产生血管扩张作用。本药口服不吸收，需静脉滴注给药，30秒内起效，2分钟达最大降压效应，停药后5分钟血压又回升原水平，调整静滴速度可使血压维持于所需水平。

临床用于高血压危象、高血压脑病、恶性高血压的治疗，特别适用于伴有急性心肌梗死者或左室功能衰竭的严重高血压患者。也可用于治疗难治性心衰。

【不良反应】 常出现呕吐、出汗、头痛、心悸等，均为血压过度降低所致。长期或大量应用可致血中氰化物蓄积中毒，应予注意，必要时用硫代硫酸钠防治。遇光易被破坏，故滴注的药液应新鲜配制并注意避光。

知识链接

高血压急症

高血压急症是指短时期内（数小时或数天）血压重度升高，舒张压>130mmHg和（或）收缩压>200mmHg，并伴有重要器官组织如心脏、脑、肾脏、眼底、大动脉的严重功能障碍或不可逆损害，高血压患者表现为高血压危象、高血压脑病或脑出血。迅速降低血压，在短时间内使病情得到缓解，对预防进行性或不可逆靶器官损害，降低死亡率具有重要意义。

二 氮 嗪

二氮嗪（diazoxide，氯苯甲噻嗪）为钾通道开放剂。能直接舒张血管平滑肌而降压，其降压机制部分是通过激活平滑肌细胞对ATP敏感的钾通道，促进钾外流，使胞膜超极化，钙通道失活，Ca^{2+}内流减少所致。临床上静脉注射用于治疗高血压危象及高血压脑病。由于不良反应多，常被硝普钠替代。

三、去甲肾上腺素能神经末梢阻滞药

利 血 平

利血平（reserpine）是印度萝芙木所含的一种生物碱。降压灵是从国产萝芙木中分离出的总生物碱，其主要成分为利血平。降压机制为耗竭外周去甲肾上腺素能神经递质，发挥作用缓慢，降压作用温和、持久。不良反应较多，长期应用可致抑郁、消化性溃疡，故很少单用，常与其他药物组成复方制剂，治疗轻、中度高血压。伴有消化性溃疡、有精神抑郁症史者禁用。

知识链接

降压药服用时间

人体血压表现为典型的昼夜节律性，昼高夜低。上午6~10时达到峰值（晨峰现象），15时出现一个次高峰，凌晨3~5时降至低谷，此为“双峰一谷”现象。心血管事件的发生也具有典型的昼夜节律性，上午6~10时严重心脏事件占全天的35%~40%（清晨风险）。

由于短效降压药作用时间短，常使血压波动增大，导致靶器官严重受损。《中国高血压防治指南》指出，选择抗高血压药物，应优先使用长效制剂，达到24小时恒速释放药量，对降低凌晨心、脑血管事件发生率有很大的意义。

第四节　抗高血压药的用药护理

1. 询问患者是否用过降压药物，降压药的种类、剂量、时间和用法、疗效情况及有无不良反应发生等，是否有药物禁忌证。

2. 大多数无并发症高血压患者可单独用药。联合用药常采用不同作用机制降压药物联合，常用的联合用药配伍：①利尿药＋ACEI或钙拮抗药或β受体阻断药或血管紧张素Ⅱ受体阻断药；②ACEI＋钙拮抗药；③α_1受体阻断药＋β受体阻断药；④ACEI＋血管紧张素Ⅱ受体阻断药。

3. 向患者宣传高血压防治知识，从小剂量开始服用，逐步递增药物剂量。给患者解释高血压病长期规律治疗的重要性，告诉患者要坚持长期服药，平稳降压，尤其是高危的患者，不可随意增减剂量，不可漏服、补服药物或突然停服药物。

4. 在应用硝普钠、硝酸甘油和硝苯地平等迅速降压治疗高血压急症时，要做好药物对靶器官的损害及相应的功能障碍的护理工作。

5. 对高血压并发糖尿病、肾脏损害、冠心病或心肌梗死、血性心力衰竭和脑梗死等其他疾病时应根据降压药物特点合理选择用药并正确指导用药。

6. 熟悉各种降压药物的不良反应，监测降压效果，出现异常立即报告医生，并及时处理。

7. 教会患者做好用药自我监护，每天测量血压，了解自己血压变化，判断药物的疗效。

案例分析

患者，男，48岁。有高血压病5年。近日检查：血压160/100mmHg，空腹血糖8.2mmol/L，尿蛋白（+）。试分析该患者首选何种降压药最为适宜，请说明选药依据及该药常见的不良反应。

常用制剂和用法

氢氯噻嗪　片剂：10mg、25mg。一次12.5～25mg，一日2次。见效后酌减，给维持量。

吲达帕胺　片剂：2.5mg。一次2.5mg，一日1次。

普萘洛尔　片剂：10mg。开始用量一次10～20mg，一日3次。以后每周增加剂量10～

20mg，一日用量一般不超过100mg，个别达120mg。

美托洛尔 胶囊剂：50mg。一次50～100mg，一日100～200mg。

阿替洛尔 片剂：25mg、50mg、100mg。一次50～100mg，一日1～2次。

拉贝洛尔 片剂：100mg、200mg。一次100～200mg，疗效不佳时可增至一次200mg，一日3～4次。

硝苯地平 片剂：5mg、10mg。一次5～10mg，一日3次，口服或舌下含化。

尼群地平 片剂：10mg。一次10mg，一日3次。

非洛地平 片剂：5mg、10mg。一日5～10mg，一日3次，口服。

卡托普利 片剂：12.5mg、25mg、50mg。开始一次12.5～25mg，渐增至50mg，一日2～3次，饭前服用。一日最大剂量为450mg。

依那普利 片剂：2.5mg、5mg。开始一次2.5～5mg，一日1次。渐增至一日10～40mg，分1～2次服。

氯沙坦 片剂：50mg。一次口服10～50mg，一日1次。一般维持量为一日1次50mg，剂量增加，抗高血压效果不再增加。

缬沙坦 胶囊剂：80mg、160mg。一日1次，口服80mg，亦可根据需要增加至160mg。

伊贝沙坦 片剂：75mg。一日1次，口服150mg。根据病情可增加至300mg，一日1次。

可乐定 片剂：0.075mg、0.15mg。一次0.075～0.15mg，一日3次，根据病情可适当逐渐增加剂量。注射剂：0.15mg/ml。一次0.15～0.3mg，肌内注射或静脉注射，必要时6小时重复一次。

莫索尼定 片剂：0.2mg、0.4mg。一次0.2～0.4mg，一日1次。一日最大剂量0.6mg。

甲基多巴 片剂：0.25g。一次0.25g，一日3次。

哌唑嗪 片剂：0.5mg、1mg、2mg。开始口服每次0.5～1mg，一日3次。以后逐渐增加至一日6～15mg，分次服用。

多沙唑嗪 片剂：0.5mg、1mg、2mg。开始口服0.5mg，一日1次。以后可根据病情1～2周逐渐增加剂量至一日2mg，然后再增量至一日2mg。

特拉唑嗪 片剂：0.5mg、1mg、2mg。开始口服一次不超过1mg，睡前服用。以后可根据病情逐渐增加剂量，一般为8～10mg；一日最大剂量为20mg。

肼屈嗪 片剂：10mg、25mg。一次10～25mg，一日3次。

双肼屈嗪 片剂：12.5mg、25mg。一次12.5～25mg，一日25～50mg，也可酌情增至一次50mg，一日3次。

二氮嗪 注射剂：300mg。一次200～400mg快速静脉注射，在15～20秒内注射完。溶液碱性极强，避免漏至血管外。

利血平 片剂：0.25mg。一日0.25～0.5mg，一次顿服或分3次服。

硝普钠 注射剂：50mg。一次50mg～100mg，临用时以5%葡萄糖注射液2～3ml溶解后再用同一溶液500ml稀释，缓慢静脉滴注（容器避光），速度每分钟不超过3μg/kg。配制时间超过4小时的溶液不宜使用。

思考题

1. 根据所学知识，说出高血压出现下列并发症或伴发疾病时的选用药物：

(1)合并消化性溃疡者

(2)合并心衰者

(3)合并心绞痛者

(4)合并窦性心动过速者

(5)合并肾功能不全者

(6)合并支气管哮喘、慢性阻塞性肺病者

(7)合并糖尿病者

(8)合并精神抑郁者

(9)合并高脂血症者

2. 患者，女性，57 岁。有高血压、冠心病史，近日心前区闷痛发作频繁，伴头胀，测血压 150/100mmHg，心电图示胸前痛发作时相关导联 ST 段一过性抬高，此时应采取何种药物治疗最为适宜。说明选药依据。

（方士英）

第二十章　抗心律失常药

学习目标

1. 掌握普萘洛尔、维拉帕米、利多卡因、胺碘酮等药物的作用、临床应用和不良反应。
2. 熟悉抗心律失常药的基本作用和抗心律失常药物的分类。
3. 学会观察药物的疗效和不良反应，能够熟练进行用药护理，并能正确指导患者合理、安全用药。

心律失常是指心脏冲动频率、节律、起源部位、传导速度等异常。临床上根据心动频率将其分为缓慢型和快速型心律失常两类。缓慢型心律失常窦性心动过缓、房室传导阻滞等常用异丙肾上腺素和阿托品等药物治疗。快速型心律失常包括房性期前收缩、房性心动过速、心房颤动、心房扑动、阵发性室上性心动过速、室性期前收缩、室性心动过速及心室颤动等。本章主要讲述快速型心律失常的治疗药物。

第一节　抗心律失常药对心肌电生理的影响与药物分类

一、正常心肌电生理

（一）心肌细胞膜电位　心肌细胞的静息膜电位，膜内负于膜外，约−90mV，呈极化状态。当心肌细胞兴奋时，随着细胞膜对离子通透性改变，引起膜两侧离子浓度分布的变化，发生去极化和复极化，形成动作电位（AP）。心肌细胞AP分为5个时相：0相为快速除极期，是Na^+迅速内流所致；1相为快速复极初期，由K^+短暂外流所致；2相为缓慢复极早期，又称平台期，由Ca^{2+}及少量Na^+内流与K^+外流所致，复极过程进展缓慢，形成平台；3相为快速复极末期，由K^+外流所致。0相至3相的时程合称动作电位时程（APD）。4相为静息期，通过离子泵（Na^+-K^+-ATP酶）主动转运，使细胞内外离子浓度恢复到除极前状态（图20-1）。

心肌自律细胞与非自律细胞的膜电位变化不同，自律细胞4相复极达最大舒张电位后，便开始自动缓慢除极，达到阈电位重新激发下一次动作电位（图20-2）。其中，快反应自律细胞4期自动除极主要是由特殊的Na^+内流和衰减的K^+外流所致，而慢反应自律细胞自动除极主要由Ca^{2+}缓慢内流所致。

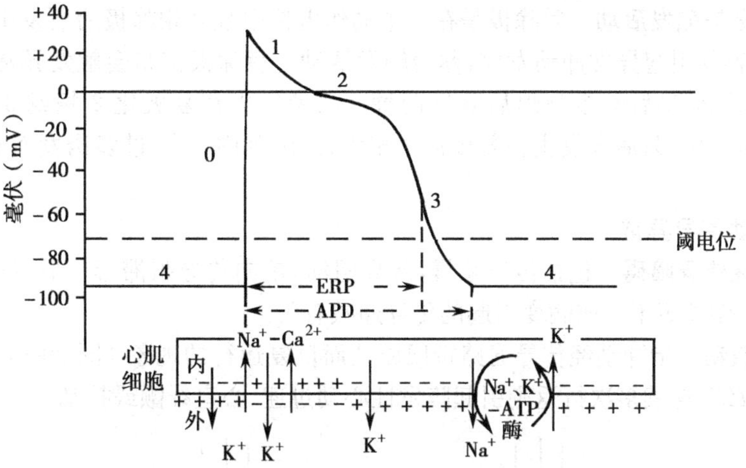

图 20-1　心肌细胞动作电位与离子转运示意图

1. ERP:有效不应期　2. APD:动作电位时程

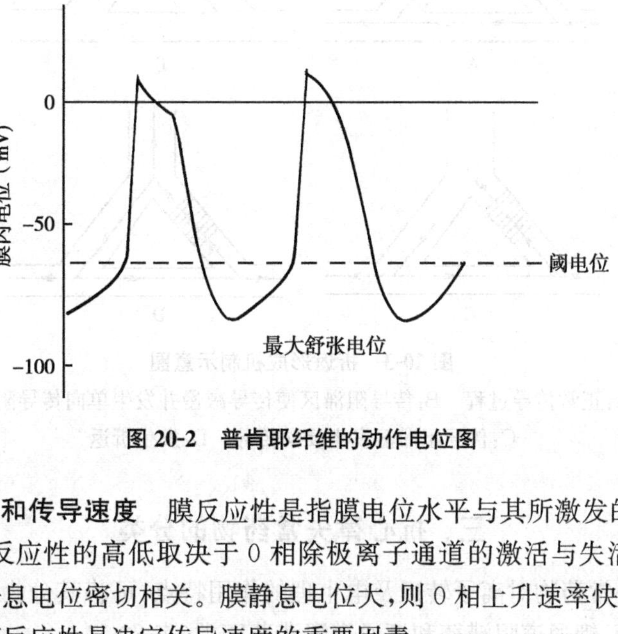

图 20-2　普肯耶纤维的动作电位图

（二）膜反应性和传导速度　膜反应性是指膜电位水平与其所激发的 0 相上升最大速率之间的关系。膜反应性的高低取决于 0 相除极离子通道的激活与失活速率。一般条件下，膜反应性与其静息电位密切相关。膜静息电位大，则 0 相上升速率快，AP 振幅大，传导速度也快。因此，膜反应性是决定传导速度的重要因素。

（三）有效不应期　复极过程中膜电位恢复到－60～－55mV 时，细胞才对刺激发生可扩布的动作电位。从除极开始到这以前的一段时间即为有效不应期（ERP），其反映快钠通道恢复有效开放所需的最短时间。

二、快速型心律失常的异常电生理学机制

心律失常可由冲动起源异常和冲动传导异常或二者兼有所引起。

（一）冲动起源异常

1. 自律性增高　正常心脏兴奋起源来自于窦房结。若窦房结 4 相 Ca^{2+} 内流加快，可致 4 相自动除极速率加快，引起窦性心动过速。若其他自律组织 4 相自发除极速率加快或最大舒张电位减小，则会使冲动形成增多，引起异位冲动产生，即异位节律。

2. 后除极与触发活动 后除极是在一个动作电位中继0相除极后所发生的除极，其膜电位不稳定，容易引起异常冲动发放，称为触发活动。后除极扩布会触发异常节律，发生心律失常。后除极分早后除极与迟后除极两种。前者发生在复极化2相或3相中，主要由 Ca^{2+} 内流增多所引起；后者发生在复极化4相中，是细胞内 Ca^{2+} 过多诱发 Na^{+} 短暂内流所引起。

（二）冲动传导异常

1. 单纯性传导障碍 包括传导减慢，传导阻滞，单向传导阻滞等。后者的发生可能与邻近细胞不应期长短不一或病变引起的传导递减有关。

2. 折返激动 指冲动经传导通路折回原处而反复运行的现象（图20-3）。单次折返形成一次期前收缩，连续多次折返则引起阵发性心动过速、心室纤颤或扑动。

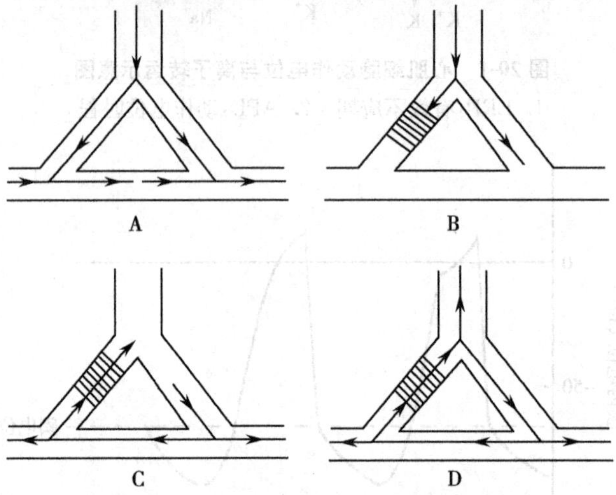

图20-3 折返形成机制示意图

A：正常传导过程 B：传导阻滞区使传导减慢并发生单向传导阻滞
C：传导阻滞区发生反向传导 D：发生折返

三、抗心律失常药物的分类

根据抗心律失常药物对离子转运及电生理的作用特点，可将其分为钠通道阻滞药、β肾上腺素受体阻断药、钾通道阻滞药和钙通道阻滞药四类（表20-1）。

表20-1 抗心律失常药物分类

类别	药物作用	代表药物
Ⅰ类 钠通道阻滞药		
ⅠA类	适度阻滞钠通道	奎尼丁、普鲁卡因胺
ⅠB类	轻度阻滞钠通道	利多卡因、苯妥英钠
ⅠC类	明显阻滞钠通道	普罗帕酮
Ⅱ类 β肾上腺素受体阻断药	阻断β肾上腺素受体	普萘洛尔
Ⅲ类 延长动作电位时程药	阻滞钾通道	胺碘酮
Ⅳ类 钙通道阻滞药	阻滞钙通道	维拉帕米

第二节 常用抗心律失常药

一、钠通道阻滞药

(一) ⅠA类药物

奎 尼 丁

奎尼丁(quinidine)是由金鸡纳树皮中提取的一种生物碱,是奎宁的右旋体,其抗疟作用较弱,但对心脏的作用较奎宁强5～10倍。口服易吸收,主要经肝代谢,20%左右以原形经肾排出。

【作用】 通过与心肌细胞膜钠通道蛋白结合,影响细胞膜对Na^+、K^+通透性,其抑制Na^+内流作用大于抑制K^+外流,且有明显的抗胆碱作用和阻断外周血管α受体作用。

1. 降低自律性 治疗量的奎尼丁能降低异位节律点的自律性,抑制异位冲动的发放。对病窦综合征可明显降低其自律性,对正常窦房结则影响甚微。

2. 减慢传导速度 抑制Na^+内流,降低心房、心室、普肯耶纤维的0相上升速率和振幅,减慢传导速度,从而使单向传导阻滞变为双向阻滞,消除折返。

3. 延长有效不应期 抑制K^+外流,延长心房、心室、普肯耶纤维的ERP和APD,以ERP的延长更为明显,从而有利于消除折返。

【临床应用】 为广谱抗心律失常药,用于治疗多种快速型心律失常。适用于心房纤颤、心房扑动、室上性和室性心动过速的转复律和预防,也可用于频发室上性和室性期前收缩的治疗。奎尼丁是最重要的心律失常转复药物之一,可用于转律后防止复发。

【不良反应】

1. 金鸡纳反应 最常见胃肠道及中枢神经系统症状,包括恶心、呕吐、腹泻、腹痛、耳鸣、眩晕、头痛、视力障碍等,宜饭后服用。

2. 心脏毒性 治疗浓度时减慢心室内传导,高浓度可致窦房传导阻滞、房室传导阻滞、室性心动过速等。偶见"奎尼丁晕厥",发作时患者意识丧失、四肢抽搐、呼吸停止,甚至心室颤动。应立即进行人工呼吸、胸外心脏挤压、电除颤等,同时配合异丙肾上腺素及乳酸钠等药物抢救。

3. 低血压反应 服用本药前应监测心率和血压。

肝、肾功能不全、严重房室传导阻滞、心动过缓、低血压患者禁用。

普鲁卡因胺

普鲁卡因胺(procainamide)为局麻药普鲁卡因的衍生物。口服易吸收,也可注射给药。主要在肝中被代谢成仍具活性的N-乙酰普鲁卡因胺。

【作用和临床应用】 对心肌的直接作用与奎尼丁相似而较弱。以抑制房室结以下传导为主。主要用于室性期前收缩、室性心动过速;对室上性心动过速也有效,但对房性心律失常疗效差。

【不良反应】 长期应用可出现胃肠道反应、皮疹、药热、粒细胞减少等;应用数月或一年,约10%～20%患者出现系统性红斑狼疮样综合征,停药后可恢复。高浓度静脉给药可引起低血压、房室传导阻滞及窦性停搏。故注射给药时应连续监测血压和心电图的变化。

完全性房室传导阻滞或束支传导阻滞者禁用。

（二）ⅠB类药物

利多卡因

利多卡因(lidocaine)为ⅠB抗心律失常药物的典型代表，也是常用的局部麻醉药。因首关消除明显，需静脉给药。

【作用】

1. 降低自律性，提高致颤阈 治疗浓度能选择性地作用于普肯耶纤维和心室肌，抑制4相Na^+内流，促进K^+外流，降低普肯耶纤维的自律性，提高致颤阈。

2. 相对延长ERP 通过促进3相K^+外流并抑制2相Na^+内流而缩短普肯耶纤维及心室肌的APD和ERP，且以缩短APD更为显著，相对延长ERP，有利于消除折返。

3. 改善传导 治疗浓度时对正常心肌的传导无明显影响。在心肌缺血时，缺血部位细胞外K^+浓度升高，利多卡因对传导有明显的抑制作用，使单向阻滞变为双向阻滞而消除折返，这可能是防止心肌梗死后室颤的原因之一。当血K^+较低时，利多卡因则促K^+外流而加速传导。大剂量时则明显抑制0相上升速率而减慢传导。

【临床应用】 主要用于室性心律失常，是目前治疗室性心律失常的首选药。对室性期前收缩、阵发性室性心动过速、心室颤动、强心苷中毒所致室性心动过速有较好疗效。对低血钾患者，应先补钾，否则因对K^+通透性降低而影响疗效。对房性心律失常无效。

【不良反应】 毒性较小，随着血浆药物浓度的加大，可出现中枢神经系统症状，包括嗜睡、头痛、激动不安、出汗、肌颤、视力模糊等，严重者可致意识模糊，甚至呼吸抑制。剂量过大可致心率减慢、房室传导阻滞和低血压。与奎尼丁、普鲁卡因胺、普萘洛尔等合用，毒性增大，甚至可致窦性停搏。

知识链接

利多卡因小知识

1943年首次合成利多卡因用作局部麻醉药，后发现其具有抗心律失常的作用。临床上具有供麻醉用和抗心律失常用的两种制剂，因此，护理人员在配药前要仔细查对药品标签，标示有“供心律失常用注射剂”才能供静脉给药用于抗心律失常，因为这种制剂中不含有防腐剂和肾上腺素。

苯妥英钠

苯妥英钠(phenytoin sodium)为抗癫痫药，也具有抗心律失常作用。

【作用】 对心肌电生理作用类似利多卡因，作用于希氏束-普肯耶纤维系统，抑制Na^+内流，促进K^+外流。

1. 降低自律性 抑制普肯耶纤维自律性，并能与强心苷竞争Na^+-K^+-ATP酶，抑制强心苷中毒时迟后除极所引起的触发活动，大剂量也可抑制窦房结自律性。

2. 缩短 APD，相对延长 ERP　此作用与利多卡因相似。

3. 对传导的影响　正常血钾时，小剂量苯妥英钠对传导速度无明显影响，大剂量则减慢传导；低血钾时小剂量苯妥英钠能加快传导速度，强心苷中毒时此作用更为明显。

【临床应用】　用于治疗室性心律失常，尤其适用于强心苷中毒所致的室性心律失常。对其他原因引起的心律失常疗效不如利多卡因。

【不良反应】　见第十章。

美　西　律

美西律(mexiletine)对心肌电生理特性的影响与利多卡因相似。可口服，作用维持时间长达 6～8 小时以上。主要用于治疗室性心律失常，对心肌梗死诱发的急性室性心律失常有效。

不良反应有恶心、呕吐；久用后可见神经症状，如震颤、眩晕、共济失调等。

(三) ⅠC 类药物

普罗帕酮

【作用和临床应用】　普罗帕酮(propafenone，心律平)主要抑制 Na^+ 内流，减慢传导速度，降低自律性，延长 APD 和 ERP。主要用于室上性和室性心律失常。

【不良反应】　常见恶心、呕吐、味觉改变等消化系统症状，一般无需停药。偶见粒细胞缺乏、红斑狼疮样综合征。严重时可致心律失常，如传导阻滞或加重心衰等。故用药时须严密监测心电图，若心电图 QRS 波加宽超过 20%以上或 Q-T 间期明显延长者宜减量或停药。

心源性休克、严重房室传导阻滞患者禁用。

二、β 肾上腺素受体阻断药

普萘洛尔

普萘洛尔(propranolol)通过阻断 β 肾上腺素受体，减慢窦房结和房室结舒张期自动除极速率，降低其自律性，减慢窦性频率，对由于精神紧张或运动引起的心率过快作用更加明显。

主要用于室上性心律失常的治疗，对窦性心动过速、心房纤颤、心房扑动和阵发性室上性心动过速疗效好。对情绪激动、甲状腺功能亢进及嗜铬细胞瘤等引起的室性心律失常也有效。特别适用于伴有心绞痛或高血压的心律失常患者。

三、延长动作电位时程的药物

胺　碘　酮

胺碘酮(amiodarone，乙胺碘呋酮)为广谱、长效抗心律失常药。

【作用】　胺碘酮阻滞细胞膜 K^+ 通道，减少 K^+ 外流，较明显的抑制复极过程，延长心肌 APD 和 ERP，从而降低窦房结、心房肌、房室结及其旁路、普肯耶纤维、心室肌的自律性和传导性。还可阻断 α 和 β 受体，扩张冠脉和周围血管，增加冠脉血流量，减轻心脏负荷，减低心肌耗氧量，并可缩小心肌梗死范围，改善心肌梗死患者预后。

【临床应用】 广谱抗心律失常药，可用于各种室上性和室性心律失常，可使阵发性心房颤动、心房扑动及室上性心动过速转复并维持其窦性节律；预激综合征合并心房颤动或室性心动过速者疗效佳；静脉给药抢救危及生命的室性心动过速及心室颤动。

【不良反应】 口服有胃肠道反应，表现为食欲减退，恶心、呕吐、便秘；因分子中含碘，久用约 9%的患者可引起甲状腺功能亢进或低下；药物少量自泪腺排出，故在角膜可有黄色微粒沉着，一般不影响视力，停药后可自行恢复；个别出现震颤、光敏性皮炎、间质性肺炎、肺纤维化，静注过快可致心律失常或加重心功能不全。因本药不良反应与剂量大小及用药时间长短成正比，故不宜长期连续应用。

甲状腺疾患及对碘过敏者禁用；肝功能不全者慎用。

索他洛尔

索他洛尔(sotalol)能降低自律性，减慢房室结传导，明显延长心房肌、心室肌尤其是普肯耶纤维的 APD 和 ERP，消除折返。临床用于各种严重的室性心律失常，也可用于阵发性室上性心动过速及心房颤动。

不良反应较少。低血钾和肾功能不全者易引起早后除极和触发活动，导致尖端扭转型室速。个别患者可出现心功能不全、心律失常、心动过缓，少数 Q-T 间期延长者偶可出现室性心动过速。

四、钙通道阻滞药

维拉帕米

【作用】 维拉帕米(verapamil，异搏定)选择性阻滞心肌细胞膜钙通道，抑制 Ca^{2+} 内流，从而抑制慢反应细胞 4 相舒张期除极速率而降低自律性，抑制动作电位 0 相最大上升速率和振幅，减慢窦房结、房室结的传导速度，并能延长慢反应细胞动作电位的 ERP，消除折返。

【临床应用】 为治疗阵发性室上性心动过速的首选药，能使 80%以上患者转为窦性节律，静注效果尤佳。对房性心动过速也有良效。

【不良反应】 可致恶心、呕吐、头痛、眩晕、颜面潮红等。一般不与 β 受体阻断药合用。预激综合征、窦房结疾病、房室传导阻滞及严重心功能不全者慎用或禁用。

第三节 抗心律失常药的用药护理

1. 抗心律失常药的剂量和作用强度有很大的个体差异性，并受到许多因素的影响，可借助血药浓度测定，确定患者的最佳剂量，从而使药物达到最佳效果。

2. 抗心律失常药物对心肌均有抑制作用(溴苄铵除外)，凡心室明显扩大、心力衰竭、心动过缓、房室传导阻滞、低血压的患者应慎用或禁用。

3. 几乎所有抗心律失常药物均可致心律失常。因此，用药期间应严密监测患者的血压、心率和心律等，同时，要警惕早期中毒症状，如眼震颤是利多卡因中毒的早期信号，一旦发现应立即报告医生，及时停药。

4. 钙通道阻滞药、β 受体阻断药可明显抑制房室传导，有房室传导阻滞者禁用；有慢性肺部疾病的患者勿用胺碘酮，以免引起肺纤维化改变而加重病情；慢性类风湿性关节炎的患者勿用普鲁卡因胺，以减少发生红斑性狼疮的可能性。

5. 静脉注射利多卡因要严格掌握滴注速度，不能过快；静脉稀释液避免用生理盐水，应采用5%的葡萄糖溶液，以减少钠盐的摄入；备好各种抢救设备及药物。

6. 对老年患者、肝肾功能不全患者一般应减少药物剂量，否则，反复用药，不能及时的代谢或排泄可出现药物蓄积的危险。

7. 教育患者及亲属在患者使用此类药物期间，不要自行应用其他药物，如确属必要，如强心苷、利尿药、抗凝血药、降糖药等，必须在医生的指导下用药。

知识链接

抗心律失常药物的致心律失常作用

抗心律失常药物在治疗过程中引起原有心律失常的加重或诱发新的心律失常，称为抗心律失常药物的致心律失常作用，其发生率为5%~10%，可表现为快速型和缓慢型两大类。缓慢型心律失常主要由Ⅰ类抗心律失常药、β受体阻断药、强心苷、维拉帕米等引起，常见有窦性停搏、窦性心动过缓、窦房传导阻滞、房室传导阻滞、心室内传导阻滞等。快速型心律失常主要由Ⅰ、Ⅱ、Ⅲ类抗心律失常药、强心苷等引起，Ⅰa药奎尼丁、Ⅱ类药索他洛尔、Ⅲ类药胺碘酮等引起单形性室速、多形性室速和尖端扭转型室速。

案例分析

患者，男，52岁。由于见了老同学情绪激动，又喝了大量浓茶，心率达到118次/分。经临床检查，诊断为窦性心动过速。请问：该患者应首选什么治疗药物最为适宜？说明选药依据，并分析患者并发哪些疾病时应禁用该药？

常用制剂和用法

奎尼丁　片剂：0.2g。用于复律时，先服0.1g，如无不良反应，第一日一次0.2g，每2小时1次，连用5～6次，如无效而又无明显毒性，第2天改为一次0.3g，2小时1次，连用5～6次，如仍然无效，应停药改换其他药物。心律纠正后，改为一次0.2g，一日3次。

普鲁卡因　片剂：0.25g。一次0.25～0.5g，一日1～2次，心律纠正后减量。注射剂：0.2g/2ml、0.5g/5ml、1g/10ml。一次0.25～0.5g，肌注；或一次0.5～1g用5%葡萄糖注射液200ml稀释后静脉滴注。

利多卡因　注射剂：0.1g/5ml、0.4g/20ml。先以1～2mg/kg，静脉注射，继以0.1%溶液静脉滴注，每小时不超过100mg。

苯妥英钠　片剂：50mg、100mg。一次50～100mg，一日2～3次。极量：一次300mg，一日500mg。注射剂：0.25g/5ml。一次0.125～0.25g，以注射用水20～40ml稀释后缓慢静注，一日总量不超过0.5g。

美西律　片剂：50mg、100mg。一次50～200mg，一日3次。注射剂：100mg/2ml。首剂100～200mg，10～15分钟缓慢静脉推注，然后以每分钟1～1.5mg的滴速静滴3小时，继以每分钟0.5～1mg静滴维持。

普罗帕酮　片剂：50mg、100mg、150mg。一次100～200mg，一日3～4次，饭后口服，不得咬碎。维持量一次150mg，一日3次。注射剂：17.5mg/5ml、35mg/10ml。一次70mg，8

小时一次，缓慢静注或静脉滴注。一日总量不超过 350mg。

普萘洛尔 片剂：10mg。一次 10～30mg，一日 3～4 次。注射剂：5mg/5ml。每次 3～5mg，以 5%葡萄糖注射液 100ml 稀释后静脉滴注。

胺碘酮 片剂：0.2g。一次 0.1～0.2g，一日 1～4 次。注射剂：0.15g/3ml。一日 0.3～0.45g 静脉注射；或 0.3g 加入 250ml 0.9%氯化钠注射液中静脉滴注，于 30 分钟内滴完。

索他洛尔 片剂：80mg、160mg、240mg。口服起始量每次 80mg，一天 2 次，如有必要，2～3天内增至一次 120～160mg，一日 2 次。

维拉帕米 片剂：40mg。一次 40～120mg，一日 3～4 次。注射剂：5mg/2ml。0.075～0.15mg/kg，稀释后静脉注射或滴注，症状控制后改片剂口服。

思考题

1. 根据心肌膜电位的形成过程，简述抗心律失常药是如何影响心肌的自律性和传导性的。

2. 患者，女，48 岁，近半年来因过度疲劳加上情绪激动，出现了频发性室性期前收缩。可选用哪些药物治疗？说明其用药护理。

（方士英）

第二十一章　抗慢性心功能不全药

学习目标

1. 掌握强心苷类药物的作用、临床应用、不良反应及其防治措施。

2. 熟悉β受体阻断药和血管紧张素Ⅰ转化酶抑制药的作用、临床应用和不良反应。

3. 了解非苷类正性肌力药、血管扩张药的作用和临床应用。

4. 学会观察药物的疗效与不良反应，能够熟练进行用药护理，并能正确指导患者合理、安全用药。

慢性心功能不全(chronic heart failure，CHF)又称为慢性充血性心力衰竭，是由多种病因所致的超负荷心肌病。由于心肌收缩和舒张功能出现障碍，心脏泵血功能不足，表现为动脉系统供血不足和静脉系统淤血的临床综合征(图 21-1)。

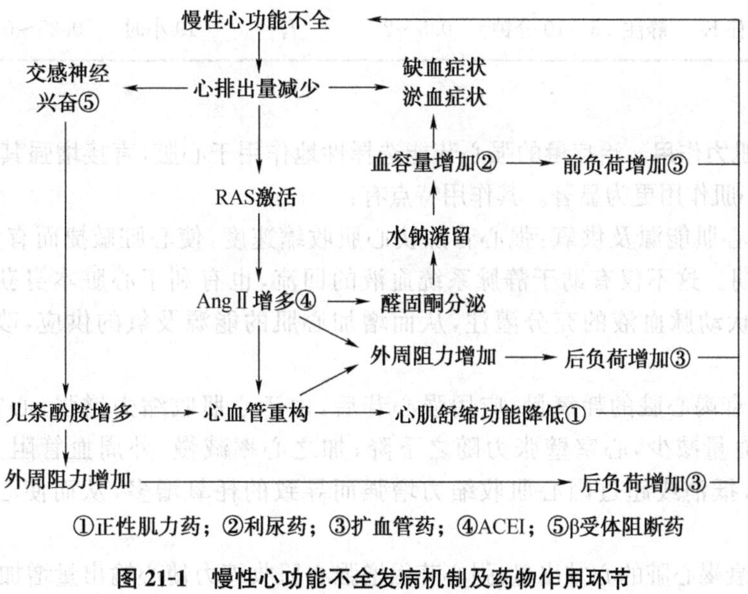

图 21-1　慢性心功能不全发病机制及药物作用环节

抗慢性心功能不全药是一类能加强心肌收缩性，减轻心脏前、后负荷，改善心脏泵血功能，增加心排出量，从而缓解心功能不全症状的药物。抗慢性心功能不全的药物，根据其作用机制可分为以下几类：

1. 正性肌力作用药 强心苷类药和非强心苷类药，包括β受体激动药和磷酸二酯酶抑制药。

2. 降低心脏负荷药 包括利尿药、钙通道阻滞药和其他血管扩张药。

3. 血管紧张素Ⅰ转化酶抑制药和 AT_1 受体阻断药 卡托普利、氯沙坦等。

4. β受体阻断药

第一节 正性肌力作用药

一、强心苷类

强心苷是一类由苷元和糖结合而成的，具有选择性加强心肌收缩力和影响心肌电生理特性作用的苷类化合物，常用药物有地高辛（digoxin）、洋地黄毒苷（digitoxin）、去乙酰毛花苷（deslanoside）和毒毛花苷 K（strophanthin K）等，其体内过程特点如下（表 21-1）。

表 21-1 各类强心苷制剂的体内特点

分类	药物	给药途径	显效时间	高峰时间（小时）	主要消除方式	半衰期	全效量（mg）	维持量（mg）
长效	洋地黄毒苷	口服	2 小时	8～12	肝	5～7 天	0.8～1.2	0.05～0.3
中效	地高辛	口服	1～2 小时	4～8	肾	36 小时	0.75～1.25	0.125～0.5
速效	去乙酰毛花苷	静注	10～30 分钟	1～2	肾	33 小时	1～1.2	—
	毒毛花苷 K	静注	5～10 分钟	0.5～2	肾	19 小时	0.25～0.5	—

【作用】

1. 正性肌力作用 治疗量的强心苷能选择性地作用于心脏，直接增强其收缩力，对心功能不全的心肌作用更为显著。其作用特点有：

(1)增加心肌能源及供氧：强心苷加快心肌收缩速度，使心脏敏捷而有力地收缩，相对延长舒张期。这不仅有助于静脉系统血液的回流，也有利于心脏本身获得较长时间的休息和冠状动脉血液的充分灌注，从而增加心肌的能源及氧的供应，改善心脏功能状态。

(2)降低衰竭心脏的耗氧量：应用强心苷后，由于心肌收缩力增强，心室排血充分，心室内残余血量减少，心室壁张力随之下降；加之心率减慢，外周血管阻力下降，耗氧量明显降低，抵消或超过因心肌收缩力增强而导致的耗氧增多，从而使心肌总耗氧量减少。

(3)增加衰竭心脏的心排出量：强心苷因增强心肌收缩力使心输出量增加，对主动脉弓和颈动脉窦压力感受器刺激加强，反射性使交感神经功能下降，迷走神经功能增强，使外周血管扩张，心排血阻力减少，心输出量明显增加。

治疗量强心苷正性肌力作用的机制是强心苷与心肌细胞膜上 Na^+-K^+-ATP 酶（强心苷受体）特异性结合，抑制此酶的活性，使钠泵功能部分受阻，使细胞内 Na^+ 浓度一过性增高，抑制 Na^+-K^+ 交换，促进 Na^+-Ca^{2+} 双向交换，最终使心肌细胞内 Ca^{2+} 浓度升高，使心肌收缩力加强（图 21-2）。

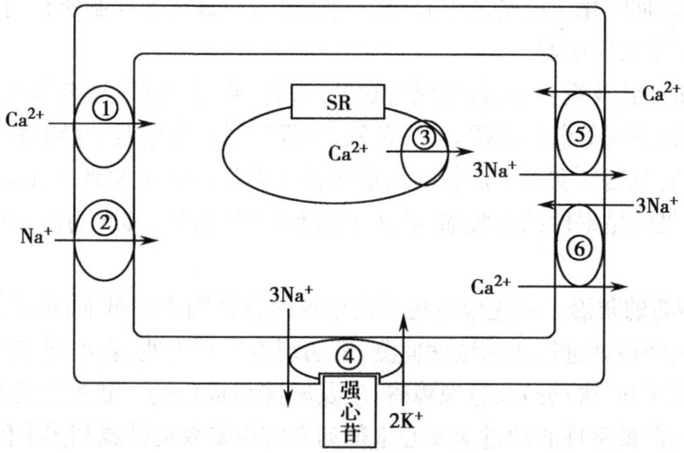

图 21-2　强心苷作用机制示意图

2. 负性频率作用　治疗量的强心苷通过加强心肌收缩力，增加心排出量，增强了对主动脉弓和颈动脉窦压力感受器的刺激，从而提高了迷走神经的兴奋性，减慢心率。

3. 负性传导作用　因兴奋迷走神经而减慢 Ca^{2+} 内流，使房室结传导减慢，大剂量时可直接作用而减慢房室和浦氏纤维的传导速度。

4. 其他作用　强心苷对心衰患者还具有利尿和扩张血管作用。

【临床应用】

1. 慢性心功能不全　强心苷治疗心衰的疗效随病因和心衰程度不同而异。对由高血压、心脏瓣膜病和先天性心脏病等导致的心脏长期负荷过重、心排出量降低，形成的低心排出量型心力衰竭，强心苷呈现良好的治疗效果；对由甲状腺功能亢进、严重贫血所继发的高排出量型心力衰竭，应用强心苷治疗效果较差；对由心肌外机械因素如心包填塞、缩窄性心包炎、严重二尖瓣狭窄所致的心力衰竭，强心苷难以改善心脏功能，故不宜使用。

2. 某些心律失常

（1）心房纤颤：是心房各部位发生过多紊乱而细弱的纤维性颤动，心房率每分钟可达 400～600 次。心房的过多冲动下传到心室，引起心室频率过快，妨碍心室排血，导致严重循环障碍。强心苷可延缓房室传导，有效减慢心室率，使心脏泵血功能得到保护。强心苷是治疗心房颤动的首选药物。

（2）心房扑动：心房扑动时每分钟心房率可达 250～300 次，更易传入心室，使心室率过快而难以控制。强心苷通过不均一地缩短心房不应期而引起折返激动，使心房扑动转为心房纤颤，然后再发挥治疗心房纤颤的作用。某些患者在转为房颤后，停用强心苷，有可能恢复窦性节律。

（3）阵发性室上性心动过速：强心苷通过兴奋迷走神经功能，降低心房的兴奋性，从而产生减慢房室传导的作用，是治疗阵发性室上性心动过速的常用药物之一。

【不良反应及其防治】　本类药物安全范围小，一般治疗量约相当于 60％的中毒量。个体差异大，影响因素多，约 25％患者在用药期间发生不同程度的不良反应。

1. 毒性作用的临床表现

(1)消化系统症状:较为常见,是强心苷中毒的先兆。表现为厌食、恶心、呕吐、腹泻等,是强心苷兴奋延髓催吐化学感受区引起的。应注意与心衰未受控制所致的胃肠道症状相鉴别,后者由胃肠道淤血所引起。

(2)神经系统症状及视觉障碍:表现为眩晕、头痛、疲倦、失眠、谵妄等症状。也可发生黄视、绿视、视物模糊不清等色视障碍,其中黄视、绿视是强心苷中毒的特有症状。

(3)心脏毒性:包括原有心衰症状的加重和各种类型心律失常的发生,是强心苷中毒致死的原因。最早见的是室性期前收缩,约占心脏反应的33%,其次为房室传导阻滞和窦性心动过缓。

2. 强心苷中毒的防治 首先应避免诱发中毒的各种因素如低血钾、高血钙、低血镁、心肌缺氧等,用药期间最好进行血药浓度监测,密切观察中毒先兆,若出现室性期前收缩、窦性心动过缓(心率低于60次/分)及色视障碍,应及时减量或停药。快速性心律失常者可口服或静脉滴注钾盐;严重室性心动过速及心室颤动者宜用苯妥英钠或利多卡因;心动过缓或房室传导阻滞宜用阿托品解救;严重中毒时,可选用地高辛抗体的Fab片断作静脉注射,效果显著。

【药物间相互作用】 糖皮质激素和排钾利尿药可引起低血钾,诱发强心苷中毒;奎尼丁能将组织中的地高辛置换出来,使90%患者的血药浓度提高1倍,二者合用地高辛用量应降至约30%~50%;钙剂与强心苷有协同作用,合用毒性增强;维拉帕米等钙拮抗药能增加血浆强心苷水平,合用宜减量。

【给药方法】

1. 传统给药方法 此法分两步给药。第一步:短期内给予足以控制症状的剂量,称全效量(即洋地黄化量或饱和量),达到全效量的标志是:心率减至每分钟70~80次、呼吸困难减轻、发绀消失、肺部湿性啰音开始减退、尿量增加、水肿消退等。此法又分为缓给法和速给法。缓给法适用于病情较缓的心衰患者;速给法适用于病情较急,且一周内未用过强心苷者,24小时内给足全效量。第二步:每日给予小剂量以维持疗效,称为维持量。

2. 逐日恒定剂量给药法 是目前常用方法。每日给予恒定剂量地高辛0.25mg(维持量),约经7天(5个半衰期)即可达到稳定的有效血药浓度而发挥疗效的方法,称逐日恒定剂量给药法。此法中毒发生率低,适用于慢性、轻症和易于中毒的患者。

二、非强心苷类的正性肌力药

(一) β受体激动药

多巴酚丁胺

多巴酚丁胺(dobutamine)对心肌的β_1受体具有相对选择性,能激动心脏β_1受体,增强心肌收缩力,降低血管阻力,降低心脏前、后负荷,增加衰竭心脏的心排出量。适用于急性心力衰竭、强心苷治疗效果不好的严重左心功能衰竭。

剂量过大可引起血压升高、心率加快,并因心肌耗氧增加而诱发心律失常、心绞痛等,故应注意控制药物的剂量。

异波帕胺

异波帕胺(ibopamine)可激动DA、β_1和α受体，加强心肌收缩力，增加心排出量，扩张血管，降低外周阻力，改善肾功能。适用于对强心苷疗效不佳或禁忌者，也用于伴有心率减慢或传导阻滞的患者。

(二) 磷酸二酯酶抑制药

米力农和维司利农

米力农(milrinone)和维司利农(vesnarinone)均可抑制磷酸二酯酶Ⅲ，增加细胞内cAMP的含量，从而加强心肌收缩力，扩张阻力血管，增加心排出量，减轻心脏负荷，降低心肌耗氧量，改善心功能，缓解CHF症状。口服或静脉给药对急、慢性心力衰竭均有满意疗效，临床主要用于对强心苷、利尿药及血管扩张药反应不佳的患者。

少数人可产生头痛、低血钾。过量可致室上性及室性心律失常、低血压等不良反应。

第二节　减轻心脏负荷药

一、利　尿　药

利尿药能增加肾脏对钠、水的排泄，减少体液量，降低心脏的前、后负荷，消除或缓解静脉充血及其所引起的肺水肿和外周水肿。

对轻度CHF单独应用利尿药即可获得良好疗效；对中度CHF，可口服袢利尿药或与噻嗪类和留钾利尿药合用；对严重CHF、慢性CHF急性发作、急性肺水肿或全身水肿者，宜静脉注射大剂量呋塞米，连续静脉注射呋塞米的效果优于间歇给药。严重CHF伴腹水者，常与ACEI及地高辛合用。但应定期监测血钾水平。

二、血管扩张药

治疗心绞痛和高血压的一些血管扩张药能缓解CHF症状，改善血流动力学，提高运动耐力。主要用于对其他药无效的顽固性心衰。

1. 主要扩张小动脉药　如肼屈嗪和硝苯地平等，通过扩张小动脉(阻力血管)降低外周阻力，降低后负荷，从而改善心脏功能。通过增加心脏排出量，或增加动脉供血，并可弥补或抵消因小动脉舒张而可能发生的血压下降与冠状动脉供血不足的不利影响。

2. 主要扩张小静脉药　如硝酸酯类药，通过扩张静脉(容量血管)，减少回心血量、降低前负荷，进而降低左室舒张末压、肺楔压，缓解肺淤血症状。用药后可明显减轻呼吸急促和呼吸困难等症状。通常选用硝酸甘油静脉滴注每分钟10μg，如症状缓解不明显可每5～10分钟增加5～10μg/min，直至症状缓解。也可选用硝酸异山梨醇酯。

3. 扩张小动脉和小静脉药　如硝普钠、哌唑嗪等，通过舒张动、静脉血管，降低心脏前后负荷，改善心功能。其中硝普钠静脉滴注对急性心肌梗死及高血压所致CHF效果较好，哌唑嗪对缺血性心脏病的CHF效果较好。

第三节 肾素-血管紧张素系统抑制药

一、血管紧张素Ⅰ转化酶抑制药

血管紧张素Ⅰ转化酶抑制药(ACEI)具有血管扩张作用,不但能缓解心衰症状,而且能降低 CHF 的病死率和改善预后。本类药物有卡托普利(captopril)、依那普利(enalapril)、雷米普利(ramipril)、赖诺普利(lisinopril)及培哚普利(perindopril)等。

【抗 CHF 作用】

1. 改善血流动力学 通过抑制 AngⅠ转化酶活性,减少血液及组织中的 AngⅡ,使全身阻力血管和容量血管舒张,心脏前后负荷降低,增加心排出量,从而缓解或消除 CHF 患者的症状。也可增加肾血流量,改善肾功能。

2. 抑制心肌及血管的肥厚、增生 CHF 为超负荷心肌病,在代偿早期和中期就出现心肌重构肥厚,表现为心肌细胞肥大、心肌纤维化、心脏泵血功能减退。

知识链接

心肌重构

心肌重构指心肌发生形态学和功能学上的重新调整或组合,包括细胞、组织、电位和功能的重构。重构是心肌的适应性变化,分为生理性和病理性两种。前者对机体有益,如胎儿发育及体育锻炼。后者不仅使心血管疾病患者心功能严重减退,并发症发生率明显增加,而且患者的死亡率也明显增加,其特征主要是心肌肥厚、心肌凋亡、成肌纤维与胶原纤维异常增加,同时心肌代谢和电生理表现也随之改变。

小剂量的 ACEI 就能有效阻止或逆转 CHF 心室肥厚的发生,抑制纤维组织和肌层内冠脉壁的增厚,提高心肌和血管的顺应性,改善左室功能,降低 CHF 病死率。

【临床应用】 广泛用于各种原因引起的 CHF,常与利尿药、地高辛合用。

二、血管紧张素Ⅱ受体阻断药

氯沙坦、缬沙坦及伊贝沙坦等 AT_1 阻断药能直接阻断血管紧张素Ⅱ(AngⅡ)与其受体结合,发挥拮抗作用,故能预防及逆转心血管的肥厚和重构。其抗 CHF 的作用与 ACE 抑制药相似,亦能降低 CHF 者的病死率。

不良反应较少,不易引起咳嗽、血管神经性水肿等。

第四节 β受体阻断药

β受体阻断药具有负性肌力作用,传统观念认为禁用于 CHF。但在心力衰竭的病理生理过程中,交感神经系统活性长期代偿性增强,血中儿茶酚胺水平持续升高,对机体心血管系统造成有害效应。应用β受体阻断药,通过全面拮抗过度兴奋的交感神经系统活性,可显著改善 CHF 患者血流动力学变化,降低其住院率、死亡率。因此,合理应用β受体阻断药治疗 CHF,逐渐被医药界接受,并获得了较好的评价,也是近年来 CHF 治疗的重要进展之一。

临床常用药物见表 21-2。

表 21-2 临床常用的治疗 CHF 的 β 受体阻断药

类别	代表药物	药物特点
第一代	普萘洛尔(propranolol)	对 β 受体的阻断无选择性
第二代	美托洛尔(metoprolol)	对 $β_1$ 和 $β_2$ 受体的亲和力之比为 75∶1
	比索洛尔(bisoprolol)	对 $β_1$ 和 $β_2$ 受体的亲和力之比为 120∶1
第三代	卡维地洛(carvedilol)	
	布新洛尔(bucindolol)	β 受体、α 受体阻断作用

主要适用于治疗某些常规药物治疗无效的 CHF；扩张型心肌病伴心力衰竭患者；冠心病心绞痛伴心力衰竭；风湿性心脏病心力衰竭伴交感神经亢进者。

第五节 治疗慢性心功能不全药的用药护理

1. 用药前应详细询问患者基本情况，尽量避免诱发强心苷中毒的因素，如低钾、低镁、高钙血症等。

2. 加强对患者用药的宣教，强心苷类药因安全范围小，个体差异大，易发生中毒反应。宜从小剂量开始服用，并教育患者不得擅自增加服用强心苷的剂量。

3. 应用强心苷期间应密切观察不良反应的发生，如恶心、呕吐、视物模糊或黄、绿视、室性期前收缩，心电图 P-R 间期延长和 Q-T 间期缩短等。有条件的可测定强心苷血药浓度，更有助于及早、及时发现强心苷中毒。

4. 服用强心苷期间应慎用排钾利尿药、拟肾上腺素药，禁止静脉应用钙剂。

5. 应用扩张血管药治疗心衰时，应从小剂量开始使用并严密监测患者血压。因血压过低可引起冠状动脉灌注压下降，从而减少心肌供血。停药时应逐渐减量，不可突然停药，避免出现反跳现象。

6. 心力衰竭患者伴有严重心动过缓、严重左心室功能减退、重度房室传导阻滞、低血压或支气管哮喘时，应慎用或禁用 β 受体阻断药治疗。

7. 静脉用药时，速度要慢，严密监测用药后的心率、心律变化。正确识别药物中毒反应，及时正确处理。

8. β 受体阻断药因具有负性肌力作用，应用十分慎重。应教育患者遵从医嘱，从小剂量开始服用，逐渐增加剂量，适当长期服用。且不可擅自加大剂量，防止意外事故发生。

案例分析

患者，女，30 岁。患风湿性心脏病二尖瓣狭窄合并关闭不全，出现心悸、气短、下肢水肿，医生给予口服地高辛 0.25mg、氢氯噻嗪 25mg，1 个月后患者感到恶心、呕吐，心电图示：窦性心律，心率 68 次/分，室性期前收缩二联律。请问：出现以上症状的主要原因是什么？本病例中哪些因素会导致地高辛毒性？简述其治疗和护理措施。

案例分析

患者，男，62岁。患有高血压18年，因胸骨后疼痛、阵发性呼吸困难、不能平卧、恶心、腹胀、食欲不振收入院。体格检查：BP：156/88mmHg；HR：130次/分，节律不整；R：26次/分。肝脏肋下2指、剑突下4指并有压痛，颈静脉怒张，下肢水肿。X线检查显示：心脏显著增大，心胸比0.7。诊断为：充血性心力衰竭。给予：①吸氧；②毒毛花苷K注射剂0.25mg加入50%葡萄糖40ml，缓慢静脉注射；③螺内酯20mg/次，一日2次。请分析此病例中患者用药的合理性，并进一步提出你的用药建议。

常用制剂和用法

洋地黄毒苷 片剂：0.1mg。一次0.05～0.2mg。全效量0.8～1.2mg，维持量一日0.05～0.1mg。

地高辛 片剂：0.25mg。一般首剂0.25～0.75mg，以后每隔6小时0.25～0.5mg直至洋地黄化，再改用维持量（每日0.25～0.5mg）。轻型慢性病例：一日0.5mg。

去乙酰毛花苷 注射剂：0.4mg/2ml。一次0.4mg～0.8mg，以25%或50%葡萄糖注射液稀释后缓慢静注。全效量1～1.2mg，于24小时内分次静注。

毒毛花苷K 注射剂：0.25mg/ml。一次0.25mg，以25%葡萄糖注射液10～20ml稀释后缓慢静注。全效量0.25～0.5mg，于24小时内分次静注。

多巴酚丁胺 注射剂：250mg/5ml。一次250mg用5%葡萄糖注射液500ml稀释后，按每分钟2.5～10μg/kg的速度滴注。

米力农 片剂：2.5mg、5mg。一次2.5～7.5mg，一日4次。注射剂：10mg/10ml。一般开始10分钟以50μg/kg静注，然后以每分钟0.375～75μg/kg维持。每天最大剂量不超过1.13mg/kg。小儿每分钟2.5～1μg/kg。

卡托普利 片剂：12.5mg；50mg、100mg。开始一次12.5mg，一日2～3次（饭前服用），以后逐渐增加剂量，每日最大剂量为450mg。

依那普利 片剂：5mg、10mg。一次2.5～10mg，一日2次，最大剂量为一日40mg。

思考题

1. 试分析强心苷的正性肌力作用与肾上腺素加强心肌收缩力的特点有何不同？
2. 强心苷类药物对不同原因引起的心力衰竭治疗效果不同，说明其原因。
3. β受体阻断药具有负性肌力作用，为何能用于治疗心力衰竭？

（方士英）

第二十二章 抗心肌缺血药

学习目标

1. 掌握硝酸甘油、普萘洛尔和钙通道阻滞药抗心绞痛的作用和临床应用。

2. 熟悉硝酸甘油和普萘洛尔合用于治疗心绞痛的药理学作用基础。

3. 学会观察该类药物的疗效及不良反应，能够正确进行用药护理及指导患者正确用药。

心绞痛是缺血性心脏病的常见症状，是由于冠状动脉供血不足，心肌急剧、短暂的缺血缺氧所引起的临床综合征。抗心肌缺血药（也称为抗心绞痛药）是一类能增加心肌供血供氧、降低心肌耗氧量，从而恢复心肌氧供需平衡，用于治疗心绞痛的药物。目前常用的抗心肌缺血药物包括以下三类：①硝酸酯类：包括硝酸甘油、硝酸异山梨酯、单硝酸异山梨酯等；②β受体阻断药：包括普萘洛尔、阿替洛尔、美托洛尔等；③钙通道阻滞药：包括硝苯地平、地尔硫䓬、维拉帕米等。

知识链接

心绞痛的分类

1. 稳定型心绞痛　是较常见的类型，常因劳累、情绪激动或其他增加心肌需氧量因素所诱发，休息或舌下含服硝酸甘油等药物可缓解疼痛。此类患者多数已有动脉粥样硬化斑块形成。

2. 不稳定型心绞痛　常在活动较少时甚至在安静时发生，其疼痛与心肌需氧量增加无明显关系，昼、夜都可能发作，疼痛重且时间长，不易为硝酸甘油所缓解。可逐渐转变为稳定型心绞痛，也可恶化导致心肌梗死或猝死。

3. 变异型心绞痛　为冠状动脉痉挛所诱发，常在安静时发作，在一般活动或夜间休息时也可发生。

第一节 常用抗心绞痛药

一、硝酸酯类

硝酸甘油

硝酸甘油（nitroglycerin）为硝酸多元酯，脂溶性大，临床用于抗心绞痛已有百余年的历史，至今仍是防治心绞痛最常用的药物。口服给药首过消除达90%以上，故多采用舌下含服，1～3分钟显效，5分钟作用达高峰，作用维持10～30分钟。也可经皮肤给药或静脉滴注。主要经肝代谢，从尿中排出。

【作用】 硝酸甘油的基本作用是松弛平滑肌，特别是血管平滑肌，扩张血管是其防治心绞痛的药理学基础。

1. 扩张外周血管，降低心肌耗氧量 扩张容量血管，减少静脉回心血量而降低前负荷；较大剂量时扩张阻力血管降低后负荷，从而降低左心室壁肌张力，减少心肌耗氧量。

2. 改善心肌血流分布，增加心内膜下血液供应 硝酸甘油能选择性舒张心外膜较大的输送血管，增加缺血区血流量；同时，硝酸甘油通过降低左室舒张末期压力，使血液易从心外膜向心内膜流动，从而增加了心内膜缺血区供血，缓解心绞痛。

3. 开放侧支循环，增加缺血区血流灌注 硝酸甘油通过扩张非缺血区阻力血管及动脉狭窄部位的侧支血管，此作用在冠状动脉痉挛时更为明显。用药后将迫使血液从输送血管经侧支血管流向缺血区，从而改善缺血区的血供(图22-1)。

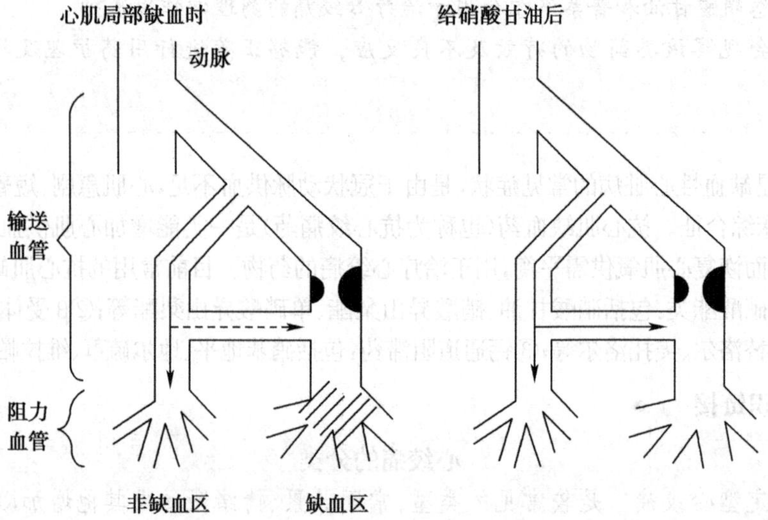

图22-1 硝酸甘油对冠状动脉的作用部位示意图

【临床应用】

1. 防治各型心绞痛 片剂舌下含服能迅速中止各型心绞痛，常作为首选药；油膏剂涂前臂、胸部皮肤可预防发作，与β受体阻断药合用可提高疗效。

2. 急性心肌梗死 对急性心肌梗死不仅能减少耗氧量，尚有抗血小板聚集和黏附作用，使坏死的心肌得以存活或使梗死面积缩小，但应限制用量，以免过度降压。

3. 心功能不全 降低心脏前后负荷，降低心肌耗氧量，用于治疗重度和顽固性心功能不全。

【不良反应】

1. 血管舒张反应 主要为血管扩张所致的搏动性头痛及颜面潮红，过量可致体位性低血压，反射性引起心率加快。与普萘洛尔合用，可减少不良反应，增加疗效。硝酸甘油可抵消普萘洛尔引起的冠脉收缩和心室容积增大的缺点，普萘洛尔可对抗硝酸甘油引起的心率增快，但联用时应调整用量，以防血压骤降。

2. 高铁血红蛋白症　常因用量过大或频繁用药时发生。

3. 耐受性　连续用药2～3周可产生耐受性，停药1～2周后可消失。采用间歇给药法，可减少耐受性的发生。

硝酸酯类药物作用特点如下(表22-1)。

表22-1　硝酸酯类药物的比较

药物	给药方法	一次用量(mg)	起效时间(min)	作用持续时间(h)	$t_{1/2}$(min)	给药次数(次/日)
硝酸甘油	舌下	0.3～0.6	1～2	20～40分	4.4	—
	口服	2.5	30	10		2
硝酸异山梨酯	舌下	5～10	15～30	2～4	45	3
	口服	20	15～30	2～4		3
单硝酸异山梨酯	口服	10～20	15	8		2～3

知识链接

诺贝尔与硝酸甘油

瑞典化学家阿尔弗雷德·伯纳德·诺贝尔(Alfred Bernhard Nobel)在硝酸甘油的基础上，发明了安全炸药，并获得了巨额财富。1895年他立下遗嘱，设立诺贝尔基金，用于奖励世界上为和平、物理学、化学、医药、文学作出贡献的人。1893年，诺贝尔本人得了心脏病，心绞痛非常严重，医生建议他服用当时试验证明有效的硝酸甘油治疗，诺贝尔没有听从医生的建议，1896年，诺贝尔因心脏病发作而逝世。一百多年后，在佛契哥特(Robert F. Furchgott)、伊格纳罗(Louis J. Ignarro)及穆拉德(Ferid Murad)三位医学家的共同努力下，揭开了硝酸甘油作用之谜：硝酸甘油在体内产生的一氧化氮能够舒张血管，改善血液循环。他们也因此获得1998年诺贝尔医学奖。

二、β受体阻断药

普萘洛尔

β受体阻断药以普萘洛尔(propranolol，心得安)为代表。

【抗心绞痛作用】

1. 降低心肌耗氧量　通过阻断β_1受体，使心率减慢，心肌收缩力减弱，从而降低心肌耗氧量。

2. 增加缺血区心肌的供血　用药后心肌耗氧量减少，非缺血区的血管阻力增高，促使血液向缺血区已舒张的阻力血管流动，从而增加缺血区的供血。另外，由于心率减慢，舒张期延长，冠脉的灌流时间也相对延长，有利于血液从心外膜血管流向易缺血的心内膜区。

3. 改善心肌代谢　能提高心肌缺血区对葡萄糖的摄取，保护缺血区心肌细胞线粒体的结构和功能，维持缺血区ATP和能量供应；还能促进氧自血红蛋白的解离而增加全身组织包括心肌的供氧，从而改善心肌代谢。

【临床应用】 主要用于稳定型和不稳定型心绞痛，对合并高血压或心律失常患者更为适用。也用于心肌梗死，能缩小梗死范围。不宜用于冠脉痉挛引起的变异型心绞痛。

三、钙通道阻滞药

抗心绞痛常用的钙通道阻滞药有硝苯地平(nifedipine)、地尔硫䓬(diltiazem)等。

【抗心绞痛作用】

1. 降低心肌耗氧量 通过舒张外周阻力血管，降低后负荷，从而降低心肌耗氧量。

2. 扩张冠脉血管，改善缺血区供血 对冠脉中大输送血管和小的阻力血管均有扩张作用，解除冠脉痉挛，降低冠脉阻力，增加冠脉血流，还可增加侧支循环，改善心肌供血供氧。

3. 保护缺血心肌 心肌缺血时细胞内钙超负荷，引起线粒体肿胀而失去氧化磷酸化的功能。抑制 Ca^{2+} 内流，保护心肌细胞线粒体结构与功能。

【临床应用】 主要用于变异型心绞痛，也可用于稳定型及不稳定型心绞痛。对急性心肌梗死尚能促进侧支循环，缩小梗死面积。临床上对曾有室上性心动过速、心房纤颤、心房扑动的心绞痛，宜选用维拉帕米和地尔硫䓬；对伴高血压者宜选硝苯地平。

第二节 抗心绞痛药的用药护理

1. 嘱咐患者心绞痛发作时要立即停止活动，坐下或躺下休息，大多数症状可在休息后缓解；有条件时可给患者吸入氧气；告诉患者避免过饱饮食、过度劳累、寒冷刺激及精神紧张等，以免诱发心绞痛；绝对禁烟，并要防止大便干燥。如果合并有高血压、高脂血症，应适当使用降压药、调脂药。

2. 详细向患者及家属介绍硝酸酯类药物的用药知识，包括药物的性质及贮存等。硝酸甘油性质不稳定，具有挥发性，应密封在有色玻璃瓶内，置阴凉处保存。3 个月未用完的药物应弃去换新药。

3. 嘱咐患者应随身携带硝酸甘油，一旦心绞痛发作应立即取坐位或卧位，并将药片置于舌下含化，直至完全缓解。药物可以嚼碎，但不可吞服，更不可用水送服。如果含化 1 片后疼痛仍不缓解，5 分钟后可再含 1～2 片，最多连续用 3 次。若 15 分钟后仍不缓解，可能有心肌梗死，应立即报告医生。坐位或立位用药后出现头晕、出汗、乏力时，应立即平卧。

4. 采用喷雾给药的患者，应将药物喷在口腔黏膜上或者舌下，不可把药物吸入或吞下；口服缓释制剂时，应将药物吞服，不可嚼碎；贴膜剂应将其贴在少毛的皮肤上如胸前区或手腕等处。一日内至少应有 8h 不贴药物，以延缓耐药性的产生。硝酸甘油若出现快速耐受性，可停药几天，这期间可换用其他类抗心绞痛药。

5. 嘱咐患者用药前后注意监测血压，严密观察用药后血压变化及常见的不良反应如头痛，可适量应用解热镇痛药；直立性低血压应采用坐位、半卧位或卧位，并缓慢更换体位；反射性心率加快，可用 β 受体阻断药防治。

6. 告诉变异型心绞痛的患者，为防止夜间发作，可在临睡前服药。

7. 告诉患者含服硝酸甘油时会出现短暂的头痛，若头痛持续不缓解且严重，应报告医生。在长期使用本类药物后，切忌突然停药，应在医生指导下逐渐减量，以防停药反应引起心绞痛突然发作或心肌梗死。

案例分析

患者，女，62岁。近1个月在运动、激动、劳累时经常感觉胸骨中上部有紧缩感、窒息感，有时伴压榨样疼痛，每次持续几分钟，伴头昏、乏力，有时伴左上肢内侧酸痛乏力，经休息后症状可缓解。患者有原发性高血压病史5年，肥胖10年。查体：神志清楚，口唇无发绀；心率88次/分，血压160/90mmHg，律齐，无其他阳性体征。诊断为“稳定型心绞痛”。医生处方如下：①普萘洛尔一次10mg，一日3次；②盐酸维拉帕米缓释片一次240mg，每日早晨1次；③硝酸甘油一次0.5mg，必要时舌下含化。请分析该患者用药的合理性，并进一步提出你的用药护理建议。

常用制剂和用法

硝酸甘油　片剂：0.3mg、0.6mg。一次0.3～0.6mg，舌下含服。缓释片(胶囊)：2.5mg，一次2.5mg，一日2次。喷雾剂：发作时喷于口腔黏膜或舌面1～2次。贴剂，一日1次，贴皮肤时间不超过8h。

硝酸异山梨酯　片剂：2.5mg、5mg。一次2.5mg～5mg，舌下含化。

单硝酸异山梨酯　片剂：20mg。一次20mg，一日2～3次。

普萘洛尔　片剂：10mg。一次10mg，一日3次，可根据病情增减剂量。

硝苯地平　片剂：10mg。一次5～10mg，一日3次。缓释片，一次20mg，一日1～2次。

维拉帕米　片剂：40mg、80mg、120mg。开始一次40～80mg，一日3次，达有效浓度后改维持量一次40mg，一日3次；注射剂：5mg/2ml。一次5～10mg，静注。于10分钟内注完，继以每分钟5μg/kg静滴。

地尔硫䓬　片剂：30mg、60mg。一次30～60mg，一日4次，可逐渐增量至一日240mg。

思考题

1. 硝酸甘油的用药护理应注意哪些问题。
2. 普萘洛尔与硝酸甘油合用治疗心绞痛有何意义。

（吴　艳）

第二十三章 调血脂药

学习目标

1. 熟悉他汀类、贝特类药物的作用特点、临床应用及主要不良反应。
2. 了解其他调血脂药的调血脂作用。
3. 能够正确指导患者合理用药、安全用药。

血脂是血浆中所含脂类的总称，包括胆固醇（CH 或 TC）、甘油三酯（TG）、磷脂（PL）及游离脂肪酸（FFA）等。血脂在血浆中分别与载脂蛋白（apo）结合，形成血浆脂蛋白（LP），溶于血浆进行转运与代谢。人体血浆中的脂蛋白可分为乳糜微粒（CM）、极低密度脂蛋白（VLDL）、中间密度脂蛋白（IDL）、低密度脂蛋白（LDL）和高密度脂蛋白（HDL）等。一种或多种血脂高于正常称为高脂血症。由于血脂是以 LP 形式进行转运，故高脂血症常是高脂蛋白血症的反映，一般将高脂蛋白血症分为 6 型（表 23-1）。脂代谢失常是动脉粥样硬化（atherosclerosis，AS）的危险因素。调血脂药是指能改善脂蛋白代谢异常，对动脉粥样硬化具有防治作用的药物。

知识链接

脂蛋白的运转代谢

脂蛋白的运转代谢可分为外源和内源两种途径：

1. 外源途径 运转自小肠进入的外源性脂质。乳糜微粒（CM）是运输外源性甘油三酯及胆固醇的主要形式。

2. 内源途径 运转来自肝脏和小肠以外的内源性脂质。VLDL 是运输内源性甘油三酯的主要形式。脂蛋白脂肪酶使其部分降解，形成的残核为 IDL，富含胆固醇，它进一步转化形成 LDL，LDL 是转运肝合成的内源性胆固醇的主要形式。LDL 功能之一为许多肝外细胞供应胆固醇。

HDL 主要由肝合成，主要功能是参与胆固醇的逆向转运。

表 23-1　高脂蛋白血症的分型

分型	脂蛋白变化	血脂变化	
Ⅰ	CM↑	TG↑↑↑	TC↑
Ⅱa	LDL↑		TC↑↑
Ⅱb	VLD 及 LDL↑	TG↑↑	TC↑↑
Ⅲ	IDL↑	TG↑↑	TC↑↑
Ⅳ	VLDL↑	TG↑↑	
Ⅴ	CM 及 VLDL↑	TG↑↑	TC↑

第一节　羟甲基戊二酰辅酶 A 还原酶抑制药

羟甲基戊二酰辅酶 A(3-羟基-3-甲基戊二酰辅酶 A，HMG-CoA)还原酶抑制剂是目前最强的降低血浆胆固醇的他汀类药物，临床常用的有：洛伐他汀(lovastatin)、普伐他汀(pravastatin)、辛伐他汀(simvastatin)、氟伐他汀(fluvastatin)等。

【作用】　治疗剂量的他汀类有明显的调血脂作用，能明显降低 LDL-C，其次是 TC，对 TG 的作用较弱，对 HDL-C 有轻度的升高作用。调脂作用呈剂量依赖性。用药 2 周出现明显疗效，4～6 周达最大效应。他汀类药物调血脂作用的机制是竞争性抑制肝细胞合成胆固醇过程中的限速酶—HMG-CoA 还原酶，减少内源性胆固醇合成。

【临床应用】　适用于治疗以胆固醇升高为主的高脂蛋白血症，特别是伴有 LDL-C 升高者可作为首选药。也可用于Ⅱb 型和Ⅲ型高脂蛋白血症以及 2 型糖尿病、肾病综合征引起的高 CH 血症。对病情严重者可与胆汁酸结合树酯合用。对显著的高甘油三酯血症和乳糜微粒血症效果差。

【不良反应】　他汀类不良反应较少。约 10%患者有轻度胃肠症状、头痛或皮疹。偶见肝毒性，少数患者出现无症状性转氨酶升高，停药后可恢复。也有少数患者发生肌痛、无力、肌酸磷酸激酶(CPK)升高等肌病表现，多见于大剂量用药者。用药期间应定期检查肝功能，有肌痛者应检测 CPK，必要时停药。孕妇、哺乳期妇女及转氨酶持续升高者禁用。

第二节　胆汁酸结合树脂类药

也称胆汁酸螯合剂，是一类碱性阴离子交换树脂。常用药物有考来烯胺(cholestyramine，消胆胺)和考来替泊(colestipol，降胆宁)。此类药物不溶于水，不易被消化酶破坏，口服后不被吸收。

【作用和临床应用】　能与胆汁酸结合形成络合物，阻断胆汁酸的肠肝循环，促其从肠道排泄。由于胆汁酸减少，促使肝中胆固醇向胆汁酸转化，使 CH 含量降低，使肝细胞表面 LDL 受体数量增加，促进血浆中 LDL 向肝中转移，导致血浆 TC 和 LDL-C 浓度下降。肠腔中胆汁酸的减少，也影响食物中的脂类（包括胆固醇）的吸收，也是此类药物降 CH 的原因之一。

临床主要与其他调血脂药合用，治疗Ⅱa、Ⅱb 型高脂蛋白血症。

【不良反应】 常见腹胀、嗳气、便秘等消化道症状。长期应用，可引起脂溶性维生素缺乏，应注意补充。

第三节 苯氧酸类药

此类药物又称贝特类（fibrates）。最早应用的药物为氯贝特（clofibrate，氯贝丁酯，安妥明），降脂作用明显，但不良反应多而严重，现已少用。目前应用的新型贝特类，药效强、毒性低，包括吉非贝齐（gemfibrozil）、苯扎贝特（bezafibrate）、非诺贝特（fenofibrate）和环丙贝特（ciprofibrate）等。

【作用】 本类药物能明显降低患者血浆 TG、VLDL、IDL 含量，而使 HDL 升高。对 LDL 作用与患者血浆中 TG 水平有关。对单纯高三酰甘油血症患者 LDL 无影响，但对单纯高胆固醇血症患者 LDL 可下降 15%。此外，本类药物也有降低血小板黏附性和聚集性、抗凝血和降低血浆黏滞度、增加纤溶酶活性等作用。

药物作用机制与增加脂蛋白脂酶活性、促进 TG 代谢有关，也与减少 VLDL 在肝脏中合成与分泌有关。升高 HDL 的作用是降低 VLDL 的结果。正常时 VLDL 中的三酰甘油与 HDL 中的胆固醇酯有相互交换作用。VLDL 减少，使交换减弱，胆固醇酯留于 HDL 中，使 HDL 升高。

【临床应用】 主要用于治疗以 TG 或 VLDL 升高为主的高脂血症，如Ⅱb、Ⅲ、Ⅳ型高脂血症，尤其对家族性Ⅲ型高脂血症效果更好。也可用于消退黄色瘤；对 HDL-C 下降的轻度高胆固醇血症也有较好疗效。

【不良反应】 有轻度腹痛、腹泻、恶心等胃肠道反应，饭后服用可减轻。偶有皮疹、脱发、视物模糊、血象异常、血清谷丙转氨酶增高等，故用药期间嘱患者定期检查肝功能和血象，反应明显者应停药。肝、肾功能不全，孕妇及哺乳妇慎用。

第四节 其他调血脂药

烟　酸

烟酸（nicotinic acid，尼克酸）属 B 族维生素，药理剂量具有调血脂作用。

【作用】 大剂量烟酸能迅速降低血浆 VLDL 和 TG 浓度，用药后 1～4 天生效，作用程度与原 VLDL 水平有关。用药 5～7 天后，LDL-C 也下降。烟酸也可使 HDL-C 浓度增高。本药能降低细胞 cAMP 浓度，使脂肪酶的活性降低，使脂肪组织中的 TG 分解减少，导致肝合成 TG 的原料缺乏，使 VLDL 合成减少，LDL 生成减少。烟酸还具有抑制血小板聚集和扩张血管作用。

【临床应用】 为广谱调血脂药，对Ⅱ、Ⅲ、Ⅳ、Ⅴ型高脂血症均有效，其中对Ⅱb、Ⅳ型者最佳。与他汀类或贝特类合用，可提高疗效。

【不良反应】 治疗初期常见皮肤潮红、瘙痒、头痛等。还可出现胃肠刺激症状如恶心、呕吐、腹泻等，可诱发溃疡病。大剂量可引起血糖升高、尿酸增加、肝功能异常。故长期应用应定期检查血糖、肝功、肾功。痛风、消化性溃疡、糖尿病患者禁用。

阿昔莫司

阿昔莫司（acipimox，甲吡嗪）为烟酸衍生物。作用与烟酸相似，但比烟酸强而持久，对血浆三酰甘油和胆固醇均有降低作用，并可升高 HDL，抑制 VLDL 和 LDL 脂蛋白的合成。临床基本替代烟酸用于Ⅱb、Ⅲ、Ⅳ、Ⅴ型高脂血症。不良反应较烟酸少见。

知识链接

多稀脂肪酸及其调血脂作用

多稀脂肪酸又称为多不饱和脂肪酸类（polyunsaturated fatty acids，PUFAs），PUFAs 在人体内不能合成，必须由食物供给。n-3 型多烯脂肪酸有：二十碳五烯酸（EPA）、二十二碳五烯酸（DPA）、二十二碳六烯酸（DHA）等，主要来自海洋生物，有调血脂及抗动脉硬化的作用。EPA 和 DHA 可降低 TG 及 VLDL，能升高 HDL-C。n-6 型多烯脂肪酸主要来源于植物油，包括亚油酸、亚麻酸、花生四烯酸等，也有一定的调血脂作用。因此，食用富含 n-3 和 n-6 的 PUFAs 的食物是十分重要的。

第五节 调血脂药的用药护理

1. 嘱咐患者注意改变饮食习惯和生活方式，采取控制饮食、加强体育锻炼、戒烟戒酒为主的综合治疗，其中，饮食治疗是最重要的基本措施，应长期坚持；适当的体育活动可使体重减轻，从而降低血脂，若效果不佳，才辅以药物治疗。

2. 告知患者长期用药应定期检查血常规、血脂、血糖及肝功能；他汀类药物在晚餐或睡觉前服用疗效更好，因为肝脏合成胆固醇主要在夜间进行。

3. 观察患者应用烟酸后有无面、颈、耳发红或皮肤瘙痒症状，阿司匹林有助于减轻或缓解；注意观察患者尿液的颜色、性状及有无关节疼痛的表现，有条件应定期检查血尿酸，以便及时发现可能的并发症。

4. 极少数应用他汀类药物患者可发生肌肉疼痛、触痛伴血清骨酸激酶暂时升高，严重者可引起横纹肌溶解、急性肾功衰竭。应减少剂量或暂时停药。

5. 单用一种调血脂，往往血脂达标不太理想，采用联合用药则可得到较为满意的治疗效果，但应注意联合用药的安全性，尽量避免不良反应的发生。其中，他汀类＋贝特类，如辛伐他汀与吉非贝齐合用时，肌病（骨骼肌毒性和横纹肌溶解症）的发生率可比单用一种药物时增高 10～20 倍。同一类调脂药不应联合应用，以免增加毒副作用。

6. 注意调血脂药与其他药物发生相互作用：①他汀类药物与免疫抑制剂、红霉素类抗生素、抗真菌类药物合用，可使他汀类药物血药浓度增高，增加肌病的危险；②贝特类如吉非贝齐与华法林（抗凝血药）合用，可增加华法林抗凝血作用和毒性，应减少抗凝药的用量，并注意观察有无皮下、黏膜出血的倾向。

● 案例分析 ●

患者，男性，59岁，体胖，一个月前健康体检时被医生诊断为：高血脂蛋白血症（Ⅳ型），给予洛伐他汀治疗，每日1次，每次20mg，晚餐时服用。现已服药4周，患者去医院复查血脂，结果显示血脂仍高，医生嘱其调整饮食，增加了洛伐他汀的剂量至每次40mg，每日1次。请问：为什么要增加剂量？如何调整饮食？

常用制剂和用法

洛伐他汀 片剂：10mg、20mg。一次10～20mg，一日1次，晚餐时服用。必要时4周后根据血脂变化调整剂量，最大剂量一日80mg，1次或分2次服。

辛伐他汀 片剂：5mg、10mg、20mg。一次10～20mg，一日1次，晚餐时服，必要时于4周内增至一日1次40mg。

考来烯胺 散剂：4g/包。一次4～5g，一日3次，餐中服。

吉非贝齐 片剂：0.3g。一次0.6g，一日2次，于早、晚餐前30分钟服。

非诺贝特 片剂或胶囊剂：0.1g。一次0.1g，一日2～3次。

烟酸 片剂：50mg、100mg。可由小剂量开始，一次50～100mg，渐增至500mg，一日3次，餐后服。

阿昔莫司 胶囊剂：250mg。一次250mg，一日2～3次，餐后服。

思考题

1. 以胆固醇升高为主的高脂血症，应选用哪类药物治疗？用药期间应注意哪些问题？
2. 贝特类主要适合于哪些类型的高脂血症？

（吴 艳）

第二十四章　作用于血液与造血系统药物

学习目标

1. 掌握：肝素、维生素 K 和铁剂的作用特点、临床应用和不良反应。
2. 熟悉：维生素 B_{12}、叶酸、链激酶、尿激酶、垂体后叶素的作用、临床应用和不良反应。
3. 了解：抗血小板药、促白细胞增生药、血容量扩充药的作用和临床应用。
4. 学会观察本类药物的疗效及不良反应，能够正确进行用药护理及指导患者安全、合理用药。

生理状态下，血液维持正常的流动性而又不发生出血，是因为血液中的凝血系统和抗凝系统保持动态平衡（图 24-1）。一旦平衡失调，则发生出血或血栓形成。

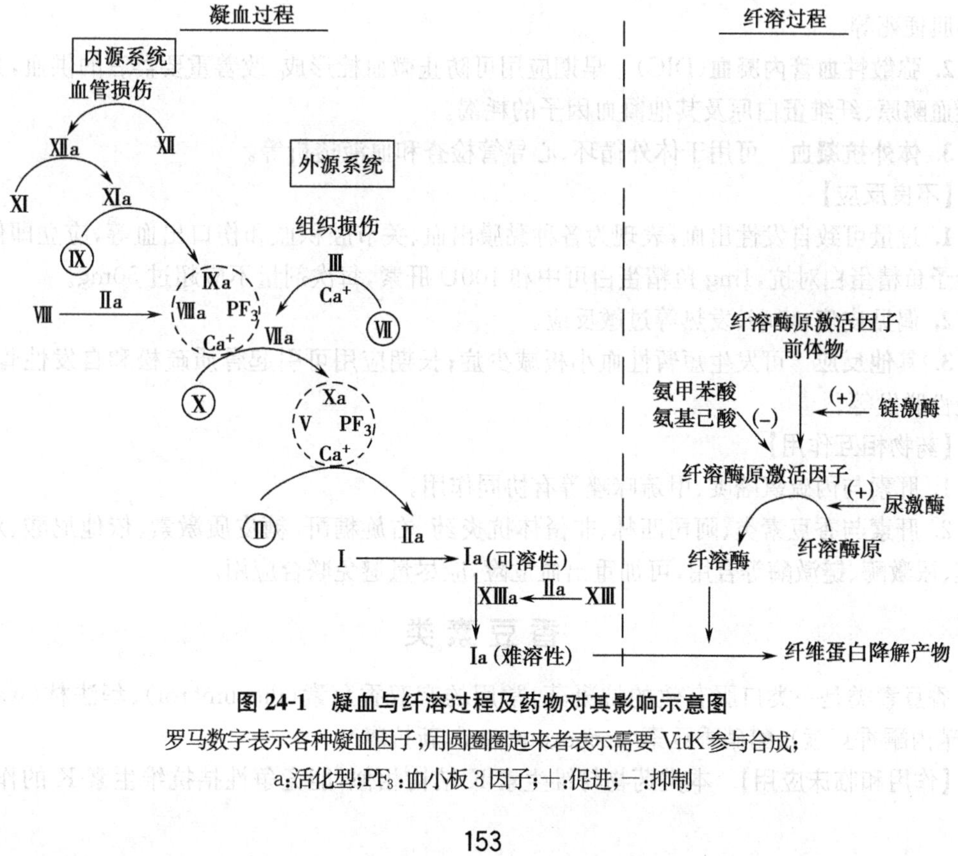

图 24-1　凝血与纤溶过程及药物对其影响示意图

罗马数字表示各种凝血因子，用圆圈圈起来者表示需要 VitK 参与合成；

a：活化型；PF_3：血小板 3 因子；＋：促进；－：抑制

第一节 抗血栓药

一、抗凝血药

抗凝血药是指通过抑制凝血过程或促进纤溶过程中的不同环节而阻止血液凝固的药物。临床主要用于血栓栓塞性疾病的防治。

肝 素

肝素(heparin)现多从动物的肺和肝中提取,是一种带大量负电荷的黏多糖硫酸酯,呈强酸性。肝素为大分子物质,难以通过生物膜,不被胃肠吸收,故口服无效,常静脉注射给药。主要经肝代谢,由肾排泄。

【作用】

1. 抗凝作用 肝素通过激活抗凝血酶Ⅲ(ATⅢ)而发挥其抗凝作用。ATⅢ是体内的生理抗凝物质,能与Ⅱa、Ⅻa、Ⅺa、Ⅹa、Ⅸa结合形成复合物而加速其灭活。此外,肝素还能抑制血小板聚集。其作用特点是:①抗凝作用强大而迅速;②体内、体外均有效;③口服无效,必须注射给药。

2. 其他作用 肝素在体内还具有降血脂作用、抗炎作用、抗血管内膜增生及保护动脉内皮作用。

【临床应用】

1. 血栓栓塞性疾病 用于防治血栓的形成和栓塞,如深静脉血栓、肺栓塞、脑梗死及急性心肌梗死等。

2. 弥散性血管内凝血(DIC) 早期应用可防止微血栓形成,改善重要器官的供血,并避免凝血酶原、纤维蛋白原及其他凝血因子的耗竭。

3. 体外抗凝血 可用于体外循环、心导管检查和血液透析等。

【不良反应】

1. 过量可致自发性出血,表现为各种黏膜出血、关节腔积血和伤口出血等,应立即停药并给予鱼精蛋白对抗,1mg鱼精蛋白可中和100U肝素,每次剂量不应超过50mg。

2. 偶见皮疹、哮喘、发热等过敏反应。

3. 其他反应 可发生短暂性血小板减少症;长期应用可引起骨质疏松和自发性骨折、可逆性脱发等。

【药物相互作用】

1. 肝素与丙硫氧嘧啶、甲巯咪唑等有协同作用。

2. 肝素与香豆素类、阿司匹林、非甾体抗炎药、右旋糖酐、糖皮质激素、依他尼酸、双嘧达莫、尿激酶、链激酶等合用,可加重出血危险,应尽量避免联合应用。

香豆素类

香豆素类是一类口服有效的抗凝药,常用的有双香豆素(dicoumarol)、华法林(warfarin,苄丙酮香豆素)、醋硝香豆素(acenocoumarol,新抗凝)。

【作用和临床应用】 本类药物与维生素K结构相似,能竞争性拮抗维生素K的作用,导致肝脏产生无凝血活性的Ⅱ、Ⅶ、Ⅸ、Ⅹ因子，从而发挥其抗凝效应。因对已形成的凝血因子无作用，故起效慢（12～24 小时才生效）、维持时间长（达 3～5 日），且体外无抗凝作用。临床常口服用于防治血栓栓塞性疾病。

【不良反应】 过量可致自发性出血。发生出血应立即停药，并用大量维生素 K 对抗。

【药物相互作用】 使本类药物抗凝作用增强，并增加自发性出血发生率的因素有：①广谱抗生素引起体内维生素 K 缺乏；②水合氯醛、甲苯磺丁脲、奎尼丁、羟基保泰松等血浆蛋白结合率高的药物；③阿司匹林等抗血小板药物；④丙咪嗪、甲硝唑、西咪替丁等肝药酶抑制剂。使本类药物抗凝作用减弱的有肝药酶诱导剂如苯巴比妥、苯妥英钠、利福平等。

枸橼酸钠

枸橼酸钠（sodium citrate，柠檬酸钠）分子中的枸橼酸根可与血中 Ca^{2+} 结合，形成难解离的可溶性络合物，使血液中游离的 Ca^{2+} 减少，阻止血液凝固。临床仅用于体外血液保存。大量输血或输血速度过快，可引起低钙性抽搐、心功能不全、血压骤降及出血，应立即静脉注射适量的钙盐解救。

二、抗血小板药

抗血小板药主要通过抑制血小板花生四烯酸的代谢，阻止血小板的黏附、聚集及释放，防止血栓形成。用于预防和治疗心脑血管疾病及外周动脉血栓和静脉血栓形成。

双嘧达莫

双嘧达莫（dipyridamole，潘生丁）能抑制磷酸二酯酶，阻止 cAMP 的降解，使血小板内 cAMP 含量升高；也能抑制腺苷摄取，使 cAMP 浓度增高。从而抑制血小板聚集和释放，产生抗血栓的作用。常与阿司匹林或华法林合用预防血栓栓塞性疾病。

阿司匹林

阿司匹林（aspirin，乙酰水杨酸）小剂量能不可逆的抑制血小板的环氧化酶，从而间接地抑制血小板合成血栓素 A_2（TXA_2），阻止血小板的聚集功能，防止血栓的形成。用于心肌梗死、脑梗死及心绞痛的预防和治疗。

噻氯匹定

噻氯匹定（ticlopidine）为强效血小板抑制药，能抑制 ADP 介导的血小板活化，阻止血小板与纤维蛋白原的结合，从而抑制血小板的聚集。用于预防急性心肌梗死、一过性脑出血发作，治疗间歇性跛行、不稳定型心绞痛等。

依前列醇

依前列醇（epoprostenol，前列环素）能激活腺苷酸环化酶，升高血小板内 cAMP 含量，从而抑制血小板的聚集和释放，抗血栓形成。可用于外周血管闭塞性疾病及急性心肌梗死。

阿加曲班

阿加曲班（argatroban）可抑制凝血酶的蛋白水解，阻碍纤维蛋白原的裂解和纤维蛋白凝块的形成，抑制某些凝血因子的活化，抑制凝血酶诱导的血小板聚集和分泌，促使纤维蛋白溶解。本药可与阿司匹林合用，用药时注意监测部分凝血活酶时间。

水 蛭 素

水蛭素（hirudin）是强效、特异的凝血酶抑制剂，可抑制凝血酶的活性，抑制凝血酶的蛋白水解功能，抑制纤维蛋白的生成，也抑制凝血酶诱导的血小板的聚集和分泌，抑制血栓形成。用于预防术后血栓形成及不稳定型心绞痛，也用于急性心肌梗死后溶栓的辅助治疗及DIC、血液透析、体外循环等。基因重组水蛭素（lepirudin）作用与水蛭素相同。

血小板膜糖蛋白Ⅱ$_b$/Ⅲ$_a$受体阻断药

血小板膜糖蛋白Ⅱ$_b$/Ⅲ$_a$受体（GPⅡ$_b$/Ⅲa receptor）阻断药是一类新的抗血小板聚集药。GPⅡ$_b$/Ⅲ$_a$受体是引起血小板聚集的黏附蛋白的特异性识别、结合位点，阻断GPⅡ$_b$/Ⅲ$_a$受体即可有效抑制各种诱导剂激发的血小板聚集。阿昔单抗（abciximab）是较早的GPⅡ$_b$/Ⅲ$_a$受体单克隆抗体，抑制血小板聚集作用明显，对血栓形成、血管再闭塞有明显的治疗作用。相继开发的药物有拉米非班（lamifiban）、替罗非班（tirofiban）等。

三、纤维蛋白溶解药

链 激 酶

链激酶（streptokinase，溶栓酶）是从β-溶血性链球菌培养液中提取的一种蛋白酶，目前已能用DNA重组技术生产。

【作用和临床应用】 该药能使纤溶酶原激活因子前体物转变成激活因子，后者再使纤溶酶原变成有活性的纤溶酶，从而使纤维蛋白降解，产生溶解血栓的作用。

适用于治疗急性血栓栓塞性疾病，如急性肺栓塞、脑栓塞、急性心肌梗死等，对陈旧性血栓栓塞性疾病疗效差。

【不良反应】 过量可引起出血。少数人可出现过敏反应，表现为荨麻疹、皮疹、药热等。

尿 激 酶

尿激酶（urokinase，UK）是从人尿中分离提取的一种糖蛋白。可直接激活纤溶酶原变成纤溶酶，产生溶栓作用。临床应用与链激酶相同，但无抗原性，不引起过敏反应。

组织型纤溶酶原激活剂

组织型纤溶酶原激活剂（tissue type plasminogen activator，t-PA）是由人体正常细胞培养方法生产获取的一种糖蛋白，1984年用DNA重组技术合成t-PA也获得成功。该药能选择性地激活与纤维蛋白结合的纤溶酶原，产生溶栓作用，对循环血液中的纤溶酶原激活作用弱，一般不引起出血的并发症。主要用于治疗肺栓塞和急性心肌梗死，使阻塞血管再通率比链激酶高，且不良反应少。

第二节 止 血 药

止血药（又称促凝血药）是通过影响血液凝固过程中的不同环节而发挥作用的。按其作用机制可分为三类：促进凝血因子生成药、抗纤维蛋白溶解药与作用于血管的止血药。

一、促进凝血因子生成药

维生素K

维生素K(vitamine K)广泛存在于自然界。植物苜蓿、菠菜、西红柿中所含的为维生素K_1，由腐败鱼粉所得或人体肠道细菌合成的为维生素K_2，二者均为脂溶性，需胆汁帮助才能吸收。维生素K_3、K_4为人工合成品，为水溶性，不需胆汁帮助也可吸收。

【作用和临床应用】

1. 促凝血作用　维生素K作为γ-羧化酶的辅酶，参与肝脏合成具有活性的Ⅱ、Ⅶ、Ⅸ、Ⅹ因子。当维生素K缺乏时，肝脏仅能合成无活性的Ⅱ、Ⅶ、Ⅸ、Ⅹ因子，导致凝血障碍而引起出血。主要用于防治阻塞性黄疸、胆瘘、早产儿及新生儿出血以及长期应用广谱抗菌药、香豆素类、水杨酸类药物或杀鼠药"敌鼠钠"中毒所致的出血。

2. 镇痛作用　本药对内脏平滑肌痉挛所致的疼痛有一定的疗效。临床用于治疗胆石症、胆道蛔虫症所致的胆绞痛及胃肠绞痛。

【不良反应】　口服可引起恶心、呕吐等消化道反应。饭后服用可减轻反应。K_3、K_4易致新生儿溶血、高胆红素血症及黄疸，故小儿宜选用维生素K_1。维生素K_1静注速度过快时，可致面部潮红、出汗、胸闷、血压突降或休克。故临床多采用肌内注射维生素K_1。

巴曲酶

巴曲酶(hemocoagulase，血凝酶)是从巴西矛头蛇的毒液中分离制备的。具有类凝血激酶样及凝血酶样的作用，能促使出血部位血小板聚集，释放凝血因子；能促进纤维蛋白原转变成难溶性的纤维蛋白，从而促进出血部位的血栓形成和止血。临床可用于防治多种原因引起的出血，但DIC导致的出血禁用本品。偶见过敏反应，应准备好抗过敏药；用药期间要定期检查患者出血时间及凝血时间。

凝血酶

凝血酶(thrombin)是从猪、牛血中提取的。能直接作用于血液中的纤维蛋白原，促使其转变成难溶性的纤维蛋白而发挥其止血作用。适用于微血管出血及实质性脏器出血，如创伤、手术、口腔、泌尿道及消化道等部位的出血。但只能局部应用，切勿静脉、肌内或皮下注射，以免引起血栓形成及局部组织坏死。本品为蛋白质，少数人可有过敏反应，一旦出现，应立即停药并给予抗过敏处理；遇热、酸、碱、重金属盐类及在溶解状态时迅速失活，故应临用时配制。

酚磺乙胺

酚磺乙胺(etamsylate，止血敏)能增加血小板的数量并增强其聚集和黏附功能，促使血小板释放凝血活性物质，缩短凝血时间，加速血块收缩。还可增加毛细血管抵抗力，降低其通透性，减少血液渗出。适用于各种小血管破裂或血小板减少性出血，如手术出血过多、脑出血、胃肠道出血、泌尿道出血、鼻出血及血小板减少性紫癜等。毒性低，偶见过敏反应。

二、抗纤维蛋白溶解药

氨甲苯酸

【作用和临床应用】 氨甲苯酸(aminomethylbenzoic acid，PAMBA，止血芳酸、对羧基苄胺)能竞争性抑制纤溶酶原激活因子，使纤溶酶原不能变成纤溶酶，从而抑制纤维蛋白溶解，产生止血效果。临床主要用于纤溶亢进性出血，如肺、肝、子宫、卵巢、前列腺、甲状腺等手术后出血和产后出血。

【不良反应】 过量可致血栓形成，并诱发心肌梗死。静脉给药时，速度要慢，以防发生低血压、心动过缓及其他心律失常。本药能抑制尿激酶，可致血栓形成而阻塞尿路。故尿路出血者禁用。

氨甲环酸

氨甲环酸(tranexamic acid，AMCHA，止血环酸)的作用及临床应用与 PAMBA 相同，作用稍强。

三、作用于血管的止血药

垂体后叶素

垂体后叶素(pituitrin)内含缩宫素和加压素(抗利尿激素)，能使血管收缩及子宫收缩。主要用于肺咯血、肝硬化门静脉高压引起的上消化道出血、产后大出血。可促进肾脏远曲小管和集合管对水的重吸收，使尿量减少，用于治疗尿崩症。

卡巴克络

卡巴克络(carbazochrome)能促进毛细血管收缩，降低毛细血管通透性，增进断裂毛细血管断端的回缩，而起到止血作用。本品常用于过敏性紫癜、视网膜出血，胃肠道出血、鼻衄、咯血、血尿、痔疮出血、子宫出血、脑出血、手术出血等。不良反应少，但不宜大量应用，偶可诱发癫痫及精神紊乱。

第三节 抗贫血药

血液中红细胞数和血红蛋白量低于正常称为贫血。按其发病机制可分为缺铁性贫血、巨幼红细胞性贫血及再生障碍性贫血等。

铁 剂

常用的铁剂有硫酸亚铁(ferrous sulfate)、葡萄糖酸亚铁(ferrous gluconate)、富马酸亚铁(ferrous fumarate)、枸橼酸铁胺(ferric ammonium citrate)和右旋糖酐铁(iron dextran)。食物中的铁及口服药用铁剂均以 Fe^{2+} 形式在十二指肠和空肠上段吸收。稀盐酸、维生素 C 等可促进 Fe^{3+} 转变为 Fe^{2+}，有助于铁的吸收。钙剂、抗酸药、茶叶及含鞣酸的植物药可使铁盐沉淀而妨碍其吸收。四环素类与铁剂可形成络合物，相互干扰吸收。

【作用和临床应用】 铁是合成血红蛋白的必需物质，吸收进入骨髓幼红细胞中的铁与原卟啉结合形成血红素，血红素再与珠蛋白结合形成血红蛋白，进而发育为成熟的红细胞。当机体缺铁时，血红素形成减少，血红蛋白含量降低，导致红细胞体积小于正常，故缺铁性贫血又称为小细胞低色素性贫血。多见于急慢性失血（如月经过多、溃疡病、痔疮及钩虫病）、铁吸收障碍、需要量增加而又补充不足者（如儿童生长期、妊娠、哺乳期）。因上述原因造成的缺铁性贫血用铁剂治疗效果佳。

【不良反应】

1. 口服可刺激胃肠道引起恶心、呕吐、上腹部不适及便秘。

2. 过量可致急性中毒，表现为胃肠刺激及坏死症状，出现肠绞痛、血性腹泻，严重者可致休克、呼吸困难，甚至死亡。

知识链接

食用菠菜能治疗贫血吗？

人们一直认为菠菜含铁丰富，对贫血有益。但研究人员却发现其含铁量在绿叶蔬菜中只不过属于中等，甚至有研究表明大量喂食菠菜还可加重大鼠贫血。菠菜有利于贫血患者的谬传源于其含铁量被错误报告，直到20世纪末期，才有科学家以准确的检测数据纠正了该谬传。事实上，菠菜不仅含铁量低，而且其本身所含的鞣酸还能络合食物中的铁，使铁的吸收减少，不利于贫血的纠正。

对贫血有益的食物包括含铁量及吸收率都较高的动物性食品（如动物肝脏、血液、瘦肉、蛋黄等），含铁量较高的植物性食品（如黄豆、木耳、油菜、荠菜、苋菜等）因其中铁的吸收率较低而远不如动物性食品好。

叶　酸

叶酸（folic acid）是B族维生素中的一种，广泛存在于动植物中，以肝、肾、绿叶蔬菜和酵母中含量最多。

【作用和临床应用】 食物中的叶酸及叶酸制剂主要在小肠上部吸收，吸收后在体内迅速还原成具有活性的四氢叶酸，作为一碳基团的传递体参与嘌呤核苷酸、嘧啶核苷酸的合成以及促进某些氨基酸的互变。叶酸缺乏时，一碳基团传递障碍，核酸代谢过程受阻，尤其是胸腺嘧啶脱氧核苷酸（dTMP）合成减少，导致DNA合成障碍，细胞有丝分裂减少，而对蛋白质及RNA合成影响较小，使增殖快的血细胞出现体积大而核发育幼稚的形态，形成巨幼红细胞性贫血；消化道上皮增殖受阻则出现舌炎、腹泻。

主要用于治疗营养性巨幼红细胞性贫血。对于叶酸拮抗剂（如苯妥英钠、乙胺嘧啶、甲氧苄啶、甲氨蝶呤等）所致的巨幼红细胞性贫血，必须用甲酰四氢叶酸钙才有效。对于恶性贫血，须与维生素 B_{12} 合用，因叶酸只能纠正其异常血象，而不能改善神经系统症状。不良反应少。

维生素 B_{12}

维生素 B_{12}（vitamin B_{12}）是一种含钴的维生素。食物中的维生素 B_{12} 必须与胃壁细胞分泌的“内因子”结合形成复合物后，才能在回肠远端被吸收。

【作用和临床应用】 维生素 B_{12} 作为辅酶参与体内甲基转换，促进叶酸循环利用；同时也是甲基丙二酰辅酶 A 的辅助因子，参与神经髓鞘磷脂的合成。因此，当维生素 B_{12} 缺乏时，除有巨幼红细胞性贫血外、还有神经系统损害症状，称之为恶性贫血。主要用于治疗恶性贫血，与叶酸合用治疗巨幼红细胞性贫血，还可用于神经系统疾病（如神经炎、神经萎缩）、肝脏疾病、再生障碍性贫血的辅助治疗。

【不良反应】 可引起过敏反应，甚至过敏性休克，一旦发现应立即停药，并给予抗过敏治疗。

红细胞生成素

红细胞生成素（erythropoietin，EPO，促红细胞生成素）是肾近曲小管管周细胞分泌的一种糖蛋白激素。现临床应用的 EPO 是用 DNA 重组技术合成的。

EPO 通过与红系干细胞表面的受体结合，使细胞内磷酸化过程加强及 Ca^{2+} 浓度增加，促进红细胞增生及成熟。可用于治疗各种原因引起的贫血，对慢性肾衰所致的贫血疗效最好，对骨髓造血功能低下、结缔组织病如系统性红斑狼疮、恶性肿瘤、化疗及艾滋病治疗药物所致的贫血均有效。不良反应可见血压升高和诱发脑血管意外（与红细胞快速增加，血液黏滞度增高有关）。

第四节 促白细胞增生药

各种原因（如苯中毒、药物、放射线、疾病）导致血液中白细胞总数低于 $4.0\times10^9/L$ 时称为白细胞减少症，其中以中性粒细胞减少为主，故又称为粒细胞缺乏症。引起白细胞减少的原因很多，治疗时主要是消除病因，同时应用升白细胞药。

重组人粒细胞-巨噬细胞集落刺激因子

天然的重组人粒细胞-巨噬细胞集落刺激因子（rhGM-CSF，沙格司亭）主要是由 T 淋巴细胞在抗原的刺激下产生的。药用 rhGM-CSF 是通过 DNA 重组技术由酵母菌生产制得的。rhGM-CSF 对骨髓有广泛的作用，能刺激粒细胞、单核细胞和 T 细胞增殖、分化和成熟，也能间接促进红细胞增生。可用于治疗骨髓造血功能损害、肿瘤化疗与放疗、再生障碍性贫血及药物所引起的白细胞减少症。

可出现发热、骨痛、肌痛、腹泻、皮疹等不良反应。严重者可有心包炎、心力衰竭、呼吸困难等。本品不能与抗肿瘤药同时使用，以免发生药物相互作用。用药期间应定期检查血象。

重组人粒细胞集落刺激因子

重组人粒细胞集落刺激因子（G-CSF，非格司亭）通过与靶细胞膜上的受体结合，刺激中性粒细胞增殖、分化与成熟，并促进中性粒细胞释放入血，从而使外周血液中的中性粒细胞增多，且能增强其趋化及吞噬功能。主要用于骨髓移植后、肿瘤化疗所致的中性粒细胞减少症，先天性中性粒细胞缺乏症及再生障碍性贫血。

不良反应较少，偶有皮疹、轻度骨痛等。用药期间要定期检查血象，且要单独使用。

● 知识链接 ●

基因工程药物

基因工程药物是指应用基因重组技术生产的药品。1982年美国首先将重组胰岛素投放市场，标志着世界第一个基因工程药物的诞生。迄今为止，已有50多种基因工程药物上市，主要包括：①细胞因子和激素，如干扰素、集落刺激因子、生长因子、生长激素等；酶类，如链激酶等；②基因工程疫苗，如重组乙肝表面抗原疫苗等。

其他促白细胞增生药见表24-1。

表24-1 其他促白细胞增生药

药名	作用和临床应用	不良反应
维生素 B_4 (vitamin B_4)	是核酸和某些辅酶的成分，参与RNA和DNA合成，促进白细胞生成，尤其白细胞低下时作用更明显。主要用于放疗、化疗及氯霉素、苯中毒所致的粒细胞减少症	治疗量未见明显不良反应
鲨肝醇 (batylalcohol)	对放疗及化疗引起的骨髓抑制有拮抗作用，对苯中毒所致白细胞减少有一定疗效。主要用于放疗、化疗及苯中毒所致白细胞减少症	用药期间应定期检查白细胞数
白血生 (pentoxyl)	促进骨髓造血功能，刺激抗体产生。主要用于治疗各种原因所致的白细胞减少症	骨髓恶性肿瘤和淋巴肉芽肿患者禁用
肌苷 (inosine)	进入细胞后转变为肌苷酸及磷酸腺苷，参与体内蛋白质合成，促进肌细胞能量代谢，提高多种酶尤其是辅酶A的活性，促进缺氧状态下的细胞代谢。主要用于白细胞减少症及血小板减少症	有胃部不适。静脉注射可引起颜面潮红
升白新 (cleistanthin-B)	能促进骨髓细胞增生，使外周白细胞升高。临床主要用于放疗、化疗所致的白细胞减少症。其他升白细胞药物无效时本药仍有一定作用	长期大剂量应用可致肝、肾损害，应定期检查肝、肾功能
利血生 (leucogen)	增强造血功能。用于防治各种原因引起的白细胞、血小板减少和再生障碍性贫血	

第五节 血容量扩充剂

血容量扩充剂是一类高分子化合物，能提高血浆胶体渗透压，迅速扩充血容量。主要用于治疗低血容量性休克。目前临床最常用的是右旋糖酐。

右旋糖酐

右旋糖酐(dextran)为葡萄糖的聚合物。依其分子的数目分为右旋糖酐70(分子量约70 000)、右旋糖酐40(分子量约40 000)及右旋糖酐10(分子量约10 000)。

【作用和临床应用】

1. 扩充血容量 右旋糖酐分子量大，静脉注射后不易透过血管而迅速提高血浆胶体渗透压，扩充血容量。其扩容作用以右旋糖酐 70 最强，维持时间最久，达 12 小时。而右旋糖酐 40 和右旋糖酐 10 仅维持 3 小时。临床常用右旋糖酐 70 和右旋糖酐 40 治疗低血容量性休克。

2. 改善微循环及抗凝 右旋糖酐可覆盖于血小板和红细胞表面，阻止红细胞和血小板聚集，降低血液黏滞性，加速血液流动。并能抑制凝血因子Ⅱ的激活和降低凝血因子Ⅰ和Ⅷ的活性。因此，具有改善微循环和防止弥漫性血管内凝血的作用。右旋糖酐 40 和右旋糖酐 10 作用较好，常用于防治休克后期 DIC、心肌梗死和脑血栓形成。

3. 渗透性利尿 右旋糖酐 40 和右旋糖酐 10 分子量较小，经肾排泄时，易通过肾小球滤过而又不被肾小管重吸收，因而使小管液渗透压增高，加之扩容后肾血流量增加，呈现出利尿的作用。临床可用于防治肾衰竭。

【不良反应】 少数人用药后出现皮肤瘙痒、荨麻疹或哮喘发作，甚至出现过敏性休克。用量过大可致凝血障碍而出血，故每日量不宜超过 1500ml。充血性心力衰竭及有出血性疾患者禁用，肝、肾疾病者慎用。

第六节 作用于血液与造血系统药物的用药护理

一、抗血栓药

1. 向患者介绍抗血栓药的用药目的、用药后可能发生的不良反应。

2. 告诉患者观察出血的症状和防治措施。如尿液的色泽变化，呕吐物的颜色，有无牙龈出血及瘀斑、骨盆疼痛、眩晕等。

3. 肝素因刺激性较大，要注意经常更换静脉注射部位，注射部位不宜按摩揉搓；用药期间若有脉搏增快、发热、出血等情况，应及时告知医生进行处理；肝素有利尿作用，用药期间可多饮水并多食含钾食品；长期使用肝素可能引起脱发，应告诉患者不必惊慌，这是可逆性不良反应。要定时检查血象、出血时间、凝血时间等；长期使用肝素后，不可突然停药。

4. 有出血倾向、消化性溃疡、严重高血压、术后与产后以及肝、肾功能不全患者禁用肝素。

5. 肝素过量易引起自发性出血，应备好解毒药。一旦发生，应立即停药并给予鱼精蛋白对抗，1mg 鱼精蛋白可中和 100U 肝素，每次剂量不应超过 50mg。

6. 华法林可通过乳汁影响婴儿，乳母用药期间应停止哺乳；用药期间应避免任何组织创伤，定期监测凝血酶原时间；用于血栓性静脉炎时，应告诉患者不要长时间站立，坐时不要交叉叠放双腿，不穿紧身衣服。

7. 告知使用抗血小板药的患者，应定期检查血常规，重点监测血小板数量；使用促白细胞增生药的患者，应定期检查血常规，重点监测白细胞数量。

8. 链激酶过量出现大量咯血或消化道大出血时应立即停药，并给予 PAMBA、AMCHA 等药对抗或输入新鲜全血。新近创伤、活动性溃疡、严重高血压和严重肝病患者禁用。

二、止血药

1. 告知患者服用止血药可能出现的不良反应。如维生素 K_3、K_4 多见胃肠道反应；先天性缺乏 G-6-PD 的患者可诱发急性溶血性贫血；较大剂量 K_3 可致新生儿溶血性贫血、黄疸、高胆红素血症。

2. 维生素 K_1 常采用肌内注射，严重出血可静脉注射，但速度应缓慢，以防呼吸困难，血压下降等；维生素 K_3、K_4 多采用口服。

3. 告知患者在服用维生素K时，多食用番茄、菠菜、苜蓿等富含维生素K的植物性食物，避免应用四环素等肠道抗菌药物；用药期间应定期检查出血时间、凝血时间和凝血激酶原时间；有冠心病或心绞痛者应严格控制用药剂量，以免加重病情。如出现过量中毒反应时，可口服香豆素类药物解救。

4. 氨甲苯酸用药后要注意观察患者反应，有无牙龈出血、皮下出血点及淤斑等用药过量引起的出血症状，如果出现这些症状，应立即报告医生进行处理。

三、抗贫血药

1. 告诉患者在口服铁剂时，应在饭后30分钟服用，肠溶片不要研碎或嚼服；使用口服液时，应及时刷牙；若服用铁剂后一周左右贫血症状无明显改善，应及时通知医生；服用铁剂期间，增加维生素C等促进药物吸收的物质，增加含铁量及铁吸收率都较高的肝脏、血液、瘦肉、蛋黄等食品，忌茶叶、富含鞣质的蔬菜、高钙高磷食品等，也不能与抗酸药、四环素等同时服用；并定期检查红细胞数目、血红蛋白含量及网织红细胞计数等；若出现黑便应及时告知医生，注意鉴别是否为消化道出血。应告诉患者多食纤维性食物，以促进排便。

2. 注射铁剂宜采用深部肌内注射，并应双侧交替。静脉输注铁剂应在穿刺成功后，再将药液注入液体瓶内，以免导致静脉炎症。指导患者用药期间定期检查血红蛋白、网织红细胞及血清铁蛋白和血清铁等，并注意观察疗效。

3. 如发现服用铁剂过量导致急性中毒，应立即催吐、洗胃、并注射特殊解毒药去铁胺，同时采取抗休克治疗。铁制剂要注意妥善保管，以免小儿误服中毒。

4. 告诉患者大量服用叶酸时可出现黄色尿，但不影响治疗。

5. 维生素 B_{12} 可促进 K^+ 进入细胞内，低血钾及使用强心苷的患者，要注意观察是否有低血钾的症状和体征，并及时补钾。

案例分析

患者，女，22岁。因月经量大、头晕、乏力、倦怠3月余，伴心慌1月余来诊，患者无便血、黑便史。月经8天/29天，近4个月月经量较多。查体：T36.8℃，P82次/分，R20次/分，BP98/62 mmHg，面色、口唇和眼睑黏膜苍白，匙状甲。实验室检查：Hb 60g/L，RBC 3.1×10^{12}/L，WBC 5.9×10^9/L，PLT 160×10^9/L，网织红细胞计数2.2%，血清铁8.6μmol/L，总铁结合力63.3μmol/L，红细胞呈小细胞低色素，诊断为缺铁性贫血。医生处方：①硫酸亚铁一次0.3g，一日3次，饭后服；②维生素C一次0.2g，一日3次，饭后服；③维生素 B_{12} 一次0.25mg/1ml，隔日1次肌内注射。请分析该患者用药的合理性，并进一步提出你的用药建议。

常用制剂和用法

肝素钠 注射剂：1000U/2ml、5000U/2ml、12 500U/2ml。一次5000U加入5%葡萄糖注射液或0.9%氯化钠注射液100～200ml中静滴，30～60分钟内滴完。必要时可每隔4～

6小时1次，一日总量为25 000U。

华法林 片剂：2.5mg、5mg。第1日5～20mg，次日起用维持量，一日2.5～7.5mg。

枸橼酸钠 注射剂：0.25g/10ml。每100ml全血中加2.5%枸橼酸钠溶液10ml。

链激酶 注射剂：10万U、20万U、30万U。初始剂量：50万～100万U溶入0.9%氯化钠注射液或5%葡萄糖注射液100ml中，静脉滴注，30分钟滴完。维持剂量：60万U溶入5%葡萄糖注射液250～500ml中，静脉滴注，每小时10万U，疗程一般为24～72小时。

尿激酶 注射剂：1万U、5万U、10万U、20万U、50万U、150万U、250万U。急性心肌梗死时，一次50万～150万U溶于0.9%氯化钠注射液或5%葡萄糖注射液50～100ml中，静滴。

组织型纤溶酶原激活剂 注射剂：50mg。首剂10mg，静脉注射。以后第1小时50mg，第2、3小时各20mg静脉滴注。

维生素K_1 注射剂：10mg/1ml。一次10mg，一日1～2次，肌注或静注。

维生素K_3 注射剂：2mg/1ml、4mg/1ml。一次4mg，一日2次，肌注。

维生素K_4 片剂：2mg、4mg。一次4mg，一日3次。

巴曲酶 冻干粉：1KU(克氏单位)/支。一次1～2KU，肌注、皮下注射或静注。一日总量不超过8KU，一般用药不超过3天。

凝血酶 粉剂：200U、500U、1000U、5000U、10000U。以干燥粉末或溶液洒或喷雾于创面。消化道出血：以溶液(10～100U/ml)口服或局部灌注。

酚磺乙胺 注射剂：0.25g/2ml、0.5g/5ml、1g/5ml。一次0.25～0.5g，一日2～3次，肌注或静注。片剂：0.25g、0.5g。一次0.5～1g，一日3次。

氨甲苯酸 注射剂：0.05g/5ml、0.1g/10ml。一次0.1～0.3g，静注或静滴，一日最大用量0.6g。片剂：0.125g、0.25g。一次0.25～0.5g，一日3次。

氨甲环酸 片剂：0.25g。一次0.25g，一日3～4次。注射剂：0.1g/2ml、0.25g/5ml。一次0.25g，一日1～2次，静注或静滴。

卡巴克络 片剂：2.5mg、5mg。成人一次2.5～5mg，一日3次。注射剂：10mg/2ml。成人一次5～10mg，一日2～3次，肌内注射，不可静脉注射。

双嘧达莫 片剂：25mg。一次25～50mg，一日3次。

阿司匹林 片剂：25mg、40mg、100mg。预防血栓形成，一日25～75mg，一日1次。

噻氯匹定 片剂：250mg。一次250～500mg，一日1次，进餐时服。

依前列醇 粉针剂：500μg。临用时以专用的含甘氨酸缓冲剂溶解。静脉滴注，滴速每分钟2～16μg/kg，一般不超过每分钟30μg/kg。连续滴注时间应根据病情而定。静滴：成人心肺分流术前连续静滴每分钟10ng/kg；在分流术中静滴每分钟20ng/kg，手术结束即停止静注。肾透析：透析前静滴每分钟5ng/kg，透析中每分钟5ng/kg，滴入透析器动脉入口处。

垂体后叶素 注射剂：5U/1ml，10U/1ml。一次5～10U，肌注；一次10U，静注或静滴，用于肺咯血、产后出血。

硫酸亚铁 片剂：0.3g。一次0.3g，一日3次，饭后服。

葡萄糖酸亚铁 片剂：0.1g、0.3g。一次0.3～0.6g，一日3次。

富马酸亚铁 肠溶片：50mg、200mg。一次0.2～0.4g，一日3次。

枸橼酸铁胺 溶液剂或糖浆剂：10%。一次5～10ml，一日3次，饭后服。

右旋糖酐铁　注射剂:25mg/1ml、50mg/2ml。一次25～50mg,一日1次,深部肌注。

叶酸　片剂:5mg。一次5～10mg,一日3次。

甲酰四氢叶酸钙　注射剂:3mg、5mg。一次3～6mg,一日1次,肌注。

维生素B_{12}　片剂:25mg、50mg。一次25mg,一日3次。注射剂:0.05mg/1ml、0.1mg/1ml、0.25mg/1ml、0.5mg/1ml、1mg/1ml。一次0.025～0.2mg,一日1次或隔日1次,肌注。

重组人促红细胞生成素　注射剂:2000U/1ml、4000U/1ml、10 000U/1ml。开始50～150U/kg,皮下或静脉注射,每周3次。2周后视红细胞比容调整剂量。

沙格司亭　注射用冻干粉:50μg、100μg、150μg、300μg、400μg。一次5～10μg/kg,一日1次,皮下注射,于化疗停止1天后使用,连用7～10天。

非格司亭　冻干粉针剂:50μg、75μg、100μg、150μg、250μg、300μg、460μg。一次2～5μg/kg,以5%葡萄糖注射液稀释,皮下注射或静脉滴注。

维生素B_4　片剂:10mg、25mg。一次10～20mg,一日3次。注射剂:20mg。一次20～30mg,一日1次,肌注或静注。

鲨肝醇　片剂:25mg、50mg。预防:一次25mg,一日2次。治疗:一次50～100mg,一日3次,疗程为4～6周。

白血生　片剂:100mg。一次200～300mg,一日3～4次。

肌苷　片剂:0.2g。一次0.2～0.6mg,一日3次。注射剂:0.1g/2ml、0.2g/5ml。一次0.2～0.6mg,一日1～2次,静注或静滴。

升白新　微胶囊剂:50mg。胶囊剂:200mg。一次50mg(微粒胶囊)或200mg(胶囊剂),一日3次。

利血生　片剂:10mg、20mg。一次20mg,一日3次。

右旋糖酐70　注射剂:30g/500ml。一次500ml,静滴,20～40ml/分钟,一日量不超过1000～1500ml。

右旋糖酐40　注射剂:10g/100ml、25g/250ml、50g/500ml。静脉滴注,用量视病情而定。

右旋糖酐10　注射剂:30g/500ml。静脉滴注,用量视病情而定。

思考题

1. 某患者行静脉留置针,请问是否需要抗凝?能否用肝素?用药过程中应如何护理?
2. 为什么肝素可用于体内、体外抗凝?而华法林仅用于体内抗凝?
3. 简述长期应用叶酸对抗剂引起的巨幼红细胞性贫血,应选用哪种叶酸制剂?为什么?

(黄宁江)

第二十五章 抗组胺药

学习目标

1. 熟悉:常用 H_1 受体阻断药的作用、临床应用和主要不良反应。
2. 观察本类药物疗效和不良反应,能够正确进行用药护理及指导患者合理用药。

组胺(histamine)是一类广泛存在于动植物体内的自体活性物质,哺乳动物以心脏、皮肤、肠黏膜、肺脏含量较高。组胺在体内主要以结合型(无活性)贮存在肥大细胞和嗜碱性粒细胞的颗粒中,当组织损伤、炎症、变态反应及神经刺激时,肥大细胞及嗜碱性粒细胞则发生脱颗粒而释放组胺。释放出来的组胺激动靶细胞上的组胺受体,产生多种生理及病理效应。目前发现组胺受体有 H_1、H_2 和 H_3 三种亚型,各亚型受体功能见表 25-1。

表 25-1 组胺受体分布及效应

受体类型	特异激动药	阻断药	组织	效应
H_1	2-甲基组胺	苯海拉明、异丙嗪、氯苯那敏等	支气管平滑肌	收缩
			胃肠道平滑肌	收缩
			子宫平滑肌	收缩
			皮肤血管	扩张、通透性增强
			冠状血管	扩张
			心房肌	收缩增强
			房室结	传导减慢
H_2	甲双咪胍	西咪替丁 雷尼替丁等	胃壁细胞	分泌增多
			血管	扩张
			心室肌	收缩加强
			窦房结	心率加快
H_3	α-甲基组胺	硫丙咪胺	中枢及外周神经末梢	负反馈性调节组胺合成与释放

组胺受体阻断药是指能竞争性拮抗组胺作用的药物。根据其对组胺受体的选择性可分为 H_1、H_2 和 H_3 受体阻断药。

第一节　H_1受体阻断药

目前已有50多种H_1受体阻断药供临床应用，常用的有第一代中的苯海拉明(diphenhydramine)、异丙嗪(promethazine)、赛庚啶(cyproheptadine)、氯苯那敏(chlorphenamine)和第二代中的西替利嗪(cetirizine)、阿司咪唑(astemizole)及特非那定(terfenadine)等。

【作用】

1. 抗H_1受体作用　本类药物能竞争性地阻断H_1受体，完全对抗组胺的收缩支气管及胃肠道平滑肌作用；对组胺所致的毛细血管通透性增强引起水肿的抑制作用较强，但仅能部分对抗其血管扩张和血压下降的作用；对组胺所致的胃酸分泌增多无效。

2. 中枢抑制作用　本类药物多数可透过血-脑脊液屏障，产生不同程度的中枢抑制作用，表现为镇静、催眠。此作用可能是由于阻断了中枢的H_1受体，从而拮抗了脑内源性组胺介导的觉醒反应所致。但各药的中枢抑制程度不同，其中，异丙嗪和苯海拉明最强。

3. 防晕止吐作用　部分H_1受体阻断药具有中枢性抗胆碱作用，产生镇吐、抗晕动效应。

常用H_1受体阻断药的作用特点见表25-2。

表25-2　常用H_1受体阻断药的作用特点

药物	抗组胺	中枢抑制	防晕止吐	维持时间(h)
苯海拉明	++	+++	++	4～6
异丙嗪	++	+++	++	6～12
氯苯那敏	+++	+	－	4～6
西替利嗪	+++	+	－	7～10
赛庚啶	+++	+	－	8
阿司咪唑	+++	－	－	10(天)
特非那定	+++	－	－	12～24

【临床应用】

1. 防治变态反应性疾病　对皮肤黏膜的变态反应性疾病如荨麻疹、过敏性鼻炎、花粉症疗效好，本类药物常作为首选药。对昆虫咬伤所致的皮肤瘙痒和水肿有良效；对血清病、药疹和接触性皮炎也有一定的疗效。还可用于输血、输液引起的过敏反应。但对支气管哮喘疗效差。

2. 防治晕动症及呕吐　苯海拉明、异丙嗪对晕船、晕车、妊娠及放射性呕吐均有良好的止吐效果。

3. 其他　异丙嗪可短期用于治疗失眠；也可与氯丙嗪、哌替啶组成冬眠合剂，用于人工冬眠；还可与氨茶碱合用治疗支气管哮喘，既可缓解氨茶碱的中枢兴奋作用，同时也对气道炎症有一定的治疗效果。

【不良反应】

1. 常见困倦、嗜睡、乏力等中枢抑制反应。用药期间勿驾驶车船和高空作业，以免发生意外。第二代H_1受体阻断药多无中枢抑制作用。

2. 也可出现口干、厌食、恶心、呕吐、便秘或腹泻等消化道反应。宜进餐时服用或与牛奶同服。

3. 近年来发现阿司咪唑可引起严重的心律失常，应慎重选用。

知识链接

钙剂的抗过敏作用

钙盐静脉缓慢注射后，能增加毛细血管的致密度，降低毛细血管的通透性，减少渗出、减轻水肿，呈现抗过敏作用。临床用于缓解荨麻疹、血管神经性水肿、接触性皮炎等皮肤黏膜过敏症状。

注射过快可致心脏骤停。钙盐有一定的刺激性，静注时有发热感，在注射前应以等量的葡萄糖液稀释；不可漏出血管外，以免引起剧痛及组织坏死；一旦外漏，可立即用5%普鲁卡因作局部封闭、热敷。

第二节 H_2受体阻断药

本类药物包括西咪替丁、雷尼替丁、法莫替丁等(见第二十六章)。

第三节 抗组胺药的用药护理

1. 教育患者避免和(或)减少接触过敏源的相关知识和方法，过敏反应一旦出现，应尽早服用药物。

2. 告诉患者用药后可能出现的不良反应，如头晕、困倦等，在服药期间应避免进行需要注意力非常集中的工作，以免出现意外。

3. 本类药物主要经口服给药，常采用饭后服药。氯苯那敏、苯海拉明可以肌注，异丙嗪应深部肌注或静滴，为避免刺激性而不应采用皮下注射。

4. 本类药物治疗过敏反应时不宜与阿托品类、乙醇及其他中枢抑制药(镇静催眠药、镇痛药、抗癫痫药等)合用；特非那定与红霉素、酮康唑、伊曲康唑合用，可使其代谢受抑，易出现药物过量。

5. 过量服用可致急性中毒，主要表现为中枢抗胆碱作用，出现心动过速、高热、尿潴留、共济失调和惊厥。应对症处理。

案例分析

患者，女，17岁。参加了学校组织的春游一天，晚上回家后，即感觉面部皮肤瘙痒、红肿，渐加重。请问该患者可能出现什么问题？可采取何种药物治疗？

常用制剂和用法

组胺 注射剂：1mg/ml。晨起空腹皮下注射0.25～0.5mg后化验胃液，如无胃酸分泌，即可诊断为真性胃酸缺乏症。

苯海拉明　片剂：25mg、50mg。一次25～50mg，一日3次。注射剂：20mg/1ml。一次20mg，一日1～2次，肌注。

异丙嗪　片剂：12.5mg、25mg。一次12.5～25mg，一日2～3次。注射剂：25mg/ml、50mg/2ml。一次25～50mg，肌注。

氯苯那敏　片剂：4mg。一次4mg，一日3次。注射剂：10mg/1ml、20mg/2ml。一次5～20mg，肌注。

西替利嗪　片剂：10mg。一次10mg，一日1次，或早晚各服5mg。

赛庚啶　片剂：2mg。一次2～4mg，一日3次。

阿司咪唑　片剂：10mg。一次10mg，一日1次。

特非那定　片剂：60mg。一次60mg，一日2次。

思考题

1. 患者在使用H_1受体阻断药时，我们应提醒他们注意哪些问题？
2. 列出常用的H_1受体阻断药并简述其作用和临床应用。

（房　辉）

第二十六章　作用于消化系统的药物

学习目标

1. 掌握：奥美拉唑、氢氧化铝、枸橼酸铋钾、西咪替丁、多潘立酮的作用、临床应用及不良反应。

2. 熟悉：甲氧氯普胺、硫酸镁的作用及临床应用。

3. 了解：昂丹司琼、酚酞、液状石蜡、甘油和助消化药的作用特点及临床应用。

4. 学会观察本类药物的疗效和不良反应，能够正确进行用药护理及指导患者合理用药。

第一节　助消化药

凡能促进胃肠道消化过程的药物称为助消化药。助消化药多数为消化液的成分，当消化液分泌功能不足时起替代补偿作用；有的药物则是通过促进消化液分泌或抑制肠道过度发酵而呈现助消化作用。

稀　盐　酸

稀盐酸(dilute hydrochloric acid)为10%的盐酸溶液。口服后能增加胃内酸度，提高胃蛋白酶活性；进入十二指肠内可反射性促进胰液及胆汁分泌，从而促进消化。适用于各种胃酸缺乏症(如慢性萎缩性胃炎、恶性贫血及胃癌)和发酵性消化不良。

不宜与胰酶、抗酸药及抗胆碱药合用。

胃蛋白酶

胃蛋白酶(pepsin)系从猪、牛、羊的胃黏膜提取的蛋白水解酶。在酸性环境中活性高，能迅速将食物中的蛋白质水解成胨和䏡。常与稀盐酸配伍用于食用蛋白过多所致的消化不良。溃疡病患者禁用。

胰　　酶

胰酶(pancreatin)是自猪、牛、羊的胰腺中提取的，含胰淀粉酶、胰蛋白酶和胰脂肪酶。具有水解淀粉、蛋白质和脂肪的作用，在中性或碱性环境中活性较高，故常制成肠溶片。主要用于消化不良、食欲不振及胰腺疾病所致的消化障碍。禁与稀盐酸和其他酸性药物合用。

乳 酶 生

乳酶生(lactasin,表飞鸣)是活乳酸杆菌的干燥制剂,能在肠内使糖发酵生成乳酸,提高肠内酸度,从而抑制腐败菌的繁殖,阻止蛋白质发酵,减少肠内产气。用于消化不良、腹胀和小儿饮食不当所致的腹泻。

第二节 抗消化性溃疡药

消化性溃疡是指胃、十二指肠的慢性溃疡,为消化系统的常见病。其发病机制复杂,现认为溃疡病的发生和发展与胃酸分泌增多、幽门螺杆菌(Hp)感染、胃黏液分泌减少及黏膜屏障减弱等密切相关。因此,抗消化性溃疡药可分为中和胃酸药、胃酸分泌抑制药、胃黏膜保护药及抗幽门螺杆菌药四类。

• 知识链接 •

幽门螺杆菌

20世纪80年代,澳大利亚两位科学家从慢性胃炎的患者体内,成功培养出了一种病原菌,这种病原菌多居住在胃幽门附近,外形呈螺旋形,因此称之为幽门螺杆菌(Helicobacter pylori,Hp)。幽门螺杆菌感染人体后,释放出毒素,对胃肠黏膜造成损害并促进胃酸分泌增多,从而导致疾病的发生。

经过多年的深入研究,幽门螺杆菌在慢性胃炎、消化性溃疡和胃癌中的重要作用已被充分证明。幽门螺杆菌是慢性胃炎的主要病因。通过根除幽门螺杆菌可使消化性溃疡能够真正治愈。Hp的发现是20世纪医学上最重大的发现之一。

一、中和胃酸药

本类药物口服后能直接中和胃酸,升高胃内的pH值,因此,既可减轻或消除胃酸对胃、十二指肠黏膜的刺激与腐蚀,又能降低胃蛋白酶的活性,防止其对胃、十二指肠黏膜的自体消化。另外,有些抗酸药在中和胃酸时还能形成胶状物质覆盖于溃疡表面,达到保护和收敛止血的作用,从而有利于溃疡的愈合,并能缓解因幽门痉挛所致的疼痛。临床常用于治疗胃及十二指肠溃疡和反流性食管炎。常用的药物及作用特点见表26-1。

表26-1 常用抗酸药作用特点比较

	碳酸氢钠(sodium bicarbonate)	氢氧化铝(aluminum hydroxide)	氧化镁(magnesium oxide)	三硅酸镁(magnesium trisilicate)	碳酸钙(calcium carbonate)
抗酸强度	弱	中	强	弱	强
保护胃黏膜	−	+	−	+	−
收敛作用	−	+	−	−	−
碱血症	+	−	−	−	−
产生CO_2	++	−	−	−	+
继发性胃酸增多	+	−	−	−	+
排便影响	无影响	便秘	轻泻	轻泻	便秘
作用快慢	快	慢	慢	慢	较快
持续时间	短	持久	持久	持久	持久

注:"−"无作用;"+"作用较弱;"++"作用强

目前抗酸药较少单独使用，大多组成复方制剂，既可增强疗效，又可减少不良反应。

二、胃酸分泌抑制药

胃酸是由胃壁细胞分泌的。壁细胞上的 H_2 受体、M_1 受体、胃泌素受体被激动后，通过第二信使介导，激活质子泵，促进胃酸的分泌。因此，阻断胃壁细胞 H_2 受体、M_1 受体、胃泌素受体或抑制质子泵的功能，可以明显减少胃酸分泌，促进溃疡愈合。

（一）H_2 受体阻断药

西咪替丁

【作用和临床应用】 西咪替丁(cimetidine，甲氰咪胍)能竞争性阻断胃壁细胞上的 H_2 受体，明显抑制基础胃酸、夜间胃酸及各种刺激(食物、组胺、五肽胃泌素)所引起的胃酸分泌，降低胃内酸度，减轻或解除 H^+ 对胃、十二指肠的刺激和腐蚀。

临床主要用于胃及十二指肠溃疡、胃酸分泌过多症、上消化道出血等。溃疡病患者用药后能迅速缓解症状，促进溃疡愈合，但停药后复发率高。

【不良反应】 因在体内分布广泛，作用复杂，故不良反应多。

1. 常见头晕、头痛、腹泻、皮疹等；长期应用对骨髓有一定的抑制，可致粒细胞减少；对内分泌系统有抗雄激素作用和促催乳素作用，可致男性乳房发育、性功能减退、女性溢乳；老年患者大剂量应用可出现精神紊乱、谵妄等；严重者可见肝、肾功能损害。

2. 勿与抗酸药同服，以免影响本药的吸收，如需同用，至少间隔 1 小时。长期服药者勿突然停药。

雷尼替丁

雷尼替丁(ranitidine，呋喃硝胺)为一速效长效 H_2 受体阻断药，抑制胃酸分泌作用比西咪替丁强 5～8 倍，作用持续 12 小时。副作用少，治疗量不改变催乳素、雄激素浓度，复发率低。临床主要用于治疗胃及十二指肠溃疡、术后溃疡、反流性食管炎和卓-艾综合征等。偶见白细胞、血小板减少，血清氨基转移酶升高等，停药后可恢复。孕妇和哺乳期妇女及 8 岁以下小儿禁用。

法莫替丁

法莫替丁(famotidine)抑制胃酸分泌的作用比西咪替丁强 30～100 倍，比雷尼替丁强 6～10倍。显效快，作用持续时间长达 12 小时以上，不良反应少，无抗雄激素作用，也不影响血催乳素浓度。临床应用与雷尼替丁相似。

同类药物还有尼扎替丁(nizatidine)和罗沙替丁(roxatidine)，两药的作用及临床应用与雷尼替丁相似。

（二）M_1 受体阻断药

哌仑西平

哌仑西平(pirenzepine，哌吡氮平，必舒胃)能选择性阻断胃壁细胞上的 M_1 受体，明显抑制胃酸分泌，而对平滑肌、心肌及腺体上的 M 受体的亲和力低，故仅有轻度的口干、视物模糊、头痛、嗜睡等不良反应。主要用于胃及十二指肠溃疡。

替仑西平（telenzepine）作用及临床应用与哌仑西平相似，但作用强，持续时间长，不良反应少而轻。

（三）胃泌素受体阻断药

丙谷胺

丙谷胺（proglumide，二丙谷酰胺）能竞争性阻断胃泌素受体，抑制胃酸及胃蛋白酶分泌，并能促进胃黏液合成，增强胃黏膜的黏液-HCO_3^-盐屏障作用，促进溃疡愈合。用于治疗胃及十二指肠溃疡、胃炎等。偶见口干、失眠、腹胀等，现已少用。

（四）质子泵抑制药（H^+-K^+-ATP 酶抑制药）

奥美拉唑

奥美拉唑（omeprazole）为第一代 H^+-K^+-ATP 酶抑制药。

【作用和临床应用】　本品能特异性地抑制胃壁细胞 H^+-K^+-ATP 酶活性，从而抑制基础胃酸与刺激所引起的胃酸分泌。起效快，作用强，持续时间长，复发率低。体外实验证明有抗幽门螺杆菌（Hp）作用。主要用于胃及十二指肠溃疡、反流性食管炎、卓-艾综合征及幽门螺杆菌感染。

【不良反应】　有头痛、头昏、失眠、外周神经炎等神经系统反应，故用药期间不宜驾驶或高空作业。也可引起口干、恶心、呕吐、腹胀等消化系统症状。其他可见男性乳腺发育、溶血性贫血等。

对本品过敏、严重肾功能不全及婴幼儿禁用。

三、胃黏膜保护药

（一）胶体铋

包括枸橼酸铋钾、胶体果胶铋、胶体酒石酸铋等。

枸橼酸铋钾

枸橼酸铋钾（bismuth potassium citrate）于胃液酸性条件下能在溃疡表面或肉芽组织上形成一层坚固的氧化铋胶体膜，从而隔绝了胃酸、胃蛋白酶及酸性食物对溃疡的刺激和侵蚀。此外，本品还具有促进内源性前列腺素释放，改善胃黏膜血流量；使胃蛋白酶失活；促进黏液分泌及清除幽门螺杆菌作用。主要用于治疗胃及十二指肠溃疡。

不良反应少，偶见恶心。可使舌、粪染成黑色等。

（二）前列腺素衍生物

本类药物有米索前列醇、恩前列醇等。

米索前列醇

米索前列醇（misoprostol，喜克溃）可促进胃黏液和 HCO_3^- 盐分泌，增强黏液-HCO_3^- 盐屏障功能；又能增加胃黏膜血流量，从而对胃黏膜产生强大的保护作用；还能通过激动前列腺素受体而产生强大的抑制胃酸分泌作用。临床用于治疗胃及十二指肠溃疡。

不良反应主要有腹泻，但不影响治疗。因对妊娠子宫有收缩作用，可引起流产，故孕妇禁用。对前列腺素类过敏者禁用。

（三）其他类

包括硫糖铝、生胃酮、胃膜素、替普瑞酮、麦滋林等药物。

硫 糖 铝

硫糖铝（sucralfate，胃溃宁）在胃液中能形成黏稠的胶冻，牢固地黏附于胃、十二指肠黏膜表面，并能与胃黏膜表层的蛋白质络合而形成保护膜，覆盖溃疡面，从而阻止胃酸、胃蛋白酶及胆汁的刺激；还有抑制胃蛋白酶的活性、增强黏液-HCO_3^-盐屏障作用、诱导溃疡区的表皮生长因子聚集及抑制幽门螺杆菌繁殖等作用。常用于治疗胃及十二指肠溃疡。

不良反应有轻度的口干、恶心、胃痛、便秘等。

四、抗幽门螺杆菌药

幽门螺杆菌（Hp）是一种G^-杆菌，寄生在胃及十二指肠的黏液层与黏膜细胞之间，能分泌蛋白分解酶而对黏膜产生损伤作用。已被公认为诱发溃疡病的原因之一，故杀灭幽门螺杆菌是治疗溃疡病的一个重要措施。前述的枸橼酸铋钾、质子泵抑制剂、硫糖铝等均有抗幽门螺杆菌效果，但作用弱。目前常用的药物是阿莫西林、庆大霉素、甲硝唑、呋喃唑酮等抗菌药物。

第三节 胃肠运动功能调节药

胃肠运动主要受神经、体液及胃肠神经丛的调节，胃肠运动功能紊乱可表现为胃肠运动功能低下或亢进，出现多种消化道症状。临床多采用对症治疗。

一、促胃肠动力药

甲氧氯普胺

甲氧氯普胺（metoclopramide，胃复安、灭吐灵）能阻断延髓催吐化学感受区（CTZ）的多巴胺受体（D_2受体），较大剂量时还能阻断5-HT_3受体而产生强大的镇吐作用。同时又可阻断胃肠道的多巴胺受体而增强胃及小肠蠕动，加速胃排空，改善胃功能。临床主要用于胃肠功能紊乱所致的呕吐及放射治疗、术后和药物引起的呕吐。不良反应有便秘、困倦、嗜睡等。

多潘立酮

多潘立酮（domperidone）口服吸收迅速，不易透过血-脑脊液屏障。能阻断胃肠道的多巴胺（D_2）受体，促进胃肠蠕动与胃排空，协调胃肠运动，防止食物反流而止吐。临床主要用于胃排空缓慢、胃食管反流、胃肠道功能紊乱及药物、放射治疗、偏头痛、颅外伤等所致的恶心、呕吐。但对术后、麻醉或化疗引起的呕吐无效。不良反应较少，偶有头痛、眩晕等。婴儿及孕妇慎用。

西沙必利

西沙必利（cisapride）能选择性地促进肠壁肌间神经丛节后乙酰胆碱的释放，促进食管、胃、小肠及大肠的蠕动并协调胃肠运动，从而防止食物滞留与反流。临床用于治疗胃肠运动减弱、胃肠反流性疾病、反流性食管炎等。不良反应可能有暂时性的肠痉挛及腹泻。

昂丹司琼

昂丹司琼(ondansetron)能选择性地阻断中枢及迷走神经传入纤维的 5-HT_3受体,产生明显的止吐作用。主要用于放疗和化疗药(如顺铂、环磷酰胺、阿霉素等)引起的恶心、呕吐,而对晕动病及去水吗啡所致的呕吐无效。常见的副作用有头痛、疲劳、腹泻或便秘等。

托烷司琼、格雷司琼、阿扎司琼等药物的作用和临床应用与昂丹司琼相似。

二、胃肠解痉药

胃肠解痉药主要为 M 胆碱受体阻断药,能解除胃肠平滑肌痉挛或蠕动亢进,缓解平滑肌痉挛性疼痛,常用药物有颠茄生物碱类,如阿托品、山莨菪碱等;还包括合成解痉药,如溴丙胺太林(普鲁本辛)、丁溴东莨菪碱(解痉灵)等,此类药物阻断胃肠 M 胆碱受体的选择性较高,故在临床上较为常用。

第四节　催吐药与止吐药

一、催　吐　药

催吐药是能引起呕吐的药物,主要用于中毒急救时促使患者呕吐胃中的毒物。但对于有挥发性或腐蚀性的口服毒物则不宜使用催吐药,以免损伤消化道。目前常采用洗胃方法代替催吐药。

阿朴吗啡

阿朴吗啡(apomorphine,去水吗啡)通过刺激延髓催吐化学感受器使其兴奋,而引起较强的催吐作用。适用于口服中毒及不可实施洗胃的患者,不宜用于麻醉药中毒者,以免加深中枢抑制。

二、止　吐　药

止吐药是指通过抑制呕吐反射的不同环节而制止呕吐的药物。根据其作用原理不同分为:①M 受体阻断药;②H_1受体阻断药;③多巴胺受体阻断药;④5-HT_3受体阻断药;⑤促胃肠动力药。

(一) M 受体阻断药

东莨菪碱为 M 受体阻断药。可通过降低内耳迷路感受器的敏感性,抑制前庭小脑通路的传导,预防恶心、呕吐。主要用于防治晕动病以及预防手术后恶心、呕吐。

(二) H_1受体阻断药

包括第一代中的苯海拉明、异丙嗪、赛庚啶、氯苯那敏和第二代中的西替利嗪、阿司咪唑及特非那定等。本类药物可抑制前庭功能,有中枢镇静和止吐作用,用于防治晕动病、内耳性眩晕病引起的呕吐。

(三) 多巴胺受体阻断药

1. 抗精神病药　常用药物有氯丙嗪、奋乃静、氟奋乃静、氟哌啶醇等。镇吐作用强大,不良反应多，主要用于各种疾病和药物所致的呕吐，对晕动病无效（见第十四章抗精神失常药）。

2. 促胃动力药 代表药物为多潘立酮、甲氧氯普胺，常用于肿瘤化疗、放疗及多种原因引起的呕吐。

（四）$5\text{-}HT_3$受体阻断药

为新型高效止吐药，代表药物有昂丹司琼（ondansetron）、格雷司琼（granisetron）、托烷司琼（tropisetron）等，能选择性地阻断中枢及迷走神经传入纤维的$5\text{-}HT_3$受体，抑制呕吐。主要用于化疗和放疗引起的恶心、呕吐。

（五）促胃肠动力药

西沙必利（cisapride，普瑞博思）通过作用于胃肠壁肌神经丛胆碱能神经节后纤维突触后膜$5\text{-}HT_4$受体，促进 Ach 释放，加速胃排空，防止食物滞留和返流，改善胃肠协调运动，推进整个消化道的运动。作用强于多潘立酮、甲氧氯普胺，为全消化道促动力药。还有促进胆囊收缩和排空的作用。

适用于治疗胃肠运动障碍性疾病，胃-食管返流、慢性功能性和非溃疡性消化不良、慢性自发性便秘和结肠运动减弱等。

第五节 泻药与止泻药

一、泻 药

泻药是指能刺激肠道蠕动或软化粪便、润滑肠壁，促进粪便排出的药物。按其作用机制可分为三类：

（一）容积性泻药

硫 酸 镁

【作用和临床应用】 给药途径不同其作用完全不同。

1. 导泻 口服后，其Mg^{2+}和SO_4^{2-}不易被吸收而在肠内形成较高的渗透压，从而阻止水分的吸收，使肠腔容积增大，刺激肠壁，反射性地引起肠道蠕动加快而产生泻下。其导泻作用强大、迅速，服药后大量饮水，1～6 小时内即可排出流体样的粪便。常用于急性便秘、促进肠内毒物的排出及服用驱肠虫药后加速虫体排出。

2. 利胆 口服 33％硫酸镁或导管直接导入十二脂肠，能刺激十二脂肠黏膜，反射性地引起胆总管括约肌松弛及胆囊收缩，促进胆囊排空，产生利胆作用。可用于阻塞性黄疸和慢性胆囊炎。

3. 抗惊厥 注射给药后，Mg^{2+}能抑制中枢神经系统，又能减少运动神经末梢乙酰胆碱的释放而阻断神经肌肉接头，导致骨骼肌松弛。临床常用于破伤风和子痫所致的惊厥。

4. 降血压 注射本品后，Mg^{2+}能抑制中枢神经系统和直接松弛血管平滑肌，从而使外周血管扩张，血压下降。临床主要用于高血压脑病、高血压危象和妊娠高血压综合征。

5. 消炎去肿 50％硫酸镁溶液局部热敷患处可消炎去肿。

【不良反应】 口服过量可引起恶心、呕吐、腹痛、腹泻等，应注意纠正水、电解质平衡失调。泻下作用剧烈，可致盆腔充血和失水，故孕妇、月经期妇女及急腹症患者禁止口服。肾功能不全者慎用，充血性心衰和水肿患者禁用。

硫 酸 钠

硫酸钠（sodium sulfate，芒硝）导泻作用与硫酸镁相似而较弱。因无中枢抑制作用，故多用于排除肠道毒物及中枢抑制药中毒时的导泻。

（二）刺激性泻药（接触性泻药）

酚　酞

酚酞（phenolphthalein，非诺夫他林）口服后与碱性肠液形成可溶性钠盐，刺激肠黏膜，促进肠蠕动，并能阻止肠液被吸收而产生导泻作用。因主要作用于结肠，故作用缓慢、温和，服药后 6～8 小时才排出软便。适用于慢性便秘。本品可使碱性尿和大便呈红色，应提前告诉患者，以免引起惊慌。偶见过敏反应、皮疹、肠炎及出血倾向。

比 沙 可 啶

比沙可啶（bisacodyl）口服或直肠给药后，在肠道内被转变成有活性的代谢物。通过与肠黏膜接触刺激其神经末梢，引起直肠反射性蠕动而产生导泻作用。口服后 6 小时内排出软便，而直肠给药 15～60 分钟即可排便。适用于急、慢性便秘和习惯性便秘。本品的刺激性较强，少数人服药后有腹痛，排便后可自行消失。服药前后 2 小时不得服牛奶和抗酸药。

（三）润滑性泻药

液 状 石 蜡

液状石蜡（liquid paraffin，石蜡油）口服后不被吸收，能阻止肠道中水分的吸收，使粪便稀释变软，同时润滑肠壁使粪便易于排出。适用于老人、小儿及有高血压、动脉瘤、痔疮等患者的便秘。长期应用可妨碍脂溶性维生素及钙、磷的吸收，故要监测患者脂溶性维生素的水平。

甘　油

甘油（glycerol，丙三醇）常用其栓剂或 50%甘油溶液（开塞露）注入肛门，能润滑并刺激肠壁，软化粪便使之易于排出。用药后几分钟即可排便。常用于小儿、年老体弱者及轻度便秘。无明显的不良反应。

二、止　泻　药

止泻药是指能减少肠道蠕动或保护肠黏膜免受刺激而达到止泻作用的药物。适用于剧烈腹泻或长期慢性腹泻。疗效较好的是阿片制剂如阿片酊、复方樟脑酊，仅用于严重的非细菌性腹泻。较常用的是收敛保护药和吸附药。

地 芬 诺 酯

地芬诺酯（diphenoxylate，苯乙哌啶）为哌替啶的衍生物。能直接作用于肠道平滑肌，提高其张力，减少肠蠕动，从而使肠内容物通过延迟，肠内水分吸收增多而止泻。主要用于急、慢性功能性腹泻与慢性肠炎。

可出现口干、恶心、呕吐、腹部不适及烦躁、失眠等不良反应,停药后即自行消失;长期应用可产生成瘾性;过量可致呼吸抑制和昏迷,故不宜久用和大量应用。

鞣酸蛋白

鞣酸蛋白(tannalbin)口服后在小肠内分解出鞣酸,使肠黏膜表层蛋白质轻度凝固,形成一层保护膜而减轻刺激,减少炎症渗出和分泌,产生收敛止泻作用。适用于急性胃肠炎、非细菌性腹泻。

药用炭

药用炭(medicinal charcoal)具有广谱吸附活性,口服后可吸附肠内大量气体、毒物和细菌毒素,从而减少毒物和细菌毒素的吸收,减轻其对肠道的刺激而止泻。但也能吸附维生素、抗生素、乳酶生等药物,故不宜合用。

第六节 肝胆疾病用药

一、利胆药与胆石溶解药

利胆药是促进胆汁分泌或胆囊排空的药物。常用的有硫酸镁、去氢胆酸和熊去氧胆酸等。

去氢胆酸

去氢胆酸(dehydrocholic acid)促进胆汁分泌,而固体成分不改变,使胆汁变稀。促进脂肪的消化和吸收。用于胆囊及胆道功能失调、胆汁郁积、慢性胆囊炎、胆石症等。

熊去氧胆酸

熊去氧胆酸(ursodeoxycholic acid)增加胆汁酸的分泌,并使胆汁酸成分发生改变,使其在胆汁中的含量增加。此外,还可以抑制胆固醇合成酶,抑制胆固醇的生成,使胆结石溶解。适用于不适合手术治疗的胆固醇型胆结石,对胆囊炎、胆道炎也有效。

不良反应主要有腹泻,还有较少的人出现头晕、头痛、便秘、过敏、心动过速、胰腺炎等。

二、治疗肝性脑病药

谷氨酸

谷氨酸(glutamic acid)参与血氨合成尿素的过程,能与血氨结合成无毒的谷氨酰胺,再经肾小管细胞将氨分泌于尿中排出体外;参与脑内糖及蛋白质的代谢,促进氧化过程,改善中枢神经系统功能。主要用于防治各种原因引起的肝性脑病及恢复期,严重的肝功能不全。

静脉滴速过快可引起皮肤潮红、流涎、恶心、呕吐及腹泻,过量可致低钾血症、碱中毒。

左旋多巴

左旋多巴(levodopa,L-多巴)口服后透过血-脑脊液屏障进入脑细胞,在中枢生成多巴胺,再转化为去甲肾上腺素,拮抗假神经递质,改善神经元之间的正常冲动传递,恢复大脑功能。临床用于治疗帕金森病和肝性脑病。

乳果糖

乳果糖(lactulose)口服后在小肠内不被分解和吸收,进入结肠被细菌分解为乳酸和醋酸,降低肠内 pH 值,释出的 H^+ 与 NH_3 结合成 NH_4^+,阻止肠内氨的吸收,降低血氨。乳果糖在小肠内还可形成高渗,产生渗透性导泻作用。主要用于血氨升高的肝性脑病、亚临床型肝性脑病的辅助治疗,长期服用可预防肝性脑病,还可用于导泻。

不良反应有腹痛、腹泻、恶心、呕吐等。消化道出血、肠梗阻或穿孔、不明原因腹痛者禁用。

第七节　作用于消化系统药物的用药护理

1. 祛除诱发和加重溃疡病的内、外因素,消除患者的思想压力,减轻其精神负担,改变吸烟、饮酒、喝浓茶及其他不良饮食习惯。

2. 乳酶生不宜与抗菌药、吸附药及抗酸药合用。与维生素 C 合用可以增强疗效,送服水温不超过 40℃。

3. 中和胃酸药避免与奶制品、酸性食物及饮料同服。如确需合用,应间隔 1～2 小时。服用时将片剂嚼碎,于餐前半小时或餐后 1 小时和睡前服用。

4. 注意观察患者有无腹泻或便秘,并通过调整或更换药物以纠正克服。如患者出现腹痛加剧或柏油样便应立即报告医生。

5. 西咪替丁静滴速度过快可引起血压骤降和心律失常,故应注意浓度和滴速,避免与其他药物共用一个静滴通道。孕妇及哺乳期妇女禁用 H_2 受体阻断药。

6. 硫糖铝在酸性环境下聚合成胶而产生作用;枸橼酸铋钾不宜与牛奶和抗酸药、含碳酸饮料及其他碱性药物同服;氢氧化铝干扰地高辛、华法林、双香豆素、普萘洛尔、四环素等药的吸收,不宜同服。

7. 对于便秘患者应先从调节饮食着手,多食含纤维素的食物,并且养成定时排便的习惯,不可依赖导泻药。

8. 服用驱虫药后宜用硫酸镁导泻,中枢抑制药中毒宜选用硫酸钠导泻,脂溶性毒物如苯或磷等中毒禁用蓖麻油类泻药。而胃肠 X 线检查或外科手术前宜用硫酸镁或蓖麻油,可使肠道彻底排空。

9. 甲氧氯普胺注射时每日量不宜大于 0.5mg/kg,以免引起锥体外系反应;注射给药可致直立性低血压,注射后宜卧床休息 1～2 小时。

10. 硫酸镁用于导泻时,应空腹用药并大量饮水。硫酸镁肌注可致剧痛,应深部注射。应缓慢静注,并密切观察患者呼吸、血压和膝腱反射。若膝腱反射迟钝或消失,呼吸少于 16 次/分钟,应立即停药,缓慢静注钙剂(10%葡萄糖酸钙或氯化钙)急救,必要时进行人工呼吸。

案例分析

患者，男，36岁，出租车司机，有吸烟史，间断少量饮酒。因“嗳气、反酸、上腹部疼痛加重2个月余”就诊。病程中伴消瘦、乏力，食欲不振。胃镜检查提示为：慢性浅表性胃窦炎（并胆汁反流）、胃溃疡。医生给予奥美拉唑、普鲁本辛、多潘立酮治疗。请分析该处方是否合理？为什么？

常用制剂和用法

碳酸氢钠 片剂：0.3g、0.5g。治疗消化性溃疡：一次0.5～2g，一日3次，饭前服用。

氢氧化铝 片剂：0.3g。一次0.6～0.9g，一日3次。复方氢氧化铝片（胃舒平）：内含氢氧化铝0.245g、三硅酸镁0.105g、颠茄流浸膏0.0026ml。一次2～4片，一日3次，饭前半小时或胃痛时嚼碎服。

氧化镁 片剂：0.2g。一次0.2～1g，一日3次。

三硅酸镁 片剂：0.3g。一次0.3～0.9g，一日3次。

西咪替丁 片剂：0.2g、0.4g；胶囊剂：0.2g。一次0.2～0.4g，一日4次，分别于餐后和睡前服用。注射剂：0.2g/2ml。一次200～600mg，稀释后缓慢静滴。

雷尼替丁 片剂或胶囊剂：0.15g。一次0.15g，一日2次，早、晚餐后服用。注射剂：50mg/2ml、50mg/5ml。一次50mg，每6～8小时肌注或缓慢静注。

法莫替丁 片剂：10mg、20mg。一次20mg，一日2次，早餐后、晚餐后或临睡前服用。注射剂：20mg/2ml。一次20mg溶于0.9%氯化钠注射液或5%葡萄糖注射液20ml，缓慢静注或静滴，一日2次。

哌仑西平 片剂：25mg、50mg。一次50mg，一日2次，早、晚餐前1.5小时服用。症状严重者，一次50mg，一日3次。

丙谷胺 片剂或胶囊剂：0.2g。一次0.4g，一日3次，饭前15分钟服用。

奥美拉唑 片剂或胶囊剂：20mg。一次20mg，一日1次。

枸橼酸铋钾 片（胶囊）剂：120mg。一次240mg，一日2次，早餐前半小时与睡前用温水送服。

米索前列醇 片剂：200μg。一次200μg，一日4次，于餐前和睡前服用。

硫糖铝 片剂或胶囊剂：0.25g。一次1g，一日3～4次，饭前1小时及睡前服用。

稀盐酸 溶液剂（10%）：一次0.5～2ml，一日3次，饭前或饭时用水稀释后，用非金属管吸食。

胃蛋白酶 片剂：0.1g。一次0.3～0.6g，一日3次。饭前或饭时服用，勿嚼碎。

胰酶 肠溶片：0.3g、0.5g。一次0.3～0.6g，一日3次，饭前服用，勿嚼碎。

乳酶生 片剂：0.3g。一次0.3～0.6g，一日3次，饭前服用。

硫酸镁 粉剂：导泻，一次5～20g，同时饮水100～400ml；利胆，用33%溶液，一次10ml，一日3次。注射剂：1g/10ml、2.5g/10ml。一次1～2.5g，肌内注射或用5%或10%的葡萄糖注射液稀释成1%溶液缓慢静脉滴注。

硫酸钠 粉剂：一次5～20g，同时大量饮水。

酚酞 片剂：50mg、100mg。一次50～200mg，睡前服用。

比沙可啶　片剂：5mg。一次 5～10mg，一日 1 次，整片吞服。

液状石蜡　一次 15～30ml，睡前服。

甘油　栓剂：1.8g。一次 1 粒，塞入肛门。

开塞露　溶液剂：10ml、20ml。一次 20ml，小儿一次 10ml，用时将容器顶端剪破，将药液挤入直肠内。

复方地芬诺酯　片剂：每片含地芬诺酯 2.5mg、阿托品 0.025mg。一次 1～2 片，一日 3 次。

鞣酸蛋白　片剂：0.25g、0.5g。一次 1～2g，一日 3 次，空腹服。

药用炭　片剂：0.15g、0.3g、0.5g。一次 1～3g，一日 2～3 次，饭前服。

甲氧氯普胺　片剂：5mg。一次 5～10mg，一日 2～3 次，饭前半小时服用。注射剂：10mg/1ml。一次 10～20mg，肌注。

多潘立酮　片剂：10mg。一次 10mg，一日 3 次，饭前服用。栓剂：60mg。一次 60mg，一日 2～3 次，直肠给药。注射剂：10mg/2ml。一次 10mg，肌注。

西沙必利　片剂：5mg、10mg。一次 10mg，一日 3 次。

昂丹司琼　片剂：4mg、8mg。一次 8mg，一日 1～2 次。注射剂：4mg/1ml、8mg/2ml。一次 0.15mg/kg，于化疗前 30 分钟静脉注射，之后每 4 小时一次，共 2 次，再改口服。

去氢胆酸　片剂：0.25g。注射剂：0.5g(10ml)；1g(5ml)。口服 0.25～0.5g，一日 3 次；或每日 0.5g 静注。

熊去氧胆酸　片剂：50mg。一次 50mg，一日 150mg，早晚进餐时分次给予。

乳果糖　糖浆剂：60%。口服，起初 1～2 天，每次 10～20g，每天 2～3 次，后改为每次 3～5g，每天 2～3 次，以日排软便 2～3 次为宜。

思考题

1. 如何对使用抗消化性溃疡药的患者进行用药宣教工作？
2. 治疗消化性溃疡的药有哪几类？列出其代表药，并简述其作用。

（房　辉）

第二十七章　作用于呼吸系统的药物

学习目标

1. 掌握：可待因、沙丁胺醇、氨茶碱的作用、临床应用及不良反应。
2. 熟悉：喷托维林、右美沙芬的作用及临床应用。
3. 了解：常用祛痰药的作用特点。
4. 学会观察本类药物疗效和不良反应，能够正确进行用药护理及指导患者合理、安全用药。

咳、痰、喘是呼吸系统疾病常见的三大症状，它们往往同时存在，且相互影响、相互促进，而且常因感染而诱发和加重。因此，在治疗中除应用抗感染药物外，还必须对症治疗，以缓解症状。

第一节　镇　咳　药

咳嗽是一种清除呼吸道刺激物的保护性反射，也是呼吸系统疾病的主要症状之一。剧烈的咳嗽不仅给患者造成痛苦，而且可引起多种并发症，如气胸、尿失禁、腹直肌撕裂等，及时合理地应用镇咳药有着积极的治疗意义。

凡是能够抑制咳嗽反射弧中任何一个环节而产生止咳作用的药称为镇咳药。按其作用机制分为中枢性镇咳药和末梢性镇咳药。

一、中枢性镇咳药

中枢性镇咳药是指能够直接抑制延髓咳嗽中枢而产生镇咳作用的药物。

（一）依赖性中枢性镇咳药

主要是指阿片类，包括吗啡、可待因、双氢可待因、羟蒂巴酚、福尔可定等。这类药物镇咳作用强、疗效可靠。

可　待　因

可待因（codeine，甲基吗啡）为阿片生物碱之一。

【作用和临床应用】 作用与吗啡相似但较弱。能直接抑制延髓咳嗽中枢而产生强大迅速的镇咳作用(为吗啡的1/4)。口服20分钟起效,半衰期约为3～4小时。兼有镇痛作用(为吗啡的1/10～1/12)。

适用于各种原因引起的剧烈干咳和刺激性咳嗽,对胸膜炎干咳伴有胸痛者尤为适用;也可用于中等程度的疼痛。

【不良反应】 偶有恶心、呕吐、便秘和眩晕等。一次剂量超过60mg可明显抑制呼吸中枢,一些患者还可出现兴奋、烦躁不安,小儿用量过大可引起惊厥。故用药时要注意剂量,观察有无呼吸抑制现象,并防止其因眩晕而导致摔伤。长期应用可产生耐受性、成瘾性,应按《麻醉药品管理办法》严格管理。痰多者禁用。

(二) 非依赖性中枢性镇咳药

喷托维林

喷托维林(pentoxyverine,咳必清,toclase)为人工合成品。该药兼有中枢性和外周性双重镇咳作用。能选择性抑制延髓咳嗽中枢;尚有轻度的阿托品样作用和局麻作用,可轻度抑制支气管内感受器及传入神经末梢,大剂量时有支气管平滑肌解痉作用。镇咳强度为可待因的1/3,无成瘾性,一次用药作用可持续4～6小时。临床多用于上呼吸道感染引起的干咳、阵咳和百日咳。有痰者常与氯化铵等祛痰药合用。

偶见轻度的头痛、头晕、口干、恶心、腹胀、便秘等不良反应。青光眼、前列腺肥大及心功能不全伴肺瘀血者慎用或禁用。

右美沙芬

右美沙芬(dextromethorphan,美沙芬)口服吸收好,起效快(15～30分钟起效),作用持续3～6小时,是目前应用很广的镇咳药。通过直接抑制延髓咳嗽中枢而产生镇咳作用,其镇咳强度与可待因相等或略强。临床主要用于感冒、急慢性支气管炎、支气管哮喘、咽喉炎、肺结核等所致的无痰性干咳。无成瘾性,治疗量不抑制呼吸。

偶有头晕、嗜睡、口干、便秘等。痰多者及孕妇慎用,妊娠3个月内及有精神病史者禁用。禁与单胺氧化酶抑制剂合用,否则可导致高热、昏迷、甚至死亡。

苯丙哌林

苯丙哌林(benproperine,咳哌宁)具有中枢性和外周性双重镇咳作用。通过直接抑制咳嗽中枢和阻断肺-迷走反射双重机制而发挥强大的镇咳作用。其镇咳作用比可待因强2～4倍。适用于感染、吸烟、刺激物、过敏等各种原因所引起的刺激性干咳。

不良反应较轻。可有口干、胃部烧灼感、食欲不振、头晕和皮疹等。对本品过敏者禁用。口服时须整片吞服,切勿嚼碎,以免引起口腔麻木。

氯哌斯汀

氯哌斯汀(cloperastine,咳平)主要作用是直接抑制延髓咳嗽中枢,兼有H_1受体阻断作用,能轻度缓解支气管平滑肌痉挛和支气管黏膜充血水肿。适用于上呼吸道感染及肺癌所致的频繁咳嗽。副作用轻,偶有口干、嗜睡。

二、外周性镇咳药

是指能抑制咳嗽反射弧中感受器、传入神经、传出神经、效应器中任何一个环节而止咳的药物。

苯佐那酯

苯佐那酯(benzonatate,退嗽)为丁卡因的衍生物。具有较强的局麻作用。口服吸收后可分布于呼吸道,对肺牵张感受器及感觉神经末梢有较强的麻醉作用,使咳嗽反射冲动的传导受阻而产生镇咳作用。镇咳强度略弱于可待因,但不抑制呼吸,支气管哮喘患者用药后反而能使呼吸加深加快,通气量增加。主要用于急性支气管炎、支气管哮喘、肺炎、肺癌所致的刺激性干咳、阵咳;也可用于支气管镜、喉镜检查或支气管造影前预防咳嗽。

有轻度的嗜睡、眩晕、恶心、胸部紧迫感、皮疹等不良反应。服用时勿嚼碎,以免引起口腔麻木。痰多者禁用。

第二节 祛痰药

呼吸道炎症时,其黏液腺和杯状细胞分泌黏液增多而形成痰液。凡是能使痰液变稀、黏稠度降低或能促进呼吸道黏膜纤毛运动,使痰液易于咳出的药物称为祛痰药。按其作用机制可分为二类:

一、痰液稀释药

痰液稀释药是指能促进呼吸道腺体分泌浆液,使痰液变稀、易于咳出的药物。

氯化铵

氯化铵(ammonium chloride)为酸性无机盐,易溶于水。

【作用和临床应用】

1. 祛痰作用 口服后可刺激胃黏膜引起恶心,从而反射性兴奋迷走神经,促进呼吸道腺体分泌浆液增加而使痰液稀释;其次,可部分从呼吸道黏膜排出,因高渗作用而带出水分,也可稀释痰液,使之易于咳出。适用于急、慢性支气管炎痰多、黏稠不易咳出的患者。

2. 酸化体液、尿液 口服吸收后可酸化体液、尿液,促进碱性药物如哌替啶、苯丙胺的排泄和纠正代谢性碱中毒。

3. 利尿作用 能增加肾小管内 Cl^- 浓度,从而促进 Na^+、水的排出,产生轻微的利尿作用。

【不良反应】

1. 大剂量可刺激胃黏膜引起恶心、呕吐、胃部不适或疼痛,故宜选用复方制剂;如使用片剂,应用水溶解后于饭后服用。溃疡病患者慎用。

2. 过量可引起酸中毒、血氨升高(药内铵盐进入血液)和促进 K^+ 的排出。用药后要注意血氨水平,观察有无低血钾的症状和体征。严重肝、肾功能不全者禁用。

二、黏痰溶解药

黏痰溶解药是指能破坏痰液中的黏性成分,降低痰液黏稠度,液化黏痰使之易于咳出的药物。

乙酰半胱氨酸

乙酰半胱氨酸(acetylcysteine,痰易净,易咳净)具有较强的黏痰溶解作用,其分子中含有的巯基(-SH)可裂解痰液中黏蛋白多肽链中的二硫键(-S-S-),使黏痰液化。还能使脓性痰液中的DNA断裂,因此,既能溶解白色黏痰,也能溶解脓性黏痰。气雾吸入、气管内滴入或气管注入后能迅速使痰液变稀而便于吸引排痰。临床适用于大量黏痰阻塞气道所引起的呼吸困难患者。

本药具有特殊臭味,可引起恶心、呕吐,减量能缓解;对呼吸道有刺激性,可引起呛咳、支气管痉挛,气雾吸入异丙肾上腺素可减轻。

美司钠

美司钠(mesna,巯乙磺酸钠)为一速效、强效黏痰溶解药。作用机制与乙酰半胱氨酸相似,疗效比乙酰半胱氨酸强2倍,且患者易于耐受。气雾吸入或气管内滴入用于阻塞性肺炎、慢性支气管炎、手术后肺不张等痰液黏稠而不易咳出者。有局部刺激作用,可引起咳嗽及支气管痉挛。不宜与红霉素、四环素、氨茶碱等合用。

脱氧核糖核酸酶

脱氧核糖核酸酶(deoxyribonuclease,胰道酶,DNA酶)是从哺乳动物胰腺中提取的一种核酸内切酶。气雾吸入后能使脓痰中的大分子脱氧核糖核酸(DNA)迅速水解成平均链长为4个单位的核糖核酸;并能使原来与DNA结合的蛋白质失去保护而产生继发性蛋白溶解作用,从而液化黏痰,易于咳出。该药能促进抗生素类药物到达感染灶,故与抗生素合用能使之充分发挥其抗菌作用。适用于呼吸系统感染有大量脓痰的患者。

用药后可有咽部疼痛,故每次喷雾后立即漱口。长期应用可出现皮疹、药热等过敏症状。在室温中或过度稀释时可迅速灭活,故应临用前按规定浓度新鲜配制。

溴己新

溴己新(bromhexine,必嗽平)作用于气管、支气管黏膜腺体的黏液产生细胞,促使其分泌黏稠度较低的小分子黏蛋白,从而使呼吸道分泌的流变学特性恢复正常;裂解黏痰中的酸性黏多糖纤维,降低痰液黏稠度;还可促进呼吸道黏膜纤毛运动,从而促进痰液的排出。临床主要用于急、慢性支气管炎、支气管扩张症、哮喘等有黏痰不易咳出的患者。能增加四环素类抗生素在支气管的分布浓度,二者合用能提高疗效。

偶有恶心、胃部不适,宜饭后服用。胃溃疡患者慎用。

羧甲司坦

羧甲司坦(carbocisteine,羧甲半胱氨酸)主要在细胞水平影响支气管腺体分泌,使低黏度的唾液黏蛋白分泌增多而高黏度的岩藻黏蛋白生成减少,因而使痰液的黏稠度降低,易于咳出。用于慢性支气管炎、支气管哮喘等疾病所致的痰液黏稠、术后咳痰困难和痰阻气道者。起效快,口服后4小时即可见明显的效果。

有轻度的头晕、恶心、胃部不适、腹泻、胃肠道出血、皮疹等不良反应。消化道溃疡者慎用。

第三节 平 喘 药

喘息是一种因支气管痉挛或支气管黏膜充血水肿导致气道狭窄、通气不畅的症状，多见于支气管哮喘和喘息性支气管炎。引起哮喘的原因很多：Ⅰ型变态反应(外源性哮喘)、β受体功能低下及M受体功能亢进(内源性哮喘)都与其有关。近年来认为，哮喘是一种继发于抗原过敏的慢性呼吸道炎症，过敏介质释放可使呼吸道平滑肌痉挛、黏膜充血水肿而致气道狭窄，炎症反应则使气道反应性增高。因此，治疗上一方面应用松弛支气管平滑肌的药物，另一方面则应用糖皮质激素或其他抗炎药控制炎症及应用抗过敏药抑制过敏介质释放。

一、肾上腺素受体激动药

本类药物主要通过激动β_2受体，在兴奋性G蛋白(G_S)的作用下，激活腺苷酸环化酶，使细胞内的cAMP增多，游离Ca^{2+}减少，从而松弛支气管平滑肌、抑制肥大细胞脱颗粒、降低血管通透性等，发挥其平喘作用。包括非选择性β受体激动药和选择性β受体激动药。

1. 非选择性β受体激动药 肾上腺素、异丙肾上腺素、麻黄碱等(见第八章)因对β_1受体和β_2受体无选择性，故平喘时心脏不良反应较多见。

2. 选择性β受体激动药 选择性β受体激动药对β_2受体有强大的兴奋作用，而对β_1受体的亲和力低，因此治疗量时心血管反应等副作用少。

沙丁胺醇

【作用和临床应用】 沙丁胺醇(salbutamol，舒喘灵，羟甲叔丁肾上腺素)能选择性激动支气管平滑肌上的β_2受体，产生与异丙肾上腺素相当的松弛支气管平滑肌作用，且作用持续时间长。而兴奋心脏的副作用仅为异丙肾上腺素的1/10。该药不易被消化道的硫酸酯酶和组织中的COMT破坏，故口服有效。口服15～30分钟起效，持续6小时以上。气雾吸入1～5分钟起效，持续4～6小时。

临床用于防治支气管哮喘、喘息性支气管炎和肺气肿患者的支气管痉挛。制止发作多用气雾吸入，预防发作则可口服。

【不良反应】 剂量过大可引起心悸、心动过速、血压波动、肌肉震颤(好发于四肢和面部)等，故用药前后应监测心率、血压及观察是否出现手指震颤，一旦出现上述症状则应减量或停药。长期应用也可产生耐受性。心功能不全、高血压、甲状腺功能亢进者慎用。

特布他林

特布他林(terbutaline，间羟舒喘灵)对β_2受体选择性高，平喘作用与沙丁胺醇相近，而兴奋心脏作用更弱。使用方便，可口服、气雾吸入、干粉吸入或静脉滴注等多种途径给药。临床应用、不良反应与沙丁胺醇相似。

克仑特罗

克仑特罗(clenbuterol，氨哮素)为强效选择性β_2受体激动剂。松弛支气管平滑肌作用强大，约为沙丁胺醇的100倍，故用量极小。尚能增加呼吸道纤毛运动和促进痰液排出，有利于平喘。对心血管系统影响小，很少引起心悸。临床应用与沙丁胺醇相似。

福莫特罗

福莫特罗(formoterol)为一新型长效选择性 β_2 受体激动药。松弛支气管平滑肌作用较沙丁胺醇强而持久，作用持续 12 小时左右。尚有显著的抗炎作用，可明显抑制抗原诱发的嗜酸性粒细胞聚集浸润、血管通透性增高等炎症反应，这是其他 β_2 受体激动剂所没有的。主要用于慢性哮喘与慢性阻塞性肺病的维持治疗与预防发作，尤其适用于哮喘夜间发作的患者。

偶见头晕、头痛、发热、心动过速、室性期前收缩、胸闷等不良反应。高血压、甲亢、心脏病及糖尿病患者慎用。

知识链接

瘦肉精

近年来出现了多起较大规模的食用猪肉中毒的事件。人在食用猪肉后，突然发生心悸、头晕、肌肉震颤等症状。现已证实，这是由于食用的猪肉中含有“瘦肉精”。什么是“瘦肉精”呢？它的化学名称是羟甲基叔丁肾上腺素，通用名为克仑特罗。80年代初，人们发现将一定量的克仑特罗添加在饲料中，可促进动物肌肉，特别是骨骼肌蛋白质的合成，抑制脂肪的合成和积累，从而使瘦肉率提高。长期食用了这种猪肉后，“瘦肉精”很容易在猪体内蓄积。患有心脏病、高血压的患者，经常吃此类肉食品，危险性更大。所以，应禁止在猪饲料中使用瘦肉精。

二、茶碱类

茶碱及其衍生物均能松弛支气管平滑肌而平喘，其作用机制主要是：①抑制磷酸二酯酶，使细胞内的 cAMP 破坏减少；②阻断腺苷受体，拮抗内源性腺苷诱发的支气管痉挛；③促进内源性儿茶酚胺释放；④干扰支气管平滑肌的 Ca^{2+} 转运，影响细胞外 Ca^{2+} 内流和细胞内质网 Ca^{2+} 的释放，从而松弛支气管平滑肌。

氨茶碱

氨茶碱(aminophylline)为茶碱和乙二胺的复合物。

【作用和临床应用】

1. 平喘　本品松弛支气管平滑肌作用较强，平喘疗效确实、可靠，为常用平喘药。用于治疗支气管哮喘和喘息性支气管炎。严重的哮喘发作可静脉给药，对哮喘持续状态常与肾上腺皮质激素合用。

2. 强心利尿　该药可增强心肌收缩力，增加心排出量；并能扩张肾血管，增加肾血流量，提高肾小球滤过率和抑制肾小管对 Na^{+}、水的重吸收而产生强心利尿作用。临床用于急性心功能不全、心源性哮喘以及心性水肿的辅助治疗。

3. 松弛胆道平滑肌　用于治疗胆绞痛。

【不良反应】

1. 口服可引起恶心、呕吐。宜饭后服用或服用肠溶片。
2. 因有中枢兴奋作用可致烦躁不安、失眠，可使用镇静催眠药对抗。

3. 静脉注射过快或浓度过高可强烈兴奋心脏而致头晕、心悸、心律失常、血压骤降、谵妄、惊厥，甚至死亡。

知识链接

气雾剂小常识

常用的气雾剂按作用分为两类：一是支气管扩张剂，用于控制、缓解哮喘症状，为 β_2 受体激动剂，如硫酸沙丁胺醇、盐酸丙卡特罗、硫酸特布他林；二是糖皮质激素类，如丙酸倍氯米松（必可酮）、布地奈德（普米克）等气雾剂，用于抑制呼吸道的炎症反应，通常作为哮喘缓解期的预防发作药。

喷药时，头向后仰，张口，将气呼出后，将雾化器的接口端放入口内，按下压力阀将药雾喷入口中，缓缓深吸气，一边吸气一边雾化，根据病情需要喷1至数次。喷完药后深吸一口气，尽量延长屏气时间，使药物到达气道，沿气管、支气管进入下呼吸道远端再恢复呼吸。尽量减少药物与咽部的接触，通过反复漱口将残存在口咽部的药物清洗掉就能减少副作用的产生。

本类药物还有二羟丙茶碱（diprophylline）、胆茶碱（cholinophylline）、多索茶碱（doxofylline）等，均与氨茶碱相似，但不良反应较轻。

三、M受体阻断药

胆碱能神经在调节呼吸道平滑肌张力上起着重要的作用。内源性哮喘患者往往表现出胆碱能神经功能亢进，ACh释放增多，激动M受体而使支气管平滑肌痉挛。M受体阻断药可选择性阻断M受体，松弛支气管平滑肌，达到平喘之效果。阿托品及其他常规的M受体阻断药不仅阻断呼吸道的M受体，还对全身各组织的M受体产生阻断作用，因此副作用多，不宜用于治疗哮喘。目前临床应用的是阿托品和东莨菪碱的衍生物异丙托溴铵、氧托溴铵和异丙东莨菪碱等。

异丙托溴铵

异丙托溴铵（ipratropium bromide，异丙阿托品）气雾吸入后5分钟起效，持续4～6小时。对支气管平滑肌有较高的选择性，能明显松弛支气管平滑肌，而对心血管、腺体、瞳孔的作用弱。主要用于防治内源性支气管哮喘和喘息性支气管炎。尤其适合于不能耐受或禁用β受体激动药的患者和老年性哮喘。

不良反应少，偶见口干。

四、过敏介质阻释剂

本类药物通过稳定肥大细胞膜，抑制过敏介质释放和拮抗炎症介质而预防哮喘发作。

（一）肥大细胞膜稳定药

色甘酸钠

色甘酸钠（sodium cromoglycate，咽泰）能稳定肥大细胞膜，抑制抗原诱发的过敏介质的释放，并能阻断引起支气管痉挛的神经反射，抑制非特异性支气管高反应性等。主要用于预防各型哮喘的发作，对外源性哮喘疗效显著；也可用于过敏性鼻炎、春季角膜炎、结膜炎及溃疡性结肠炎和直肠炎。

不良反应较少。粉雾吸入时，少数患者有咽喉刺激感、呛咳、胸闷，甚至诱发哮喘。同时吸入异丙肾上腺素可避免其发生。

酮替芬

酮替芬（ketotifen，甲哌噻庚酮）为口服强效过敏介质阻释剂。除有强大的抑制肥大细胞释放过敏介质的作用外，还有强大的 H_1 受体阻断作用和拮抗 5-HT、LTs 的作用。对各型哮喘均有预防作用，尤其是对外源性哮喘和儿童哮喘疗效更佳。不良反应有嗜睡、口干、头晕等，连续用药可逐渐消失。

（二）抗白三烯药物

白三烯（leukotrienes，LTs）是引起哮喘发作的一组重要的炎症介质。LTs 对支气管平滑肌的收缩作用比组织胺、血小板活化因子（PAF）强 100 倍；还可刺激支气管黏液分泌，增加血管通透性而使支气管黏膜充血水肿；促进嗜酸性粒细胞和中性粒细胞聚集浸润而引起炎症反应。因此抑制 LTs 的合成或阻断白三烯受体，可有效地控制哮喘。

扎鲁司特

扎鲁司特（zafirlukast，扎非鲁卡）为口服的长效白三烯受体拮抗剂。能选择性地与白三烯 C_4（LTC_4）、白三烯 D_4（LTD_4）、白三烯 E_4（LTE_4）受体结合而产生拮抗作用，缓解白三烯介导的支气管炎症和支气管痉挛，从而减轻哮喘症状和改善肺功能。

适用于预防和治疗慢性轻中度哮喘，尤其适合于阿司匹林哮喘或伴有上呼吸道疾病者（如鼻息肉、过敏性鼻炎）；但不宜用于治疗急性哮喘。不良反应可见轻度的头痛、咽炎、鼻炎、胃肠道反应及转氨酶升高，停药后可消失。妊娠及哺乳期妇女慎用。

此类药物还有孟鲁司特（montelukast）等。

齐留通

齐留通（zileuton，苯噻羟脲）可抑制白三烯的合成，从而抑制 LTs 收缩支气管平滑肌和致炎症作用。适用于支气管哮喘，尤其是抗原、阿司匹林等所致的支气管痉挛。本品无严重的不良反应，耐受性好。偶见氨基转移酶升高，停药后可恢复。妊娠及哺乳期妇女慎用。

五、糖皮质激素类药

本类药物的抗哮喘作用机制主要有：①抗炎作用：缓解气道局部炎症；②抑制过敏反应的多个环节，减少过敏介质的产生，减少渗出；③诱导磷脂酶 A_2 抑制蛋白的产生，减少细胞膜磷脂释放花生四烯酸，减少白三烯、前列腺素的合成；④抑制 β 肾上腺素受体下调，增强 β 肾上腺素受体敏感性等。

但因全身用药可产生许多严重的不良反应，故除哮喘持续状态或其他药物不能控制的严重患者采用全身给药外，多采用局部作用强、全身不良反应少的吸入性糖皮质激素，如倍氯米松、布地奈德、曲安奈德等。

倍氯米松

倍氯米松（beclomethasone）为地塞米松的衍生物。局部抗炎作用比地塞米松强数百倍，气雾吸入直接作用于呼吸道产生强大的平喘作用，疗效好，一次吸入作用可持续4～6小时。一般在十天后支气管阻力降低作用才达高峰。

主要用于支气管扩张药不能满意控制的慢性哮喘患者，依赖糖皮质激素的慢性支气管哮喘。但起效慢，不宜用于控制哮喘急性发作。

长期应用可发生口腔真菌感染（鹅口疮）和声音嘶哑，在治疗剂量下对下丘脑-垂体-肾上腺皮质功能无明显抑制作用，但吸入剂量过大则有抑制作用。全身不良反应少。

其他吸入用糖皮质激素还有布地奈德（budesonide，BUD）、曲安奈德（triamcinolone acetonide，TAA）、丙酸氟替卡松（fluticasone propionate）等。

第四节 作用于呼吸系统药的用药护理

1. 氨茶碱为碱性药物，遇酸性药物易产生沉淀，禁止与酸性药物混合注射；静脉用药时应使用单独的通道。不宜与哌替啶、洛贝林、维生素C等药物配伍；静注要缓慢，每次注射不少于5～10分钟，给药方案应个体化；与β受体激动药、糖皮质激素等有协同作用，与β受体阻断药及巴比妥类等药物有拮抗作用。
2. 乙酰半胱氨酸溶液作用最适宜pH值为7～9，常用20％溶液5ml与5％碳酸氢钠混合雾化吸入，5～10分钟后，可吸引排痰。能降低青霉素、四环素、头孢菌素的抗菌效价，不宜混合吸入。金属、橡皮、氧气、氧化剂可使其疗效减弱，故必须用玻璃容器盛放，并应临用前配制，48小时内用完。
3. 氨茶碱与β_2受体激动药过量易导致心脏毒性反应，一旦出现，应立即停药，对症处理。
4. 倍氯米松每次用药后须漱口，以免药物残留于咽喉部产生真菌感染与声音嘶哑。

案例分析

患者，男，55岁。既往有支气管哮喘病史。入院3天前患者受凉后出现咳嗽、咳黄痰喘息，伴发热。查体：体温38.3℃。咽部充血，双肺呼吸音粗，可闻及散在分布呼气相哮鸣音。诊断：支气管哮喘合并感染。先后给予0.9%氯化钠250ml+环丙沙星0.4静滴，0.9%氯化钠250ml+氨茶碱0.25静滴。请分析该处方是否合理？为什么？使用氨茶碱时应如何进行用药护理？

常用制剂和用法

氯化铵 片剂：0.3g。一次0.3～0.6g，一日3次。

乙酰半胱氨酸 粉剂：0.5g、1g。临用前配成10％的溶液喷雾吸入，一次1～3ml，一日2?3次。急救时以5％的溶液气管滴入，一次1～2ml，一日2～6次。急救时也可以5％的溶液气管注入，一次0.5～2ml。

美司钠 气雾剂：0.2g/1ml。溶液剂：10％水溶液。一次20％溶液1～2ml，雾化吸入或气管内滴入。

脱氧核糖核酸酶 粉针剂：10万U/支。一次5万～10万U，溶入2～3ml的10％丙二醇或0.9％氯化钠注射液中，气雾吸入，一日3～4次。

溴己新　片剂：8mg。一次 8～16mg，一日 3 次。注射剂：4mg/2ml。一次 4～8mg，一日 2 次，肌注。

羧甲司坦　片剂：0.25g。口服液：0.2g/10ml、0.5g/10ml。糖浆剂：20mg/ml。一次 0.5g，一日 3 次。

可待因　片剂：15mg、30mg。一次 15～30mg，一日 3 次。注射剂：15mg/ml、30mg/ml，一次 15～30mg，皮下注射。

喷托维林　片剂：25mg。滴丸：25mg。一次 25mg，一日 3～4 次。

右美沙芬　片剂：15mg。一次 15～30mg，一日 3～4 次。

苯丙哌林　片剂或胶囊剂：20mg。口服液：10mg/10ml、20mg/10ml。冲剂：20mg。一次 20～40mg，一日 3 次。

氯哌斯汀　片剂：5mg、10mg。一次 10～30mg，一日 3 次。

苯佐那酯　丸剂：25mg、50mg。一次 50～100mg，一日 3 次。

沙丁胺醇　片剂或胶囊剂：2mg。一次 2～4mg，一日 3 次。气雾剂：28mg。一次 0.1～0.2mg(即喷吸 1～2 次)，每 4 小时 1 次。

特布他林　片剂：2.5mg、5mg。一次 2.5mg～5mg，一日 3 次。气雾剂：50mg、100mg。一次 0.25～0.5mg，一日 3～4 次吸入。

克仑特罗　片剂：20μg、40μg。一次 20～40μg，一日 3 次。气雾剂：2mg。一次 10～20μg，一日 3～4 次吸入。

福莫特罗　片剂：20μg、40μg。一次 40～80μg，一日 2 次。一次 12～24μg，一日 2～3 次气雾吸入，一日剂量不超过 72μg。

氨茶碱　片剂：0.1g、0.2g。一次 0.1～0.2g，一日 3 次。注射剂：0.25g/2ml、0.5g/2ml、0.25g/10ml。一次 0.25～0.5g，一日 2 次，肌注或静注。静注时以 50％葡萄糖注射液 20～40ml 稀释后缓慢静注。

异丙托溴铵　气雾剂：0.025％。一次 40～80μg，一日 4～6 次吸入。

倍氯米松　气雾剂：10mg。一次 100～200μg，一日 2～3 次吸入。

扎鲁司特　片剂：20mg。一次 20mg，一日 2 次，饭前 1 小时或饭后 2 小时服。

齐留通　片剂：200mg、400mg。一次 400～600mg，一日 4 次。

色甘酸钠　粉雾剂胶囊：20mg。一次 20mg，一日 4 次，用特制吸入器吸入。滴眼剂：2％。一次 2 滴，一日数次。

酮替芬　片剂或胶囊剂：0.5mg、1mg。一次 1mg，一日 2 次。

思考题

1. 为什么色甘酸钠仅适用于预防各型哮喘发作？采用哪种方法给药？
2. 氨茶碱为什么既可用于心源性哮喘，也可用于支气管哮喘？

（房　辉）

第二十八章 作用于子宫的药物

学习目标

1. 掌握：缩宫素的作用、临床应用、不良反应及用药注意事项。
2. 熟悉：麦角新碱的作用和临床应用。
3. 了解：其他子宫兴奋药和子宫抑制药的作用及临床应用。
4. 学会观察该类药物的疗效及不良反应，能够正确进行用药护理。

第一节 子宫兴奋药

子宫兴奋药是一类选择性兴奋子宫平滑肌，引起子宫收缩的药物。包括垂体后叶素类、麦角生物碱类和前列腺素类。

一、垂体后叶素类

缩宫素

缩宫素(oxytocin，催产素)是神经垂体分泌的一种多肽类激素。临床应用的缩宫素多为人工合成品，性质不稳定，口服易被胰蛋白酶破坏而失效，多采用注射给药，肌内注射吸收良好，3～5分钟起效，作用维持20～30分钟。效价用单位(U)表示。

【作用】

1. 兴奋子宫平滑肌 缩宫素能激动子宫平滑肌上的缩宫素受体，加强子宫平滑肌收缩强度和收缩频率。其作用特点有：①对子宫体的兴奋作用强，而对子宫颈的兴奋作用弱；②作用强度受剂量和女性激素的影响：小剂量(2～5U)使子宫(特别是妊娠末期子宫)呈节律性收缩，利于胎儿顺利娩出；大剂量(5～10U)则引起子宫持续性强直性收缩，不利于胎儿娩出。雌激素增强子宫对缩宫素的敏感性，而孕激素则降低子宫对缩宫素的敏感性；③作用出现快，维持时间短。肌注3～5分钟起效，持续20～30分钟。静脉注射起效更快，维持时间更短，故常采用静脉滴注以维持疗效。

2. 其他作用 缩宫素能兴奋乳腺腺泡周围的平滑肌，使乳腺导管收缩，促进排乳(但不能增加乳汁的分泌量)。大剂量能直接扩张血管，引起血压下降。

【临床应用】

1. 催产或引产　当宫口开全、胎位正常、产道无异常而宫缩无力时，可用小剂量(2～5U)缩宫素静脉滴注，增强子宫节律性收缩，促进胎儿娩出。对死胎、过期妊娠或因疾病需终止妊娠者，可小剂量静脉滴注诱发子宫产生节律性收缩而引产。

2. 防治产后出血和子宫出血　产后 24 小时内阴道流血达 400ml 以上称产后出血。较大剂量(5～10U)肌内注射可使子宫产生强直性收缩，以压迫子宫肌层内血管而止血。因其作用时间短，需加用麦角新碱以维持疗效。

【不良反应】　偶见恶心、呕吐；静脉注射过快，可引起血压下降、心率加快；用量过大，可使子宫呈强直性收缩，导致胎儿窒息或子宫破裂。故催产或引产时应严格控制剂量、滴速，严格掌握禁忌证。

产道异常、胎位不正、头盆不称、前置胎盘和有剖宫产史者禁用。

二、前列腺素类

前列腺素

前列腺素(prostaglandins，PG)是一类存在于全身各组织器官中的自体活性物质，具有广泛的生理作用和药理作用，现已人工合成。作为子宫兴奋药用于临床的有地诺前列酮(dinoprostone)、地诺前列素(dinoprost)、米索前列醇(misoprostol)、卡前列甲酯(carboprost methylate)及硫前列酮(sulprostone)等。PG 能刺激子宫平滑肌产生节律性收缩。PG 对妊娠各期子宫均有兴奋作用，分娩前子宫尤为敏感，对妊娠早期和中期的子宫兴奋作用强于缩宫素。在增强子宫平滑肌节律性收缩的同时，使子宫颈松弛。故临床上 PG 不仅用于足月妊娠引产、中期妊娠引产，还可用于药物流产和抗早孕等。

不良反应主要有恶心、呕吐、腹痛、腹泻等，用药前后可合用止呕、止泻药，以缓解胃肠道症状。因可兴奋支气管平滑肌而诱发哮喘，并能升高眼内压，故不宜用于支气管哮喘及青光眼患者。引产时的禁忌证和注意事项同缩宫素。

三、麦角生物碱类

麦角是寄生在黑麦及其他禾本科植物中的一种麦角菌的干燥菌核。其主要成分是麦角生物碱，包括麦角新碱(ergometrine)、麦角胺(ergotamine)和麦角毒(ergotoxine)。其中，麦角新碱对子宫的作用强，而麦角胺和麦角毒则对血管的作用显著。

【作用和临床应用】

1. 兴奋子宫　麦角生物碱特别是麦角新碱能选择性地兴奋子宫平滑肌。对妊娠末期，尤其是临产时及新产后的子宫兴奋作用强。与缩宫素比较其特点是：起效迅速，作用强而持久，剂量稍大即引起子宫强直性收缩；对子宫颈和子宫体的兴奋作用无差别，因此，不能用于催产和引产。临床主要用于治疗产后出血或其他原因所致的子宫出血，以及产后子宫复旧不全。

2. 收缩血管　麦角胺最强，麦角毒次之。尤其麦角胺能直接收缩脑血管，减少动脉搏动的幅度。可用于治疗偏头痛，与咖啡因合用可增强疗效。

【不良反应】

1. 注射麦角新碱可引起恶心、呕吐、出冷汗、面色苍白等反应。静脉注射易发生心悸、胸闷、血压骤升、惊厥，甚至死亡。故静脉给药者，需稀释后缓慢静脉滴注。伴有妊娠高血压综合征者用药更要慎重。

2. 大量反复用麦角胺和麦角毒，可损害血管内皮细胞，引起肢端坏死，故用药以 2～4 天为限。

第二节 子宫抑制药

该类药物能抑制子宫平滑肌收缩，减少子宫活动，有利于胎儿在宫内安全生长而防止早产。常用药物有 β_2 受体激动药（如利托君、沙丁胺醇、特布他林）及硫酸镁等。

利 托 君

利托君（ritodrine，羟苄羟麻黄碱）能选择性兴奋子宫平滑肌上的 β_2 受体，使子宫收缩强度及收缩频率降低，具有松弛子宫平滑肌的作用。临床主要用于防止先兆流产，一般先采用静脉滴注，获得疗效后再改用口服维持。

口服用药不良反应少，但静脉滴注时可有心悸、血压升高、水肿、高血糖等 β 受体兴奋症状。静脉注射过快还可引起震颤、恶心、呕吐、头痛、红斑以及神经过敏、烦躁等反应。凡妊娠不足 20 周和分娩进行期（宫口开大 4cm 以上）者或伴有子痫、出血、心脏病者禁用。

同类药物还有沙丁胺醇、特布他林等。其作用、临床应用及不良反应均与利托君相似。

硫 酸 镁

硫酸镁（magnesium sulfate）的 Mg^{2+} 能直接抑制子宫平滑肌，使子宫收缩强度和收缩频率减弱。可用于治疗早产，尤其适合于禁用 β_2 受体激动药的早产患者和伴有妊娠高血压综合征、子痫的患者。余见第二十六章。

第三节 子宫兴奋药与子宫抑制药的用药护理

1. 缩宫素用于催产或引产时，要严格掌握禁忌证，凡产道异常、头盆不称、骨盆狭窄、前置胎盘、胎儿过大、胎位异常、有剖宫产或子宫手术史者以及有 3 次以上妊娠经历的产妇均应禁用。

2. 严格掌握缩宫素的剂量，用药过程中密切监测宫缩和胎心情况，根据子宫收缩情况调整静脉滴注速度，最大滴速每分钟 30 滴，避免子宫强直性收缩的发生，以防出现胎儿窒息死亡或子宫破裂。

3. 严格遵守静脉滴注缩宫素的配药方法。先用 5％的葡萄糖液或 10％的葡萄糖液 500ml 静脉滴注，按每分钟 8～10 滴调好滴速，再向输液瓶中加入 2.5U 催产素，将其摇匀后继续滴入，切忌先将 2.5U 催产素溶于葡萄糖中，直接穿刺行静脉滴注，因初始滴速不易调控，可能在短时间内催产素用药过量，不够安全。

4. 麦角生物碱不能与血管收缩药、升压药同用，以免出现严重高血压，甚至脑血管破裂。

5. 低钙血症使麦角新碱的效应减弱，应谨慎静脉注射钙盐，以恢复宫缩。

案例分析

一初产妇，29岁，妊娠42周，尚未临产。超声显示：胎盘功能正常，羊水量减少，诊断为过期妊娠，给予缩宫素2.5U静脉滴注引产，要求护士根据宫缩、胎心情况调整滴速，一般每隔15~25分钟调节1次，最大滴速不得超过30滴/分，直至出现有效宫缩。请问为什么应逐渐调整滴速，而不是直接用最大滴速？

常用制剂和用法

缩宫素　注射剂：5U/1ml、10U/1ml。子宫出血：一次5～10U，肌注。催产和引产：一次2.5～5U，加入5%葡萄糖注射液500ml中静滴，根据宫缩和胎儿情况随时调节，最快每分钟不超过0.02U。

麦角新碱　片剂：0.2mg、0.5mg。一次0.2～0.5mg，一日2～3次。注射剂：0.2mg/1ml、0.5mg/1ml。一次0.2～0.5mg，肌注；或一次0.2mg，加入5%葡萄糖注射液500ml中，缓慢静滴。极量：每次0.5mg，每日1mg。

地诺前列酮　注射剂：2mg/1ml，另附一支1mg的碳酸钠溶液及一支10ml的0.9%氯化钠注射液。应用前，将地诺前列酮及碳酸钠溶液各1支加入10ml 0.9%氯化钠注射液中，摇匀使之成稀释液，供宫腔给药或静滴。静滴时，将上述稀释液加入5%葡萄糖注射液500ml中滴注，一般滴速为15～30滴/分钟。宫腔内或羊膜腔外给药：一次0.2mg，2小时给药1次。

米索前列醇　片剂：0.2mg。抗早孕：在服用米非司酮36～48小时后，单次空腹口服0.6mg。

麦角胺　片剂：0.5mg、1mg。一次1～2mg，一日不超过6mg。注射剂：0.25mg/1ml、0.5mg/1ml。一次0.25～0.5mg，皮下注射，一日不超过1mg。

麦角胺咖啡因　片剂：每片含酒石酸麦角胺1mg、咖啡因100mg。偏头痛发作时，立即服0.5～1.5片，如无效，间隔1小时后可重复同剂量，但24小时内不得超过6片。

利托君　片剂：10mg。注射剂：50mg/5ml。取本品100mg用5%葡萄糖注射液500ml稀释为0.2mg/ml的溶液，于48小时内静滴完。溶液变色或沉淀则不能再用。静滴结束前30分钟，可以开始口服维持治疗，一次10mg，开始24小时内每2小时10mg，此后每4～6小时10～20mg，每日总量不超过120mg。

思考题

1. 临产妇应用缩宫素催产时应注意哪些问题？
2. 解释缩宫素和麦角新碱对子宫作用有何不同。

（吴　艳）

第二十九章　肾上腺皮质激素类药物

学习目标

1. 掌握糖皮质激素类药的作用、临床应用和不良反应。

2. 熟悉糖皮质激素类药的分类、体内过程特点、用法和禁忌证。

3. 了解盐皮质激素、促皮质素等的作用特点及临床应用。

4. 学会观察糖皮质激素类药物的疗效及不良反应，能够熟练进行用药护理，并能正确指导患者合理用药。

肾上腺皮质激素是由肾上腺皮质所分泌激素的总称。按其分泌部位和生理作用，可分为：①盐皮质激素：包括醛固酮和去氧皮质酮等，主要影响水盐代谢，对糖代谢的影响很小；②糖皮质激素：以氢化可的松和可的松为代表，在生理剂量时，对糖、蛋白质和脂肪代谢有明显影响；③性激素，如睾酮等。临床上常用的肾上腺皮质激素类药是糖皮质激素类药物。

知识链接

肾上腺皮质激素的的合成与分泌

肾上腺皮质由外向内分为球状带、束状带和网状带三层，球状带占皮质的15%，合成并分泌盐皮质激素；束状带占78%，合成并分泌糖皮质激素；网状带约占7%，合成并分泌性激素，上述激素的合成和分泌受到下丘脑（促皮质素释放因子）—垂体前叶（促皮质素，ACTH）—肾上腺皮质的轴向调节，并有明显的昼夜节律调节特性；合成原料均是体内的胆固醇，故均有类固醇结构，也称甾体结构，所以，肾上腺皮质激素也可称为类固醇激素或甾体激素。

第一节　糖皮质激素类药

糖皮质激素类药种类繁多，除氢化可的松、可的松外，还有大量的人工合成品种（表29-1），本类药物在生理剂量时主要影响糖、蛋白质和脂肪等物质的代谢，在应激反应时或超生理剂量时，具有广泛而复杂的药理作用。

本类药物口服、注射均可吸收，也可局部用药经皮肤黏膜吸收。可的松和氢化可的松吸收均较快，1～2 小时血药浓度可达高峰，一次给药作用维持 8～12 小时。氢化可的松血浆蛋白结合率约为 90%，主要与血浆中特异性的皮质激素转运蛋白(CBG)结合，肝、肾功能不全的患者 CBG 大多减少，可使游离型药物增多，药理作用增强，较易产生不良反应。

糖皮质激素主要在肝内代谢灭活，肝药酶诱导剂可以明显加快本类药物的代谢，代谢产物大部分与葡萄糖醛酸等结合，由尿中排出。由于可的松和泼尼松需在肝内分别转化为氢化可的松和泼尼松龙后才能发挥作用，故严重肝功能不全的患者宜选用氢化可的松或泼尼松龙。地塞米松等由于不易经肝代谢灭活，作用时间延长。

常用糖皮质激素类药物的作用特点比较见表 29-1。

表 29-1　常用糖皮质激素类药物的作用特点比较

分类	常用药物	抗炎作用比值*	水盐代谢比值*	血浆半衰期(h)	生物半衰期(h)	等效剂量(mg)
短效	氢化可的松(hydrocortisone)	1.0	1.0	1.5	8～12	20
	可的松(cortisone)	0.8	0.8	1.5	8～12	25
中效	泼尼松(prednisone)	3.5	0.6	>3.3	12～36	5
	泼尼松龙(prednisolone)	4.0	0.6	>3.3	12～36	5
	曲安西龙(triamcinolone)	5.0	0	>3.3	12～36	4
	曲安奈德(triamcinolone acetonide)	5.0	0	>3.3	12～36	4
长效	地塞米松(dexamethasone)	30	0	>5.0	36～54	0.75
	倍他米松(betamethasone)	25～35	0	>5.0	36～54	0.6
外用	氟氢可的松(fludrocortisone)	12	125			
	氟轻松(fluocinolone acetonide)	40				

*以氢化可的松为 1 计

【药理作用】

1. 抗炎作用　对各种炎症和炎症的各个阶段均有很强的抑制作用。急性炎症早期，可明显减轻渗出、水肿、毛细血管扩张，以及白细胞浸润和吞噬反应等，可迅速缓解红、肿、热、痛等症状；在急性炎症后期或慢性炎症，能抑制毛细血管和纤维母细胞的增生，延缓肉芽组织的形成，防止粘连和瘢痕形成，预防炎症后遗症。

本类药物抗炎作用机制非常复杂，主要是与胞浆内的糖皮质激素受体(GR)结合后，调控炎症相关因子基因的转录和表达而产生抗炎效应，如通过基因调控，抑制脂皮素的合成及释放，使白三烯、前列腺素等炎症介质减少，抑制与慢性炎症有关的细胞因子白介素等的转录等。

2. 抗免疫作用　对免疫过程的多个环节均有明显抑制作用，主要表现为抑制巨噬细胞对抗原的吞噬和处理，加速致敏淋巴细胞的解体，减少血中淋巴细胞含量等；治疗量时主要抑制细胞免疫，大剂量可抑制 B 细胞转化为浆细胞，减少抗体产生，抑制体液免疫。

3. 抗毒作用　可提高机体对细菌内毒素的耐受力，减轻内毒素对机体的损害，特别是本类药物能稳定溶酶体膜，减少内源性致热原的释放和降低下丘脑对体温调节中枢对致热原的敏感性，显著改善高热等毒血症症状，有助于机体渡过严重感染的危险期。但对细菌内毒素无直接中和与破坏作用，对细菌外毒素也无对抗作用。

4. 抗休克作用 大剂量的糖皮质激素可用于各种休克，尤其是对感染中毒性休克作用显著。其机制较复杂，既与其稳定溶酶体膜，减少心肌抑制因子（MDF）的形成和释放，增加心排出量，扩张小血管，改善微循环有关；也与前述的抗炎、抗毒、抗免疫等综合因素有关。

5. 对血液和造血系统的作用 可刺激骨髓造血功能，升高红细胞、血红蛋白、血小板、纤维蛋白原等成分的含量，凝血时间缩短；可使中性粒细胞数增多，但功能减弱，淋巴细胞、嗜酸性粒细胞则减少。

知识链接

糖皮质激素对物质代谢的影响

1. 可促进糖原异生，减少机体组织对葡萄糖的利用，从而使糖原增加，血糖升高。

2. 促进肌肉、骨骼、淋巴组织、胸腺、皮肤等组织的蛋白质分解，抑制蛋白质的合成，造成负氮平衡。

3. 促进脂肪分解，抑制其合成，升高血中胆固醇含量，并使脂肪重新分布，形成向心性肥胖。

4. 具有较弱保钠排钾作用，并干扰钙磷代谢，导致骨骼脱钙，甚至骨质疏松等。

【临床应用】

1. 严重感染 用于中毒性感染或同时伴有休克者，如中毒性菌痢、暴发型流脑、中毒性肺炎、重症伤寒、急性粟粒性肺结核、败血症等，大剂量突击给药，通过提高机体耐受力和发挥抗炎等作用，迅速缓解中毒症状、预防休克的发生、延缓病情进展，为进一步抢救争取时间，有助于患者渡过危险期。但由于药物无抗微生物作用，还可降低机体免疫力，故必须配伍足量有效的抗微生物药物。由于缺乏理想的抗病毒药物，病毒性感染一般不用糖皮质激素。有结核病等慢性感染性病史患者应用时，应配伍有效抗感染治疗，预防疾病复发或扩散加重。

2. 炎症及防止炎症后遗症 主要用于改善重要器官或部位的炎症，如脑膜炎、胸膜炎、腹膜炎、心包炎、关节炎症或损伤、角膜炎、虹膜炎、视网膜炎等，合理应用可避免组织粘连及瘢痕形成而引起严重功能障碍，防止或减少后遗症的发生。

3. 过敏性疾病和自身免疫性疾病 适用于多种过敏性疾病，如过敏性皮炎、药物性皮炎、过敏性鼻炎、支气管哮喘、血管神经性水肿、过敏性休克、顽固性荨麻疹、湿疹、严重输血反应等，也是治疗自身免疫性疾病，如风湿热、风湿性心肌炎、风湿性及类风湿性关节炎、红斑狼疮、结节性动脉周围炎、皮肌炎、肾病综合征等的主要药物，应用本类药物可以明显缓解症状，改善预后。对异体器官移植后的排异反应，也可使用糖皮质激素。

4. 休克 适用于各种休克的治疗。治疗感染性中毒性休克，应同时配伍足量有效的抗菌药物，并掌握“早期、大剂量、短程突击”使用原则；也可辅助用于过敏性休克的治疗，与首选药肾上腺素合用。

5. 血液系统疾病 可用于治疗急性淋巴细胞性白血病、再生障碍性贫血、粒细胞减少症、血小板减少症、过敏性紫癜等，可改善症状，但停药后易复发。

6. 皮肤病 是治疗接触性皮炎、银屑病等的主要药物，宜选用专门的外用品种，如氟氢松等，避免或减少经皮肤黏膜的吸收；对天疱疮及剥脱性皮炎等严重疾病需全身用药。

7. 替代疗法　适用于急、慢性肾上腺皮质功能不全、腺垂体功能减退症及肾上腺次全切除术后的治疗。

【不良反应】

1. 类肾上腺皮质功能亢进综合征　属于长期应用者出现的物质代谢紊乱，主要表现为满月脸、水牛背、向心性肥胖，皮肤变薄、痤疮、多毛、水肿、低血钾、月经紊乱或闭经等，停药后可自行消退，用药期间注意低盐、低糖、高蛋白、高维生素饮食，适量补钾，并定期监测体重、血糖、尿糖、血钾等指标。

2. 诱发或加重各种疾病　主要包括：

(1)诱发或加重感染：本药具有抗免疫作用，可诱发新的感染或使体内潜在的感染灶扩大或扩散，有耐药菌感染、结核病潜在病灶或病毒性、真菌性隐性感染者，应高度重视。

(2)诱发或加重消化性溃疡：本药可促进胃酸及胃蛋白酶分泌，抑制胃黏膜修复功能，可诱发或加重胃、十二指肠溃疡，严重者可出现出血、穿孔等。

(3)诱发或加重高血压和动脉粥样硬化等心血管疾病：本药具有醛固酮样作用，通过水钠潴留升高血容量，并影响脂代谢，升高血清胆固醇含量，长期应用上述作用较为明显。

(4)诱发或加重骨质疏松、肌肉萎缩、伤口愈合延缓等，严重者可发生自发性骨折。本药抑制蛋白质合成，增加钙、磷排泄，抑制生长素分泌造成负氮平衡，可影响儿童生长发育。

(5)诱发或加重精神病和癫痫等：本药具有中枢兴奋作用，可出现激动、失眠等表现，有精神病史或癫痫病史患者可诱发或加重。

(6)诱发或加重白内障和青光眼：本药影响糖代谢，升高血糖，对果糖代谢有一定影响，并可导致水钠潴留、眼压升高等。

3. 停药反应

(1)医源性肾上腺皮质功能不全：长期大剂量应用糖皮质激素，通过负反馈作用，腺垂体分泌 ACTH 减少，引起肾上腺皮质萎缩和功能不全。突然停药，因内源性肾上腺皮质激素分泌不足，可出现恶心、呕吐、食欲不振、肌无力、低血糖、低血压等肾上腺皮质危象症状，故应逐渐减量后停药，或在停药前使用促皮质素(ACTH)7 天左右，减少停药反应。

(2)反跳现象：长期使用糖皮质激素的患者，症状基本控制后，突然停药或减量太快可导致原有疾病复发或恶化。此时需要增加剂量及时治疗，待缓解后再逐渐减量至停药。

【禁忌证】　活动性肺结核、严重的精神病和癫痫、活动性消化性溃疡、新近胃肠吻合术、骨折、创伤修复期、角膜溃疡、肾上腺皮质功能亢进症、严重高血压、糖尿病、妊娠早期、药物不能控制的病毒性感染如水痘等，真菌性感染的患者均为禁用，如病情危急，必须应用时，应配伍有关防止措施，并尽早停药或减量。哺乳期妇女用药后不宜哺乳。

【药物相互作用】　见表 29-2。

表 29-2　糖皮质激素类药物相互作用

合用的药物	相互作用结果
肝药酶诱导剂，如苯妥英钠、苯巴比妥、利福平等	加速糖皮质激素灭活
口服抗凝血药，如双香豆素类	增强抗凝血作用，易致出血
口服降血糖药，如磺酰脲类	拮抗降血糖作用
影响血钾的药物，如弱效利尿药、强心苷、两性霉素 B 等	加重低血钾

续表

合用的药物	相互作用结果
解热镇痛药类，如吲哚美辛、阿司匹林	加重消化道溃疡
性激素药物，如雌激素、口服避孕药	糖皮质激素肝代谢灭活速率减慢
抗胆碱药，如阿托品等	加重眼内压升高
维生素 A 类	拮抗糖皮质激素抗炎作用

【用法与疗程】 应根据患者具体情况和药物特点制定适当的给药方案。

1. 大剂量冲击疗法 适用于严重感染和各种休克。常选用氢化可的松静滴，首次200～300mg，一日量可达1g以上，疗程一般不超过3日。

2. 一般剂量长程疗法 适用于过敏性疾病、自体免疫性疾病和血液病的治疗等。一般开始口服泼尼松10～20mg，一日3次，产生疗效后逐渐减量至最小维持量，持续数月。

3. 小剂量替代疗法 用于腺垂体功能减退、艾迪生病（肾上腺皮质功能不全综合征）及肾上腺皮质次全切除术后等。多采用可的松每日12.5～25mg或氢化可的松每日10～20mg的维持量治疗方案。

4. 隔日疗法 肾上腺皮质激素的分泌具有昼夜节律性，在长程疗法中采用隔日一次给药法，即将一日或两日的总药量在隔日早晨8时一次给予。由于此时正值皮质激素正常分泌高峰，对肾上腺皮质分泌功能的负反馈抑制较小，产生不良反应较轻。隔日疗法以用泼尼松、泼尼松龙等中效制剂较好。

案例分析

患者，女，31岁。4年前患有肺结核，经抗结核联合化疗已治愈。3天前，开始出现恶心、食欲不振、腹胀、腹痛等症状，1天前加重，并出现头痛、持续性高热、全身不适入院治疗。经查体：急性病容，意识模糊，T：39.5℃，右下腹压痛，腹部及胸部皮肤可见玫瑰疹，肥大反应呈阳性。诊断为：重症伤寒。请问：该患者在选用有效抗微生物药物治疗同时，是否需要配伍糖皮质激素？如果使用，应采取什么方式？针对该患者的既往病史，使用糖皮质激素应注意什么？

第二节 盐皮质激素类药

盐皮质激素包括醛固酮（aldosterone）和去氧皮质酮（desoxycortone），主要生理功能是促进肾远曲小管对 Na^+、Cl^- 的重吸收和 K^+、H^+ 的排出，呈现保钠排钾作用，维持机体正常的水盐代谢。主要作为替代疗法，治疗慢性肾上腺皮质功能减退症，纠正患者失钠、失水和钾潴留现象，恢复水和电解质的平衡。一般需要每日补充食盐6～10g。

长期过量应用可引起水肿、头痛、血压升高和低血钾等，严重时可致肺循环障碍、心律失常等。给药前及用药期间应监测体重、血压、血钾等指标，发现异常及时处理；必要时补钾。

第三节　促皮质素及皮质激素抑制药

一、促 皮 质 素

促皮质素(adrenocorticotropic hormone，ACTH)主要是促进肾上腺皮质分泌皮质激素，并维持肾上腺正常的形态和功能。本药口服无效，需注射给药。一般在给药后2小时，肾上腺皮质开始分泌氢化可的松。临床上主要用于诊断腺垂体-肾上腺皮质功能水平，以及防治因长期使用糖皮质激素类药造成的肾上腺皮质萎缩和功能减退。

本药有过敏反应，静滴时不宜与中性及偏碱性的注射液如氯化钠、谷氨酸钠、氨茶碱等配伍，以免产生混浊。用药期间不宜做免疫接种。结核病、高血压、糖尿病、消化性溃疡等患者及孕妇一般不宜应用。

二、皮质激素抑制药

美 替 拉 酮

美替拉酮(metyrapone，甲吡酮)为11β-羟化酶抑制剂，抑制氢化可的松在肾上腺皮质内的合成。临床用于治疗肾上腺皮质肿瘤和垂体肿瘤所引起的氢化可的松或ACTH过多症以及皮质癌，亦可用于垂体释放ACTH功能试验。不良反应较少，可有眩晕、胃肠道反应，也可引起高血压和低钾性碱中毒。

第四节　肾上腺皮质激素的用药护理

1. 糖皮质激素是临床常用药物，应用广泛，但要避免滥用，护士应熟悉治疗方案，提示医生严格掌握适应证和禁忌证，全面分析，谨慎使用，一旦病情控制，应提醒医生及时停药或酌情减量。

2. 长期用药的患者停药时，应密切观察病情，逐渐减量至完全停药，可提示医生辅助使用促皮质激素，促进肾上腺皮质功能的恢复，防止出现肾上腺皮质功能减退症，采取护理措施，防止出现皮质危象。

3. 本类药物可以诱发和加重感染，对于病毒性和真菌性感染，更应高度重视，应缩短用药范围和时间，配伍必要的抗生素同时，加强预防感染的护理措施，注意观察病灶变化，及时提醒患者和医生，避免出现不良后果。

4. 本类药物抑制蛋白质合成，造成负氮平衡，对骨折、创伤修复期影响明显，也可显著影响角膜、黏膜溃疡的愈合等，要加强专科护理，指导患者加强营养，并采取措施，防止伤口感染等。

5. 长期用药要加强健康评估，定期测量血钾、血钙、血糖、血脂等，指导患者注意自查基本指标，如血压、心率、体重，发现异常应及时报告医生，并配合采取纠正措施。

6. 做好膳食和营养宣教、在用药期间应给予低盐、低糖、低脂、高蛋白饮食，并注意补充维生素D、钙剂、钾盐等。

7. 本类药物会带来欣快感、中枢兴奋等现象，呈现暂时性的“症状改善”现象，应向患者说明,并要预防失眠、烦躁、惊厥等不良反应的出现。

8. 掌握本类药物的用药方法。根据医嘱,正确选用符合用药方案的药物剂型和给药方法。

常用制剂和用法

可的松 片剂:5mg、10mg、25mg。替代疗法,一日 12.5～37.5mg,分 2 次服;药理治疗,开始一日 75～300mg,分 3～4 次服,维持量一日 25～50mg。注射剂:50mg/2ml、125mg/5ml、250mg/10ml。一次 25～125mg,一日 2～3 次,肌注,用前摇匀。

氢化可的松 片剂:10mg、20mg。替代疗法,一日 20～30mg,分 2 次服;药理治疗,开始一日 60～120mg,分 3～4 次服,维持量一日 20～40mg。注射剂:10mg/2ml、25mg/5ml、50mg/10ml、100mg/20ml。一次 100～200mg,用 0.9%氯化钠注射液或 5%葡萄糖注射液 500ml 稀释,静滴,一日 1～2 次。软膏剂:0.5%～2.5%。外用。

泼尼松 片剂:1mg、5mg。一次 5～10mg,一日 3～4 次。维持量一日 5～10mg。

泼尼松龙 片剂:1mg、5mg。开始一日 15～40mg,分 3～4 次服,维持量一日 5～10mg。注射剂:20mg/1ml。一次 10～25mg 加入 5%葡萄糖注射液 500ml 中,静滴。

地塞米松 片剂:0.75mg。一次 0.75～3mg,一日 2～4 次,维持量一日 0.5～0.75mg。注射剂:2mg/1ml、5mg/1ml。一次 2～20mg,一日 1～2 次,肌注或加入 5%葡萄糖注射液中静滴。

倍他米松 片剂:0.5mg。开始一日 1.5～2mg,分 3～4 次服。维持量一日 0.5～1mg。

曲安西龙 片剂:1mg、2mg、4mg。一次 4mg,一日 2～4 次;维持量一日 4～8mg。注射剂:40mg/2ml、125mg/5ml、200mg/5ml。一次 40～80mg,每 1～4 周 1 次,肌内注射。一次 5～40mg,关节腔内注射,每 1～7 周 1 次。

曲安奈德 注射剂:10mg/1ml、40mg/1ml。一次 40～80mg,肌内注射,1～4 周 1 次。一次 2.5～5mg,关节腔内注射,一周 2 次。

氟轻松 软膏、洗剂、霜剂:0.01%～0.025%。一日 3～4 次,外用。

去氧皮质酮 注射剂:5mg/1ml、10mg/1ml。一日 2.5～5mg,维持量一日 1～2mg,肌内注射。

促皮质素 注射剂:25U、50U。一次 12.5～25U,一日 2 次,肌注;或一次 12.5～25U,一日 1 次,溶于 5%～10%葡萄糖注射液 500ml 中,静滴,于 8 小时内滴完。

美替拉酮 胶囊剂:250mg。用于库欣综合征的鉴别诊断:一次 750mg,小儿一次 15mg/kg,每 4 小时服 1 次,共 6 次。用于库欣综合征的治疗:一次 0.2g,一日 2 次;可根据病情调整用量到一次 1g,一日 4 次。

思考题

1. 肾上腺皮质激素包括哪些激素?它们相互之间的作用有什么异同?

2. 糖皮质激素类药物的四种给药方案各适用治疗哪些疾病?糖皮质激素类药物治疗不同疾病的剂量为何区别很大?经常需要配伍哪些药物?为什么?

3. 临床上滥用糖皮质激素类药物会有哪些不良后果?应如何加强用药护理?

(张 庆)

第三十章　甲状腺激素类药与抗甲状腺药

学习目标

1. 掌握硫脲类药物、甲状腺素的作用、临床应用及不良反应。
2. 熟悉碘剂等抗甲状腺药物的作用特点和临床应用。
3. 了解放射性碘的作用特点和临床应用。
4. 学会观察药物的疗效及不良反应，能够熟练进行用药护理，并能正确指导患者合理用药。

甲状腺激素是由甲状腺合成、分泌的激素，在维持机体正常代谢、促进生长发育等方面具有重要的作用。如果体内甲状腺激素的分泌代谢异常，将引起甲状腺功能低下综合征（简称甲低）或甲状腺功能亢进综合征（简称甲亢），需要分别给予甲状腺激素和抗甲状腺药治疗。

第一节　甲状腺激素类药

甲状腺激素包括甲状腺素（四碘甲状腺原氨酸，T_4）和碘甲腺氨酸（三碘甲状腺原氨酸，T_3）。T_3含量虽较少，但活性更强。

知识链接

甲状腺激素的合成、贮存、分泌和调节

甲状腺腺泡细胞可主动摄取血中的碘离子（I^-），在过氧化物酶的作用下，将其氧化成活性碘（I^0），活性碘与甲状腺球蛋白（TG）中的酪氨酸残基结合，生成单碘酪氨酸（MIT）和双碘酪氨酸（DIT），再在过氧化物酶的作用下，MIT和DIT分别缩合成T_3和T_4，并结合于TG中，贮存于腺泡腔内胶质中。T_3和T_4在蛋白水解酶的作用下，从TG中分离并释放入血。

下丘脑可分泌促甲状腺激素释放激素（TRH），促进腺垂体分泌促甲状腺激素（TSH），TSH可促进T_4和T_3合成与分泌，而血中的T_4和T_3的浓度又可对TRH和TSH释放产生负反馈调节作用。

【作用】

1. 维持正常生长发育 促进蛋白质合成、骨骼生长及中枢神经系统发育。甲状腺功能不足时，在婴幼儿可引起呆小病，表现为身材矮小、智力低下等；成年人则可引起黏液性水肿，表现为中枢神经兴奋性低、记忆力减退等。

2. 促进代谢 能促进物质代谢，加快氧化分解，增加耗氧量，提高基础代谢率，产热增多。

3. 提高交感-肾上腺系统的敏感性 明显提高机体对儿茶酚胺的敏感性。过量时，出现心率加快、心排出量增加、血压升高，神经反射敏感、情绪激动、中枢兴奋等表现。

【临床应用】

1. 单纯性甲状腺肿 适量补充本类药物可明显弥补体内甲状腺激素的不足，同时抑制促甲状腺激素的分泌，缓解甲状腺组织代偿性增生，使腺体缩小，相关症状减轻。

2. 呆小病 对婴幼儿的治疗越早效果越明显，否则，仅能使躯体发育基本正常，智力发育仍较低下。使用时应从小剂量开始，逐渐增加剂量，有效者需终生用药。

3. 黏液性水肿 一般采用口服甲状腺片，从小剂量开始，逐渐增至常用量。一般2～3周后水肿、脉搏缓慢、体温低、困倦乏力等症状消除，待病情稳定后，可逐渐减至维持量。

【不良反应】 过量可引起甲状腺功能亢进的临床表现，如心悸、手指震颤、消瘦、神经反射敏感、失眠、情绪激动等，重者可出现发热、呕吐、腹泻、心动过速甚至心律失常等，老年人和心脏病患者可诱发心绞痛和心肌梗死等。一旦出现，应立即停药，并选用β受体阻断药对抗。再次使用应在1周后，并从小剂量开始。

糖尿病、高血压、冠心病、快速型心律失常、肾上腺皮质功能低下、甲状腺功能亢进者禁用；孕妇、哺乳期妇女慎用。

第二节 抗甲状腺药

目前常用的抗甲状腺药有硫脲类、碘和碘化物、放射性碘和β受体阻断药四类。

一、硫 脲 类

硫脲类是最常用的抗甲状腺药。又分为两类：①硫氧嘧啶类：包括甲硫氧嘧啶（methylthiouracil）和丙硫氧嘧啶（propylthiouracil）；②咪唑类：包括甲巯咪唑（thiamazole，他巴唑）和卡比马唑（carbimazole，甲亢平）。

【体内过程】 本类药物口服吸收良好，以丙硫氧嘧啶吸收最快，达峰时间约为2小时，$t_{1/2}$为1～2小时，作用维持6～8小时，生物利用度为80%，血浆蛋白结合率约为75%。甲巯咪唑吸收较慢，半衰期为6小时，作用时间较长，一次给药可维持16～24小时。卡比马唑在体内转化为甲巯咪唑而发挥作用。本类药物在体内分布广，易透过胎盘和进入乳汁，主要在肝代谢，经肾排泄。

【作用和临床应用】 主要通过抑制过氧化物酶，阻止甲状腺激素的合成，对甲状腺激素的释放影响较小，也不能直接拮抗其作用，故起效较慢，常规治疗甲亢症状的改善常需2～3周，基础代谢率接近正常需1～3个月。

主要用于：①甲状腺功能亢进的内科治疗，多用于轻症、不宜手术或^{131}I治疗及手术后复发的患者，一般疗程1～2年，过早停药易复发；②甲状腺功能亢进症的手术前准备，为减轻术中和术后并发症的发生，需要用硫脲类将甲状腺功能控制到正常或接近正常水平；由于用药后甲状腺腺体增生、充血，不利于手术，需在术前两周加服碘剂；③甲状腺危象时的辅助治疗，在使用大剂量碘剂的同时，配伍硫脲类药物可阻止新的甲状腺激素生成。

【不良反应】　由于多数患者疗程较长，不良反应发生率较高。

1. 过敏反应　表现为皮疹、瘙痒等症状，多可自行缓解，重者应停药并给予抗过敏药物。

2. 粒细胞缺乏症　为最严重的不良反应，发生率约为0.2%，多出现在用药后的2～3个月内，老年人较易发生，应定期检查血象。发现咽痛、发热等前驱症状时应立即停药，一般可恢复正常。

3. 其他反应　主要有胃肠道反应，如恶心、呕吐、腹痛、腹泻等；还有关节痛、头痛等症状，偶见黄疸、间质性肺炎、肾炎和脉管炎的发生。

结节性甲状腺肿合并甲亢及甲状腺癌患者、哺乳期妇女禁用。孕妇慎用。

二、碘和碘化物

【作用】　不同剂量的碘化物对甲状腺功能可产生不同的作用。

1. 促进甲状腺激素的合成　小剂量碘是合成甲状腺激素的原料，当机体缺碘时，甲状腺激素合成和释放减少，反馈性引起促甲状腺激素分泌增多，刺激甲状腺组织增生、肥大，形成单纯性甲状腺肿。

2. 抗甲状腺作用　大剂量碘能抑制甲状腺球蛋白水解酶，阻止甲状腺激素的释放；还能抑制腺垂体分泌促甲状腺激素，对抗其对甲状腺细胞的刺激作用，抑制腺体合成甲状腺激素。上述作用快、强，但持续短，一般仅为2～3周，若继续给药，则失去抑制激素合成的效应，故不能单独用于甲亢内科治疗。

【临床应用】

1. 防治单纯性甲状腺肿　缺碘地区在食盐中按1∶100 000～1∶10 000的比例加入碘化钾或碘化钠，早期患者疗效显著。

2. 甲亢的手术前准备　一般提前数月选用硫脲类药物控制基础代谢率接近正常水平，术前两周加用大剂量碘制剂，改善甲亢症状，使甲状腺血管网减少，腺体缩小变硬，利于手术及减少出血。

3. 甲状腺危象的治疗　大剂量碘制剂静脉滴注可迅速改善血压骤升、心律失常等症状，危象改善后，应及时停用碘剂，继续使用硫脲类维持治疗。

【不良反应】　一般表现为咽喉不适、呼吸道刺激症状、唾液分泌增多等，停药后可消退。少数对碘过敏者，可于用药后立即或几小时后发生，表现为发热、皮疹等，严重者甚至喉头水肿引起窒息。一般停药后可消退，必要时可采取抗过敏措施。长期服用诱发甲状腺功能紊乱，甚至诱发甲亢。碘还可进入乳汁和透过胎盘引起新生儿和婴儿甲状腺肿，故孕妇和哺乳期妇女慎用。

对碘过敏者、活动性肺结核患者禁用。

三、放射性碘

临床常用的放射性碘（radioiodine）为^{131}I，甲状腺对^{131}I有很强的摄取能力，腺细胞内^{131}I主要产生β射线（占99%）和γ射线（占1%），β射线的射程为0.5～2mm，辐射损伤只限于甲状腺内，选择适当剂量，可破坏大部分腺体组织，疗效类似手术切除。^{131}I 适用于不宜手术或手术后复发及硫脲类无效或过敏的甲亢患者。^{131}I 作用缓慢，疗效多在用药后 3～4 周出现，3～4 个月甲状腺功能可恢复正常，在用药前两周需要合用硫脲类药物。γ 射线可在体表测到，也可作甲状腺摄碘功能的测定。

^{131}I 剂量过大易致甲状腺功能低下，应严格掌握剂量，定期检查甲状腺功能，密切观察有无不良反应。20 岁以下患者、孕妇、哺乳期妇女、活动性肺结核、肾功能不全、甲状腺危象、重症浸润性突眼症及甲状腺不能摄碘者禁用。治疗前后一个月避免用碘剂及其他含碘食物或药物。

四、β 受体阻断药

β 受体阻断药如普萘洛尔等，能有效地对抗甲亢所引起的心动过速、心肌收缩力加强、血压升高、多汗、震颤等交感神经兴奋症状，也能适当减少甲状腺激素的分泌。单用作用有限，需与硫脲类合用改善甲亢症状；也可以静脉注射用于甲状腺危象的辅助治疗；与碘剂配伍用于甲状腺术前准备，减少甲状腺充血，防止机械刺激引起儿茶酚胺分泌过多带来的不良后果，利于手术。

通常选用无内在拟交感活性的 β 受体阻断药，需注意防止本类药物对心血管系统和支气管平滑肌可能引起的不良反应。

第三节 甲状腺激素及抗甲状腺药的用药护理

1. 甲状腺功能低下症和亢进症的药物治疗要注意规律用药，应在护理中告诉患者遵医嘱坚持按疗程服药，甲亢患者服药时间最短不能少于 1 年，甲低患者常需终生用药。

2. 甲状腺素使用应注意剂量，避免出现心悸、血压波动等不良反应；要注意此类药物对心血管药物的影响，教育患者注意药物的相互作用。

3. 抗甲亢药物不良反应会逐渐显现，应注意观察患者是否出现皮肤、巩膜黄染、低热、咽痛等症状，指导患者注意过敏等症状，及时告知医生。

4. 甲亢药物治疗显效较慢，用药期间应注意加强健康评估，密切监测基础代谢率、血压、心率、体重及精神状态，定期查血象、肝功能以及血中 T_3、T_4、TSH 水平；注意甲状腺的大小、硬度及血管杂音的改变，出院时应做好相应健康教育工作。

5. 本类药物经常配伍使用，要遵照医嘱合理使用药物，注意配伍禁忌，避免不良反应。

● 案例分析 ●

患者，女，29 岁，患有甲状腺功能亢进症 2 年，曾入院治疗 1 年，后在家采用口服甲巯咪唑一次 10mg，一日 2 次；普萘洛尔一次 10mg，一日 2 次的治疗方案，期间未能定期复查。3 天前因感冒发热，自测体温 38.5~39.7℃，并伴有咽痛、咳嗽、咳痰、胸闷等症状，现入院治疗。经初步诊断：原发性甲状腺功能亢进，粒细胞减少症。患者的甲亢应该进一步采取什么治疗计划？出现粒细胞减少症的可能原因是什么？

常用制剂和用法

甲状腺素 片剂：0.1mg。一日 0.1～0.2mg。注射剂：1mg/10ml。一日 0.3～0.5mg，

静注。

碘塞罗宁（三碘甲状腺原氨酸钠）　片剂：20μg、25μg、50μg。开始一日 10～20μg，以后渐增至一日 80～100μg，分 2～3 次服。小儿体重在 7kg 以下者开始一日 2.5μg，7kg 以上者一日 5μg，以后每隔一周每日增加 5μg，维持量一日 1.5～20μg，分 2～3 次服。

丙硫氧嘧啶　片剂：50mg、100mg。开始一日 300～600mg，分 3～4 次服，维持量一日 25～100mg，分 1～2 次服。

甲巯咪唑　片剂：5mg、10mg。开始一日 30～60mg，分 3 次服，维持量一日 5～10mg。服药时间最短不能少于 1 年。

卡比马唑　片剂：5mg。一次 10～20mg，一日 3 次。维持量一日 5～10mg。

复方碘溶液（卢戈液）　溶液剂：含碘 5%、碘化钾 10%。单纯性甲状腺肿，一次 0.1～0.5ml，一日 1 次，2 周为一疗程，疗程间隔 30～40 日；甲亢术前准备，一次 0.3～0.5ml，一日 3 次，加水稀释后服用，连服 2 周；甲状腺危象，首次服 2～4ml，以后每 4 小时服 1～2ml。

碘化钾　溶液剂：10%。用于单纯性甲状腺肿，一次 0.1ml，一日 1 次，20 日为一个疗程，连用 2 个疗程，疗程间隔 30～40 日，1～2 个月后，剂量可逐渐增大至一日 0.2～0.25ml，总疗程约 3～6 个月。

思考题

1. 缺乏甲状腺素会出现什么疾病？使用甲状腺素治疗时有哪些用药护理措施？
2. 采用药物治疗甲状腺功能亢进时，哪些症状改善较为明显？各类药物之间如何进行配伍使用？应注意哪些用药护理事项？
3. 术前采用药物治疗的意义是什么？

（张　庆）

第三十一章 降血糖药

学习目标

1. 掌握胰岛素、磺酰脲类、双胍类降血糖药的作用、临床应用及不良反应。

2. 熟悉其他口服降血糖药的作用特点及临床应用。

3. 学会观察降血糖药的疗效及不良反应，能够熟练进行用药护理，并能正确指导患者合理用药。

第一节 胰岛素

胰岛素(insulin)是由胰岛β细胞分泌的肽类激素，我国科学家于1965年首先合成了具有生物活性的牛胰岛素，药用胰岛素多从猪、牛等动物的胰腺中提得，目前也通过重组DNA技术人工合成人胰岛素。

胰岛素口服易被胃肠道消化酶破坏，必须注射给药。皮下注射吸收快，与血浆蛋白结合率低，起效迅速，半衰期为9～10分钟，但降糖作用可维持数小时。胰岛素主要在肝脏和肾脏灭活，严重的肝、肾功能不全患者灭活作用减弱，作用时间延长。在普通胰岛素中加入碱性蛋白质(珠蛋白、精蛋白)并与锌离子成盐，可使其溶解度降低且稳定性增加，制成吸收缓慢、作用时间延长的中、长效制剂(表31-1)。

表31-1 常用胰岛素制剂的作用特点比较

类型	药物	外观	给药途径	给药时间	作用时间(小时)		
					开始	高峰	维持
短效	普通胰岛素(regular insulin)	透明	静脉	酮症昏迷急救	立即	0.5	2
			皮下	餐前0.5小时，一日3～4次。	0.5～1	2～4	6～8
中效	低精蛋白锌胰岛素(isophane insulin)	混浊	皮下	早餐前(或加晚餐前)0.5～1小时，一日1～2次。	3～4	8～12	18～24

续表

类型	药物	外观	给药途径	给药时间	作用时间(小时)		
					开始	高峰	维持
	珠蛋白锌胰岛素(globin zinc insulin)	透明	皮下	早餐前(或加晚餐前)0.5～1小时,一日1～2次。	2～4	6～10	12～18
长效	精蛋白锌胰岛素(protamine zinc insulin)	混浊	皮下	早餐或晚餐前0.5～1小时,一日1次。	3～6	16～18	24～36

【作用】 胰岛素主要影响机体的糖、脂肪与蛋白质代谢,主要包括:①促进葡萄糖进入细胞内,加速葡萄糖的酵解和氧化,促进糖原的合成和贮存,抑制糖原分解和糖原异生,降低血糖水平;②促进脂肪和蛋白质的合成,抑制其分解,促进正氮平衡;③促进钾离子进入细胞内,降低细胞外 K^+ 浓度。

【临床应用】

1. 治疗糖尿病 适用于各型糖尿病,主要用于:①胰岛素依赖型(1型)糖尿病;②非胰岛素依赖型(2型)糖尿病,经饮食控制或口服降血糖药未能控制者;③合并重度感染、消耗性疾病、创伤、手术、妊娠分娩等情况的各型糖尿病;④糖尿病酮症酸中毒及高渗性非酮症糖尿病昏迷。

2. 纠正细胞内缺钾和治疗高血钾症 与葡萄糖和氯化钾配成极化液(GIK)可防治心肌梗死或其他心肌病变时诱发的心律失常;与葡萄糖合用可治疗高血钾症。

知识链接

糖 尿 病

糖尿病是一种常见的内分泌代谢性疾病,是由于胰岛素分泌相对不足以及靶细胞对胰岛素的敏感性减低,引起糖、蛋白质、脂肪、水和电解质紊乱。临床以持续性高血糖为主要症状,出现多饮、多食、多尿,体重减少等表现(俗称"三多一少");继而引起心血管、肾脏、神经、眼、下肢的一系列病理变化,导致功能缺陷甚至衰竭,严重时可发生酮症酸中毒、高渗性昏迷等急性代谢紊乱。糖尿病的临床分型主要有胰岛素依赖型(1型、幼年型、瘦型)和胰岛素非依赖型(2型、成年型、肥胖型)。

【不良反应】

1. 低血糖 是最常见的不良反应,为胰岛素使用过量引起。轻者表现为饥饿感、出汗、心悸、焦虑不安、面色苍白、震颤等;重者可出现惊厥、昏迷、休克,甚至死亡。轻者可饮用糖水或进食糖果,重者应立即静脉注射50%葡萄糖注射液。用药期间定时监测血糖、尿糖、血及尿酮体指标等。

2. 过敏反应 少数人用药后出现荨麻疹、血管神经性水肿等,偶见过敏性休克。一般可以耐受,严重者可用抗组胺药或糖皮质激素治疗,并改用其他品种胰岛素或高纯度胰岛素。

3. 胰岛素抵抗(胰岛素耐受现象) 发生急性抵抗可因创伤、感染、手术、情绪激动等引起，与血中抗胰岛素物质增多、酮体和脂肪酸增多而干扰葡萄糖的摄取和利用等因素有关，可积极消除诱因，调整酸碱和电解质平衡，适当加大胰岛素剂量。慢性抵抗是指每日需要200U以上的胰岛素且无并发症者，主要原因是体内产生胰岛素抗体，也与胰岛素受体数目减少，亲和力降低、胰岛素受体基因异常等有关，一般可改用高纯度胰岛素、换用不同制剂或加服口服降血糖药。

4. 局部反应 皮下注射可出现局部红肿、硬结、脂肪萎缩等。应经常更换注射部位。

噻嗪类药物、肾上腺皮质激素、苯妥英钠等可升高血糖，与胰岛素同用可影响后者效果。胰岛素与普萘洛尔共用时，由于低血糖所致的代偿性交感神经活动的增强被抑制，易致不易察觉的低血糖。

第二节 口服降血糖药

一、磺酰脲类

本类药物可分为两代，第一代代表药为甲苯磺丁脲（tolbutamide，D860）、氯磺丙脲（chlorpropamide）；第二代代表药为格列本脲（glyburide，优降糖）、格列吡嗪（glipizide，吡磺环已脲）、格列美脲（glimepiride）、格列齐特（gliclazide，达美康）等。本类药物口服吸收快而完全，与血浆蛋白结合率高，作用出现慢，维持时间长，多数药物在肝内氧化成羟基化合物，经肾排泄（表31-2）。

表31-2 磺酰脲类药物的体内过程

药物	血浆蛋白结合率（%）	血药高峰时间（h）	半衰期（h）	维持时间（h）	消除方式
甲苯磺丁脲	88	2～4	4～6	6～12	肝代谢，经肾排泄
氯磺丙脲	90	10	30～40	24～60	肾小管分泌排出
格列本脲	90～95	2～6	10～14	16～24	肝代谢，经肾排泄
格列吡嗪	95	1～2	2～4	6～10	肝代谢，经肾排泄
格列齐特	92	2～6	10～12	24	肝代谢，经肾排泄

注：表中数据仅供参考

【作用】

1. 降血糖作用 本类药物仅对正常人及胰岛功能尚存的患者有降血糖作用。主要通过刺激胰岛β细胞释放胰岛素而发挥作用。此外，本类药还能增敏胰岛素作用，表现为抑制胰岛素代谢，增加胰岛素与靶组织的结合，抑制胰高血糖素的释放等。

2. 抗利尿作用 氯磺丙脲可促进抗利尿激素的分泌，减少尿量。

3. 其他 格列齐特可降低血小板黏附力及聚集性，改善微循环，降低胆固醇、甘油三酯和脂肪酸的血浆浓度。

【临床应用】

1. 糖尿病 主要用于胰岛素功能尚存，单用控制饮食无效的轻、中型非胰岛素依赖型糖尿病患者。

2. 尿崩症 选用氯磺丙脲，可使尿崩症患者尿量明显减少。

【不良反应】 常见的为胃肠道反应和过敏现象等。长期服用还可引起肝损害、黄疸、血小板和粒细胞减少等。较严重的不良反应为持久性的低血糖症，与药物过量有关。大剂量对动物可致畸胎，故孕妇禁用。用药期间应定期检查患者的尿糖、肝功能和血象。

二、双 胍 类

常用的有二甲双胍(metformin，甲福明)、苯乙双胍(phenformin，苯乙福明)，两药作用相似，后者作用更强。本类药物可明显降低糖尿病患者血糖，对正常人的血糖无影响，当胰岛功能完全丧失时，仍有降血糖作用。作用机制主要是促进脂肪组织摄取葡萄糖，使肌肉组织酵解增加，增加葡萄糖的利用；能抑制肝内糖原异生，减少肠道对葡萄糖的吸收。此外，还可抑制胰高血糖素的释放。

主要用于 2 型糖尿病及部分 1 型糖尿病、多与磺酰脲类合用；也可与胰岛素合用治疗中、重度 1 型糖尿病；对肥胖型糖尿病患者，可因抑制食欲及肠吸收葡萄糖而减轻体重。

不良反应以消化道反应为主，发生率较磺酰脲类高。尤其是乳酸性酸血症、酮血症较严重，肝、肾功能不全者尤易发生。慢性心功能不全、重症贫血、尿酮体阳性、急性感染及肝、肾功能不全者禁用。孕妇慎用。治疗期须密切观察和调节剂量，防止发生低血糖、昏迷或酸血症。

三、葡萄糖苷酶抑制药

阿 卡 波 糖

阿卡波糖(acarbose)口服不吸收，在小肠可竞争性抑制葡萄糖苷酶，减少多糖及蔗糖分解成葡萄糖，并减少、延缓葡萄糖的吸收，降低饭后血糖高峰作用明显。可配合其他药物用于胰岛素依赖型或非胰岛素依赖型糖尿病。

主要不良反应有腹胀、腹痛、腹泻等消化道症状，偶有低血糖。孕妇、哺乳期妇女、肠炎、肠梗阻、肝肾功能不全、有腹部手术史的患者禁用。用药期间定期检查肝功能。

四、胰岛素增敏药

本类药物是目前改善胰岛素抵抗和胰岛 β 细胞功能的最有效药物之一，与其他口服降糖药和胰岛素配伍可明显提高治疗效果。

罗 格 列 酮

罗格列酮(rosiglitazone)为噻唑烷酮衍生物，能增强肝脏、肌肉和脂肪组织对胰岛素的敏感性，促进外周组织对糖的摄取，同时降低血中胰岛素水平，同时兼有调血脂和改善胰岛 β 细胞功能作用。

主要用于发生胰岛素抵抗的 1 型糖尿病和 2 型糖尿病治疗，一般应与其他药物配伍使用。本药低血糖发生率较低，主要不良反应是嗜睡、消化道反应、肌肉痛等。少数患者有肝毒性等不良反应。

同类药物还有吡格列酮(pioglitazone)、曲格列酮(troglitazone)、西格列酮(ciglitazone)、恩格列酮(englitazone)等，故又称列酮类药物。

五、其他口服降血糖药

瑞格列奈

瑞格列奈(repaglinide)是非磺酰脲类促胰岛素分泌药,能促进胰岛素根据进餐时血糖变化而生理性释放,故称餐时血糖调节药。主要用于治疗2型糖尿病,尤其是对磺酰脲类过敏或不耐受的患者更为适用,因本药大部分经胆汁排泄,对糖尿病肾病患者也更为适用。

第三节 降血糖药的用药护理

1. 糖尿病长期合理的综合治疗可改善患者生活质量,应加强健康教育,指导患者以控制饮食为基础,合理运动和使用药物,重点学会自测血糖和注射药物的方法。

2. 必须严格遵医嘱使用胰岛素,正规胰岛素一般在饭前半小时皮下注射,并提前告知用药后可能出现的头晕、乏力、出冷汗、饥饿等低血糖症状,指导患者应立即进食或喝糖水缓解,提醒患者自备糖果以防急用。

3. 常备50%葡萄糖溶液以抢救胰岛素导致的严重低血糖反应。注意经常更换注射部位,预防皮肤感染。用药期间经常检查尿糖、血糖、肾功能、视力、眼底视网膜血管、血压及心电图等。

4. 口服降血糖药物也会出现较明显的低血糖反应,保泰松、水杨酸钠、吲哚美辛、双香豆素等药物与磺酰脲类合用易引起更加严重的低血糖反应,故不宜合用。

5. 磺酰脲类禁用于磺胺药物过敏患者,双胍类对心、肝、肾功能不全者应慎用,酒精能明显增加该类药物毒性,新型口服降血糖药物长期应用后不良反应会逐渐增加,要加强用药后的观察,及时报告医生。

案例分析

患者,女,47岁。近半年来,出现口渴、多尿症状近一周明显加重,每日饮水量达2000ml,尿量明显增加,体重由61kg降低为54kg,遂入院诊治。经查:空腹血糖8.8mmol/L,餐后血糖11.4mmol/L,酮体等指标正常。医生诊断为:2型糖尿病早期。请问:该患者应采取什么药物治疗方案?如使用胰岛素或口服降血糖药,应分别做好哪些用药护理?

常用制剂和用法

甲苯磺丁脲 片剂:0.5g。第1日一次1g,一日3次,第2日起一次0.5g,一日3次,餐前服,待尿糖少于每日5g时改用维持量,一次0.5g,一日2次。

格列本脲 片剂:2.5mg。开始每日早餐后服2.5mg,以后逐渐增量,但不超过一日15mg,增至一日10mg时即应分早晚两次服,出现疗效后逐渐减量至一日2.5~5mg维持。

格列吡嗪 片剂:5mg。一日2.5~30mg,先从小量开始,饭前30分钟服用。一日剂量超过15mg时,应分成2~3次服。

格列喹酮 胶囊剂:15mg。开始时一日15mg,早餐前30分钟服用,随后可按情况递增每日 15mg,直至一日 45～60 mg,分 2～3 次服。

格列齐特 片剂:80mg。一次 80mg,开始时一日 2 次,连服 2～3 周,然后根据血糖和尿糖调整用量,一日 80～240mg。

苯乙双胍 片剂:25mg、50mg。开始一次 25mg,一日 3 次,饭前服。以后酌情逐渐加量至一日 50～100mg。用药一周后血糖下降,继续服 3～4 周。

阿卡波糖 片剂:50mg、100mg。剂量个体化,一般一次 50～200mg,一日 3 次,饭前服。

思考题

1. 糖尿病患者如何正确使用胰岛素?应如何加强用药护理?
2. 口服降糖药治疗糖尿病的临床意义有哪些?主要有哪些种类?
3. 结合护理工作实际,讨论如何预防降血糖药引起的低血糖反应?

(张 庆)

第三十二章 性激素类药物与抗生育药

学习目标

1. 熟悉雌激素、孕激素的作用及临床应用。
2. 了解避孕药的作用及临床应用。
3. 了解雌、孕激素拮抗药、雄性激素类药物的作用与临床应用。

第一节 雌激素类与抗雌激素类药

一、雌激素类药

卵巢分泌的天然雌激素主要是雌二醇。从孕妇尿中提出的雌三醇、雌酮及其他雌激素，多是雌激素的肝脏代谢物。天然雌激素活性较低，常用的雌激素类药物多是以雌二醇为母体的人工合成品，主要有炔雌醇(ethinylestradiol，乙炔雌二醇)、炔雌醚(quinestrol)等，它们均有类固醇样结构，属甾体激素。此外，结构简单的非甾体类药物己烯雌酚(diethylstilbestrol，乙底酚)也具有雌激素样作用。

【作用和临床应用】 主要作用有：①促进未成年女性第二性征和性器官发育成熟；维持成年女性第二性征，并在孕激素的协同下，使子宫内膜产生周期性变化，形成月经周期；提高子宫平滑肌对缩宫素的敏感性；②较大剂量雌激素可抑制促性腺激素分泌，抑制排卵，抑制乳汁分泌，并有对抗雄激素的作用；③增加骨钙沉积和降低血中胆固醇。

临床主要用于卵巢功能不全、闭经、绝经期综合征、功能性子宫出血、退乳及乳房肿痛、晚期乳腺癌、前列腺癌、青春期痤疮、老年性阴道炎和女阴干枯症、绝经期或老年性骨质疏松症、避孕等。

【不良反应】 常见不良反应有食欲不振、恶心、呕吐及头晕等，清晨多见，减少剂量或从小剂量开始逐渐增量可减轻症状；可有乳房胀痛，乳腺增生；长期大量应用可引起子宫内膜过度增生及子宫出血；大剂量雌激素还可引起水钠潴留导致水肿；肝功能不全者可致胆汁淤积性黄疸。高血压、肝功能不全者慎用。

二、抗雌激素类药

本类药物竞争性拮抗雌激素受体，从而抑制或减弱雌激素作用。临床常用的有氯米芬

(clomiphene,克罗米芬)、他莫昔芬(tamoxifen)和雷洛昔芬(raloxifene)等。

氯米芬有较强的抗雌激素作用和较弱的雌激素活性。低剂量能促进腺垂体分泌促性腺激素,诱发排卵;高剂量则明显抑制腺垂体促性腺激素的释放。临床上应用小剂量治疗功能性不孕、功能性子宫出血、闭经和月经紊乱等。常见的并发症为卵巢肥大,一旦发现,应立即停药。孕妇、肝功能不全及卵巢囊肿患者禁用。

第二节 孕激素类与抗孕激素类药

一、孕激素类药

孕激素主要由黄体分泌,天然孕激素为黄体酮(progesterone,孕酮),含量很低,口服无效。临床应用的孕激素均是人工合成品,有甲羟孕酮(medroxyprogesterone,甲孕酮,安宫黄体酮)、甲地孕酮(megestrol)、炔诺酮(norethisterone)等。

【作用和临床应用】 主要作用有:①月经后期,在雌激素作用的基础上,促使子宫内膜由增生期转变为分泌期,有利于受精卵着床和胚胎发育;②降低子宫平滑肌对缩宫素的敏感性,抑制子宫收缩,有利于安胎;③促进乳腺腺泡的生长发育;④一定剂量的孕激素可抑制黄体生成素的分泌,抑制排卵,产生避孕作用。主要用于先兆流产和习惯性流产、功能性子宫出血、痛经、子宫内膜异位症、避孕等。

【不良反应】 不良反应较少,偶见头晕、恶心、乳房胀痛等,长期应用可引起子宫内膜萎缩、月经量减少,并易引起真菌性阴道炎。大剂量应用炔诺酮等可致女性胎儿男性化及肝损害,黄体酮有时也可致生殖器畸形。尚可引起光过敏反应,严重程度与剂量及疗程有关。

二、抗孕激素类药

抗孕激素类药物可干扰孕酮的合成,影响孕酮的代谢,包括:①孕酮受体阻断药,如孕三烯酮(gestrinone)、米非司酮(mifepristone);②3β-羟甾脱氢酶(3βSDH)抑制剂,如曲洛司坦(trilostane)、环氧司坦(Epostane)。

米非司酮(mifepristone)是炔诺酮的衍生物,口服有效,具有抗孕激素类和抗皮质激素活性,还具有较弱的雄激素活性。可对抗黄体酮对子宫内膜的作用,具有抗着床作用,单独应用可作为房事后紧急避孕的有效措施;具有抗早孕作用,可终止早期妊娠,少数用药者可发生严重出血,应在医生指导下用药。

第三节 雄激素类药与抗雄激素类药

一、雄激素类药

天然雄激素是睾酮(testosterone,睾丸素),临床多用人工合成的睾酮衍生物,如甲睾酮(methyltestosterone,甲基睾丸素)、丙酸睾酮(testosterone propionate,丙酸睾丸素)等。

【作用和临床应用】 主要作用有:①促进男性性器官和男性性征的发育和成熟;大剂量能抑制腺垂体促性腺激素的分泌,对妇女可减少雌激素分泌,并有抗雌激素作用;②促进蛋白质合成(同化作用),抑制其分解,减轻氮质血症;③刺激骨髓造血功能,促进红细胞生成;

④促进肾小管对钙、磷的吸收。

临床主要用于睾丸功能不全、功能性子宫出血、晚期乳腺癌、卵巢癌、再生障碍性贫血、绝经期及老年骨质疏松症等。

【不良反应】 主要不良反应有男性性早熟、性功能亢进，女性患者男性化倾向，胆汁淤积性黄疸，水钠潴留。肾炎、肾病综合征、肝功能不全、高血压及心力衰竭患者慎用，男性乳癌、前列腺癌、前列腺肥大、冠心病、心肌梗死者、孕妇、哺乳期妇女禁用。

知识链接

同化激素类药

同化激素是人工合成的睾丸素衍生物，其特点是蛋白质同化作用强，男性化作用较弱。常用药物有苯丙酸诺龙(nandrolone phenylpropionate)、美雄酮(metandienone)等。主要用于蛋白质同化或吸收不足、分解亢进和损失过多等情况，如营养不良、严重烧伤、手术后恢复期、骨折不易愈合、骨质疏松、小儿发育不良等。同化激素对肝脏有一定的损害，女性患者用药期间可出现男性化现象及月经紊乱、儿童用药后可出现早熟，一旦发生，应立即停药。高血压、前列腺增生、前列腺癌患者及孕妇禁用。用药期间宜摄入高热量、高蛋白质、高维生素饮食。

二、抗雄激素类药

能对抗雄激素生理效应的药物称为抗雄激素类药，包括雄激素合成抑制剂、5α-还原酶抑制剂和雄激素受体阻断剂。

环丙孕酮(cyproterone，色普龙)具有较强的孕激素类作用，还可阻断雄激素受体，产生抗内源性雄激素的作用。用于抑制严重男性功能亢进。在前列腺癌治疗中，当其他药物无效或患者无法耐受时，可服用环丙孕酮治疗。与雌激素合用治疗女性严重痤疮和特发性多毛。本药抑制性功能和性发育，禁用于未成年人；本药影响肝功能、糖代谢、肾上腺皮质功能，用药期间应密切观察。

第四节 促性腺激素类药

人绒毛膜促性腺激素

药用人绒毛膜促性腺激素(hCG)从孕妇尿中提纯所得，注射前需作过敏试验。作用类似黄体生成素(LH)，当卵泡发育到接近成熟时给 hCG，可诱发排卵，继续应用可维持黄体功能。如脑垂体功能差，则需先用氯底酚胺(克罗米芬)或绝经期促性腺激素(hMG)代替促卵泡素(FSH)作用，促卵泡发育成熟，再用 hCG，达到诱发排卵的目的。临床用于诱发排卵、补充黄体功能不足。

第五节 抗生育药

生殖是一个复杂的生理过程，包括精子和卵子的形成、成熟、排放、受精、着床及胚胎发育等多个环节，阻断其中任一环节均可达到避孕或终止妊娠的目的。药物避孕是目前常用的一种安全有效、使用方便的避孕方法。现有的避孕药多是女性避孕药。

一、主要抑制排卵的避孕药

本类药物多为由不同类型的雌激素和孕激素配伍组成的复方，为目前常用的口服避孕药。主要通过抑制排卵而发挥避孕效果。如能正确服药，避孕率可达 99%以上（表 32-1）。

表 32-1　主要抑制排卵的避孕药

制剂名称	别名	成分	用法
复方炔诺酮片	口服避孕片Ⅰ号	炔诺酮 炔雌醇	从月经周期第 5 日起每晚服 1 片，连服 22 日，不可间断，如有漏服应在次晨补服。
复方甲地孕酮片	口服避孕片Ⅱ号	甲地孕酮 炔雌醇	停药后 2～4 日发生撤退性出血（月经）。下次服药仍从月经周期第 5 日起。
复方甲基炔诺酮片	口服避孕片	甲基炔诺酮 炔雌醇	如停药 7 日仍不来月经，应即服下一周期的药。如连续闭经 2 个月，应暂停服药，等来月经后再按规定服药。
复方己酸孕酮注射剂	避孕针Ⅰ号	己酸孕酮 戊酸雌二醇	第一次于月经周期的第 5 天深部肌内注射 2 支，以后每隔 28 天注射 1 支。

不良反应有：①类早孕反应；②子宫不规则出血；③闭经；④乳汁减少；⑤凝血功能亢进等。少数人服药后可出现恶心、水肿、皮疹等，应调整剂量或改用其他复方制剂；用药期间，每年定期体检，如发现异常反应须及时停药；服药期限以连续 3～5 年为宜，停药观察数月，体检正常者可再服用。肝炎、肾炎、肿瘤、糖尿病、血栓栓塞性疾病、心脏病或严重高血压患者禁用，哺乳期或 45 岁以上妇女不宜服用。

二、主要阻碍受精的避孕药

本类药物多具有较强的杀精子作用，如苯醇醚（menfegol）制成半透明薄膜，放入阴道后迅速溶解，释放出药物杀灭精子。该药膜对机体的不良影响很少。

三、主要干扰孕卵着床的避孕药

本类药物可使子宫内膜发生各种形态和功能变化，干扰孕卵着床而达到避孕目的。其优点是避孕效果不受月经周期的限制，故适于探亲时使用，又称探亲避孕药（表 32-2）。

表 32-2　主要干扰孕卵着床的避孕药

制剂名称	别名	用法
复方双炔失碳酯片	53 号探亲避孕片	同居当晚服 1 片，次晨加服 1 片，以后每晚 1 片
炔诺酮片	探亲避孕片	同居当晚服 1 片，以后每晚 1 片
甲地孕酮片	探亲避孕片 1 号	同居当日中午服 1 片，晚上加服 1 片，以后每晚 1 片

不良反应有恶心、呕吐、乏力等。停药后有时可发生阴道出血，一般不需处理。宜按规定要求服用，探亲时间短者也应服满 10～12 片，一年内最多服两个周期，以免影响肝功能。

四、主要影响精子的避孕药

棉酚(gossypol)可影响精子的发生过程,使精子数量减少,直至无精子。不良反应有乏力、食欲减退、恶心、呕吐、心悸及肝功能改变等,少数人出现低钾血症,并可引起不可逆性精子生成障碍,故不作为常规避孕药使用。

第六节 性激素类药与抗生育药的用药护理

1. 雌激素类药物应在医生指导下从小剂量开始使用。用药后注意观察有无水肿、黄疸、阴道不规则出血,一旦出现,要及时报告医生;用药期间应定期检查血压、肝功能。肝功能不全、孕妇、乳腺或女性生殖系统癌症患者禁用。乳腺增生及子宫肌瘤者慎用。不得涂于乳房、外阴及黏膜部位。卡马西平、苯巴比妥、苯妥英钠、利福平等与雌激素合用,可减弱后者的作用。

2. 应用孕激素类药物期间应避免紫外线或长时间日光照射;用药后注意观察有无出血、褐斑及血栓形成、巩膜发黄及眼病早期症状、水肿等,发现情况应及时报告医生;糖尿病患者使用孕酮期间应监测尿糖,长期用药要定期检查肝功能。

3. 雄激素用药期间宜摄入高热量、高蛋白质、高维生素、富含矿物质及其他营养成分的饮食;女性患者出现持久性男性化现象、男性患者阴茎异常勃起及黄疸或肝功能障碍时,应停药。

4. 绒毛膜促性腺激素用药期间应注意随访,用于诱导排卵时,用药前应作应B超,检查卵泡的数量和大小,雌激素浓度开始上升后,应每天复查,直到停药后2周,以减少卵巢过度刺激综合征发生。

案例分析

患者,女,24岁,已婚,产1子,平时月经规律,月经周期28~30天,本次月经过期12天,无其他不适体征,自行购买妊娠试纸测定为阳性,遂去医院就诊,测血液hCG呈阳性,诊断为早期妊娠,患者要求尽快终止妊娠,医生根据患者的整体情况及妊娠时间,决定采取药物流产,处方如下:①米非司酮一次25mg,早晚各1次,共服3天;②米索前列醇片一次0.6mg,早晨空腹顿服。请分析该患者用药的合理性,应注意哪些问题。

常用制剂和用法

己烯雌酚 片剂:0.25mg、0.5mg、1mg、2mg。一次0.25~1mg,一日0.25~6mg,注射剂:0.5mg/1ml、1mg/1ml、2mg/1ml。一次0.5~1mg,一日0.5~6mg,肌注。

炔雌醇 片剂:0.02mg、0.05mg。用于闭经、更年期综合征,一次0.02~0.05mg,一日0.02~0.15mg;用于前列腺癌,一次0.05~0.5mg,一日3~6次。

黄体酮 注射剂:10mg/1ml、20mg/1ml。用于先兆流产或习惯性流产,一次10~20mg,一日1次或一周2~3次,肌注,一直用到妊娠第4个月;用于检查闭经的原因,一日10mg,共3~5日,停药后2~3日若出现子宫出血,说明闭经并非妊娠所致。

甲羟孕酮 片剂:2mg、4mg、10mg、100mg、500mg。用于先兆流产或习惯性流产,一日

8～20mg;用于闭经,一日 4～8mg,连用 5～10 日;用于前列腺癌、子宫内膜癌,一日 200～500mg;用于乳腺癌,一日 1000～1500mg。注射剂:100mg。用于长效避孕,一次 150mg,三个月 1 次,月经第一周肌注。

甲地孕酮　片剂:2mg、4mg。一次 2～4mg,一日 1 次。

米非司酮　片剂:25mg、200mg。抗早孕:一次 25mg,一日 2 次,连服三天,服药后禁食 2 小时。

炔诺酮　片剂:0.625mg、2.5mg。一次 1.25～5mg,一日 1 次或一日 2 次。

甲睾酮　片剂:5mg、10mg。一次 5～10mg,一日 2～3 次,口服或舌下含服。

丙酸睾酮　注射剂:10mg/1ml、25mg/1ml、50mg/1ml。一次 25～100mg,一周 2～3 次,肌注。

苯丙酸诺龙　注射剂:10mg/1ml、25mg/1ml。一次 25mg,一周 1～2 次,肌注。

思考题

1. 雌激素类药物可治疗哪些疾病?应如何进行用药护理?
2. 应用雄激素时,饮食护理上应注意哪些问题?

(吴　艳)

第三十三章 抗微生物药概述

学习目标

1. 掌握抗微生物药的常用概念、术语。
2. 熟悉细菌耐药性的概念和抗菌药的合理应用。
3. 了解机体、病原体与药物三者之间的关系及抗微生物药的作用机制。
4. 能指导患者合理应用抗微生物药。

抗微生物药是一类能抑制或杀灭病原微生物，用于防治感染性疾病的药物。临床上与抗寄生虫药、抗恶性肿瘤药统称为化学治疗药，其治疗方法称为化学治疗（简称化疗）。在应用化学治疗药时，需注意机体、病原体和药物三者之间的相互关系（图 33-1），注重调动机体的防御功能，减少或避免药物的不良反应，有效控制病原体的耐药性，以充分发挥药物的治疗作用。

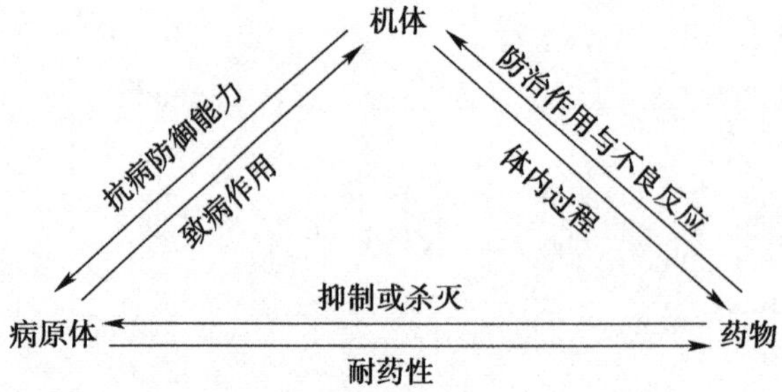

图 33-1 机体、病原体和化学治疗药三者之间的关系

第一节 基本概念与常用术语

抗生素 是指某些微生物（如真菌、细菌、放线菌）在代谢过程中产生的具有抑制或杀灭其他微生物作用的化学物质。抗生素包括天然抗生素和人工部分合成抗生素，前者由微生物产生，后者是对天然抗生素进行结构修饰改造获得的部分合成品。

抗菌谱 是指抗菌药物的抗菌范围。药物对不同种类的细菌其作用的选择性不同，某些药物仅作用于单一菌种或局限于某一菌属，称为窄谱抗菌药，如异烟肼只对结核分枝杆菌有作用；有些药物抗菌谱广，不仅对革兰阳性菌和革兰阴性菌有作用，而且对立克次体、支原体、衣原体等病原体也有效，称为广谱抗菌药，如四环素类抗生素。

抗菌活性　是指抗菌药抑制或杀灭病原微生物的能力。抗菌活性常用最低抑菌浓度（MIC，指能够抑制培养基内细菌生长的最低浓度）和最低杀菌浓度（MBC，指能够杀灭培养基内细菌的最低浓度）来表示。

抑菌药和杀菌药　抑菌药是指仅有抑制微生物生长繁殖而无杀灭作用的药物，如红霉素类抗生素等；而杀菌药不仅能抑制微生物生长繁殖，且具有杀灭作用，如青霉素类抗生素等。

化疗指数　是衡量化疗药物临床应用价值和评价化疗药物安全性的重要参数，可用化疗药物的半数致死量（LD_{50}）与半数有效量（ED_{50}）的比值来表示。通常，化疗指数愈大，表明药物的安全性愈大。

抗菌后效应　又称抗生素后效应，是指药物与细菌短暂接触，当血药浓度低于最低抑菌浓度或被消除之后，细菌生长仍受到持续抑制的现象。如青霉素、头孢菌素对革兰阳性菌的后效应约为 2～4 小时，即药物脱离细菌后，作用仍维持 2～4 小时。后效应长的药物，给药间隔时间可延长，且疗效不减。

第二节　抗菌药物作用机制

抗菌药物主要是通过干扰病原体的生化代谢过程而呈现抑菌或杀菌作用。

1. 抑制细菌细胞壁的合成　细菌具有坚韧的细胞壁，其基础成分是肽聚糖（亦称黏肽），具有维持细菌正常形态及功能的作用。有的抗菌药如青霉素类、头孢菌素类等抗生素可抑制病原菌细胞壁黏肽的合成，造成细胞壁破损而死亡。

2. 抑制菌体蛋白质合成　细菌的核糖体为 70S，由 30S 和 50S 亚基构成。氨基苷类、四环素类、大环内酯类等抗菌药可作用于病原体的核糖体，有效抑制菌体蛋白质合成的不同环节而呈现抗菌作用。

3. 影响细菌胞浆膜的通透性　细菌胞浆膜具有渗透屏障和运输物质的功能。多黏菌素、两性霉素 B 等抗菌药可选择性地与病原菌胞浆膜中的磷脂或固醇类物质结合，使胞浆膜通透性增加，导致菌体内重要营养成分外漏，造成病原菌死亡。

4. 影响细菌核酸和叶酸代谢　磺胺类、甲氧苄啶可分别抑制二氢叶酸合成酶与二氢叶酸还原酶，妨碍叶酸代谢，进而导致核酸合成受阻而产生抗菌作用；喹诺酮类、利福霉素类可分别抑制 DNA 回旋酶与依赖 DNA 的 RNA 多聚酶，从而抑制菌体核酸合成而呈现抗菌作用。

第三节　病原菌的耐药性

耐药性又称抗药性，指病原微生物对抗菌药物敏感性降低的现象，分为天然耐药性和获得性耐药性两种。天然耐药性又称固有耐药性，是由细菌染色体基因决定的，不会改变；获得性耐药性，是指病原体与药物反复接触后，病原体产生的对抗菌药物的敏感性降低甚至消失的现象。当病原体对某种化学治疗药物产生耐药性后，对其他同类或不同类化学治疗药物也同样耐药时，称为交叉耐药性。近年来，耐药性已成为影响抗菌药疗效的严重问题，而防止和控制耐药性产生的主要措施是严格掌握药物的适应证和避免滥用。耐药性产生机制有以下几种方式：

1. 产生灭活酶 细菌产生改变药物结构的酶，包括水解酶和钝化酶两种。水解酶如β-内酰胺酶，可水解青霉素和头孢菌素；钝化酶如乙酰化酶，可改变氨基苷类抗菌药的结构，使其失去抗菌活性。

2. 降低细菌胞浆膜通透性 细菌可通过多种方式阻止抗菌药物透过胞浆膜进入菌体内，如铜绿假单胞菌可改变胞壁、胞膜非特异性的功能，使广谱青霉素类、头孢菌素类产生耐药性。

3. 细菌改变药物作用的靶位蛋白 细菌通过改变靶位蛋白的结构，降低与抗菌药的亲和力，使抗生素不能与其结合；或通过增加靶蛋白数量，使未结合的靶位蛋白仍能维持细菌的正常结构和功能。如利福霉素类耐药菌株，就是通过改变抗生素作用靶位 RNA 多聚酶的β亚基结构而产生耐药性。

4. 细菌改变自身代谢途径 通过改变自身代谢途径而改变对营养物质的需要，如对磺胺类耐药的菌株，可直接利用外源性叶酸或产生较多的磺胺药拮抗物对氨基苯甲酸而使磺胺药耐药。

知识链接

超级细菌

近年来在一些国家和地区发现的“超级细菌”就是含有“耐药基因”、对多种抗生素耐药并可在细菌中广泛复制和转染的革兰阴性细菌，今后将可能在更多的细菌中播及。由于超级细菌对多种抗生素耐药，目前尚无特效药物。因此，我们必须在医生的指导下慎用和合理使用抗生素，避免和(或)延缓耐药性的产生。

第四节 抗菌药的合理应用与注意事项

一、严格按适应证选药

抗菌药物各有不同的抗菌谱，即使同类药物还存在着药效学和药动学的差异，因此，各种抗菌药的临床适应证各不相同。

选药时应考虑到患者的生理特点、病理特点、药物的体内过程、不良反应、禁忌证以及感染细菌对拟选药物产生耐药性的可能性等诸多因素。

二、选用适当的剂量和疗程

在应用抗菌药物时，必须给予足够的剂量，使药物在感染部位达到有效的抗菌浓度，并选择适当的疗程，才能有效地控制感染，防止或延缓病原菌对药物产生耐药性。对药物分布较少的组织器官感染，应尽量选择可在这些部位达到有效浓度的抗菌药物。

三、抗菌药的预防性应用

预防性用药应具有严格而明确的指征，仅限于经临床证明确实有效的少数情况。如风湿性心脏病患者进行口腔或泌尿道手术时，预防感染性心内膜炎；烧伤患者预防败血症；胸腹部手术后用药预防感染等。

感冒、病毒感染、昏迷、休克等患者不宜常规预防性应用抗菌药物。

四、抗菌药物的联合应用

适当的联合用药可减少用药剂量，提高疗效，扩大抗菌范围，降低药物的毒性及不良反应，防止或延缓产生耐药性。联合用药的适应证如下：

1. 病原体不明的严重感染　如败血症、化脓性脑膜炎等。

2. 单一药物不能有效控制的混合感染　如胸腹严重创伤后并发的感染等。

3. 单一药物不能有效控制的严重细菌感染　如肠球菌或草绿色链球菌引起的心内膜炎等。

4. 结核病等需长期用药治疗者　抗结核病药单独使用时易产生耐药性，联合用药可以减少并延缓耐药性的发生。

思考题

1. 你认为在抗微生物药的应用过程中，应如何防止细菌耐药性产生？
2. 说出抗微生物药应用时有哪些注意事项？

（黄素臻）

第三十四章 抗 生 素

第一节 β-内酰胺类抗生素

学习目标

1. 掌握青霉素类抗生素的抗菌作用、临床应用及主要不良反应。掌握头孢菌素类抗生素的抗菌作用特点、临床应用。

2. 熟悉部分合成青霉素类药物的作用和临床应用。

3. 了解其他β-内酰胺类抗生素的抗菌作用及临床应用。

4. 学会观察本类药物的疗效及不良反应，能熟练进行用药护理，并能正确指导患者合理用药。

β-内酰胺类抗生素是临床常用的抗生素，包括青霉素类、头孢菌素类、其他β-内酰胺类、β-内酰胺酶抑制剂及其复方制剂。属于繁殖期杀菌剂。

一、青霉素类

青霉素类的基本结构是由母核6-氨基青霉烷酸(6-aminopenicillanic acid,6-APA)和侧链组成(图34-1)。母核由噻唑环(A)和β-内酰胺环(B)稠合而成，其中β-内酰胺环为抗菌活性必需部分，当其被破坏后抗菌活性消失。本类药物根据来源不同分为天然青霉素和部分合成青霉素两类。

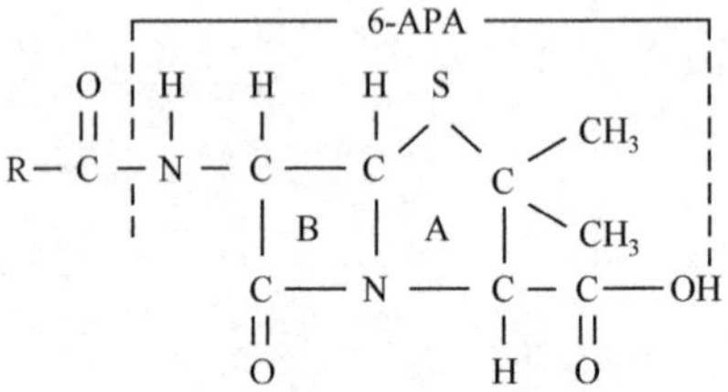

图34-1 青霉素类的基本结构

(一) 天然青霉素

青霉素G

天然青霉素是从青霉菌培养液中获得的，其中以青霉素G(penicillin G,苄青霉素)性质相对较稳定、抗菌作用强、毒性低、价格廉，临床常用其钠盐或钾盐。

知识链接

青霉素的发现

1928年，英国微生物学家亚历山大·弗莱明偶然发现金黄色葡萄球菌培养皿中被污染了青绿色的真菌，在此真菌菌落周围的葡萄球菌菌落已被溶解，而离得较远的葡萄球菌菌落则完好无损。弗莱明立刻意识到这个真菌可能分泌了一种能够裂解葡萄球菌的物质，并将这种物质命名为“青霉素”。1939年，英国牛津大学病理学家弗洛里和德国生物化学家钱恩用青霉素重新做了实验，进一步研究了青霉素的生产、提纯与临床应用。于1941年在伦敦成功地治疗了第一例葡萄球菌和链球菌混合感染的患者，由此开创了抗生素治疗的新纪元。

1945年，弗莱明、弗洛里和钱恩因“发现青霉素及其临床效用”而共同荣获了诺贝尔生理学或医学奖。

【体内过程】 口服易被胃酸及消化酶破坏，故不宜口服；肌内注射吸收迅速且完全，约30分钟血药浓度达峰值。广泛分布于细胞外液，不易透过血-脑脊液屏障、骨组织和脓液腔中，但脑膜炎时，透入量增加，脑脊液中可达有效浓度。约90%由肾小管排泌，10%由肾小球滤过。血浆半衰期约为0.5～1小时。抗生素后效应约6小时。

【抗菌作用】 青霉素作为杀菌药，其抗菌谱较窄，主要作用于大多数革兰阳性菌、革兰阴性球菌、螺旋体和放线菌。敏感菌主要有溶血性链球菌、肺炎链球菌、草绿色链球菌、脑膜炎奈瑟菌、白喉棒状杆菌、炭疽芽孢杆菌及不产酶的金葡菌和表葡菌；厌氧菌中的产气荚膜芽孢梭菌、破伤风芽孢梭菌等；梅毒螺旋体、钩端螺旋体及放线菌等。对淋病奈瑟菌敏感性较差，对阿米巴原虫、立克次体、真菌、病毒无效。

青霉素为繁殖期杀菌药，其β-内酰胺环与敏感菌胞浆膜上靶分子青霉素结合蛋白（penicillin binding proteins，PBPs）结合，抑制转肽酶，阻抑黏肽合成的交叉联结过程，造成细胞壁缺损。由于敏感菌菌体内渗透压高，使水分不断内渗，以致菌体膨胀，促使细菌裂解、死亡。也能激活细菌体内自溶酶，促进细菌溶解、死亡。

多数细菌对青霉素不易产生耐药性，但金黄色葡萄球菌较易产生。细菌可产生破坏β-内酰胺环的青霉素酶（属β-内酰胺酶），使青霉素的β-内酰胺环裂解而失去抗菌活性。也可通过改变PBPs的结构或细胞壁的通透性而产生耐药。

【临床应用】 由于其高效、低毒、价廉，目前仍为治疗敏感菌感染的首选药。

1. 革兰阳性球菌感染 肺炎链球菌感染如大叶性肺炎、急性支气管炎、支气管肺炎、脓胸等；溶血性链球菌感染如扁桃体炎、咽炎、中耳炎、丹毒、猩红热、蜂窝组织炎等；草绿色链球菌引起的心内膜炎；敏感的金黄色葡萄球菌感染如败血症、疖、痈、脓肿、骨髓炎等。

2. 革兰阳性杆菌感染 如破伤风、气性坏疽、白喉等，治疗时应配合相应的抗毒素。

3. 革兰阴性球菌感染 淋病奈瑟菌感染如淋病；脑膜炎奈瑟菌感染如流脑，常与磺胺嘧啶合用。

4. 其他感染 如放线菌引起的放线菌病；螺旋体感染如梅毒、回归热、钩端螺旋体病等。

【不良反应】

1. 过敏反应 为青霉素最常见的不良反应。以皮肤过敏反应和血清病样反应较多见，停药或服用H_1受体阻断药可消失；最严重的是过敏性休克，若抢救不及时，可致呼吸困难、循环衰竭及中枢抑制而死亡。

2. 青霉素脑病 静脉快速滴注大剂量青霉素时，可引起肌肉痉挛、抽搐、昏迷等反应，偶可引起精神失常，称为青霉素脑病。

3. 赫氏反应 青霉素治疗梅毒等螺旋体病或炭疽等感染时，可出现全身不适、寒战、发热、咽痛、心跳加快等，症状突然加重，甚至危及生命，此现象称赫氏反应。

4. 其他 肌注时可出现局部红肿、疼痛、硬结，甚至引起周围神经炎，钾盐尤甚；大剂量静脉给予青霉素钾盐和钠盐时，尤其在肾功能不全或心功能不全时，可引起高钾、高钠血症。

（二）部分合成青霉素

为了克服青霉素G抗菌谱窄、不耐酸（胃酸）、不耐酶（β-内酰胺酶）等缺点，在青霉素母核6-APA引入不同侧链，分别得到具有耐酸、耐酶、广谱、抗铜绿假单胞菌、抗革兰阴性菌等特点的半合成青霉素。其抗菌机制、不良反应与青霉素相同，并与青霉素具有交叉过敏反应，用药前需用青霉素做皮肤过敏试验。常用的部分合成青霉素可分为以下五类。

1. 耐酸青霉素 主要有青霉素V（penicillin V）。抗菌谱与青霉素相似，但抗菌作用弱于青霉素；耐酸，口服吸收好，可用于轻度敏感菌感染、恢复期的巩固治疗和防止感染复发的预防用药。

2. 耐酶青霉素 主要有苯唑西林（oxacillin，新青霉素Ⅱ）、甲氧西林（methicillin，新青霉素Ⅰ）、氯唑西林（cloxacillin，邻氯青霉素）、双氯西林（dicloxacillin，双氯青霉素）和氟氯西林（flucloxacillin）等。本类药物的特点是：①抗菌谱与青霉素相似，但抗菌作用不及青霉素。②耐酸，可口服，不易透过血-脑脊液屏障。③耐酶。④主要用于耐青霉素的金葡菌引起的肺炎、心内膜炎、败血症等。

3. 广谱青霉素 常用的有氨苄西林（ampicillin，氨苄青霉素）、阿莫西林（amoxicillin，羟氨苄青霉素）等。本类药物的特点是：①抗菌谱广，对革兰阳性菌的作用比青霉素弱，对多种革兰阴性菌作用较青霉素强，对铜绿假单胞菌无效。②不耐酶，故对耐药金葡菌无效。③耐酸，可以口服。④与青霉素有交叉过敏反应，还可出现恶心、呕吐等消化道症状以及皮疹，少数人可出现氨基转移酶升高，偶有嗜酸性粒细胞增多。⑤主要用于敏感菌所致的伤寒、副伤寒、呼吸道、泌尿道和胆道感染等。

4. 抗铜绿假单胞菌青霉素 本类药物包括羧苄西林（carbenicillin，羧苄青霉素）、磺苄西林（sulbenicillin，磺苄青霉素）、替卡西林（ticarcillin，羧噻吩青霉素）、呋布西林（furbenicillin，呋苄青霉素）、哌拉西林（piperacillin，氧哌嗪青霉素）、阿洛西林（azlocillin）、美洛西林（mezlocillin）等。其特点有：①抗菌谱广，对革兰阳性和革兰阴性菌均有作用，对铜绿假单胞菌作用强。②不耐酸，均需注射给药。③不耐酶，对耐青霉素的金葡菌无效。④主要用于铜绿假单胞菌、奇异变形杆菌及大肠埃希菌及其他肠杆菌引起的感染，如腹腔感染、泌尿道感染、肺部感染及败血症等。

5. 抗革兰阴性菌青霉素 本类药物包括美西林（mecillinam）、匹美西林（pivmecillinam）、替莫西林（temocillin）等。对革兰阴性菌产生的β-内酰胺酶稳定，主要用于革兰阴性菌所致的泌尿道、软组织感染等。

二、头孢菌素类

头孢菌素（又称先锋霉素）类抗生素是由头孢菌素C裂解得到母核7-氨基头孢烷酸（7-

ACA)连接不同侧链而制成的半合成广谱抗生素。其化学结构中含有与青霉素相同的β-内酰胺环。

【抗菌作用】 抗菌机制与青霉素相似，具有抗菌谱广、杀菌力强、对β-内酰胺酶稳定及过敏反应少等优点。目前临床应用的头孢菌素类药物共有四代(表 34-1)。

细菌对头孢菌素可产生耐药性，耐药机制同青霉素类。

表 34-1　头孢菌素类作用特点及临床应用比较表

分类	药物名称	作用特点及应用
第一代	头孢噻吩(cefalotin) 头孢氨苄(cefalexin) 头孢唑啉(cephazolin) 头孢拉定(cefradine) 头孢羟氨苄(cefadroxil)	①对革兰阳性菌的作用强，对革兰阴性菌的作用弱，对铜绿假单胞菌无效 ②对金葡菌产生的β-内酰胺酶较稳定，但不及第二、三、四代 ③肾毒性较第二、三、四代大 ④主要用于敏感菌所致呼吸道、尿路感染及皮肤、软组织感染
第二代	头孢孟多(cefamandole) 头孢呋辛(cefuroxime) 头孢克洛(cefaclor) 头孢替安(cefotiam) 头孢尼西(cefonicid) 头孢雷特(ceforanide)	①对革兰阳性菌的作用略逊于第一代，强于第三代，对革兰阴性菌作用较强，对厌氧菌有一定作用，对铜绿假单胞菌无效 ②对多种β-内酰胺酶较稳定 ③肾毒性较小 ④主要用于敏感菌所致肺炎、尿路感染、胆道感染、菌血症及其他组织器官感染
第三代	头孢噻肟(cefotaxime) 头孢曲松(ceftriaxone) 头孢他啶(ceftazidime) 头孢哌酮(cefoperazone) 头孢克肟(cefixine)	①对革兰阳性菌的作用较第一代、第二代弱，对革兰阴性菌包括肠杆菌类、铜绿假单胞菌及厌氧菌作用均较强 ②对多种β-内酰胺酶稳定性较高 ③对肾基本无毒性 ④主要用于危及生命的败血症、脑膜炎、肺炎、尿路严重感染、骨髓炎及铜绿假单胞菌感染。
第四代	头孢唑肟(ceftizoxime) 头孢吡肟(cefepime) 头孢匹罗(cefpirome) 头孢利定(cefelidin)	①对革兰阳性菌、革兰阴性菌均有高效 ②对β-内酰胺酶高度稳定 ③无肾毒性 ④用于对第三代头孢菌素耐药的细菌感染

【不良反应】

1. 过敏反应 多为出现药热、皮疹、荨麻疹等，严重者可发生过敏性休克，但发生率较青霉素低。

2. 肾毒性 大剂量应用第一代头孢菌素可出现肾毒性，表现为蛋白尿、血尿、血中尿素氮升高，甚至肾衰竭。

3. 胃肠反应 口服可引起恶心、呕吐、食欲不振等胃肠道反应。

4. 菌群失调症 长期应用尚可引起肠道菌群失调导致二重感染，如肠球菌、铜绿假单胞菌和念珠菌的增殖现象，临床应严格掌握其适应证。

5. 其他 长期大量应用头孢哌酮、头孢孟多可致低凝血酶原血症，与抗凝血药、水杨酸制剂等合用时，可致出血倾向，静注时可见静脉炎。

三、其他 β-内酰胺类

（一）头霉素类

本类药物化学结构与头孢菌素相类似，但对β-内酰胺酶的稳定性较头孢菌素高，包括头孢西丁（cefoxitin）、头孢美唑（cefmetazole）、头孢替坦（cefotetan）等。本类药物抗菌谱与第二代头孢菌素相似，对厌氧菌有高效，对耐青霉素的金葡菌及头孢菌素的耐药菌有较强活性。主要用于厌氧菌和需氧菌所致的盆腔、腹腔及妇科的混合感染。不良反应有皮疹、静脉炎、蛋白尿、嗜酸性粒细胞增多等。

（二）氧头孢烯类

主要包括拉氧头孢（latamoxef）和氟氧头孢（flomoxef）。本类药物为广谱抗菌药，对革兰阳性球菌、革兰阴性杆菌、厌氧菌和脆弱类杆菌均有较强的抗菌活性。临床主要用于敏感菌所致的泌尿道、呼吸道、胆道、妇科感染及脑膜炎、败血症。不良反应以皮疹多见，偶见低凝血酶原血症和出血症状，可用维生素 K 预防。

（三）碳青霉烯类

碳青霉烯类的化学结构与青霉素相似，具有广谱、强效、耐酶、毒性低的特点。本类药物中常用的为亚胺培南（imipenem，亚胺硫霉素）、美罗培南（meropenem）等，作用机制与青霉素相似，可由特殊的外膜通道快速进入靶位，杀菌作用强。亚胺培南在体内可被肾脱氢肽酶灭活而失效，故需与抑制肾脱氢肽酶的西司他丁（cilastatin）联合应用才能发挥作用。适用于多重耐药菌引起的严重感染、医院内感染、严重需氧菌与厌氧菌混合感染。常见不良反应有恶心、呕吐、药疹、静脉炎、一过性氨基转移酶升高，大剂量应用可致惊厥、意识障碍等中枢神经系统不良反应。

美罗培南的抗菌谱和抗菌作用与亚胺培南相似，但对肾脱氢肽酶稳定，可单独给药。

（四）单环类

氨曲南（aztreonam）是人工合成的第一个应用于临床的单环β-内酰胺类抗生素。其抗菌谱窄，主要对革兰阴性菌如大肠埃希菌、肺炎克雷伯菌、奇异变形菌、流感嗜血杆菌、铜绿假单胞菌、淋病奈瑟菌等具有强大抗菌活性，对革兰阳性菌和厌氧菌作用差，并具有耐酶、低毒、与青霉素无交叉过敏反应等优点，故可用于青霉素过敏的患者。临床常用于革兰阴性杆菌所致的下呼吸道、尿路、软组织感染及脑膜炎、败血症等，尤其是常见耐药菌株所致的各种感染。不良反应少而轻，主要为皮疹、氨基转移酶升高、胃肠道不适等。

（五）β-内酰胺酶抑制剂及其复方制剂

本类药物包括克拉维酸（clavulanic acid，棒酸）、舒巴坦（sulbactam，青霉烷砜）、他唑巴坦（tazobactam，三唑巴坦）等。其本身没有或只有很弱的抗菌活性，但与其他β-内酰胺类联合应用，则可发挥抑酶增效作用。对β-内酰胺酶不稳定的青霉素类和头孢菌素类与本类药物配伍，可扩大抗菌谱，增强抗菌作用。临床应用的β-内酰胺类与酶抑制剂的复方制剂有：氨苄西林/舒巴坦（sultamicillin，舒他西林）、阿莫西林/克拉维酸钾（augmentin，奥格门汀）、哌拉西林-三唑巴坦（tazocin，他巴星）等。

四、β-内酰胺类抗生素的用药护理

1. 应用青霉素类药物前应详细询问患者有无用药过敏史及变态反应性疾病，如哮喘、荨麻疹等，对β-内酰胺类药物过敏者禁用。有其他药物过敏史或有变态反应疾病者须谨慎。

2. 凡初次应用、用药间隔 3 天以上以及用药过程中更换不同批号者均需作皮肤过敏试验(皮试)。皮试阳性者应禁用。青霉素水溶液不稳定,20℃放置 24 小时大部分降解,还可产生具有抗原性的物质,故应临用时配制。青霉素最适 pH 值为 5～7.5,pH 过高或过低都会加速其降解,故静滴时最好选用 0.9%氯化钠注射液稀释(pH 值为 4.5～7.0);应避免在饥饿状态下注射青霉素;避免滥用和局部用药。患者每次用药后须观察 30 分钟,无反应者方可离去。皮试和用药前,应准备好抢救过敏性休克的药物(如肾上腺素)和器材,以备急救用。一旦发生过敏性休克,必须及时抢救,立即皮下或肌注 0.1%肾上腺素 0.5～1ml,临床症状无改善者,可重复用药;严重者可稀释后静脉注射或静脉滴注肾上腺素;心跳停止者,可心内注射,酌情加用糖皮质激素、H_1受体阻断药,以增强疗效;呼吸困难者给予吸氧及人工呼吸,必要时作气管切开。

头孢菌素类与青霉素类之间有部分交叉过敏反应,必要时做皮试,并密切观察。发生过敏性休克的处理同青霉素。

3. 青霉素遇酸、碱、醇、重金属离子及氧化剂易被破坏,应避免配伍使用。青霉素 G 盐有较强刺激性,宜选深部肌内注射或缓慢静注,且每次应更换注射部位,必要时热敷。鞘内注射或大剂量静滴青霉素时,应注意观察有否头痛、喷射性呕吐、肌震颤、惊厥、昏迷等症状出现,婴儿、老人及肾功能不全患者尤其应注意。

4. 长期应用或大剂量静注含钠、钾的β-内酰胺类,必须监测血清钾和钠,尤其对合并心血管疾病的感染患者,防止出现水、钠潴留及血钾过高。禁用青霉素钾盐静脉推注。

5. 使用第一代头孢菌素类前应确认患者的肾功能良好,避免与氨基苷类、强效利尿药等合用,并告知患者定期检测尿蛋白、血尿素氮的必要。

6. 头孢菌素类药物可抑制肠道细菌合成维生素 K,长期用药可能并发出血,避免与抗凝血药、非甾体抗炎药合用,用药期间发现患者有出血倾向时应及时报告医生,酌情补给维生素 K。

7. 口服头孢菌素类制剂应在饭前 1 小时或饭后 2～3 小时服药,避免食物影响其吸收。用药期间不要饮酒及含乙醇的饮料,以免发生"酒醉样"反应。

知识链接

酒醉样反应

又称"双硫仑样反应"。双硫仑是一种戒酒药物,服用后即使饮用少量的酒,身体也会产生严重不适,而达到戒酒的目的。许多药物具有与双硫仑相似的作用,用药后若饮酒,也会引起面部潮红、头昏、头痛、视觉模糊、出汗,重者可出现呼吸困难、血压下降、心律失常、心力衰竭、休克,甚至死亡等。引起双硫仑样反应的药物主要有头孢类和咪唑衍生物,如头孢曲松钠、头孢哌酮、头孢噻肟等;另外,甲硝唑、替硝唑、异烟肼、酮康唑、呋喃唑酮、氯霉素、甲苯磺丁脲、格列本脲、苯乙双胍等均可引起双硫仑样反应。

案例分析

患者,男,6 岁,近几天咽痛、发热、乏力、咽、喉等处黏膜充血、肿胀并有灰白色伪膜形成,细菌学检查为白喉棒状杆菌,医生诊断为普通型咽白喉。你认为应首选何药治疗?应用时应注意什么?

常用制剂和用法

青霉素 注射剂:40 万 U、80 万 U、100 万 U。临用前配成溶液,一般一次 40 万~80 万 U,一日 2 次,肌注;小儿一日 2.5 万~5 万 U/kg,分 2~4 次肌注。严重感染一日 4 次肌注或静脉给药,静滴时,一日 160 万~400 万 U;小儿一日 5 万~20 万 U/kg。

青霉素 V 片剂:0.25g(相当于 40 万 U)。一次 0.5g,小儿一次 0.25g,一日 3~4 次。

苯唑西林 胶囊剂:0.25g。一次 0.5~1g,一日 4~6 次;小儿一日 50~100mg/kg,分 4~6 次服。宜在饭前 1 小时或饭后 2 小时服用,以免食物影响其吸收。注射剂:0.5g、1g。一次 1g,一日 3~4 次肌注或一次 1~2g 溶于 100ml 输液内静注 0.5~1 小时,一日 3~4 次;小儿一日 50~100mg/kg,分 3~4 次滴注。

氯唑西林 胶囊剂:0.25g。一次 0.25~0.5g,一日 2~3 次;小儿一日 30~60mg/kg,分 2~4 次服。注射剂:0.25g、0.5g。一次 0.5~1g,一日 3~4 次,肌注或静滴。

双氯西林 片剂:0.25g。一次 0.25~0.5g,一日 4 次;小儿一日 30~50mg/kg,分 4~6 次服。

氟氯西林 胶囊剂:0.125g、0.25g。一次 0.125g,一日 4 次;或一次 0.5~1.0g,一日 3 次。

氨苄西林 片剂:0.25g。一次 0.25~0.5g,一日 4 次;小儿一日 50~80mg/kg,分 4 次服。注射剂:0.5g、1g。一次 0.5~1g,一日 4 次肌注;或一次 1~2g 溶于 100ml 输液中滴注,一日 3~4 次,必要时 4 小时 1 次。小儿一日 100~150mg/kg,分次给予。

阿莫西林 胶囊剂:0.25g。一次 0.5~1g,一日 3~4 次;小儿一日 50~100mg/kg,分 3~4 次服。片剂的剂量用法同胶囊剂。

羧苄西林 注射剂:0.5g、1g。一次 1g,一日 4 次,肌注。严重铜绿假单胞菌感染时,一日 10~20g,静注。小儿一日 100mg/kg,分 4 次肌注或一日 100~400mg/kg 静注。

磺苄西林 注射剂:1g、2g。一日 4~8g,分 4 次肌注或静注,亦可静滴。肌注时需加利多卡因 3ml 以减轻疼痛。小儿一日 40~160mg/kg,分 4 次注射。

替卡西林 注射剂:0.5g、1g。肌注或静注,剂量同羧苄西林。

呋布西林 注射剂:0.5g。一日 4~8g,小儿一日 50~150mg/kg,分 4 次静注或静滴。

哌拉西林 注射剂:1g、2g。一日 4~5g,小儿一日 80~100mg/kg,分 3~4 次肌注。一日 8~16g,小儿一日 100~300mg/kg,分 3~4 次静注或静滴。

阿洛西林 粉针剂:2g、3g、4g。一日 150~200mg/kg,重症感染一日 200~300mg/kg,小儿一日 50~150mg/kg,分 4 次肌注、静脉注射或静脉滴注。

美洛西林 粉针剂:1g。一日 50~100mg/kg 或一次 3g,一日 4 次;重症感染一日 50~100mg/kg 或一次 3g,一日 6 次,肌注、静脉注射或静脉滴注。

美西林 注射剂:0.5g、1g。一日 1.6~2.4g,小儿一日 30~50mg/kg,分 4 次静注或肌注。

匹美西林 片剂或胶囊剂:0.25g。轻症:一次 0.25g,一日 2 次,必要时可用 4 次,重症加倍。

替莫西林 注射剂:0.5g、1g。一次 0.5~2g,一日 2 次,肌注,为减轻疼痛,可用 0.25%~0.5%利多卡因注射液作溶剂。

头孢噻吩 注射剂:0.5g、1g。一次 0.5~1g,一日 4 次,肌注或静注。严重感染时,一日 2～6g,分 2～3 次稀释后静滴。

头孢氨苄 片剂或胶囊剂:0.25g。一日 1～2g,分 3～4 次服;小儿一日 25～50mg/kg,分 3～4 次服。

头孢唑林 注射剂:0.5g。一次 0.5～1g,一日 3～4 次,肌注或静注。小儿一日 20～40mg/kg,分 3～4 次给药。

头孢拉定 胶囊剂:0.25g、0.5g。一日 1～2g,分 4 次服。小儿一日 25～50mg/kg,分 3～4 次服。注射剂:0.5g、1g。一日 2～4g,分 4 次肌注、静注或静滴;小儿一日 50～100mg/kg,分 4 次注射。

头孢羟氨苄 胶囊剂:0.125g、0.25g。一次 1g,一日 2 次;小儿一日 30～60mg/kg,分 2～3 次服。

头孢孟多 注射剂:0.5g、1g、2g。一日 2～6g,小儿一日 50～100mg/kg,分 3～4 次肌注。严重感染时一日 8～12g,小儿一日 100～200mg/kg,分 2～4 次静注或静滴。

头孢呋辛 注射剂:0.25g、0.5g、0.75g、1.5g。一次 0.75g,一日 3 次,肌注。小儿一日 30～60mg/kg,分 3～4 次肌注。严重感染时一日 4.5～6g,小儿一日 50～100mg/kg,分 2～4 次,静注。

头孢克洛 胶囊剂:0.25g。一日 2～4g,分 4 次服;小儿一日 20mg/kg,分 3 次服。

头孢噻肟 注射剂:0.5g、1g。一日 2～6g,小儿一日 50～100mg/kg,分 3～4 次,肌注。一日 2～8g,小儿一日 50～150mg/kg,分 2～4 次静注。

头孢曲松 注射剂:0.5g、1g。一次 1g,一日 1 次,溶于 1%利多卡因 3.5ml 中深部肌注,或一日 0.5～2g 溶于 0.9%氯化钠注射液或 5%葡萄糖注射液中静滴,30 分钟内滴完。

头孢他啶 注射剂:0.5g、1g、2g。一次 0.5～2g,一日 2～3 次,小儿一次 25～50mg/kg,一日 2 次,静注或肌注。静滴时以 0.9%氯化钠注射液 500ml 稀释后 30 分钟滴完,肌注一般溶于 1%利多卡因 0.5ml,深部注射。

头孢哌酮 注射剂:0.5g、1g、2g。一日 2～4g,小儿一日 50～150mg/kg,肌注、静注或静滴。严重感染时,一日 6～8g,分 2～3 次肌注或静注。

头孢吡肟 一次 1～2g,一日 2 次,肌注或静滴。

头孢匹罗 一次 1～2g,一日 1～2 次,肌注或静滴。

头孢西丁 注射剂:1g。一次 1～2g,一日 3～4 次,肌注或静注。

亚胺培南-西司他丁 注射剂:0.25g、0.5g、1g(以亚胺培南计量,其中含有等量的西司他丁钠)。一次 0.25～1g,一日 2～4 次肌注或静滴。

美罗培南 注射剂:0.25g、0.5g。一次 0.5～1g,一日 3～4 次肌注或静滴。

氨曲南 注射剂:0.5g、1g。一日 1.5～6g,分 3 次肌注、静注或静滴,静滴时加入 0.9%氯化钠注射液 100ml 中,于 30 分钟内滴完。

拉氧头孢 注射剂:0.25g、0.5g、1g。一次 0.5～1g,一日 2 次,肌注、静注或静滴,重症加倍。小儿一日 40～80mg/kg,分 2～4 次,静注或静滴。

氟氧头孢 注射剂:0.5g、1g、2g。一日 1～2g,小儿一日 60～80mg/kg,分 2 次静注或静滴;重症一日 4g,小儿一日 150mg/kg,分 2～4 次静注或静滴。

舒他西林 片剂:0.375g。一次 0.375g,一日 2～4 次,饭前 1 小时或饭后 2 小时服。注射剂:0.75g、1.5g。一次 0.75g,一日 2～4 次,肌注。一次 1.5g,一日 2～4 次静注或静滴。

奥格门汀 片剂：0.375g、0.625g。一次 0.375～0.625g，一日 3～4 次。

第二节 大环内酯类抗生素

学习目标

1. 掌握红霉素的抗菌作用、临床应用及主要不良反应。
2. 熟悉其他药物的抗菌作用特点及临床应用。
3. 学会观察本类药物的不良反应，能够熟练进行用药护理，并能指导患者合理应用本类药物。

本类药物是一类具有 14～16 元大内酯环结构的抗生素。可抑制菌体蛋白质合成，迅速发挥抑菌作用。本类药物之间有不完全交叉耐药性。临床应用的包括红霉素、麦迪霉素和麦白霉素、乙酰螺旋霉素等天然品及罗红霉素、克拉霉素、阿奇霉素等半合成品。

一、常用药物

（一）天然大环内酯类

天然大环内酯类是一些难溶于水的碱性药物，现耐药菌株增多，其特点有：①抗菌谱窄，主要作用于革兰阳性球菌、某些厌氧菌及军团菌、衣原体和支原体等；②对胃酸很不稳定，口服生物利用度低，pH<4 时几乎无抗菌活性；③血药浓度较低，组织（如肺、痰、皮下组织、胆汁、前列腺等）中浓度相对较高；④主要经胆汁排泄，对胆道感染效果好，但不易透过血-脑脊液屏障。

红 霉 素

红霉素（erythromycin）是从链丝菌培养液中提取，碱性条件下抗菌作用增强。为避免被胃酸破坏，常制成红霉素的肠溶片、琥乙红霉素（erythromycin ethylsuccinate）、依托红霉素（erythromycin estolate，无味红霉素）等制剂。口服易吸收，胆汁中浓度为血药浓度的 30 倍，可通过胎盘，也可进入乳汁，不易透过血-脑脊液屏障。大部分经肝代谢，经胆汁排泄，可形成肝肠循环，少量以原形由肾排出，半衰期约 2 小时。

【抗菌作用】 红霉素对革兰阳性菌如金黄色葡萄球菌、链球菌、肺炎球菌、白喉棒状杆菌等有较强的抗菌活性；对部分革兰阴性菌如脑膜炎奈瑟菌、淋病奈瑟菌、百日咳鲍特菌、流感嗜血杆菌、布鲁菌、弯曲菌、军团菌高度敏感；对衣原体、肺炎支原体、立克次体、螺杆菌及某些螺旋体、除脆弱类杆菌和梭杆菌以外的厌氧菌等也有效。

细菌对红霉素易产生耐药性，连用不宜超过一周，停药数月后可逐渐恢复敏感性。与其他大环内酯类抗生素之间有不完全交叉耐药性。

【临床应用】 主要用于对青霉素过敏患者或对青霉素耐药的革兰阳性菌如金葡菌、肺炎球菌和其他链球菌引起的感染；对军团菌肺炎、白喉带菌者、支原体肺炎、沙眼衣原体所致的婴儿肺炎和结膜炎、弯曲菌所致的肠炎或败血症，本药可作为首选药；还可用于百日咳、厌氧菌和需氧菌引起的口腔感染。

【不良反应】

1. 局部刺激性 可出现恶心、呕吐、腹痛、腹泻等胃肠道反应；静脉给药可引起血栓性静脉炎。

2. 肝毒性 以酯化红霉素最常见，主要表现为黄疸、胆汁淤积和氨基转移酶升高等，一般于停药后可自行恢复。

3. 过敏反应 偶见药热、皮疹等。

乙酰螺旋霉素

乙酰螺旋霉素(acetylspiramycin)抗菌谱与红霉素相似，但作用较弱。耐酸，口服易吸收，组织中浓度较高。主要用于敏感菌引起的呼吸道、泌尿道及软组织感染，也可用于军团菌病及弓形体病的治疗。不良反应较红霉素轻，大剂量可产生胃肠道反应。

(二) 半合成大环内酯类

本类药物的特点是：①对胃酸稳定，口服生物利用度高；②血药浓度高，组织渗透性好；③半衰期较长，用药次数减少；④抗菌谱广，对革兰阴性菌抗菌活性增强；⑤对金葡菌、化脓性链球菌具有良好的抗菌后效应；⑥不良反应较天然品少而轻。

罗红霉素

罗红霉素(roxithromycin，罗希红霉素)空腹服用吸收良好，血与组织浓度均高于红霉素，半衰期长达12～14小时。本药抗菌谱与红霉素相似，对肺炎支原体、衣原体作用较强，但对流感嗜血杆菌的作用较红霉素弱。主要用于敏感菌所致的呼吸道、泌尿生殖系统、皮肤软组织及耳鼻咽喉部位的感染。多见胃肠道反应，偶见皮疹、皮肤瘙痒、头痛、头昏等。

阿奇霉素

阿奇霉素(azithromycin)口服吸收迅速，生物利用度较红霉素高。半衰期长达68～76小时，每日仅需给药一次。抗菌谱与红霉素相似，但对流感嗜血杆菌、淋病奈瑟菌、肺炎支原体、军团菌及卡他莫拉菌作用增强。与红霉素有交叉耐药性。主要用于敏感菌所致的中耳炎、鼻窦炎、支气管炎、肺炎、扁桃体炎、咽炎、皮肤及软组织感染、沙眼等。不良反应发生率较红霉素低，主要为轻中度胃肠道反应，偶见肝功能异常及白细胞减少。

克拉霉素

克拉霉素(clarithromycin)口服吸收迅速而完全，广泛分布于组织中，主要经肾排泄，半衰期约3.5～4.9小时。抗菌活性强于红霉素。本药对革兰阳性菌、嗜肺军团菌、肺炎衣原体的作用强大，对沙眼衣原体、肺炎支原体、流感嗜血杆菌及厌氧菌的作用也较红霉素强。主要用于呼吸道感染、泌尿生殖系统感染及皮肤软组织感染。主要不良反应为胃肠道反应，偶见头痛、皮疹及皮肤瘙痒等。

二、大环内酯类抗生素的用药护理

1. 本类药物口服可引起胃肠道反应，饭后服用可减轻。因食物可影响吸收，一般应在餐前或餐后3～4小时服用。肠溶片应整片吞服，且不能与酸性药同服。静脉给药刺激性大可引起局部疼痛或血栓性静脉炎，故应稀释后缓慢滴注。

2. 本类药物有肝毒性，如长期使用，应定期检测肝功能，如有异常应立即通知医生。肝功能不全、孕妇和哺乳期妇女慎用，对大环内酯类过敏者禁用。

3. 乳糖酸红霉素静滴时，应先用注射用水配制成5%的溶液，再用5%葡萄糖溶液稀释后滴注。不宜用0.9%氯化钠溶液稀释，否则可析出沉淀。

4. 红霉素过量应用(>4g/d)有一定的耳毒性，用药期间注意观察患者有无眩晕、耳鸣等症状，一旦出现，应立即通知医生。应嘱患者多饮水。

5. 注意药物的相互作用　本类药与磺胺类药物合用，疗效增强；与青霉素合用，产生拮抗作用，与四环素类合用，加重肝损害。

6. 应用罗红霉素期间应嘱患者尽量避免驾驶、机械操作或高空作业。

常用制剂和用法

红霉素　肠溶片剂：0.125g、0.25g。一次0.25～0.5g，一日3～4次，小儿一日30～50mg/kg，分3～4次服。注射剂(乳糖酸盐)：0.25g、0.3g。一日1～2g，小儿一日30～50mg/kg，分3～4次静滴。

依托红霉素　片剂：0.125g(按红霉素计)、胶囊剂：0.05g、0.125g(按红霉素计)、颗粒剂：0.075g。一日1～2g，小儿一日30～50mg/kg，分3～4次服。

琥乙红霉素　片剂：0.1g、0.125g(按红霉素计)。一次0.25～0.5g，一日4次。小儿一日30～40mg/kg，分3～4次服。

乙酰螺旋霉素　片剂或胶囊剂：0.1g、0.2g。一次0.2～0.3g，一日4次；小儿一日20～30mg/kg，分4次服。

罗红霉素　片剂：0.15g。一次0.15g，一日2次，餐前服。颗粒剂、悬浮剂：0.05g。一次0.15g，一日2次；小儿一次2.5～5mg/kg，一日2次。

阿奇霉素　片剂：125mg、250mg。一次0.5g，一日1次，小儿一次10mg/kg，一日1次。

克拉霉素　片剂：0.2g。一日0.25～0.5g，小儿一日7.5mg/kg，分2次服。

第三节　氨基苷类抗生素

学习目标

1. 掌握阿米卡星、庆大霉素、链霉素的临床应用及不良反应。
2. 熟悉氨基苷类抗生素的共性及其他氨基苷类药物的作用特点及临床应用。
3. 学会观察本类药物的疗效及不良反应，能熟练进行用药护理，并能正确指导患者合理用药。

一、氨基苷类抗生素的共性

氨基苷类抗生素是由氨基糖分子和氨基醇环以苷键连接而成。由于本类药物结构基本相似，因此在药动学、抗菌作用及不良反应方面有许多共同特性。本类药物水溶性好，性质稳定，在碱性环境中抗菌作用增强。口服难吸收，仅用于肠道感染。全身感染必须注射给药，肌内注射吸收迅速而完全，主要分布在细胞外液，且大部分以原形由肾排泄。

【抗菌作用】 本类药物抗菌谱较广，对革兰阴性杆菌如大肠埃希菌、克雷伯菌属、肠杆菌属、变形杆菌属、志贺菌属等具有强大抗菌作用，对枸橼酸菌属、沙雷菌属、沙门菌属、产碱杆菌属、不动杆菌属、分枝杆菌属等也有一定抗菌活性；对革兰阴性球菌如淋病奈瑟菌、脑膜炎奈瑟菌等作用较差；对链球菌作用强。此外，链霉素对结核分枝杆菌敏感。

抗菌机制主要是抑制蛋白质合成，还能抑制细菌胞浆膜蛋白质的合成，增加通透性，使药物易于进入胞浆，导致胞浆内容物外渗而死亡。属于静止期杀菌药，与β-内酰胺类药物有协同作用。

细菌对本类药物可产生不同程度的耐药性，本类药物之间有部分或完全交叉耐药性。

【不良反应】

1. 耳毒性 包括前庭神经和耳蜗听神经损害。其中前庭神经损害多见于链霉素和庆大霉素，出现较早，表现为眩晕、恶心、呕吐、眼球震颤和平衡失调等；耳蜗神经损害多见于阿米卡星，出现较迟，表现为耳鸣、听力减退，严重者可致耳聋。

● 知识链接 ●

药源性耳毒性

药源性耳毒性是由于用药不当引起的耳蜗毒性和前庭毒性反应，其中，耳蜗毒性可引起听力损害，已成为发展中国家致耳聋的主要原因之一。在我国每年约有2万儿童因药物致聋。

氨基苷类抗生素是引起耳毒性最多的一类药物，其发生率为0.7%~2.2%。其他有耳毒性的药物包括万古霉素类抗生素、红霉素、高效能利尿药等。

2. 肾毒性 可见蛋白尿、管型尿等，严重者可导致无尿、氮质血症和肾衰竭。庆大霉素和阿米卡星较易发生。

3. 过敏反应 皮疹、发热、嗜酸性粒细胞增多多见，过敏性休克发生率较低，一旦发生死亡率较高。

4. 神经肌肉麻痹 常见于大剂量腹膜内或胸膜内应用后或静脉滴注速度过快，也偶见于肌内注射后。可引起心肌抑制、血压下降、四肢软弱无力、呼吸困难，甚至呼吸停止。

二、常用氨基苷类抗生素

阿米卡星

阿米卡星（amikacin，丁胺卡那霉素）肌内注射45～90分钟血药浓度达峰值，静脉滴注15～30分钟达峰值。在体内不被代谢，主要经肾排泄，半衰期为2～2.5小时。

阿米卡星是氨基苷类抗生素中抗菌谱最广的一种，对革兰阴性杆菌和金黄色葡萄球菌均有较强的抗菌活性，但作用较庆大霉素弱。其突出优点是对革兰阴性杆菌和铜绿假单胞菌产生的多种氨基苷类灭活酶稳定。

主要用于对其他氨基苷类抗生素耐药菌株所致的泌尿道感染、肺部感染，以及铜绿假单胞菌、变形杆菌所致的菌血症；与羧苄西林或头孢噻吩合用，治疗中性粒细胞减少或其他免疫缺陷者严重革兰阴性杆菌感染，疗效满意。

听力损害较常见，肾毒性较庆大霉素低，偶见过敏反应。

庆大霉素

庆大霉素(gentamicin)口服吸收很少，肌内注射吸收迅速而完全，主要以原形经肾排泄，半衰期为 4 小时，肾功能不全时可明显延长。

庆大霉素抗菌谱广，对多数革兰阴性菌有杀灭作用，如大肠埃希菌、奇异变形菌、肺炎克雷伯菌、流感嗜血杆菌、布鲁菌属、沙雷菌属，尤其是铜绿假单胞菌作用较强；对革兰阳性菌如耐青霉素的金葡菌及肺炎支原体也有效。耐药性产生较慢，停药后可恢复敏感性。

临床主要用于革兰阴性杆菌感染，如败血症、骨髓炎、肺炎、腹腔感染、脑膜炎等；也用于铜绿假单胞菌感染及耐青霉素的金葡菌感染。有时口服用于肠道感染。

肾毒性较多见；也易造成前庭功能损害，甚至出现不可逆耳聋；偶见过敏反应，甚至过敏性休克。

链 霉 素

链霉素(streptomycin)是由链丝菌培养液中提出，水溶液在室温可保持一周。由于对一般细菌抗菌作用不强、耳毒性和肾毒性发生率高、耐药菌株多，且新型青霉素类及头孢菌素类等的应用，链霉素的应用范围日渐缩小。临床主要用于：①结核病：是治疗结核病的一线药物，常与利福平、异烟肼等同用，以增强疗效，并延缓耐药性的产生。②鼠疫和兔热病：为首选药。③心内膜炎：链霉素常与青霉素配伍用于治疗溶血性链球菌、草绿色链球菌及肠球菌等所致的心内膜炎。但对链霉素耐药者，可改用庆大霉素等。

妥布霉素

妥布霉素(tobramycin)抗菌谱与庆大霉素相似，对大多数肠杆菌属、铜绿假单胞菌及葡萄球菌有良好的抗菌作用，但对铜绿假单胞菌的作用比庆大霉素强，且对庆大霉素耐药的铜绿假单胞菌仍有效。主要用于治疗铜绿假单胞菌引起的心内膜炎、烧伤、败血症、骨髓炎等，对其他敏感革兰阴性杆菌所致的感染也可应用。对肾有一定毒性；耳毒性以前庭神经损害多见，但比庆大霉素轻。

奈替米星

奈替米星(netilmicin，奈替霉素)的抗菌谱与庆大霉素相似，对多种革兰阴性杆菌如大肠埃希菌、铜绿假单胞菌、克雷伯菌属、沙门菌属、奇异变形杆菌等都具有较强的抗菌活性；对耐其他氨基苷类的革兰阴性杆菌及耐青霉素的金葡菌也有效。主要用于敏感菌所致的呼吸道、泌尿道、消化道、皮肤软组织等部位的感染。本药的肾、耳毒性在氨基苷类抗生素中最小，但仍需注意。孕妇禁用，哺乳妇女用药期间应停止哺乳。

大观霉素

大观霉素(spectinomycin，淋必治)是链霉菌产生的氨基环醇类抗生素，因作用机制与氨基苷类相似而列入本类。仅对淋病奈瑟菌有强大的杀灭作用，只用于淋病的治疗。由于容易产生耐药性，仅限于对青霉素耐药或过敏的淋病患者应用。

可有注射部位疼痛、荨麻疹、眩晕、恶心、发热、寒战等不良反应。孕妇、新生儿、肾功能不全者禁用。

三、氨基苷类抗生素的用药护理

1. 本类药物有耳毒性，用药期间应注意询问患者有无耳鸣、眩晕等早期症状，并进行听力监测，一旦出现早期症状，应立即停药；避免与有耳毒性的药物如强效利尿药、甘露醇等合用，也应避免与能掩盖耳毒性的药物如苯海拉明等抗组胺药合用，也不宜用于原有听力减退患者。老人、儿童、哺乳期妇女慎用，孕妇禁用。

2. 本类药物有肾毒性，用药期间应定期检查肾功能，一旦出现肾功能损害，应调整用量或停药，并避免与有肾毒性的药物如磺胺药、呋塞米等合用。老人、小儿毒性反应尤其明显，更应注意观察尿量及颜色变化。老年人及肾功能不全者禁用。

3. 大剂量静滴或腹腔给药可阻断神经肌肉接头，用药前应准备好钙剂和新斯的明等解救药。

4. 链霉素可引起过敏性休克，用药前应作皮试。一旦发生过敏性休克，抢救措施除同青霉素过敏性休克外，应静脉缓慢注射葡萄糖酸钙抢救。

5. 本类药物局部刺激性强，肌注应采用深部肌内注射，并注意更换注射部位。静滴时应稀释并缓慢滴注。不宜与青霉素类同瓶滴注或混合注射，以免降低本类药物活性。本类药物之间不宜联用，以免毒性相加。

• 案例分析 •

患者，男，31 岁，于工作中严重烧伤。请考虑患者烧伤后可能合并哪种病原菌感染？应选何药治疗？治疗过程中应如何进行用药护理？

常用制剂和用法

链霉素 片剂：0.1g、0.5g。一次 0.25～0.5g，一日 3～4 次。小儿一日 60～80mg/kg，分 3～4 次服。注射剂：0.5g、0.75g。一次 0.5g，一日 2 次，或一次 0.75g，一日 1 次。小儿一日 15～25mg/kg，分 2 次肌注。

庆大霉素 片剂：2 万 U、4 万 U。一次 8 万～16 万 U，一日 3～4 次。注射剂：2 万 U、4 万 U、8 万 U。一日 16 万～24 万 U，小儿一日 3000～5000U/kg，分 2～3 次肌注。静滴剂量同上。滴眼剂：4 万 U/8ml，一次 1～2 滴，一日 3～4 次滴眼。

阿米卡星 注射剂：0.1g、0.2g。一日 0.2～0.4g，小儿一日 4～8mg/kg，分 1～2 次肌注，静滴剂量同肌注，不可静注。

妥布霉素 注射剂：40mg、80mg。成人或小儿一次 1.5mg/kg，每 8 小时一次，肌注或静滴，疗程一般不超过 7～10 日。

奈替米星 注射剂：150mg。一日 3～6.5mg/kg，分 2 次肌注。小儿一日 5～8mg/kg，分 2～3 次肌注。

大观霉素 注射剂：2g。一次 2g 溶于 0.9%苯甲醇溶液 3.2ml 中，深部肌注，一般一次即可，必要时一日 2 次，即总量 4g。

第四节 四环素类及氯霉素

学习目标

1. 掌握四环素类抗生素的抗菌作用、临床应用及主要不良反应。
2. 熟悉氯霉素的抗菌作用及主要不良反应。
3. 了解四环素类抗生素的体内过程特点。
4. 学会观察四环素类药物及氯霉素的不良反应，能熟练进行用药护理，并能正确指导患者合理用药。

一、四环素类

本类药物分为天然品和部分合成品两类。天然品有四环素(tetracycline)、土霉素(oxytetracycline)和金霉素(aureomycin)等。部分合成品有多西环素(doxycycline，强力霉素)、美他环素(metacycline)和米诺环素(minocycline，二甲胺四环素)等。部分合成四环素类的抗菌活性高于四环素。

【体内过程】 口服易吸收，同服牛奶、奶制品及含多价阳离子如Mg^{2+}、Ca^{2+}、Fe^{2+}、Al^{3+}的食物，可使药物吸收减少。酸性药物如维生素C可促进四环素吸收，碱性药、H_2受体阻断药或抗酸药可降低药物溶解度而影响吸收。吸收后广泛分布于各组织和体液中，但不易透过血-脑脊液屏障，可沉积于骨及牙组织内，口服给药时，除多西环素主要经胆汁排泄外，其余四环素类大部分以原形由肾排泄。20%～55%由肾排出。

【抗菌作用和临床应用】 抗菌谱广，对革兰阳性菌、革兰阴性菌、立克次体、支原体、衣原体、螺旋体及放线菌均有抑制作用。对革兰阳性菌作用不如青霉素和头孢菌素类，对革兰阴性菌则不如氨基苷类和氯霉素。抗菌作用的强弱依次为米诺环素、多西环素、美他环素、金霉素、四环素、土霉素。本类药物能抑制细菌蛋白质的合成，产生快速抑菌作用。高浓度时有杀菌作用。本类药物之间存在交叉耐药性，但在天然品和部分合成品之间无完全交叉耐药性。

可作为立克次体、衣原体、支原体、某些螺旋体感染等非细菌性感染的首选药，也可用于布氏杆菌病及其他敏感菌所致的呼吸道、泌尿道及皮肤软组织等部位的感染。常首选多西环素。

【不良反应】

1. 胃肠道反应 可引起恶心、呕吐、上腹不适及食道烧灼感等。

2. 二重感染(菌群交替症) 较常见的有两种：①真菌感染；多见，表现为鹅口疮、肠炎，一旦出现，应立即停药并同时用抗真菌药治疗。②假膜性肠炎，对免疫功能低下的老年患者及幼儿尤易发生，此与肠道难辨梭菌所产生的毒素有关，表现为肠壁坏死、体液渗出、剧烈腹泻甚至脱水或休克等。一旦发生，立即停药，并选用万古霉素或甲硝唑治疗。

3. 影响骨、牙生长 四环素类能与新形成的骨、牙中所沉积的钙结合，从而影响牙齿发育和骨骼的生长。

4. 其他　长期大剂量应用，可引起肝、肾损坏；偶见皮疹、药热、血管神经性水肿等过敏反应。

二、氯 霉 素

氯 霉 素

氯霉素（chloramphenicol）口服吸收快而完全，可广泛分布至全身各组织和体液中，脑脊液中分布浓度较其他抗生素高，主要经肝代谢，经肾排泄，可用于泌尿道感染。

氯霉素通过抑制蛋白质合成而速效抑菌。其抗菌谱广，对革兰阳性和革兰阴性菌均有抑制作用，对后者作用较强，尤其对伤寒沙门菌、流感嗜血杆菌作用最强，在高浓度时有杀菌作用；对厌氧菌（脆弱类杆菌）、百日咳杆菌、布鲁杆菌也有较强作用；对立克次体和沙眼衣原体、肺炎衣原体等也有效。

因毒性反应严重，全身应用可作为伤寒、副伤寒的用药选择，其他少用。局部滴眼可用于各种敏感菌所致的眼内感染、全眼球感染、沙眼和结膜炎。

【不良反应】

1. 抑制骨髓造血功能　为氯霉素最严重的毒性反应，表现为红细胞、粒细胞及血小板减少。有两种类型：一是可逆性抑制，表现为白细胞和血小板减少，并伴有贫血，与剂量和疗程有关，停药后即可逐渐恢复；二是不可逆的再生障碍性贫血，与剂量和疗程无直接关系，发生率低，一旦发生常难逆转，死亡率高。

2. 其他　新生儿、早产儿用药可致灰婴综合征；也可发生胃肠反应、二重感染、中毒性精神病、皮疹、药热等。

三、四环素类和氯霉素的用药护理

1. 四环素类应饭后服或与食物同服以减轻其胃肠道反应，不宜与牛奶、奶制品同服，与抗酸药同服，应至少间隔 2～3 小时为宜。对年老、体弱、免疫功能低下、合用糖皮质激素者慎用，孕妇、哺乳期妇女、8 岁以下儿童及肝、肾功能不全者禁用。

2. 多西环素易致光敏反应，应提醒患者注意；米诺环素有独特的前庭反应，用药期间不宜从事高空作业、驾驶车辆等。

3. 氯霉素用药应严格掌握适应证，一般不作首选药物。用药前、后及用药期间应系统监护血象，发现异常立即停药。避免长期用药。肝肾功能不全者、新生儿尤其是早产儿、孕妇、哺乳期妇女禁用。

4. 氯霉素可抑制肝药酶，减少华法林、甲苯磺丁脲、苯妥英钠等药物的代谢，合用时应监测凝血酶原时间、血糖。

● 案例分析 ●

患者，女，20 岁，患有缺铁性贫血。近来因发热、阵发性刺激性咳嗽前来就诊，经诊断为支原体肺炎。你认为应选哪些药治疗？用药过程中应注意哪些问题，应如何进行用药护理？

常用制剂和用法

四环素 片剂或胶囊剂:0.25g。一次0.5g,一日3～4次。软膏剂:5g。眼膏剂:2.5g、10g。外用。

土霉素 片剂:0.125g、0.25g。一次0.5g,一日3～4次。

多西环素 片剂或胶囊剂:0.1g。首次0.2g,以后一日0.1～0.2g,分1～2次服。8岁以上小儿首剂4mg/kg,以后一次2～4mg/kg,一日1～2次。

米诺环素 片剂:0.1g。一次0.1g,一日2次,首剂加倍。

氯霉素 片剂或胶囊剂:0.25g。一次0.25～0.5g,一日3～4次。眼膏、滴眼液、滴耳液:局部外用。

第五节 林可霉素类抗生素

学习目标

1. 熟悉林可霉素、克林霉素的抗菌作用、临床应用及主要不良反应。
2. 能熟练进行本类药物的用药护理,并能指导患者合理应用本类药物。

一、常用药物

林可霉素和克林霉素

本类抗生素包括林可霉素(lincomycin,洁霉素)和克林霉素(clindamycin,氯洁霉素)。二者抗菌谱相同,对葡萄球菌、各型链球菌、肺炎球菌等革兰阳性球菌及各类厌氧菌具有强大抗菌作用,对白喉棒状杆菌、产气荚膜杆菌、人型支原体和沙眼衣原体、多数放线菌也有抑制作用。抗菌机制是抑制细菌蛋白质合成。因与大环内酯类竞争同一结合位点而产生拮抗作用,故不宜与红霉素合用。其中,克林霉素抗菌作用较强,且毒性较小,故较林可霉素常用。两药之间有完全交叉耐药性。

主要用于金黄色葡萄球菌引起的骨髓炎,为首选药;链球菌引起的咽喉炎、中耳炎、肺炎等感染;厌氧菌引起的腹腔、口腔和妇科感染等。

不良反应主要为胃肠道反应,表现为恶心、呕吐、腹痛、腹泻,口服给药较注射给药多见;也可发生严重的假膜性肠炎,可用万古霉素类和甲硝唑治疗。偶见皮疹、一过性中性粒细胞减少和血小板减少、黄疸等。

二、林可霉素类抗生素的用药护理

1. 林可霉素类口服时,应空腹或饭后2小时,用药期间应多喝水;静脉滴注时不应与其他药物配伍,稀释浓度不超过6mg/ml,静滴速度不应过快。

2. 用药期间如出现腹泻或便中带血,应立即停药,并报告医生处理。

常用制剂和用法

林可霉素　片剂或胶囊剂：0.25g、0.5g。一次 0.5g，一日 3～4 次，饭后服；小儿一日 30～60mg/kg，分 3～4 次服。注射剂：0.2g、0.6g。一次 0.6g，一日 2～3 次，肌注，或一次 0.6g 溶于 100～200ml 输液中缓慢静滴，一日 2～3 次；小儿一日 15～40mg/kg，分 2～3 次肌注或静滴。

克林霉素　胶囊剂：0.075g、0.15g。一次 0.15～0.3g，一日 3～4 次，小儿一日 10～20mg/kg，分 3～4 次服。注射剂：0.15g。一日 0.6～1.8g，分 2～4 次肌注或静滴。

第六节　多肽类抗生素

学习目标

1. 了解多肽类抗生素的抗菌作用、临床应用及主要不良反应。

2. 学会观察本类药物的不良反应，能熟练进行用药护理，并能指导患者合理应用本类药物。

一、常用药物

（一）万古霉素类

万古霉素和去甲万古霉素

万古霉素（vancomycin）和去甲万古霉素（norvancomycin）对革兰阳性菌有强大杀菌作用，对厌氧的难辨梭菌亦有较好的抗菌作用，其抗菌机制是与细胞壁肽聚糖结合，抑制细菌细胞壁的合成。临床主要用于耐药革兰阳性菌引起的严重感染，如败血症、肺炎、心内膜炎、结肠炎、脑膜炎、骨髓炎及某些抗生素如克林霉素引起的假膜性肠炎。

较大剂量应用可出现耳鸣、听力减退、甚至耳聋；也可损伤肾小管，出现蛋白尿、管型尿、少尿、血尿等；尚可出现恶心、寒战、药热、皮疹、皮肤瘙痒及血栓性静脉炎等不良反应。

（二）多黏菌素类

多黏菌素类是从多黏杆菌培养液中提取的碱性多肽类化合物，临床应用的是多黏菌素 E（polymyxin E，黏菌素，抗敌素）和多黏菌素 B（polymyxin B）。

【抗菌作用和临床应用】　本类药物对多数革兰阴性杆菌如铜绿假单胞菌、大肠埃希菌、流感嗜血杆菌、沙门菌属等有强大的杀灭作用，对革兰阴性球菌、革兰阳性菌和真菌无作用。其中，多黏菌素 B 的抗菌作用较多黏菌素 E 略高。本类药物可作用于细菌胞浆膜，使膜的通透性增加，菌体重要成分外漏，导致细菌死亡。属慢性窄谱杀菌药，对繁殖期和静止期细菌均有作用。因毒性较大，临床多局部用于敏感菌引起的眼、耳、皮肤、黏膜感染及烧伤后铜绿假单胞菌感染。

【不良反应】　主要为肾损害及神经系统毒性。肾损害表现为蛋白尿、血尿等；神经系统的毒性为眩晕、手足麻木、共济失调等，但停药后可消失。也可出现瘙痒、皮疹、药热等；偶可诱发粒细胞减少和肝毒性。

二、多肽类抗生素的用药护理

1. 应用万古霉素类期间应注意听力变化，一旦出现耳鸣应立即停药。老年人、孕妇、哺乳期妇女、听力障碍和肾功能不全者慎用。

2. 万古霉素类避免与氨基苷类抗生素及高效能利尿药合用，以免增加耳、肾毒性。

3. 多黏菌素类应缓慢静滴。用药期间应注意药物对神经系统和肾脏的损害，如出现眩晕、视力模糊、运动失调等症状时，应立即停药；应检测尿量，查尿时如出现蛋白尿、血尿、管型尿等，应及时停药。

4. 多黏菌素类忌与麻醉剂、肌松剂、氨基苷类等对肾、听神经有毒性的药物合用。用药期间不应进行高空作业等危险工作。

常用制剂和用法

万古霉素 粉针剂：0.5g。一日1～2g，分3～4次静注或静滴。每日量不超过4g，小儿一日40mg/kg，分3～4次静注或静滴。静注速度应慢，持续时间不少于1小时。

盐酸去甲万古霉素 粉针剂：0.4g。一日0.8～1.6g，一次或分次静脉滴注。小儿一日16～24mg/kg，一次或分次静脉滴注。静注速度应慢。

硫酸黏菌素 片剂：50万U、100万U、300万U。一日150万～300万U，分3～4次服。

多黏菌素B 注射剂：50万U、100万U（含丁卡因者供肌注，不含丁卡因者供静滴用）。一日100万～150万U，小儿一日1.5万～2.5万U/kg，分2～3次肌注。静滴时，一日50万～100万U，分2次，小儿一日1.5万～2.5万U/kg，分1～2次静滴。

思考题

1. 青霉素应用时需要注意哪些方面的问题？
2. 什么情况下应选用部分合成青霉素？
3. 头孢菌素类药物和青霉素相比有哪些异同点？
4. 你认为红霉素应用时应注意哪些方面？
5. 氨基苷类药物应用时，应如何实施用药护理？
6. 应如何指导患者合理应用四环素类药物？

（黄素臻）

第三十五章　人工合成抗菌药

学习目标

1. 掌握氟喹诺酮类药物的作用、临床应用及不良反应。

2. 熟悉磺胺类、硝基咪唑类的作用、临床应用及不良反应。

3. 了解氟喹诺酮类、磺胺类药物的分类。

4. 学会观察本类药物的疗效和不良反应，能够熟练实施用药护理，并能正确指导患者合理用药、安全用药。

第一节　喹诺酮类药

一、概　　述

喹诺酮类药物是具有4-喹诺酮基本结构的一类人工合成抗菌药。按照药物的临床应用和抗菌强度等特点，可分为四代。萘啶酸（nalidixic acid）为第一代产品，因抗菌谱窄，疗效不佳，现已淘汰。吡哌酸为第二代产品，抗菌谱较第一代有所扩大，抗菌作用较强。诺氟沙星等一系列含氟的喹诺酮类药物，统称为氟喹诺酮类，为第三代产品，广泛应用于临床的有诺氟沙星、环丙沙星、氧氟沙星、左氧氟沙星、洛美沙星、氟罗沙星、司帕沙星、帕珠沙星等。加替沙星和莫西沙星的上市标志着第四代喹诺酮类药开始应用于临床。

喹诺酮类药物与其他抗微生物药物无明显交叉耐药性，抗菌谱广，抗菌作用强，组织扩散广、穿透力强，口服吸收好，不良反应少。

【抗菌作用】　喹诺酮类对革兰阴性菌如大肠埃希菌、痢疾志贺菌、铜绿假单胞菌、伤寒沙门菌、流感嗜血杆菌及淋病奈瑟菌等均有强大的抗菌作用；第三代尤其是第四代氟喹诺酮类除了对革兰阴性菌有良好作用外，对革兰阳性菌如金黄色葡萄球菌、肺炎链球菌、链球菌等也有良好的抗菌作用。某些药物对厌氧菌、结核分枝杆菌、支原体、衣原体及军团菌等也有作用，且具有组织穿透力强、体内分布广等优点。

喹诺酮类药物可抑制细菌DNA回旋酶，阻碍DNA的复制，产生快速杀菌作用。

长期应用氟喹诺酮类已使有些细菌产生耐药性，本类药物间有交叉耐药性，但与其他抗菌药之间无交叉耐药性。

【临床应用】 可用于治疗敏感菌引起的呼吸系统感染、消化系统感染、泌尿生殖系统感染、骨和关节感染、皮肤和软组织感染等；本类药物的某些品种还可用于衣原体、支原体所致的感染性疾病的治疗。

【不良反应】

1. 消化道反应 表现为恶心、呕吐、腹泻、腹部不适、食欲不振、消化不良等，一般均可耐受。

2. 神经系统反应 主要表现为兴奋、头痛、眩晕、失眠、重者可出现精神异常、抽搐、惊厥等，并可诱发癫痫。有精神病史的患者禁用。

3. 泌尿系统反应 本类药物主要以原形经肾脏排泄，对肾功能不全或血容量不足者可致血尿素氮、肌酐升高，出现结晶尿，严重者可致血尿，但均为可逆性。

4. 过敏反应 主要表现为药疹、皮肤瘙痒或烧灼感；偶见血管神经性水肿等严重过敏反应；少数患者可出现光敏反应。

5. 软骨损坏 动物实验证实，本类药物可致幼年动物关节软骨损害。

二、常用药物

吡 哌 酸

吡哌酸(pipemidic acid，PPA)对大肠埃希菌、奇异变形杆菌、痢疾志贺菌等有较好的抗菌作用，对肠杆菌属、铜绿假单胞菌、金葡菌需较高浓度才有抗菌作用。口服易吸收，主要以原形由肾排泄，尿中浓度高，部分由胆汁排泄。主要用于敏感菌所致的泌尿道、胆道和肠道感染。

诺氟沙星

诺氟沙星(norfloxacin)生物利用度为35％～40％，食物影响其吸收，空腹比饭后服药的血药浓度高2～3倍。对革兰阴性菌(如铜绿假单胞菌、大肠埃希菌、肺炎克雷伯菌、奇异变形菌、沙门菌属、淋病奈瑟菌等和革兰阳性菌如金葡菌均有较强的杀灭作用。主要用于敏感菌所致的泌尿道、肠道、呼吸道感染及淋病等。

环丙沙星

环丙沙星(ciprofloxacin)口服生物利用度约50％，血药浓度较低，可采用静脉滴注给药。该药抗菌谱广，对革兰阳性和阴性细菌均有作用，对产酶的金葡菌、铜绿假单胞菌、流感嗜血杆菌、淋病奈瑟菌等均有效，对肺炎军团菌、弯曲菌及支原体、衣原体也有效，对多数厌氧菌无效。主要用于呼吸道、泌尿道、肠道、胆道、盆腔、皮肤软组织、骨与关节以及眼、耳鼻咽喉等部位感染。

氧氟沙星

氧氟沙星(ofloxacin)口服吸收快而完全，血药浓度高，约80％以原形由尿液排泄。对革兰阳性和革兰阴性菌如铜绿假单胞菌、耐药金葡菌、厌氧菌、奈瑟菌属及结核分枝杆菌等均有较强的抗菌作用。主要用于敏感菌所致的泌尿生殖道、呼吸道、肠道、胆道、皮肤软组织、盆腔和耳鼻咽喉等部位的感染，也可与异烟肼、利福平合用于结核病。

左氧氟沙星

左氧氟沙星(levofloxacin)口服易吸收,生物利用度接近100%,其抗菌活性是氧氟沙星的2倍,对表皮葡萄球菌、链球菌和肠球菌、厌氧菌、衣原体、支原体及军团菌有较强的杀灭作用。可用于敏感菌引起的各种急慢性感染、难治性感染,效果良好。不良反应少。

莫西沙星

莫西沙星(moxifloxacin)为8-甲氧基氟喹诺酮类药物,抗菌谱广,对青霉素敏感或耐药肺炎链球菌、肺炎支原体、肺炎衣原体、肺炎军团菌、厌氧菌等均有效。用于敏感菌所致的呼吸道感染,如慢性支气管炎急性发作、社区获得性肺炎(包括青霉素耐药的社区获得性肺炎)、急性鼻窦炎等,也可用于皮肤及软组织感染。

加替沙星

加替沙星(gatifloxacin)为8-甲氧基氟喹诺酮类外消旋体药物,对革兰阳性和阴性细菌均有作用,对产酶的金葡菌、流感嗜血杆菌、淋病奈瑟菌等均有效,对肺炎军团菌、支原体、衣原体等也均有较强的抗菌活性。口服生物利用度为96%,用于敏感菌所致的各种感染性疾病,包括慢性支气管炎急性发作、社区获得性肺炎、急性鼻窦炎、单纯性及复杂性尿路感染、急性肾盂肾炎等。

三、用药护理

1. 喹诺酮类药物不良反应较少,多数不良反应停药即可恢复。
2. 因本类药物可致软骨损害,孕妇、未成年人禁用。
3. 有精神病或癫痫病史者、喹诺酮类过敏者禁用。
4. 环丙沙星、氟罗沙星、洛美沙星和司氟沙星等应在避免日照的条件下保存和应用。
5. 碱性药物、抗胆碱药、H_2受体阻断剂以及含铝、钙、铁等多价阳离子的制剂均可降低胃液酸度而使本类药物的吸收减少,应避免同时服用。
6. 利福平、伊曲康唑、红霉素、氯霉素等抑制细菌蛋白质合成的抗菌药可降低氟喹诺酮类药物的抗菌活性,应避免同时服用。
7. 氟喹诺酮类药物抑制茶碱的代谢,使茶碱的血药浓度升高,可出现茶碱的毒性反应,应引起重视。
8. 与非甾体类抗炎药并用,可增加中枢毒性反应。

知识链接

警惕喹诺酮类的不良反应

随着喹诺酮类药物的大量应用,其不合理使用和不良反应带来的危害也日益突出,喹诺酮类药物严重不良反应病理报告数量位列抗感染药物的前列,一些此类药品的某种不良反应较其他药品相对突出,在临床使用中应尤为关注,如司帕沙星的光敏反应、莫西沙星的肝损害、帕珠沙星肾损害等。对于特殊体质的患者应谨慎或避免使用本类药品。

第二节 磺胺类药和甲氧苄啶

一、磺胺类药

磺胺类药是最早用于治疗全身性细菌感染的抗菌药物，近年来因耐药菌株明显增多，应用受到限制。但由于磺胺类药与甲氧苄啶合用后，对某些感染性疾病（如流脑、鼠疫）具有疗效好、价格低廉等优点，故仍有应用。

【抗菌作用】 抗菌谱较广，对大多数革兰阳性球菌和阴性菌均有抑制作用，其中对溶血性链球菌、脑膜炎奈瑟菌、痢疾志贺菌较为敏感；对葡萄球菌、鼠疫耶尔森菌、肺炎链球菌、大肠埃希菌、流感嗜血杆菌、沙眼衣原体及放线菌也有效。此外，磺胺甲噁唑对伤寒沙门菌，磺胺嘧啶银和磺胺米隆对铜绿假单胞菌也有较强抑制作用。

细菌对磺胺类药易产生耐药性，尤其在用量不足时更易发生。磺胺类药之间有交叉耐药性。

【磺胺类药的分类、作用特点和临床应用】 根据药物被肠道吸收的程度和临床应用，通常将磺胺药分为三类：

1. 用于全身感染的磺胺药

磺胺甲噁唑（sulfamethoxazole，SMZ）口服易吸收，半衰期 10～12 小时，抗菌作用较强，尿中浓度较高，常与甲氧苄啶合用治疗呼吸道、消化道和泌尿道感染。

磺胺嘧啶（sulfadiazine，SD）抗菌谱较广，对多种革兰阳性菌和阴性菌都有较强抑制作用。主要用于流脑，可作为首选药之一。

2. 用于肠道感染的磺胺药 柳氮磺吡啶（sulfasalazine）口服吸收很少，大部分药物进入远端小肠和结肠，在肠道碱性条件下和局部微生物作用下，分解为磺胺吡啶和 5-氨基水杨酸，前者有微弱的抗菌作用，后者有抗炎、抗免疫作用。可用于溃疡性结肠炎和直肠炎。

3. 外用磺胺药

磺胺米隆（sulfamylon，SML）抗菌谱广，对铜绿假单胞菌、金葡菌和破伤风芽孢梭菌有效，且抗菌作用不受脓液和坏死组织的影响，且能迅速渗入创面及焦痂中。适用于烧伤和大面积创伤后感染。

磺胺嘧啶银（sulfadiazine silver，SD-Ag）可发挥 SD 及硝酸银两者的作用，抗菌谱广，对铜绿假单胞菌作用强大，且银盐有收敛作用，可促进创面的愈合。适用于烧伤、烫伤患者。

磺胺嘧啶锌（sulfadiazine zinc，SD-Zn）抗菌谱同磺胺嘧啶，因含有人体必需的微量元素锌，在促进伤口愈合方面优于磺胺嘧啶银。用于烧伤、烫伤感染的局部用药。

磺胺醋酰钠（sulfacetamide sodium，SA-Na）局部应用穿透力强，可透入眼部晶体及眼内组织，几乎无刺激性。可用于沙眼、结膜炎和角膜炎等。

【不良反应】

1. 肾损害 用于全身感染的磺胺药及其乙酰化产物，在尿中溶解度较低，易析出结晶，出现结晶尿、血尿、尿痛、尿路阻塞和尿闭等，尿液呈酸性时尤甚。

2. 过敏反应 较多见，可出现药热、皮疹等，严重者可出现剥脱性皮炎。用药前应询问有无药物过敏史，用药期间若发现过敏反应须立即停药，并给予抗过敏治疗。

3. 对血液和造血系统的影响 可引起白细胞减少，偶见粒细胞缺乏、再生障碍性贫血及血小板减少症。

4. 中枢反应　少数人可出现头晕、头痛、乏力、精神不振等，服药期间不宜驾驶或高空作业。

5. 其他　尚可引起恶心、呕吐等消化道反应，餐后服或同服碳酸氢钠可减轻。可致肝损害甚至肝坏死，肝功能受损者避免使用。

二、甲氧苄啶

甲氧苄啶(trimethoprim，TMP)抗菌谱与磺胺药相似，抗菌作用强。单用易产生耐药性，与磺胺药合用，由于作用于二氢叶酸还原酶，可使细菌叶酸代谢受到双重阻断，使磺胺药的抗菌作用增强数倍至数十倍，甚至呈现杀菌作用，且可延缓细菌耐药性的产生。可用于呼吸道、泌尿道及肠道感染、伤寒和其他沙门氏菌感染以及流脑的预防用药。此外，本药对抗生素也有增效作用，如四环素和庆大霉素，故又称抗菌增效剂。

毒性较小，但长期大剂量应用，可影响人体叶酸代谢，导致巨幼红细胞性贫血、白细胞减少及血小板减少等，故用药期间应注意检查血象，必要时可用甲酰四氢叶酸钙治疗。可能致畸，故孕妇禁用。早产儿、新生儿、哺乳期妇女、骨髓造血功能不全及严重肝、肾功能不全者禁用。

三、磺胺类药和甲氧苄啶的用药护理

1. 告诉患者应用磺胺药期间应注意大量饮水，或同服碳酸氢钠以减少药物对泌尿系统的损害。用药期间定期查尿并避免长期用药，注意观察尿量、尿色等，一旦出现异常，及时报告医生。老年人及肝、肾功能不全者慎用或禁用。

2. 用药前应询问有无药物过敏史，用药期间注意观察有无皮疹、皮肤瘙痒或黏膜溃疡等反应，如出现类似反应，应及时停药。

3. 长期用药应检查血常规，并嘱患者注意有无喉痛、发热、全身乏力、苍白等造血系统反应，有反应须立即报告，并及时停药。葡萄糖-6-磷酸脱氢酶缺乏的患者禁用磺胺药。

4. 输液中禁止与碳酸氢钠和维生素C配伍；静注和静滴不可漏于皮下，否则可致剧痛和组织坏死；磺胺嘧啶(SD)碱性很强，不能用葡萄糖等偏酸性溶液稀释，必须用注射用水或生理盐水稀释混匀。

5. 早产儿、新生儿、孕妇、哺乳期妇女、骨髓造血功能不全、有磺胺过敏史者及严重肝、肾功能不全者禁用磺胺类药和甲氧苄啶。

6. 磺胺类药可使磺酰脲类降糖药、香豆素类抗凝剂或甲氨蝶呤的游离血药浓度升高，严重者出现低血糖、出血倾向或甲氨蝶呤中毒，联合应用时注意调整剂量。

第三节　硝基咪唑类

甲　硝　唑

甲硝唑(metronidazole)口服吸收迅速而完全，2～3小时即达到有效浓度，部分经肝转化，代谢产物和原形经肾排泄，可使尿液呈红棕色。

【作用和临床应用】

1. 抗厌氧菌　对革兰阴性厌氧杆菌、革兰阳性厌氧芽孢梭菌和所有厌氧球菌均有杀灭作用。疗效高、毒性小、应用方便。用于厌氧菌引起的败血症、菌血症、坏死性肺炎、盆腔炎、

腹膜炎、腹腔感染、骨髓炎、中耳炎及口腔感染等。长期应用不诱发二重感染。

2. 抗阿米巴原虫 对肠内、肠外阿米巴滋养体均有强大杀灭作用，是治疗肠内、肠外阿米巴病的首选药。

3. 抗阴道滴虫 对阴道滴虫有强大杀灭作用，是治疗阴道滴虫病的首选药。对反复发作的患者应夫妇同时服药，以求根治。

4. 抗贾第鞭毛虫作用 该药是目前治疗贾第鞭毛虫的有效药物。

【不良反应】

1. 消化道反应 可出现食欲不振、恶心、呕吐、腹痛、腹泻、舌炎、口腔金属味等，停药后可消失。

2. 神经系统反应 表现为头痛、头晕、肢体麻木、感觉异常、共济失调及惊厥等。一旦出现须报告医生，立即停药。

3. 过敏反应 少数人可发生荨麻疹、潮红、白细胞轻度减少等，停药后可自行恢复。

4. 致癌、致畸 动物实验表明，长期大量口服有致癌、致畸作用。

5. 服药期间和停药一周内禁饮酒和含乙醇饮料，以防发生双硫仑反应。孕妇、哺乳期妇女、器质性中枢神经系统疾病和血液病患者禁用。

6. 应用期间应减少钠盐摄入量，如食盐过多可引起钠潴留。

替硝唑

替硝唑（tinidazole）口服吸收良好，半衰期长，口服一次，有效血药浓度可维持72小时。对厌氧菌有较强作用，对脆弱类拟杆菌及梭杆菌属的作用较甲硝唑为强。可用于厌氧菌的系统感染和局部感染，也可用于治疗幽门螺杆菌所致的胃窦炎及消化性溃疡。不良反应少而轻，偶有恶心、呕吐、食欲下降、皮疹等。血液病史者、器质性神经系统疾病、妊娠早期、哺乳期妇女禁用。本品有抑制乙醛脱氢酶作用，可出现双硫仑反应，服用本药期间应禁酒。

奥硝唑

奥硝唑（ornidazole）口服吸收良好，体内分布广泛。临床用于由厌氧菌感染引起的多种疾病；泌尿生殖道毛滴虫、贾第鞭毛虫感染引起的疾病；还用于肠、肝阿米巴病。不良反应与替硝唑基本相同，为减少胃肠道反应，应在餐后或与食物同服。

第四节 硝基呋喃类

本类药物抗菌谱广，对革兰阳性和阴性菌均有杀菌作用，抗菌机制是抑制乙酰辅酶A，干扰菌体糖代谢而呈现作用。细菌不易产生耐药性，与其他抗菌药之间无交叉耐药性。因本类药物毒性较大，血中浓度低，不适用于全身性感染。常用药物有呋喃西林、呋喃妥因、呋喃唑酮。

呋喃妥因（nitrofurantoin）口服吸收迅速，血药浓度低，尿药浓度高，适用于泌尿道感染，尤其在酸性尿中抗菌活性增强。主要不良反应有恶心、呕吐、皮疹、药热等；也可出现周围神经炎；长期服药者可发生间质性肺炎和肺纤维化；先天性葡萄糖-6-磷酸脱氢酶缺乏者可发生溶血性贫血。

呋喃唑酮（furazolidone）口服吸收少，肠腔浓度高，主要用于肠炎、痢疾。近年来应用本品治疗幽门螺杆菌所致的胃窦炎和溃疡病有较好疗效。不良反应与呋喃妥因相似，但较轻。

呋喃西林(furacilin)因毒性大,仅外用治疗皮肤黏膜感染、化脓性中耳炎等。一般用0.02%～0.2%溶液或0.2%～1%软膏。

案例分析

患者,女,52岁。既往有支气管哮喘病史30年,有青霉素、头孢类药物过敏史。患者受凉后出现咳嗽、咳黄痰、喘息,伴发热,诊断:支气管哮喘合并感染。先后给予左氧氟沙星、氨茶碱静脉滴注,静脉滴注左氧氟沙星过程中患者无不适,静脉滴注氨茶碱约200ml时患者突然出现心悸、恶心,继之出现四肢抽搐、意识丧失等氨茶碱中毒症状,立即停用氨茶碱,马上给予地塞米松10mg静注、盐酸异丙嗪25mg肌注、地西泮10mg静注,约20分钟后上述症状缓解。以后单独静脉滴注左氧氟沙星未发生上述症状。请问:患者输注氨茶碱后为什么出现氨茶碱中毒症状?

常用制剂和用法

吡哌酸 片剂或胶囊剂:0.25g、0.5g。一次0.5g,一日3～4次。小儿一日15mg/kg,分2次服。

诺氟沙星 片剂或胶囊剂:0.1g。一次0.1～0.2g,一日3～4次。1%软膏剂:10g/支。外用。0.3%眼药水:8ml/支。外用。

氧氟沙星 片剂:0.1g。一日0.2～0.6g,分2次服。注射剂:0.4g。一次0.4g,一日2次静滴。

左氧氟沙星 片剂:0.1g。一次0.1g,一日3次。注射剂:0.1g。一日0.4g,分2次静点。

环丙沙星 片剂:0.25g、0.5g、0.75g。一次0.25～0.5g,一日2次。注射剂:0.1g、0.2g。一次0.1～0.2g溶于0.9%氯化钠注射液或5%葡萄糖注射液中静滴,静滴时间不少于30分钟,一日2次。

莫西沙星 片剂:0.4g。一次0.4g,一日1次。注射剂:0.4g。一次0.4g,一日1次。

加替沙星 片剂:0.1g、0.2g、0.4g。一次0.2～0.4g,一日1次。注射剂:0.1g、0.2g、0.4g。一次0.2～0.4g,一日1次。

磺胺甲噁唑 片剂:0.5g。一次0.5～1g,一日2次,首次剂量加倍。大剂量长期应用时,需同服等量的碳酸氢钠。小儿一次25mg/kg,一日2次。

磺胺嘧啶 片剂:0.5g。一次1g,一日2g。治疗脑膜炎,一次1g,一日4g。注射剂:0.4g、1g。一次1～1.5g,一日3～4.5g。小儿一般感染一日50～75mg/kg,分2次用;流脑时按一日100～150mg/kg用。

柳氮磺吡啶 片剂:0.25g。一次1～1.5g,一日3～4次,症状好转后改为一次0.5g。栓剂:0.5g。一次0.5g,一日1～1.5g,直肠给药。

磺胺嘧啶银 1%软膏(乳膏):涂敷创面或用软膏油纱布包扎创面。粉剂可直接撒布于创面。

磺胺嘧啶锌 软膏、散剂。用法同磺胺嘧啶银。

磺胺米隆 5%～10%软膏:外用。5%～10%溶液湿敷。

磺胺醋酰钠 15%眼药水:5ml、10ml。一次1～2滴,一日3～5次滴眼。6%眼膏:4g。

外用。

复方新诺明 片剂：每片含 SMZ0.4g、TMP0.08g。一次 2 片，一日 2 次，首剂 2～4 片；儿童用片：每片含 SMZ0.1g，TMP0.02g，2～6 岁一次 1～2 片，6～12 岁一次 2～4 片，一日 2 次，服药期间多饮水。

甲硝唑 片剂：0.2g。阿米巴病：一次 0.4～0.8g，一日 3 次，5～7 日为一疗程。滴虫病：一次 0.2g，一日 3 次，7 日为一疗程。厌氧菌感染：一次 0.2～0.4g，一日 3 次。注射剂：50mg/10ml、100mg/20ml、500mg/100ml、1.25g/250ml、500mg/250ml。厌氧菌感染：一次 500mg，静滴，于 20～30 分钟滴完，8 小时一次，7 日为一疗程。小儿一次 7.5mg/kg。

替硝唑 片剂：0.5g。阿米巴病：一日 2g，服 2～3 日；小儿一日 50～60mg/kg，连用 5 日。滴虫病：一次 2g，必要时重复 1 次；或一次 0.15g，一日 3 次，连用 5 日，须男女同治以防再次感染；儿童一次 50～75mg/kg，必要时重复 1 次。厌氧菌感染：一日 2g，一日 1 次。非特异性阴道炎：一日 2g，连服 2 日。梨形鞭毛虫病：一次 2g。注射剂：400mg/200ml、800mg/400ml（含葡萄糖 5.5%）。重症厌氧菌感染：一日 1.6g，分 1～2 次静滴，于 20～30 分钟滴完。

奥硝唑 片剂（胶囊剂）：0.25g、0.5g。预防术后感染，术前 12 小时服用 1.5g，以后每次 0.5g，一日 2 次，至术后 3～5 天。治疗厌氧菌感染，每次 0.5g，一日 2 次。急性毛滴虫病，于夜间单次服用 1.5g。慢性毛滴虫病，一次 0.5g，一日 2 次，共用 5 天。贾第鞭毛虫病，于夜间顿服 1.5g，用药 1～2 日。阿米巴痢疾，于夜间顿服 1.5g，用药 3 日。其他阿米巴病，每次 0.5g，一日 2 次。注射剂：0.25g、0.5g。预防术后感染，术前 1～2 小时给药 1g 术后 12 小时给药 0.5g，24 小时后再给药 0.5g。治疗厌氧菌感染，初始剂量为 0.5～1g，以后每 12 小时 0.5g，疗程 3～6 天。

思考题

1. 第三、四代喹诺酮类药物和第一代及第二代喹诺酮类药物相比有哪些特点？
2. 对需要服用甲硝唑的患者应该告诉他在饮食方面注意哪些问题？

（董鹏达）

第三十六章　抗结核病药

学习目标

1. 掌握异烟肼、利福平的作用、临床应用及不良反应。
2. 熟悉吡嗪酰胺、乙胺丁醇的作用、临床应用及不良反应。
3. 了解其他抗结核药物的作用及临床应用。
4. 能够正确指导异烟肼、利福平等药物的合理用药和安全用药，并能正确实施用药护理。

结核病是由结核分枝杆菌感染引起的一种慢性传染病，可侵及多个脏器，以肺部受累多见。抗结核病药种类很多，临床将疗效较高、不良反应较少、患者较易耐受的称为一线抗结核病药，包括异烟肼、利福平、乙胺丁醇、吡嗪酰胺和链霉素等；而将毒性较大、疗效较差，主要用于对一线抗结核病药产生耐药性或用于与其他抗结核病药配伍使用的称为二线抗结核病药，包括对氨基水杨酸、丙硫异烟胺、乙硫异烟胺、卡那霉素、氨硫脲等。此外，近几年又开发研制出疗效好、毒副作用相对较小的新一代抗结核病药，如利福喷汀、利福定和司帕沙星等。

知识链接

结核病的危害

从化石证据来看，早在50万年前，结核病就开始危害人类健康，无论贫富长幼、无论冒险爱好者还是禁欲自制者，都无法免受这种疾病的侵袭——结核病菌通过咳嗽、吐痰、说话等极为常见和简单的方式，就能在人群间传播。在世界传染病致死率排行榜上，结核病位列第二，仅次于艾滋病。尽管现有药物能治愈大多数结核病患者，但每年仍有200多万人因此丧生。主要原因是很多人未得到有效治疗，而那些获得药物的人又常常不能坚持治疗。同时，结核病本身也在迅速“进化”，甚至比医学技术进步的速度更快。最近几年，科学家发现了一个令人担忧的现象：越来越多的结核病患者对多种主流药物都产生了耐药性。更可怕的是，能抵抗所有抗生素的结核病菌已经出现。

第一节 常用抗结核病药

异 烟 肼

异烟肼(isoniazid,INH)口服吸收快且完全,血浆蛋白结合率低,分布广,穿透力强,易透过血-脑脊液屏障和浆膜腔,也可透入巨噬细胞、纤维化或干酪样病灶中,主要在肝内被乙酰化而灭活,代谢产物及部分原形药物经肾排泄。人体对异烟肼乙酰化的速度有明显的种族和个体差异,分快代谢型和慢代谢型。后者系肝内乙酰化酶缺乏所致,服药后血药浓度较高、显效快,但易发生毒性反应。

【抗菌作用】 异烟肼对结核分枝杆菌具有高度的选择性,对其他细菌则无作用。抗菌机制尚未完全阐明,可能是抑制细菌分枝菌酸的合成。低浓度抑菌,高浓度有杀菌作用。具有疗效高、毒性小、口服方便、价格低廉等优点。单用易产生耐药性,但细菌致病力也下降,停药后可恢复敏感性,与其他抗结核病药联用,可延缓耐药性产生并增强疗效,彼此间无交叉耐药性。

【临床应用】 该药为结核病的首选药,适用于全身各部位、各类型的结核病,除早期轻症或预防用药可单用外,均应与其他抗结核病药合用。对急性粟粒性结核和结核性脑膜炎需增大剂量,必要时采用静脉滴注。

【不良反应】 发生率与剂量有关,每日 300mg 以下时不良反应少而轻。

1. 周围神经炎 较多见于用药剂量大、时间长及慢代谢型者,常以手足感觉异常开始,继以肌力减退、反射减弱、肌痛,严重者有肌肉萎缩和共济失调。

2. 中枢神经系统反应 可表现为兴奋、失眠、精神失常或惊厥等,可能与维生素 B_6 缺乏而使中枢神经抑制性递质氨酪酸生成减少有关。癫痫和有精神病史者慎用。

3. 肝毒性 可见氨基转移酶升高、黄疸,甚至肝细胞坏死,多见于 50 岁以上患者、快代谢型和嗜酒者。若与利福平合用可增强肝毒性。故用药期间应定期检查肝功能,肝功能不全者慎用。

4. 其他 偶见皮疹、药热、粒细胞缺乏等。因可抑制乙醇代谢,故用药期间不宜饮酒。孕妇慎用。

利 福 平

利福平(rifampicin)为人工合成的口服广谱抗菌药。口服吸收迅速,但食物及对氨基水杨酸可影响其吸收,故应空腹服用。与对氨基水杨酸同时服用,可影响其吸收,故和对氨基水杨酸应间隔 6～8 小时服用。本药穿透力强,可分布于全身各组织和体液中。主要经肝代谢,代谢产物可使尿、粪、泪液、痰液和汗液染成橘红色。

【抗菌作用】 本药对结核分枝杆菌有强大的抗菌作用,抗菌活性与异烟肼相当;对革兰阳性菌特别是耐药金葡菌有很强的作用,对麻风分枝杆菌、革兰阴性菌如大肠埃希菌、奇异变形杆菌、流感嗜血杆菌及沙眼衣原体也有效。抗菌机制是特异性抑制细菌依赖 DNA 的 RNA 多聚酶,阻碍 mRNA 的合成,从而产生抗菌作用,对人和动物细胞内的 RNA 多聚酶无明显影响。单用易产生抗药性,与异烟肼、乙胺丁醇合用有协同作用,并能延缓耐药性的产生。

【临床应用】 利福平是治疗结核病联合用药中的主要药物，对各种类型的结核病，包括初治和复治病例均有良好效果，也是治疗麻风病的主要药物。对耐药金葡菌及其他敏感菌引起的感染也有效，外用可治疗沙眼、急性结膜炎及病毒性角膜炎等。

【不良反应】

1. 胃肠道反应 是常见的不良反应，表现为恶心、呕吐、腹胀等。

2. 肝损害 少数患者可出现黄疸、氨基转移酶升高、肝大等，与异烟肼合用时较易发生，老年人、营养不良者、慢性肝病患者、酒精中毒者也较易发生。用药期间应定期检查肝功能，严重肝病、胆道阻塞患者禁用。

3. 过敏反应 少数患者可出现药热、皮疹，偶见白细胞减少和血小板减少。

4. 其他 大剂量间歇疗法偶见发热、寒战、头痛、全身酸痛等流感样综合征。偶见疲乏、嗜睡、头昏和运动失调等。

严重肝功能不全、胆道阻塞、妊娠早期及哺乳期妇女禁用。

利福定和利福喷汀

利福定(rifandin)和利福喷汀(rifapentine)抗菌作用和临床应用与利福平相似，对结核分枝杆菌的作用比利福平强，与利福平之间有交叉耐药性，不良反应较少。肝功能不全及孕妇禁用。

乙胺丁醇

乙胺丁醇(ethambutol)对繁殖期结核分枝杆菌有较强的抑制作用，对其他细菌无效。单用可产生耐药性，与其他抗结核病药无交叉耐药性，与异烟肼、利福平联用，可增强疗效，延缓耐药性产生。临床主要与其他一线抗结核病药合用，用于治疗各型结核病，特别适用于经异烟肼和链霉素治疗无效的患者。不良反应较少见。大剂量长期应用时可致球后视神经炎，表现为视力下降、视野缩小、辨色力减弱、红绿色盲等，发现后及时停药可恢复，故用药期间应定期作眼科检查；也可出现胃肠反应，饭后服可减轻；偶见过敏反应和肝功能损害等。

吡嗪酰胺

吡嗪酰胺(pyrazinamide，PZA)口服易吸收，广泛分布于全身各组织与体液，细胞内和脑脊液中的浓度与血药浓度相近。对结核分枝杆菌有抑制和杀灭作用，在酸性环境中抗菌作用增强，与利福平和异烟肼合用，有明显协同作用。单用易产生耐药性，与其他抗结核病药之间无交叉耐药性。常与其他抗结核病药联用，以缩短疗程。长期、大量使用可产生严重的肝损害，出现氨基转移酶升高、黄疸，甚至肝坏死，故用药期间应定期检查肝功能。肝功能不全者慎用，孕妇禁用。

链霉素

链霉素的抗结核作用及临床应用前已述及(见第三十四章)。

对氨基水杨酸钠

对氨基水杨酸钠(sodium aminosalicylate)仅对结核分枝杆菌有较弱的抑制作用，对其他细菌无效。耐药性产生缓慢，主要与异烟肼和链霉素等合用，以增强疗效，延缓耐药性产生。本药毒性小，但不良反应发生率高达10%～30%，主要不良反应为胃肠道刺激症状及肾损害，偶见过敏反应，如皮疹、药热、关节痛等。

丙硫异烟胺

丙硫异烟胺(prothionamide)仅对结核分枝杆菌有较弱的作用，能减少异烟肼在肝内乙酰化而增强后者作用。不良反应以胃肠道反应多见，也可见末梢神经炎及肝损害等，临床仅作为其他抗结核病药的辅助用药。

第二节　抗结核病药的临床应用原则

1. 早期用药　结核病变的早期多为渗出性反应，病灶局部血液循环良好，药物容易渗入，此时机体的抗病能力和修复能力也较强，且细菌正处于繁殖期，对药物较敏感，故疗效显著。

2. 联合用药　单用一种药物时，结核分枝杆菌极易产生耐药性。联合用药可以延缓耐药性的产生，而且可提高疗效，降低毒性。一般多在异烟肼的基础上加用1～2种其他抗结核病药，两药联合以加利福平或利福定为最好，严重结核病如粟粒性结核和结核性脑膜炎则应三药或四药联合应用。

3. 适量用药　用药剂量要适当。药物剂量不足，组织内药物难以达到有效浓度，且易诱发细菌产生耐药性，从而使治疗失败。反之，用药剂量过大则可能导致严重不良反应使治疗难以继续。

4. 规律用药　患者时用时停或随意变换用量是结核病治疗失败的主要原因，难以保证抗结核药效果，且易产生耐药或复发。用药方法有短程疗法、长程疗法和间歇疗法。目前广泛采用的是短程疗法(6～9个月)，为一种强化疗法，疗效较好，毒性反应轻。前2个月每日给予异烟肼(H)、利福平(R)与吡嗪酰胺(Z)，若病灶广泛、病情严重者，则采用四联(加乙胺丁醇或链霉素)尽快控制；后4个月每日给予异烟肼和利福平(即2HRZ/4HR方案)。长程疗法(18～24个月)疗程长，不良反应多，患者常难以坚持全疗程，故主张在强化阶段每日用药，巩固治疗阶段改用间歇疗法。

5. 全程督导　即患者的病情、用药、复查等都应在医务人员的督察之下，这是当今控制结核病的首要策略。

第三节　抗结核病药的用药护理

1. 长期服用异烟肼每天剂量超过0.5g时，注意观察有无周围神经炎症状。因本药可影响正常糖代谢，糖尿病患者应注意血糖的变化，防止病情恶化。异烟肼不宜和抗酸药同服。服药期间饮茶或咖啡可发生失眠和高血压。服药期间饮酒，易诱发肝脏毒性反应，并加速本药代谢。吸烟可加快本药转变为乙酰肼，加强肝毒性。服药期间食用酪胺类食物(红葡萄酒、奶酪、海鱼)可发生皮肤潮红、头痛、呼吸困难、恶心、呕吐和心动过速等类似组胺中毒症状。

2. 利福平宜空腹服用，其排泄物可将尿液、唾液、泪液等染成橘红色，应提前告知患者对健康无影响。胶囊剂遇湿不稳定，光照易氧化，一旦变色、变质不宜服用。服药期间每日饮酒可导致肝毒性发生率增加。

3. 服用乙胺丁醇期间，应注意患者的视力变化和红绿色分辨力，出现异常应立即报告医生，立即停药。一般服用期间2～4周作一次眼科检查。

4. 吡嗪酰胺可抑制尿酸盐的排泄而诱发痛风，应注意关节症状，并定期检查血尿酸。

5. 异烟肼、利福平、乙胺丁醇和吡嗪酰胺单用或联用时，要定期检查肝功能，若出现发热、厌油、乏力及肝区不适等症状，要及时报告医生。

6. 本类药物静脉滴注时应新鲜配制，对氨基水杨酸钠静滴时应避光。

7. 口服对胃刺激性大，可与食物同服。利福平、吡嗪酰胺应晨起顿服，其他药物应在每日相同时间餐前1小时或餐后1小时顿服，亦可晨起顿服。

案例分析

患者，男，36岁。因"咳嗽、咳痰、午后低热半个月"就诊。病程中伴盗汗、乏力，食欲不振。诊断：右肺浸润性肺结核。给予利福平一次0.45g，一日1次口服；异烟肼一次0.4g，一日1次口服；乙胺丁醇一次0.75g，一日1次口服；护肝片一次3片，一日3次口服。治疗一周后患者尿液、唾液、泪液等呈橘红色。患者因怀疑用药问题拒绝继续使用上述药物继续治疗。护理人员在这一案例中有什么不妥之处？给药前护理人员应做哪些工作？

异烟肼 片剂：0.05g、0.1g、0.3g。一次0.1～0.3g，一日0.2～0.6g；小儿一日10～20mg/kg，分3～4次服，对急性粟粒性肺结核或结核性脑膜炎，一次0.2～0.3g，一日3次。注射剂：0.1g。一次0.3～0.6g，加5%葡萄糖或0.9%氯化钠注射液20～40ml缓慢推注，或加入250ml中静滴。

利福平 片剂或胶囊剂：0.15g、0.3g、0.45g、0.6g。一日0.45～0.6g，一日1次，清晨空腹顿服。小儿一日20mg/kg，分2次服。眼药水：10ml/支。

利福定 胶囊剂：0.1g、0.15g。一次0.15～0.2g，清晨空腹顿服。小儿一日3～4mg/kg。

利福喷汀 片剂或胶囊剂：0.15g、0.3g。一次0.6g，一周1～2次，清晨空腹服。

乙胺丁醇 片剂：0.25g。一次0.25g，一日2～3次；小儿一日15～20mg/kg，分2～3次服。

吡嗪酰胺 片剂或胶囊剂：0.25g、0.5g。一日35mg/kg，分3～4次服。

对氨基水杨酸钠 片剂：0.5g。一次2～3g，一日4次。小儿一日0.2～0.3g/kg，分4次服。注射剂：2g、4g、6g。一日4～12g加入5%葡萄糖或0.9%氯化钠注射液中，稀释为3%～4%的溶液，2小时内滴完。

丙硫异烟胺 片剂：0.1g。一次0.1～0.2g，一日3次。小儿一日10～15mg/kg，分3次服。

思考题

1. 长期服用异烟肼日常饮食应注意些什么？

2. 给患者使用利福平制剂的前后，从用药护理角度讲，应注意什么？

（董鹏达）

第三十七章 抗真菌药

学习目标

1. 熟悉抗真菌药物的作用、临床应用、不良反应及用药护理。
2. 了解抗真菌药物的分类。

真菌感染可分为浅部感染和深部感染两类。浅部真菌感染较多见，常侵犯皮肤、毛发、指(趾)甲，引起各种癣症。深部真菌感染常见致病菌为白色念珠菌和新型隐球菌，主要侵犯内脏器官和深部组织，发病率低，但危害性大。抗真菌药物是指具有抑制真菌生长繁殖或杀灭真菌的药物。根据临床应用可分为三类：抗浅部真菌药、抗深部真菌药、抗浅部、深部真菌药。

第一节 抗浅部真菌药

灰黄霉素

【抗菌作用与临床应用】 灰黄霉素(grifulvin，grisactin)局部外用穿透力弱，故外用无效。抗真菌谱窄，仅对各种癣菌有较强抑制作用，对深部真菌和细菌无效。干扰真菌 DNA 合成而抑制其生长繁殖。临床可用于治疗各种皮肤癣菌感染，主要用于小孢子菌属、皮肤癣菌属和毛癣菌属引起的头癣、体癣、股癣、甲癣等感染，对头癣效果较好；对指(趾)甲癣疗效较差。因为静止状态的真菌被抑制，病变痊愈必须待角质层完全脱落和角质新生，所以用药疗程较长，一般需数周至数月，特别是甲癣需 6～12 个月以上。现常被伊曲康唑和特比萘芬取代。

【不良反应】 灰黄霉素常见头痛、头晕、恶心、呕吐、皮疹、白细胞减少等，动物实验证实有致畸和致癌作用，故孕妇禁用。

克霉唑

克霉唑(clotrimazole)对皮肤真菌作用较强，但对头癣无效；对深部真菌作用不及两性霉素 B。主要供外用治疗体癣、手足癣和耳道、阴道真菌感染。因毒性较大，仅局部用药，故无明显不良反应。

特比萘芬

特比萘芬(terbinafine)口服吸收迅速，主要适用于浅表真菌引起的皮肤、指(趾)甲感染，如毛癣菌、犬小孢子菌、絮状表皮癣菌等引起的体癣、股癣、足癣、甲癣及皮肤白色念珠菌感染。本药耐受性较好，不良反应较少，且常呈一过性。主要表现为消化道反应(腹胀、食欲不振、恶心、轻度腹痛、腹泻等)和皮肤反应(皮疹)，偶见肝毒性反应。

第二节 抗深部真菌药

两性霉素 B

两性霉素 B(amphotericin B)因口服和肌注均难吸收，一般采用缓慢静滴。不易透过血-脑脊液屏障，脑膜炎时需配合鞘内注射。

【抗菌作用和临床应用】 本药对多种深部真菌如新型隐球菌、荚膜组织胞浆菌、粗球孢子菌及白色念珠菌等均有强大抗菌作用，对浅部真菌无效。是治疗深部真菌感染的首选药，可治疗各种真菌性肺炎、心内膜炎、脑膜炎、败血症及尿道感染等；局部应用治疗眼科、皮肤科及妇科真菌病。

【不良反应】 不良反应较多见而严重。滴注时可出现寒战、高热、头痛、恶心、呕吐、眩晕等；有肾毒性，表现为蛋白尿、无尿、管型尿、血尿素氮升高等；也可出现白细胞减少、肝损害、复视、皮疹等。用药期间应定期作血钾、血常规、尿常规、肝、肾功能和心电图检查。

制霉菌素

制霉菌素(nystatin)体内过程和抗真菌作用与两性霉素 B 基本相同，但毒性更大，不能注射。口服难吸收，可用于防治消化道念珠菌病，局部用药可治疗口腔、皮肤及阴道念珠菌感染。大剂量口服可有恶心、呕吐、腹泻等胃肠反应，阴道用药可致白带增多。

氟胞嘧啶

氟胞嘧啶(flucytosine)为人工合成的广谱抗真菌药。主要产生抑菌作用，高浓度有杀菌作用。主要用于隐球菌感染、念珠菌感染和着色真菌感染，疗效不如两性霉素 B。由于易透过血-脑脊液屏障，对隐球菌性脑膜炎有较好疗效，因易产生耐药性，故不主张单用，常与两性霉素 B 合用。不良反应较少，剂量过大时可致肝损害及骨髓抑制，并引起脱发。孕妇慎用。

知识链接

抗真菌药物的发展

1957 年发现的两性霉素 B 被认为是抗真菌药物发展的一个里程碑，虽然该药毒性大，至今仍是治疗深部真菌感染的疗效最确切的药物。20 世纪 70 年代推出了咪唑类抗真菌药，其中较突出的如酮康唑，具有能口服、广谱和低毒等优点；80 年代又发展了三唑类抗真菌药，90 年代推出的伊曲康唑和氟康唑是抗真菌药物的重大进展，这两种药物对表浅部真菌感染和深部真菌病均有良好疗效，且具有口服生物利用度高、药物相互作用少等优点，是有发展前途的抗真菌药。另一方面，通过改变药物剂型提高原有药物的疗效，降低药物毒性，如两性霉素 B 含脂类制剂，明显减低了原药的肾毒性，并有极好的疗效。

第三节 抗浅部、深部真菌药

咪康唑

咪康唑(miconazole)具有广谱抗菌活性，对隐球菌属、念珠菌属、球孢子菌属均敏感。主要用于治疗深部真菌感染，对五官、阴道、皮肤等部位的真菌感染也有效。

不良反应以静脉炎为多见。常见的还有皮肤瘙痒、恶心、发热和寒战、眩晕、皮疹、呕吐等，瘙痒和皮疹严重者应停药。

酮康唑

酮康唑(ketoconazole)为第一个口服广谱抗真菌药，对多种深部真菌和浅部真菌均有强大抗菌活性，疗效相当或优于两性霉素 B。主要用于白色念珠菌病，也可治疗皮肤癣菌感染。口服酮康唑不良反应较多，常见有恶心、呕吐等胃肠道反应，以及皮疹、头晕、嗜睡、畏光等；偶见肝毒性，表现为氨基转移酶升高、肝炎等，应慎用。

氟康唑

氟康唑(fluconazole)口服易吸收，体内分布较广，可通过血-脑脊液屏障，主要以原形经肾排泄，肾功能不全者需调整剂量。

【抗菌作用和临床应用】 本药具有广谱抗真菌作用，对浅部、深部真菌均有抗菌作用，尤其对白色念珠菌、新型隐球菌具有较高的抗菌活性。主要用于：①白色念珠菌感染、球孢子菌感染和新型隐球菌性脑膜炎；②各种皮肤癣及甲癣的治疗；③预防器官移植、白血病、白细胞减少等患者发生真菌感染。

【不良反应】

1. 过敏反应 可表现为皮疹，偶可发生严重的剥脱性皮炎、渗出性多形性红斑。

2. 消化道反应 可见恶心、呕吐、腹痛或腹泻等。

3. 本药在治疗过程中可出现肝毒性反应，肝功能不全者应注意肝功能变化。

孕妇使用本药应权衡利弊，哺乳期妇女慎用。

伊曲康唑

伊曲康唑(itraconazole)抗菌谱及作用与氟康唑相似，主要用于隐球菌病、全身性念珠菌病、急性或复发性阴道念珠菌病及免疫功能低下者预防真菌感染。不良反应较轻，可出现消化道反应，少见头痛、头晕、红斑、瘙痒、血管神经性水肿等，偶有一过性氨基转移酶升高。肝炎、心、肾功能不全者及孕妇禁用。

知识链接

深部真菌病的治疗原则

1. 应首先在感染部位采取标本进行涂片检查及培养，找到病原真菌时方可确诊。自无菌部位采取的标本培养阳性者为疑似病例。

2. 根据感染部位、病原菌种类选择用药。在病原真菌未明确前，可参考常见的病原真菌给予经验治疗；明确病原真菌后，可根据经验治疗的疗效和药敏试验结果调整给药。

3. 疗程需较长，一般为6~12周或更长。

4. 严重感染的治疗应联合应用具有协同作用的抗真菌药物，并应静脉给药，以增强疗效并延缓耐药菌株的产生。

第四节 抗真菌药的用药护理

1. 两性霉素B可应用5%葡萄糖注射液稀释，禁用生理盐水，以防止发生沉淀；为防止血栓性静脉炎发生，应经常更换注射部位；临用前配制，并缓慢滴入，浓度不超过1mg/ml（儿童滴注浓度不超过10mg/100ml），滴速过快可导致心律失常或心脏停搏。应用两性霉素B应注意饮水、补钙和钾、限钠。两性霉素B滴注时应避免药液外漏，因本药可致局部刺激，为减少静脉滴注本药时局部血栓静脉炎的发生，可在输液内加入肝素钠或间隔1～2日给药一次。

2. 氟康唑与甲苯磺丁脲、格列吡嗪合用时，能使降糖药血药浓度升高，可发生低血糖。氟康唑可使茶碱血药浓度升高，导致茶碱毒性反应，需监测茶碱血药浓度。

3. 为防止口服抗真菌药引起的胃肠道反应，嘱患者饭后或餐中服药。

4. 应用全身性抗真菌药时，如出现视力模糊、头晕、头痛、视觉改变及神经系统损害症状，应及时报告医生。

5. 本类药物用药期间，应定期监测血常规、肝肾功能，出现异常，立即停药。

6. 氟康唑静脉滴注时，滴注最大速度为每小时200mg；儿童患者的给药持续时间应超过2小时。

案例分析

患者，女，62岁。糖尿病病史2年，规律服用格列吡嗪片，因真菌感染入院治疗，给予氟康唑注射液静滴，3天后患者体温下降，咳嗽减轻，但治疗的第4日患者突发头晕，心悸、大汗，急查血糖，检验报告：血糖低，给予补充葡萄糖后症状缓解，次日静滴氟康唑后，患者再次出现上述症状，检验诊断：血糖低。请问患者静脉滴注氟康唑后为什么出现低血糖？

常用制剂和用法

灰黄霉素 片剂：100mg、250mg。口服：一次200～250mg，1日800mg～1g。霜膏：10g。

克霉唑 软膏：1%、3%。外用。口腔药膜：4mg。一次4mg，一日3次，贴于口腔。栓剂：0.15g，一次0.15g，一日1次，阴道给药。溶液剂：1.5%。涂患处，一日2～3次。

特比萘芬 片剂或胶囊剂：125mg、250mg。一次250mg，一日1次。霜剂：1%。外用，一日 2 次。

两性霉素 B 注射剂：5mg、25mg、50mg。静滴时先用注射用水溶解后加入 5%葡萄糖注射液中，稀释成 0.1mg/ml，从一日 0.1mg/kg 开始渐增至一日 1mg/kg。鞘内注射：首剂：0.05～0.1mg，渐增至一次 0.5mg，浓度不超过 0.3mg/ml。

制霉菌素 片剂：25 万 U、50 万 U。一次 50 万～100 万 U，一日 3 次，7 日为一疗程；小儿一日 5 万～10 万 U/kg，分 3～4 次服。软膏剂：10 万 U/g；阴道栓剂：10 万 U；混悬剂：10 万 U/ml，供局部外用。

氟胞嘧啶 片剂：250mg、500mg。一日 4～6g，分 4 次服，疗程自数周至数月。注射剂：2.5g/250ml。一日 50～150mg/kg，分 2～3 次。

咪康唑 注射剂：0.2g。一次 0.2～0.4g，一日 3 次，一日最大量为 2g，用 0.9%氯化钠注射液或 5%葡萄糖注射液稀释成 200ml 于 30～60 分钟滴完。霜剂：2%。外用。栓剂：0.1g。阴道用。

酮康唑 片剂：0.2g。一次 0.2～0.4g，一日 1 次。深部真菌感染，连服 1～6 日；浅部真菌感染连服 1～6 周。栓剂：0.1g、0.2g。

氟康唑 片剂或胶囊剂：50mg、100mg、150mg、200mg。一次 50～100mg，一日一次，必要时一日 150～300mg。注射剂：100mg/5ml、200mg/10ml。剂量同口服，静滴。

伊曲康唑 胶囊剂：100mg、100mg。一日 100～200mg，一日 1 次。

思考题

1. 氟康唑属于广谱抗真菌药物吗？对哪些真菌具有高度活性？
2. 为什么特比萘芬可取代灰黄霉素治疗甲癣？

（董鹏达）

第三十八章　抗病毒药

学习目标

1. 熟悉常用抗病毒药物的作用、临床应用、不良反应及用药护理。

2. 能够正确指导患者合理应用本类药物。

病毒具有严格的胞内寄生特性，需寄生于宿主细胞内，并借助宿主细胞的代谢系统而进行繁殖。病毒感染性疾病的发病率高、传播快。抗病毒药可通过干扰病毒吸附、阻止病毒穿入和脱壳、阻碍病毒在细胞内复制、抑制病毒释放或增强宿主抗病毒能力等方式呈现作用。

第一节　常见药物

阿昔洛韦

【作用和临床应用】　阿昔洛韦(acyclovir，ACV)具有广谱抗疱疹病毒作用，对单纯疱疹病毒、水痘带状疱疹病毒和 EB 病毒等其他疱疹病毒均有效。为治疗单纯疱疹病毒感染的首选药；可用于免疫缺陷者水痘的治疗；也可用于治疗急性视网膜坏死综合征。局部应用可治疗疱疹性角膜炎、单纯疱疹和带状疱疹；口服或静注可治疗单纯疱疹脑炎、生殖器疱疹、免疫缺陷患者的单纯疱疹感染等。

【不良反应】　不良反应较少，可见皮疹、嗜睡、厌食等。静脉给药者可见静脉炎。肾功能不全、小儿及哺乳期妇女慎用，孕妇禁用。

知识链接

抗病毒药物的发展

抗病毒药物研究始于 20 世纪 50 年代，1959 年发现碘苷对某些 DNA 病毒有抑制作用，但很快由于其严重的骨髓抑制作用，而被禁止全身使用，1962 年碘苷局部治疗疱疹性角膜炎获得成功，并沿用至今。70 年代末，第一个安全有效的抗病毒药阿昔洛韦问世，被认为是抗病毒治疗的一大发展，由此开始了干扰病毒 DNA 合成的其他抗病毒药物的研制与开发。90 年代初，艾滋病在全球广泛传播，促进了人类免疫缺陷病毒逆转录酶抑制剂的研究，如齐多夫定等，极大地推动抗病毒药的发展。

更昔洛韦

【作用和临床应用】 更昔洛韦(ganciclovir)抗病毒作用与阿昔洛韦相似,作用更强。主要用于免疫缺陷患者并发巨细胞病毒视网膜炎的诱导期和维持期治疗。注射剂可用于接受器官移植的患者预防巨细胞病毒感染,也可用于巨细胞病毒血清实验阳性的艾滋病患者预防发生巨细胞病毒疾病。

【不良反应】 骨髓抑制为常见的不良反应。可出现皮疹、药物热、恶心、呕吐、腹痛、食欲减退、肝功能异常等。静脉给药可发生静脉炎。

奥司他韦

奥司他韦(oseltamivir)在体内转化为对流感病毒神经氨酸酶具有抑制作用的代谢物,有效地抑制病毒颗粒释放,阻抑甲、乙型流感病毒的传播。用于治疗和预防流行性感冒。主要不良反应有呕吐、恶心、失眠、头痛、腹痛、腹泻、头晕、疲乏、鼻塞、咽痛和咳嗽等。孕妇和哺乳期妇女应用的安全性尚未肯定,一般不推荐使用。

阿糖腺苷

阿糖腺苷(adenine arabinoside,Vira-A)对疱疹病毒与痘病毒均有作用。主要用于单纯疱疹病毒性脑炎、角膜炎、新生儿单纯疱疹,也可用于免疫抑制患者的带状疱疹和水痘。不良反应有恶心、呕吐、腹泻、眩晕和体重减轻,也可致白细胞减少、血小板减少等,肝、肾功能不全及孕妇禁用。

利巴韦林

利巴韦林(ribavirin)又名病毒唑、三氮唑核苷。为广谱抗病毒药,对流感病毒、呼吸道合胞病毒、腺病毒、疱疹病毒和肝炎病毒等均有抑制作用。临床用于甲、乙型流感、呼吸道合胞病毒肺炎和支气管炎、疱疹、腺病毒肺炎及甲型、丙型肝炎等有一定疗效。口服可引起食欲不振、呕吐、腹泻等,用量过大可致心脏损害。有较弱的致畸作用,孕妇禁用。

干扰素

干扰素(interferon)是机体细胞在病毒感染或其他诱导剂刺激下产生的一类具有生物活性的糖蛋白,临床常用的是重组干扰素。

干扰素具有广谱抗病毒作用,通过使未受感染的细胞产生抗病毒蛋白而干扰病毒的复制和增殖,对 RNA 和 DNA 病毒均有效,此外,还有免疫调节和抗恶性肿瘤作用。主要用于治疗急性病毒感染性疾病如流感及其他呼吸道感染性疾病、病毒性心肌炎、流行性腮腺炎、乙型脑炎等和慢性病毒性感染如慢性活动性肝炎、巨细胞性感染等。

不良反应少,常见倦怠、头痛、肌痛、全身不适;少见白细胞和血小板减少,停药可恢复;大剂量可出现共济失调、精神失常等。

聚肌胞

聚肌胞(poly I:C)为干扰素诱导剂,在体内诱生干扰素而发挥抗病毒和免疫调节作用。局部用于治疗疱疹性角膜炎、带状疱疹性皮肤感染和扁平苔藓;滴鼻用于预防流感;肌注用于流行性出血热、乙型脑炎、病毒性肝炎。此外，聚肌胞对鼻咽癌及妇科肿瘤等也有一定的疗效。因具有抗原性，可致过敏反应。孕妇禁用。

碘　苷

碘苷(idoxuridine)，可竞争性抑制 DNA 合成酶，从而抑制病毒生长，对 RNA 病毒无效。全身用药毒性大，临床仅限于局部用药，治疗单纯疱疹病毒引起的急性疱疹性角膜炎及其他疱疹性眼病，对慢性溃疡性实质层疱疹性角膜炎疗效较差，对疱疹性角膜虹膜炎无效。

齐多夫定

齐多夫定(zidovudine，ZDV)口服吸收快，可透过血-脑脊液屏障。主要用于治疗艾滋病，且为首选药，可减轻或缓解艾滋病和艾滋病相关综合征，临床常与拉米夫定合用。常见不良反应有头痛、恶心、呕吐、味觉改变、牙龈出血、肌痛等，连续用药可自行消退；也可出现肝功能异常、癫痫发作等；严重不良反应为骨髓抑制，表现为巨幼红细胞性贫血、中性粒细胞和血小板减少等。孕妇、肝功能不全者慎用，哺乳期妇女禁用。

拉米夫定

拉米夫定(lamivudine，3TC)可有效地抑制耐齐多夫定的 HIV，对乙肝病毒也有效。临床主要与齐多夫定合用治疗艾滋病，另外，也可用于乙型肝炎的治疗。本药毒性较低，常见不良反应有头痛、疲劳和腹泻等。

司他夫定

司他夫定(stavudine)为脱氧胸苷衍生物，对 HIV-1 和 HIV-2 均有抗病毒活性，常用于不能耐受齐多夫定或齐多夫定治疗无效的患者，但不能与齐多夫定合用。主要不良反应为外周神经炎，也可见胰腺炎、关节痛和氨基转移酶升高等。

第二节　用药护理

1. 阿昔洛韦粉针剂配制时，先用注射用水配制成 2%溶液，然后再用生理盐水或葡萄糖溶液加至 60ml，恒速静脉滴注不少于 1 小时，以免发生肾小管内结晶。静脉滴注时注意不要使滴注液漏至血管外，外溢时注射部位可出现炎症。不宜与氨基苷类药物合用，以免加重肾毒性。

2. 阿糖腺苷只能缓慢静脉滴注。静滴时应定时摇动输液瓶，防止发生沉淀。

3. 阿糖腺苷与氨茶碱联用时可使氨茶碱的血药浓度升高，要注意监测氨茶碱血药浓度。

4. 口服抗病毒药应在餐时服用，以减少胃肠道刺激。外用药使用一周无效者应再次就医。

5. 孕妇、哺乳期妇女及过敏体质者慎用本类药物。

6. 服用拉米夫定治疗乙型肝炎期间，并不能防止乙型肝炎病毒通过性接触或血源性传播方式感染其他人，故仍应采取适当防护措施。

常用制剂和用法

阿昔洛韦 片剂或胶囊剂:0.2g。一次0.2g,每4小时1次,或一日1g,分5次服。注射剂:0.5g。一次5mg/kg,一日3次,7日为一疗程,先用注射用水配成2%的溶液后加入输液中静滴。滴眼液:0.1%8ml。眼膏剂:3%3g。霜剂和软膏剂:3%10g,供局部应用。

更昔洛韦 胶囊剂:0.25g。一次1g,一日3次,与食物同服。注射剂:0.25g、0.5g。诱导治疗:静脉滴注5mg/kg(历时最少1小时),每12小时1次,连用14~21日(预防用药则为7~14日)。维持治疗:静脉滴注5mg/kg,一日1次,每周用药7日;6mg/kg,一日1次,每周用药5日。

拉米夫定 片剂:0.1g。一次0.1g,一日1次。

齐多夫定 片剂:0.1g。一次200mg,每4小时1次。注射剂:50mg。一次50~200mg,一日3次。

司他夫定 胶囊剂:20mg。一次30~40mg,一日2次。

奥司他韦 胶囊剂:75mg。一次75mg,一日2次,用药5日。

利巴韦林 片剂:0.1g、0.2g。一日0.8~1g,分3~4次服。注射剂:0.1g。一日10~15mg/kg,分2次肌注或静注。

阿糖腺苷 注射剂:1g。一日10~15mg/kg,加入输液中静滴。眼膏剂:3%。局部应用。

干扰素 注射剂:100万U、300万U。一次100万~300万U,一日1次,肌注,5~10日为一疗程,疗程间隔2~3日或每周肌注1~2次。

聚肌胞 注射剂:1mg、2mg。一次1~2mg,隔2~3日1次,肌注。治疗肝炎:一周2次,肌注,2~3个月为一疗程。滴眼液:0.1%。一日8~14次。滴鼻液:0.1%。一日3~5次,用于预防流感。

碘苷 滴眼液:0.1%。滴眼,每2小时1次。

思考题

1. 服用拉米夫定期间是否可以防止乙型肝炎病毒的传播?为什么?
2. 举出一个对常见的DNA病毒和RNA病毒都有抑制作用的抗病毒药,并说明适应证。

(董鹏达)

第三十九章　抗寄生虫药

学习目标

1. 熟悉氯喹、伯氨喹、乙胺嘧啶等的作用、临床应用及不良反应。
2. 了解抗疟药的分类、选药原则及其他抗疟药的作用特点及临床应用。
3. 熟悉阿苯哒唑、甲苯达唑的驱虫谱及临床应用。
4. 了解常用抗阿米巴病、抗血吸虫病等药的作用特点、临床应用及主要不良反应。
5. 学会观察该类药物的疗效及不良反应，能够熟练进行用药护理，并能正确指导患者合理用药。

第一节　抗　疟　药

疟疾是由疟原虫感染引起，由雌按蚊传播的一种传染病，流行于热带、亚热带地区。根据临床表现分为良性疟和恶性疟。了解疟原虫的生活史对正确理解抗疟药的作用及合理用药十分必要(图39-1)。

1. 人体内的无性生殖阶段　可分为以下三期：

(1)原发性红细胞外期：当受感染的雌按蚊叮咬人体时，蚊体内的子孢子随唾液进入人体血液，在肝细胞内发育成熟为裂殖子后释入血液。此阶段为疟疾的潜伏期，无临床症状。乙胺嘧啶对此期有杀灭作用，可发挥病因预防作用。

(2)继发性红细胞外期：良性疟的红外期子孢子有两种遗传类型：速发型和迟发型。按蚊叮咬人体时两种子孢子同时进入肝细胞后，速发型子孢子首先完成原发性红外期的裂体发育过程，转入红内期导致疟疾的临床发作；而迟发型子孢子则经过长短不一的休眠后开始发育，这是良性疟复发的原因。伯氨喹可清除迟发型子孢子而用于根治疟疾，防止复发。恶性疟无此期，故无复发性。

(3)红细胞内期：肝细胞破裂释放出的裂殖子进入血液后，继续侵入红细胞内生长发育为滋养体、裂殖体，最后红细胞被破坏并释出大量裂殖子，后者又侵入新的红细胞进行新一轮裂体增殖，临床表现为周期性反复发作的寒战、高热、大汗、贫血及肝脾肿大。氯喹、奎宁、青蒿素对此期疟原虫有杀灭作用，能控制临床症状发作。

2. 蚊体内的有性生殖阶段　经过几轮红内期发育后，部分裂殖子分化为雌、雄配子

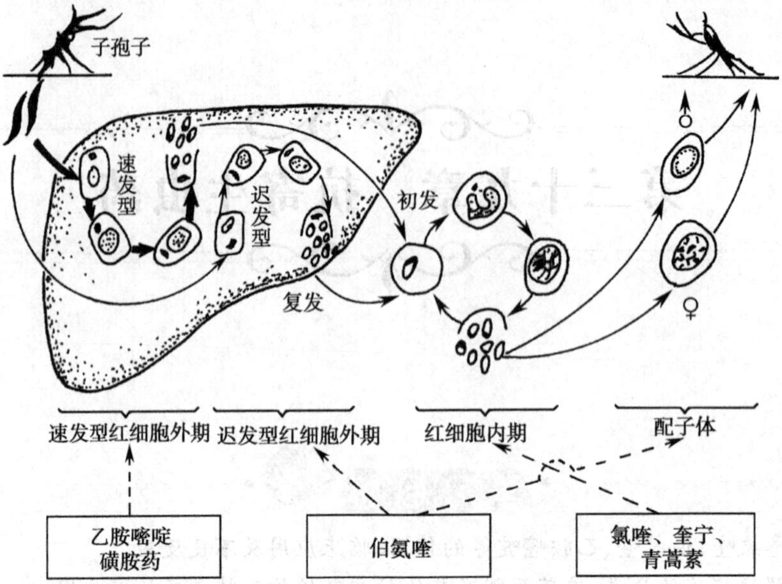

图 39-1 疟原虫的生活史及抗疟药的作用环节

体，当按蚊叮咬疟疾患者时，雌、雄配子体随血液进入蚊体，在胃内结合形成动合子穿过胃壁，逐步发育成有感染力的子孢子。当按蚊叮咬人体时，子孢子随唾液感染人体，成为疟疾传播的根源。人群服用伯氨喹后，可随血液进入蚊体内抑制子孢子的发育，防止疟疾的传播。

● 知识链接 ●

疟疾在全世界的流行状况

疟疾是世界上流行最广、发病率和致死率最高的热带寄生虫传染病。世界卫生组织的报告指出，全球近25亿人生活在疫区，临床病例数达3亿~5亿人，年死亡人数超过300万，其中一半为5岁以下儿童，其中非洲死亡人数占70%。由于全球气候的明显变暖，疟疾正以高速度蔓延。疟疾的流行给发展中国家带来了巨大的经济损失，防治疟疾成为这些国家消除贫困的主要内容。

一、控制症状药

氯 喹

氯喹(chloroquine)是人工合成的4-氨喹啉类衍生物。口服吸收快而完全，1～2小时即可达到血药浓度的高峰，但抗酸药可以干扰其吸收。分布广泛，主要浓集于被疟原虫入侵的红细胞。在肝脏内代谢，酸化尿液可以促进其排泄。

【作用和临床应用】

1. 抗疟作用 能杀灭各种疟原虫的红内期裂殖体，抗疟作用具有快、强、久的特点。一般口服药物1～2天后，疟疾患者的发热、寒战症状大多消退，3～4天后血中疟原虫消失，是临床用于控制各型疟疾症状的首选药物。氯喹对无迟发型红外期的恶性疟有根治作用，但不能根治良性疟。

2. 抗阿米巴原虫 氯喹对阿米巴滋养体有强大的杀灭作用，由于口服后肝脏内药物浓度比血浆药物浓度高200～700倍，而肠壁分布少，故仅用于肠道外阿米巴感染的治疗，对肠内阿米巴病无效。

3. 免疫抑制作用 大剂量氯喹具有免疫抑制作用，对类风湿关节炎、红斑狼疮等自身免疫性疾病有一定疗效。

【不良反应】 不良反应较少且轻微。

1. 一般反应 偶有轻度头晕、胃肠不适和皮肤瘙痒、皮疹等，一般能良好耐受，停药后迅速消失。

2. 心脏毒性 大剂量、长疗程或与奎宁、奎尼丁等具有心肌抑制作用的药物合用时可出现心脏毒性反应，常见过缓性心律失常，甚至心跳停止。

3. 视听障碍 大剂量使用也会引起视力、听力障碍。

4. 肝、肾损害 大剂量使用对肝肾功能、造血系统等也有较严重的毒性。

奎 宁

奎宁(quinine)是奎尼丁的左旋体，原产于南美洲金鸡纳树皮中的一种生物碱，是最早应用于控制症状的抗疟药。

【作用和临床应用】 奎宁对疟原虫的作用与氯喹相似，但疗效不及氯喹。因不良反应严重，自从氯喹问世后，奎宁已不作为控制疟疾发作的首选药。近年来由于恶性疟对氯喹的耐药问题日益突出，而两者间又无交叉耐药现象，故可用于耐氯喹或耐多药的恶性疟和脑型疟。因其迅速在肝脏代谢失效，24小时几乎全部消除，作用时间短，不适用于症状性预防。对配子体亦无明显作用。

【不良反应】 毒性大，不良反应严重，一次剂量超过3g即可中毒，致死量约为8g。

1. 金鸡纳反应 表现为恶心、呕吐、头痛和视、听力下降等，停药后可恢复。

2. 心脏抑制作用 与其右旋体奎尼丁有类似的心脏毒性，静脉滴注时需密切观察患者的血压和呼吸，禁止静脉推注。

3. 特异质反应 少数先天性葡萄糖6-磷酸脱氢酶(G-6-P-D)缺乏的患者和恶性疟患者即使应用小剂量也可诱发严重的急性溶血。

4. 兴奋子宫平滑肌 可诱发早产、流产，故孕妇禁用。

青 蒿 素

青蒿素(artemisinin)是从中药黄花蒿中提取的一种萜类成分，由我国药研人员根据传统医学“青蒿截疟”的记载研发。

【作用和临床应用】 抗疟作用及临床应用与氯喹类似，良性疟和恶性疟的控制率可达100%，且脂溶性高，易透过血-脑脊液屏障，与氯喹的交叉耐药不明显。临床主要用于对氯喹有抗药性的疟原虫感染和凶险脑型疟的抢救。该药的主要不足是对疟疾治疗后的近期复发率高达30%，这可能与其消除快有关，与其他抗疟药联合应用可降低复发率。

【不良反应】少见，偶见恶心、呕吐、腹痛、腹泻、四肢麻木及血清氨基转移酶轻度升高，未见对重要脏器有损害作用。

蒿甲醚和青蒿琥酯

蒿甲醚(artemether)为青蒿素的脂溶性衍生物,其抗疟作用机制与青蒿素相同,但作用强于青蒿素,且复发率低,可用于耐氯喹的恶性疟及危重患者的抢救。

青蒿琥酯(artesunate)为青蒿素的水溶性衍生物,可以经口服、静脉、肌肉、直肠等多种途径给药。作用及临床应用同蒿甲醚。

二、控制复发与传播药

伯 氨 喹

伯氨喹(primaquine)是人工合成的8-氨基喹啉类衍生物。

【作用和临床应用】 伯氨喹是目前用于控制复发、根治良性疟和控制疟疾传播的最有效药物,对继发性红外期的疟原虫迟发型子孢子和各种疟原虫的配子体均有较强的杀灭作用。由于对红内期作用弱,因此不能用于控制症状。

【不良反应】 该药毒性较大。可出现头晕、恶心、呕吐、腹痛、发绀等症状,停药后逐渐消失。少数特异质者可发生严重的急性溶血性贫血和高铁血红蛋白血症,G-6-PD缺乏者禁用。

三、病因性预防药

乙胺嘧啶

乙胺嘧啶(pyrimethamine)是目前用于病因性预防的首选药,口服吸收慢而完全,服药一次有效血药浓度可维持约两周。

【作用和临床应用】 乙胺嘧啶对疟原虫的原发性红外期子孢子有抑制作用,可阻止其向红内期发展。该药的作用机制为选择性抑制疟原虫的二氢叶酸还原酶,使疟原虫的生长繁殖受阻。治疗剂量对哺乳动物二氢叶酸还原酶没有抑制作用,对人体毒性极低。半衰期长达3.5天,作用持久,服药一次可维持一周以上。

【不良反应】

1. 巨幼红细胞性贫血 长期大剂量应用时可干扰人体的叶酸代谢,出现巨幼红细胞性贫血。

2. 急性中毒 药物带有甜味,易被儿童大量误服中毒,表现为恶心、呕吐、发热、发绀、惊厥甚至死亡,应严加管理。

四、抗疟药的用药护理

1. 目前尚无一种药物对疟原虫生活史的各个环节都有效,因此在临床一般采用联合用药的方式治疗疟疾。

2. 使用氯喹期间应定期检查视力、听力、肝肾功能和血象等,发现异常立即停药。另外氯喹、奎宁静滴速度过快会引起严重低血压和心律失常,故应慢速滴注,并密切观察患者的心脏和血压的变化。

3. 长期大剂量应用乙胺嘧啶期间注意应用甲酰四氢叶酸预防巨幼红细胞性贫血。乙胺嘧啶有致畸作用，孕妇禁用。

4. 葡萄糖-6-磷酸脱氢酶缺乏地区的人群，应在医务人员的监护下服用伯氨喹、奎宁。用药期间发现酱油尿、严重贫血时立即停药。孕妇、1岁以下婴儿、有溶血史者或其家属中有溶血史者应禁用。

第二节　抗阿米巴病药与抗滴虫药

一、抗阿米巴病药

凡由溶组织阿米巴原虫感染人体所致的疾病称为阿米巴病。溶组织阿米巴原虫的发育过程包括小滋养体、包囊和大滋养体三种类型，小滋养体与结肠内菌群共生，一般不产生症状，但在不同的条件下分别转变成传染源包囊和具有较强侵袭力的大滋养体。包囊可随粪便排出体外，成为阿米巴病的传染源。滋养体可溶解宿主细胞，引起肠阿米巴病，表现为阿米巴痢疾；也可随血流侵入肝脏或其他部位，引起肠外阿米巴病，表现为阿米巴脓肿。目前应用的抗阿米巴病药主要杀灭滋养体，但消灭小滋养体即可杜绝包囊的来源。根据药物作用部位，将抗阿米巴病药分为：①抗肠内、肠外阿米巴病药，如甲硝唑、依米丁等；②抗肠外阿米巴病药，如氯喹等；③抗肠内阿米巴病药，如二氯尼特、卤化喹啉类等。

甲硝唑

甲硝唑吸收迅速完全，分布广泛，体液、分泌液和脑脊液中可达有效浓度。对阿米巴滋养体、阴道毛滴虫、贾第鞭毛虫有强大的杀灭作用，具有高效、低毒的特点，是治疗急性阿米巴痢疾、肠外阿米巴病、阴道滴虫和贾第鞭毛虫感染的首选药。由于肠腔内药物浓度低，不能杀灭包囊，故单独用于治疗肠道阿米巴痢疾时，复发率较高，且无根治作用（详见第三十五章）。

氯喹

由于分布特点，仅用于肠道外阿米巴感染的治疗（见本章第一节）。

二氯尼特

二氯尼特（diloxanide）为二氯乙酰胺类衍生物。口服吸收迅速，1小时血药浓度即可达到高峰。二氯尼特是目前最有效的杀阿米巴包囊药，口服后未吸收的药物可直接杀灭结肠内小滋养体的囊前期，对肠外阿米巴感染无效。本药不良反应轻微，偶见胃肠症状和皮疹。

二、抗滴虫药

阴道滴虫既可寄生在阴道，也可寄生在尿道内，导致阴道炎、尿道炎和前列腺炎。甲硝唑是治疗阴道滴虫的首选药物。

甲硝唑口服和局部应用疗效均佳。在2.5μg/ml浓度时，24小时可杀灭99%的阴道滴虫。

乙酰胂胺（acetarsol）为毒性较大的胂制剂，外用治疗阴道滴虫病。局部刺激作用可使阴道分泌物增多。

三、抗阿米巴病药与抗滴虫药的用药护理

1. 二氯尼特在临床用药时，可先用甲硝唑控制症状，再用本药肃清肠道内的阿米巴包囊，能有效防止复发。

2. 甲硝唑治疗滴虫病失败原因多为配偶未同时治疗，故夫妻必须同查同治。甲硝唑服药期间应禁酒，因甲硝唑干扰乙醛代谢，饮酒会出现乙醛中毒。服用甲硝唑可能出现头晕、肢体麻木和感觉异常，需报告医生，立即停药。

第三节 抗血吸虫病药与抗丝虫病药

一、抗血吸虫病药

血吸虫的成虫寄生在人或其他哺乳动物的肠系膜静脉和门静脉的血液中，可严重危害人类健康。在我国流行的是日本血吸虫，主要分布于长江流域及其以南地区。吡喹酮是治疗血吸虫病的首选药物。

吡 喹 酮

吡喹酮(praziquantel，环吡异喹酮)为吡嗪异喹啉衍生物，广谱抗吸虫药，兼有抗绦虫作用。具有疗效高、不良反应少、疗程短和口服方便等特点，在治疗血吸虫病时，可使虫体失去吸附能力而死亡。

吡喹酮副作用轻微、短暂。服药后短期内可见腹部不适、恶心、腹痛以及头昏、头痛、肌肉颤动等，偶见心电图异常。孕妇禁用。

二、抗丝虫病药

丝虫病是由丝虫寄生于人体淋巴系统引起的疾病，在我国流行的有班氏和马来丝虫两种。丝虫病急性期表现为淋巴管炎、淋巴结炎和发热，慢性期会出现淋巴水肿和象皮肿。乙胺嗪是治疗丝虫病的首选药。

乙 胺 嗪

乙胺嗪(diethylcarbamazine，海群生)仅用于丝虫病的治疗，对微丝蚴和成虫无直接杀灭作用，但可抑制微丝蚴的活动能力，使其从宿主的周围血液迅速聚集到肝微血管中，被网状内皮细胞吞噬。起到阻止传播和减轻症状的效果。对成虫作用弱，需连续数年反复治疗方能彻底杀灭。

该药本身无明显毒性，主要为一般胃肠道症状。

三、抗血吸虫病药与抗丝虫病药的用药护理

1. 吡喹酮治疗脑囊虫病时，大量虫体迅速死亡可诱发颅内压升高和癫痫发作等神经系统症状，严重者可发生脑疝。采取低剂量长疗程和间歇给药的方法可减轻上述不良反应，同时应住院观察，发现颅内压升高或癫痫症状时立即停药并使用糖皮质激素和甘露醇治疗。

2. 乙胺嗪治疗丝虫病时，微丝蚴死亡后释出大量异体蛋白导致的变态反应和成虫死亡时刺激所在部位引起的淋巴结炎、淋巴管炎较为严重，应做好对症处理。

第四节　抗肠蠕虫药

一、抗线虫药

寄生在人体的线虫包括钩虫、蛔虫、蛲虫、鞭虫等肠道线虫和旋毛虫、丝虫等肠道外线虫。近年来，随着广谱、高效、低毒的驱虫药不断问世，已使这类寄生虫病的防治变得更为简便易行。

阿苯达唑

【作用和临床应用】 阿苯达唑(albendazole，肠虫清)可选择性抑制虫体的糖代谢过程，减少ATP生成，最终导致虫体能量耗竭而死亡。实验证明：由于该药口服吸收后在组织内可达相当高的浓度，不仅对寄生在肠道内的钩虫、蛔虫、蛲虫、鞭虫等多种线虫和绦虫有强大的杀灭作用，还对囊虫病、华支睾吸虫病、旋毛虫病、包虫病、肺吸虫病等肠道外寄生虫病也有很好的疗效。与吡喹酮相比，治疗脑囊虫病时不良反应相对较轻，对华支睾吸虫病的疗效稍逊于吡喹酮。

【不良反应及用药护理】 该药副作用较少，一般反应有轻微的消化道症状和头晕、头痛、嗜睡和皮肤瘙痒等，多在数小时内缓解。大剂量偶见白细胞减少和肝功能异常，停药后可逐渐恢复。本品有致畸和胚胎毒作用，对2岁以下小儿的安全性未确定，故孕妇及2岁以下小儿禁用。

甲苯达唑

甲苯达唑(mebendazole)杀虫机制、疗效和不良反应同阿苯达唑。由于首过消除明显，仅用于钩虫、蛔虫、蛲虫、鞭虫和绦虫等肠道内寄生虫病的治疗。

左旋咪唑

左旋咪唑(levamisole，LMS)为广谱驱肠虫药，驱蛔虫效果最好，对钩虫和微丝蚴有效，对其他肠虫作用弱，无临床意义。驱虫机制为选择性抑制虫体糖代谢和能量代谢，导致痉挛性麻痹而丧失附着力后随粪便排出。此外，尚有免疫调节作用(见第四十二章)。治疗量不良反应短暂而轻微，偶见恶心、呕吐、腹痛、乏力、失眠及皮疹等。大剂量或长期应用则可出现流感样症状(发热、关节肌肉疼痛)、白细胞和血小板减少、视神经炎、光敏性皮炎、血清氨基转移酶升高等。孕妇和活动性肝炎患者禁用。

噻嘧啶

噻嘧啶(pyrantel，驱虫灵)为广谱驱肠虫药，有胆碱样作用，可选择性兴奋虫体肌，导致痉挛性麻痹而丧失附着力后随粪便排出，对鞭虫和绦虫无效。不良反应短暂而轻微，主要为胃肠不适，其次为头昏、发热。

哌　嗪

哌嗪(piperazine，驱蛔灵)是一种高效的驱蛔虫、蛲虫药物，对其他寄生虫无效。驱虫机制是选择性阻断蛔虫、蛲虫体肌的胆碱受体，使肌肉产生弛缓性麻痹不能附着于宿主肠壁而随肠蠕动排出体外，故不可与噻嘧啶合用。

本药毒性很低，偶见流泪、流涕、皮疹、支气管痉挛等过敏反应和恶心、呕吐、上腹不适等消化道反应。中毒剂量时可见眩晕、肌颤、共济失调、癫痫小发作等神经系统反应，有癫痫病史者禁用。为避免药物迅速排泄，一般不合用泻药。

二、驱绦虫药

寄生在人体的绦虫有猪肉绦虫和牛肉绦虫两种。吡喹酮是首选的抗绦虫药（见本章第三节），其他可供选用的药物有甲苯达唑（参见抗线虫药）和氯硝柳胺。

氯硝柳胺

氯硝柳胺（niclosamide，灭绦灵）为水杨酰胺类衍生物。对各种绦虫均有杀灭作用，尤以牛肉绦虫最敏感。由于不能杀死虫卵，为防猪肉绦虫死亡节片被消化后，释出虫卵逆流入胃继发囊虫病的危险，服药1～3小时内应服硫酸镁导泻。该药口服不易吸收，故不良反应少，偶见消化道反应。

常用的抗肠蠕虫药选药时可参考表39-1。

表39-1 常用抗肠蠕虫药的合理选药

种类	首选	次选
蛔虫	甲苯达唑、阿苯达唑	噻嘧啶、哌嗪、左旋咪唑
蛲虫	甲苯达唑、阿苯达唑	噻嘧啶、哌嗪
钩虫	甲苯达唑、阿苯达唑	噻嘧啶
鞭虫	甲苯达唑	
囊虫	吡喹酮、阿苯达唑	
包虫	阿苯达唑	吡喹酮、甲苯达唑
绦虫	吡喹酮	氯硝柳胺

三、抗肠蠕虫药的用药护理

1. 驱虫药服用时一般采取半空腹状态，期间不宜饮酒及进食过多的脂肪性食物。驱虫期间有便秘的患者可酌情给予泻药，以促进虫体的排出。

2. 养成良好的卫生习惯，秋季为驱虫的理想季节。驱虫结束后应检查大便，观察虫卵情况，未根治者需进行第二疗程的治疗。

3. 2岁以下小儿禁用甲苯哒唑、阿苯哒唑、噻嘧啶。妊娠早期、肝肾功能不全者禁用左旋咪唑。噻嘧啶可导致一过性的门冬氨酸氨基转移酶增高，肝功能不全者禁用。

4. 氯硝柳胺对虫卵无效，为了防止由于呕吐虫卵逆流入胃及十二指肠引起囊虫病，用药前应先服镇吐药，如甲氧氯普胺。服药时嘱咐患者尽量少饮水。如果服药7天后大便中无虫卵和节片，应再加服一个疗程，治疗3个月以上大便检测阴性，方可认为治愈。

案例分析

患者，女，35岁。因寒战、高热等症状周期性发作入院治疗，询问病史时发现该患者发病前曾到非洲旅游。随后在血涂片中查到疟原虫。诊断为三日疟。治疗方案如下：①氯喹：首剂1g，8小时后再服0.5g，第2、3日各服0.5g。②伯氨喹：每日服用52.8g，顿服，连服4日。请问在执行该治疗方案时护士应如何进行用药护理？

常用制剂和用法

氯喹 片剂：0.25g。治疗疟疾：第一日先服1g，8小时后再服0.5g，第2、3日各服0.5g。预防：一次0.5g，一周1次。治疗阿米巴病：一次0.25g，一日3～4次，3～4周为一疗程。极量一次1g，一日2g。

奎宁 片剂：0.3g。一次0.3～0.6g，一日3次，连服5～7日。注射剂：0.25g(1ml)、0.5g(1ml)。一次0.25～0.5g用葡萄糖注射液稀释成每毫升含0.5～1mg后静脉缓慢滴注。

青蒿素 片剂：0.1g。首剂1g，6～8小时后服0.5g，第2、3天各服0.5g。油注射剂：100mg(2ml)。首次0.2g，6～8小时后0.1g，第2、3天各0.1g，深部肌注。

蒿甲醚 油注射剂：80mg(1ml)。胶囊：40mg。片剂：40mg。成人常用量，首剂160mg，第2日起每日1次，每次80mg，连用5日。小儿常用量，首剂按体重3.2mg/kg；第2～5日，每次按体重1.6mg/kg，每日1次。

青蒿琥酯 片剂：50mg。注射剂：60mg。口服：每次0.1g，1日1次，首剂量加倍，连服5天。静注：临用前用所附的5%碳酸氢钠注射液0.6ml，振摇2分钟，待完全溶解后，加5%葡萄糖注射液或葡萄糖氯化钠注射液5.4ml，使每1ml溶液含青蒿琥酯10mg，缓慢静脉注射。每次60mg(或1.2mg/kg)，7岁以下小儿1.5mg/kg。首次剂量注射后4，24，48小时各重复注射1次，极度严重者，首剂量可加倍。

伯氨喹 片剂：13.2mg。4日疗法：一日4片，连服4日。8日疗法：一日3片，连服8日。14日疗法：一日2片，连服14日。

乙胺嘧啶 片剂：6.25mg、25mg。口服：预防疟疾：一日25mg，一周1次。

二氯尼特 片剂：0.25g、0.5g。一次0.5g，一日3次，共10日

复方乙酰胂胺 片剂：每片含乙酰胂胺0.25g、硼酸0.03g。一次1～2片，塞入阴道穹隆部，一日1～3次，10～14日为1疗程。

吡喹酮 片剂：0.25g。治疗血吸虫病：一次10mg/kg，一日3次。急性血吸虫病连服4日，慢性血吸虫病连服2日。肺吸虫、华支睾吸虫或其他肝吸虫病：总量120mg/kg，1天或2天疗法。绦虫病：10～25mg/kg顿服。皮下-肌肉型囊虫症：总量120mg/kg，4天疗法。脑型囊虫症：总量180mg/kg，9天疗法。间隔3～4个月进行下一疗程，共3个疗程。姜片虫：5～15mg/kg顿服。包虫的术前准备：25～30mg/kg，共6～10天。

阿苯达唑 片剂：0.1g、0.2g。蛔虫、钩虫、蛲虫感染：0.4g，顿服。绦虫感染：一日0.8g，共3天。囊虫病：0.2～0.3g，一日3次，10天为1疗程，间隔15～21天，共2～3个疗程。包虫病：一次5～7mg/kg，一日2次，30日为1疗程，重复数疗程，间隔2周。华支睾吸虫病：一日8mg/kg，共7日。旋毛虫病：一日24～32mg/kg，共5天。

甲苯达唑 片剂：0.1g。蛔虫、钩虫、鞭虫感染：一次0.1g，早晚各1次，共3天。蛲虫

感染：0.1g 顿服。绦虫病：一次 0.3g，一日 3 次，共 3 天。

左旋咪唑　片剂：25mg、50mg。蛔虫感染：0.1～0.2g 顿服。钩虫感染：一日 0.2g，连服 3 日。丝虫病：一日 0.2～0.3g，分 2～3 次服，连服 2～3 天。

噻嘧啶　片剂：0.3g。蛔虫、钩虫、蛲虫感染：一次 1.2～1.5g，一日 1 次睡前顿服。小儿一日 30mg/kg，睡前顿服。

枸橼酸哌嗪　片剂：0.25g、0.5g。蛔虫感染：一日 75mg/kg，极量 4g，儿童一日 75～150mg/kg，极量 3g，睡前顿服，连服 2 日。蛲虫感染：一次 1.0～1.2g，一日 2 次、儿童一日 60mg/kg，分 2 次服，连服 7 日。

乙胺嗪　片剂：50mg、100mg。1 日疗法：1.5g，1 次或分 2 次服。7 日疗法：一次 0.2g，一日 3 次，连服 7 日。

氯硝柳胺　片剂：0.5g。猪肉、牛肉绦虫病：1g，晨空腹顿服，1 小时后再服 1g，1～2 小时后服硫酸镁导泻。短膜壳绦虫病：清晨空腹嚼服 2g，1 小时后再服 1g，连服 7～8 天。

思考题

1. 疟疾的生活史较为复杂，抗疟药是分别作用在哪些环节的？
2. 在应用抗疟药时患者出现酱油尿的原因是什么，用哪些药物时容易出现此种情况？
3. 小儿蛔虫病的发病率较高，常用的驱虫药有哪些？使用过程中应提醒患者注意哪些问题？

（刘雪梅）

第四十章　抗恶性肿瘤药

学习目标

1. 掌握抗恶性肿瘤药的不良反应及用药护理。
2. 熟悉常用抗恶性肿瘤药的作用及临床应用。
3. 了解抗恶性肿瘤药的分类和作用机制。
4. 学会观察抗恶性肿瘤药的疗效及不良反应，能够熟练进行用药护理，并能进行用药宣教。

恶性肿瘤治疗方法目前主要采用化学治疗（化疗）、手术治疗、放射治疗和中医中药治疗等。肿瘤化疗作为临床综合治疗的重要组成部分，可明显改善癌症患者的生存时间和生活质量。随着分子生物学、细胞动力学和免疫学的研究进展，近年来，免疫治疗、基因治疗、分化诱导剂、生物反应调节剂、肿瘤疫苗及抗侵袭抗转移药等新的治疗手段和有效药物在临床的应用，不但开拓了肿瘤治疗新途径，也为肿瘤化疗概念注入了新内涵。

第一节　抗恶性肿瘤药的分类

一、根据细胞增殖周期分类

细胞从上一次分裂结束到下一次分裂结束这段时间称为细胞增殖周期，了解肿瘤细胞的增殖周期有助于根据其生物学特点制定相应的化疗方案。肿瘤细胞群包括增殖细胞群和静止细胞群（G_0）。增殖期细胞又分为 G_1 期（DNA 合成前期）、S 期（DNA 合成期）、G_2 期（DNA 合成后期）和 M 期（分裂期）。

根据对细胞周期不同阶段作用的强弱，化疗药物可分为以下两类：

1. 周期非特异性化疗药　对增殖周期各阶段细胞均有杀灭作用。如白消安、氮芥、环磷酰胺、塞替派、亚硝脲类、放线菌素 D、柔红霉素、丝裂霉素、博莱霉素、铂类、三尖杉生物碱类等。

2. 周期特异性化疗药　仅对增殖周期中某特定阶段有杀灭作用。如抗代谢药、博莱霉素、喜树碱、鬼臼毒素、替尼泊苷、糖皮质激素、紫杉类、长春生物碱类、紫杉类、秋水仙碱类、L-门冬酰胺酶等。

非增殖细胞对各类化疗药物均不敏感。当增殖细胞群被大量杀灭后，处于 G_0 期的非增殖细胞可进入增殖期，是肿瘤复发的主要原因。

二、根据作用机制分类

根据作用机制可将抗肿瘤药物分为以下5类：

1. 影响核酸生物合成的药物 这类药物的化学结构与核酸合成代谢所必需的物质如叶酸、嘌呤、嘧啶相似，起到干扰核酸代谢而阻止肿瘤细胞分裂的作用，故又称为抗代谢药。此类药物包括甲氨蝶呤、氟尿嘧啶、替加氟、巯嘌呤、羟基脲、阿糖胞苷等。

2. 直接影响DNA结构和功能的药物 这类药物与DNA形成各种形式的连接，在不同环节干扰DNA的功能，导致细胞停止分裂或凋亡。此类药物包括氮芥、环磷酰胺、白消安、塞替派、亚硝脲类、顺铂、丝裂霉素、博莱霉素、喜树碱类、鬼臼毒素类衍生物等。

3. 干扰转录过程和阻止RNA合成的药物 这类药物通过嵌入DNA双螺旋，干扰RNA转录。如柔红霉素、放线菌素D等。

4. 影响蛋白质合成的药物 这类药物通过抑制微管蛋白、干扰核糖体功能或影响氨基酸供应发挥作用。如长春碱类、紫杉类、高三尖杉酯碱、L-门冬酰胺酶等。

5. 影响激素平衡的药物 如肾上腺皮质激素、性激素及其拮抗药可改变体内激素平衡和肿瘤生长的内环境，适用于某些激素相关性肿瘤的治疗。

第二节 抗恶性肿瘤药常见不良反应及用药护理

一、常见不良反应

由于绝大多数化疗药在抑制或杀伤肿瘤细胞的同时，对体内处于增殖期的正常细胞群同样有毒害作用，是限制化疗剂量和影响疗效的关键因素。化疗期间须重点监护的药物毒性可分为共有毒性和特有毒性(表40-1)。共有毒性与抗肿瘤作用机制有直接关系，是大多数化疗药所共有的毒性反应，不同药物只是程度上的差别；特有毒性是某些药物特有的毒性反应，一般与化疗药物的治疗作用无关。

表40-1 化疗药物的毒性分类

共有毒性	特有毒性
近期毒性：骨髓造血抑制、消化道反应、脱发、黏膜炎 远期毒性：免疫功能低下、不育和致畸、诱发新的肿瘤	心脏毒性、呼吸系统毒性、肝脏毒性、肾毒性、神经毒性、过敏反应、局部刺激

二、用药护理

保持患者良好的精神状态和营养状态，及时、准确、安全给药，密切观察，预防和减轻各种不良反应，确保化疗顺利完成，是肿瘤化疗用药护理的主要任务。

1. 局部刺激 大多数化疗药有较强的刺激性，如不慎误入血管外，可致难愈性组织坏死和局部硬结；同一处血管反复给药常引起静脉炎，导致血管变硬，血流不畅，甚至闭塞。护理人员在用药时首先要作好解释工作以消除患者恐惧心理，要求患者在注射时感到疼痛或有异常感觉应立即告知，防止患者因勉强忍受而造成不良后果。多次用药时，应制定合理的静脉使用计划，由远端小静脉开始，左、右臂交替使用，因下肢静脉易于栓塞，除特殊情况外，避免使用下肢静脉给药。如不慎药液溢出或可疑溢出时，局部立即注射0.9%氯化钠注射液稀释，同时使用大剂量糖皮质激素局部浸润注射，冰敷4小时以上。疼痛严重者可用氯乙烷表面麻醉止痛。

2. 消化道反应　由于消化道上皮细胞增殖旺盛，化疗时几乎不可避免会遭受化疗药的杀伤，不同程度地出现食欲减退、恶心、呕吐、腹泻、腹痛等消化道症状，严重时发生肠黏膜坏死、出血甚至穿孔。多数患者第一次用药反应较重，以后逐渐减轻。给药时间宜安排在饭后或睡前，以易消化、少油腻的清淡食物为主，以免影响患者的食欲和进食，同时给予镇静止吐药对减轻消化道反应有一定作用。反应严重者可采取少量多餐或随意餐的形式，必要时禁食补液。

3. 骨髓造血抑制　预防感染和出血是化疗期间骨髓抑制的用药护理重点，用药期间白细胞计数一般不低于$2.5\times10^9/L$。基本原则是严格执行无菌操作，注意环境、个人和饮食卫生，密切监测患者的体温、血象等感染先兆和出血倾向，防止意外损伤，作好各种抢救准备，及时处理各种继发感染和出血症状。通过严密的保护和精心护理，可有效地帮助患者度过危险期。

4. 口腔、皮肤损害和脱发　化疗药可引起严重的口腔黏膜损害，表现为充血、水肿、炎症和溃疡形成。化疗前应及时治疗口腔感染，治疗期间除餐后正常刷牙外，采用消毒液含漱的方法保持口腔清洁。合并真菌感染时可用制霉菌素10万U/ml或3%苏打水含漱，溃疡疼痛者餐前可用2%利多卡因喷雾或外涂。皮肤损伤的护理以预防和控制感染为主。脱发患者应做好思想疏导，说明脱发的可逆性，解除其精神压力。化疗时用止血带捆扎于发际或戴冰帽，对脱发有显著的预防效果。

5. 泌尿系统损害　肾脏是化疗药物的主要排泄场所，由于肾脏对尿液的浓缩效应，造成化疗药在泌尿系统的浓度明显增高，局部的毒性加重，加之化疗时肿瘤组织崩解产生的高尿酸血症在肾小管内形成尿酸盐结晶堵塞肾小管，如果监护不当，很可能发生出血性膀胱炎和导致肾衰竭。因此，化疗期间应鼓励患者大量饮水，每日摄入量保持在3000ml以上，保持每天尿量2000～3000ml以上，对于摄水量已够但尿量不足者，可酌情给予利尿药，并给予别嘌呤醇抑制尿酸生成。每日准确记录水出入量，对摄入量足够，尿量少者，按医嘱给予利尿剂，以便及时排出药物。

知识链接

化疗药物的用药原则

1. 联合用药　因为癌细胞往往处于不同时期，因此尽量采取作用于不同环节和时期的药物联合用药。

2. 大剂量间歇疗法　对于早期、健康程度较好的患者采取大剂量间歇疗法一般比小剂量连续用药效果好。

3. 序贯疗法　根据细胞增殖动力学的特点，按一定顺序依次使用不同的抗肿瘤药物进行治疗可取得较好效果。

第三节 常用的抗肿瘤药物

一、影响核酸生物合成的药物

甲氨蝶呤

甲氨蝶呤(methotrexate,MTX)结构与二氢叶酸类似,与其竞争二氢叶酸还原酶,干扰叶酸的代谢,主要抑制 dTMP 合成,继而影响 S 期的 DNA 合成代谢,属周期特异性药物。主要用于急性白血病、绒毛膜上皮癌、恶性葡萄胎、骨肉瘤、卵巢癌、睾丸癌、头颈部及消化道肿瘤的治疗;也可作为免疫抑制剂用于器官移植和自身免疫性疾病的治疗。用药前后应密切监测骨髓及肝、肾功能,如出现严重黏膜溃疡、腹泻(每日 5 次以上)、血便及白细胞、血小板明显减少等严重反应,应立即停药。大剂量应用时需配合亚叶酸钙,充分水化、碱化尿液,同时避免摄入酸性食物。

氟尿嘧啶

氟尿嘧啶(fluorouracil,5-Fu)可与 dUMP 竞争 dTMP 合成酶,影响 S 期的 DNA 合成代谢,是常用的周期特异性药物。主要用于消化道癌及乳腺癌、卵巢癌、绒毛膜上皮癌、头颈部癌、肺癌、膀胱癌、宫颈癌、皮肤癌的治疗。该药一般不单独应用,与亚叶酸钙配伍可产生显著的协同效应。不良反应的监测及停药指征同 MTX,偶见共济失调等小脑毒性。

替加氟

替加氟(tegafur,FT207)为氟尿嘧啶同系物,可口服,在体内逐渐转变为氟尿嘧啶起效,毒性只有氟尿嘧啶的 1/7～1/4。

巯嘌呤

巯嘌呤(mercaptopurine,6-MP)可抑制腺嘌呤、鸟嘌呤的合成代谢或直接掺入 DNA、RNA 发挥细胞毒作用。对 S 期作用最显著,对 G_1 期有延缓作用。临床主要用于急性白血病、绒毛膜上皮癌和恶性葡萄胎的治疗,对恶性淋巴瘤和多发性骨髓瘤也有一定疗效。

阿糖胞苷

阿糖胞苷(cytarabine,Ara-C)主要与 dCTP 竞争,抑制 DNA 多聚酶而影响 DNA 的合成;也可直接掺入 DNA、RNA,干扰复制和转录。主要影响 S 期,对 G_1/S、S/G_2 期的过渡也有抑制作用。临床主要用于急性白血病及消化道癌。

羟基脲

羟基脲(hydroxycarbamide,HU)是核苷酸还原酶抑制剂。通过阻止核糖核酸还原为脱氧核糖核酸而影响 DNA 的合成,杀伤 S 期细胞。主要用于治疗黑色素瘤和慢性粒细胞白血病。除一般毒性外,大剂量对肝脏有明显损害。

二、直接影响DNA结构和功能的药物

氮 芥

氮芥（chlormethine，HN_2）为最早用于临床的抗肿瘤化疗药物。属双功能基团烷化剂，能迅速与多种有机物的亲核基团结合，是一高度活性的周期非特异性药。由于选择性低，毒性较重，目前其他肿瘤已少用，主要用于恶性淋巴瘤及癌性积液，对白血病无效。注射于血管外时可致坏死和溃疡。

环磷酰胺

环磷酰胺（cyclophosphamide，CTX）为氮芥的衍生物。口服易吸收，但不易透过血-脑脊液屏障。作用机制同氮芥，但体外无活性，需经肝微粒体细胞色素P450氧化，并最终在组织或肿瘤细胞内分解出有活性的磷酰胺氮芥而发挥作用。CTX抗瘤谱广，对恶性淋巴瘤、急性淋巴细胞白血病、神经母细胞瘤、多发性骨髓瘤、肺癌、乳腺癌、卵巢癌等多种肿瘤有效，亦可用作免疫抑制剂以缓解某些自身免疫性疾病及器官移植的排异反应。主要不良反应与氮芥相似，肝功能异常时毒性加大，其代谢产物丙烯醛有较强的泌尿道毒性，可致出血性膀胱炎，应鼓励患者多饮水。

白 消 安

白消安（busulfan，马利兰）在体内解离后起烷化作用，主要用于慢性粒细胞性白血病，但对急性粒细胞性白血病无效。长期应用除骨髓抑制外，可引起肺纤维化、闭经及睾丸萎缩等。

塞 替 派

塞替派（thiotepa，TSPA）作用机制与氮芥类似，但选择性高、抗瘤谱广、局部刺激性小，可肌内注射。多用于乳腺癌、卵巢癌、肝癌、膀胱癌等实体瘤的治疗。

亚 硝 脲 类

本类药物常用的有卡莫司汀（carmustine，BCNU）、洛莫司汀（lomustine，CCNU）、司莫司汀（semustine，me-CCNU）和尼莫司汀（nimustine，ACNU）。进入体内后的活性代谢物具有烷化剂效应，且脂溶性高，易透入血-脑脊液屏障。主要用于原发性及转移性脑肿瘤的治疗，对黑色素瘤、恶性淋巴瘤、胃肠道肿瘤和骨髓瘤等有效。大剂量长期应用可致迟发性骨髓抑制和肝、肾功能损伤。

顺铂和卡铂

顺铂（cisplatin，DDP）为二价铂同一个氯离子和两个氨基组成的金属配合物，在氯离子浓度高的环境下稳定，进入癌细胞后在低氯离子环境下水解为具有烷化功能的阳离子水化物，发挥周期非特异性抗癌作用。具有抗癌谱广，用于多种乏氧实体肿瘤的治疗，对非精原细胞性睾丸瘤效佳。大剂量连续应用时，对肾、神经系统及胰腺有明显毒性。

卡铂(carboplatin,CBP)是第二代铂类药物,与顺铂相比,在疗效和不良反应方面均有改善。

丝裂霉素

丝裂霉素(mitomycin C,MMC)化学结构中的烷化基团可与DNA双链交叉连接,阻止其复制并使其断裂。对多种实体瘤有效,特别对消化道肿瘤常用。该药局部刺激性大,给药时不可漏于血管外,偶有心、肝、肾损伤及间质性肺炎发生。

博莱霉素

博莱霉素(bleomycin,BLM)可与铜或铁离子络合,使氧分子大量转化为氧自由基,破坏DNA。临床主要用于各种鳞状上皮细胞癌的治疗。骨髓抑制相对轻微,但常见过敏性休克样反应,严重者可致间质性肺炎和肺纤维化。

喜树碱类

喜树碱(camptothecin,CPT)是从我国特有的植物喜树中提取的一种生物碱。临床常用其衍生物羟喜树碱(hydroxycamptothecine,OPT)。该类药物能特异性抑制DNA拓扑异构酶Ⅰ,从而干扰DNA的复制、转录和修复功能,为周期特异性药物。对胃癌、绒毛膜上皮癌、恶性葡萄胎、急性及慢性粒细胞性白血病等有一定疗效,对膀胱癌、大肠癌及肝癌等亦有一定疗效。CPT毒性较大,有泌尿道刺激症状,其衍生物毒性反应则较轻。

鬼臼毒素类衍生物

鬼臼毒素能与微管蛋白结合,使细胞的有丝分裂停止。其半合成衍生物依托泊苷(etoposide,VP-16)和替尼泊苷(teniposide,VM-26)则主要抑制DNA拓扑异构酶Ⅱ,从而干扰DNA复制、转录和修复功能。VP-16在同类药物中毒性最低,临床用于治疗肺癌、睾丸肿瘤及恶性淋巴瘤有良好效果。VM-26的作用为VP-16的5~10倍,对儿童白血病和脑瘤有较好疗效。

三、干扰转录过程和阻止 RNA 合成的药物

柔红霉素

柔红霉素(daunorubicin,DNR)能嵌入DNA碱基对之间,并紧密结合到DNA上,阻止RNA转录过程,也能阻止DNA复制。属细胞周期非特异性药物,S期细胞对其更为敏感。DNR抗瘤谱广,疗效高,主要用于对常用抗恶性肿瘤药耐药的急性淋巴细胞白血病或粒细胞白血病、恶性淋巴肉瘤、乳腺癌、卵巢癌、小细胞肺癌、胃癌、肝癌及膀胱癌等。心脏毒性较多见。

放线菌素 D

放线菌素D(dactinomycin,DACT)能嵌入到DNA双螺旋中相邻的鸟嘌呤和胞嘧啶(G-C)碱基之间,通过与DNA结合成复合体干扰转录过程,阻止RNA的合成。抗瘤谱较窄,常用于恶性葡萄胎、绒毛膜上皮癌、霍奇金病和恶性淋巴瘤、肾母细胞瘤、骨骼肌肉瘤及神经母细胞瘤的治疗。但口腔黏膜、消化道和骨髓毒性明显。

四、影响蛋白质合成的药物

长春碱类

长春碱(vinblastine,VLB)及长春新碱(vincristine,VCR)为夹竹桃科植物长春花所含的生物碱,其半合成衍生物有长春地辛(vindesine,VDS)和长春瑞滨(vinorelbine,NVB)。

长春碱类主要作用于M期细胞,抑制微管聚合和纺锤丝的形成,致使细胞有丝分裂停止于中期,VLB的作用较VCR强。主要用于治疗急性白血病、恶性淋巴瘤及绒毛膜上皮癌。VCR对儿童急性淋巴细胞白血病疗效好、起效快。VDS和NVB主要用于治疗肺癌、恶性淋巴瘤、乳腺癌、卵巢癌、食管癌、黑色素瘤和白血病等。长春碱类注射有较强的局部刺激性。与VLB相比,VCR对骨髓毒性不明显,但外周神经系统毒性较大。

紫杉醇类

紫杉醇(paclitaxel)能促进微管的装配,但抑制微管的解聚,从而使细胞有丝分裂终止。该药对卵巢癌和乳腺癌有独特的疗效,对肺癌、食管癌、大肠癌、黑色素瘤、头颈部癌、淋巴瘤、脑瘤也都有一定疗效。除共有毒性外,该药的过敏反应、神经毒性和心脏毒性较为严重。

三尖杉生物碱类

高三尖杉酯碱(homoharringtonine)是三尖杉属植物提取的生物碱。可抑制蛋白合成的起始阶段,并使核糖体分解,蛋白质合成及有丝分裂停止。对急性粒细胞白血病疗效较好,也可用于急性单核细胞白血病及慢性粒细胞白血病等的治疗。除共有毒性外,偶见心脏毒性等。

L-门冬酰胺酶

L-门冬酰胺酶(asparaginase)可使血液内门冬酰胺水解,造成缺乏。正常细胞可自行合成门冬酰胺,几乎不受影响,而某些不能自己合成,需从细胞外摄取门冬酰胺的肿瘤细胞生长却受到严重抑制。该药主要用于急性淋巴细胞白血病。常见的不良反应有消化道反应及精神症状,偶见过敏反应,应作皮试。

五、影响激素平衡的药物

某些具有激素依赖性的肿瘤如乳腺癌、前列腺癌、甲状腺癌、宫颈癌、卵巢癌和睾丸肿瘤的生长均与相应的激素失调有关。应用某些激素或其拮抗药可以抑制这些肿瘤生长,且无骨髓抑制等不良反应,但激素使用不当也会有害。

糖皮质激素

糖皮质激素可使血液淋巴细胞迅速减少,对急性淋巴细胞白血病和恶性淋巴瘤有较好的短期疗效,对其他恶性肿瘤无效,但与其他抗癌药少量短期合用,可减少血液系统并发症以及癌肿引起的发热等毒血症表现。需要注意的是可能因抑制机体免疫功能而促进肿瘤的扩展。

雌激素类

临床常用的雌激素是己烯雌酚(diethylstilbestrol),其不仅直接对抗雄激素,尚可反馈性抑制下丘脑和垂体释放促间质细胞激素,从而减少雄激素的分泌。临床用于前列腺癌和绝经期乳腺癌的治疗。

雄激素类

临床常用的雄激素有甲睾酮(methyltestosterone)、丙酸睾酮(testosterone propionate)和氟羟甲酮(fluoxymesterone)。其不仅直接对抗雌激素,也可抑制脑垂体前叶分泌促卵泡激素,从而减少卵巢雌激素的分泌。临床主要用于晚期乳腺癌,尤其是骨转移者疗效较佳。

他莫昔芬

他莫昔芬(tamoxifen,TAM)为雌激素受体的部分激动药,在体内雌激素水平较高时表现为抗雌激素效应。主要用于雌激素受体阳性的乳腺癌患者及其他雌激素依赖性肿瘤的治疗。长期大量应用可出现视力障碍,血象和肝功能异常者慎用,妊娠妇女禁用。

氨鲁米特

氨鲁米特(aminoglutethimide,AC)能特异性抑制雄激素转化为雌激素的芳香化酶,减少雌激素的生成;同时可诱导肝药酶,加速雌激素的代谢。主要用于绝经后晚期乳腺癌,对他莫昔芬无效者仍可奏效。偶见白细胞减少、血小板减少和甲状腺功能减退。孕妇和儿童禁用。

案例分析

患者,女性,58岁。因腹痛、呕血入院,诊断结果为胃癌晚期,医生给予氟尿嘧啶、环磷酰胺、丝裂霉素等药物治疗,在治疗过程中患者出现血尿、严重脱发。为减轻肾脏损害,应注意哪些问题?患者脱发严重,可采取哪些措施?

常用制剂和用法

甲氨蝶呤 片剂:2.5mg。一次5~20mg,一日或隔日1次。注射剂:5mg。一次5~20mg,一日或隔日1次,肌内或静脉注射。

氟尿嘧啶 注射剂:0.25g/10ml。一次0.25~0.5g,一日或隔日一次,静脉注射,一疗程总量5~10g。一次0.25~0.75g,一日或隔日1次,静脉滴注,一疗程总量8~10g。

替加氟 片剂:50mg、100mg。一次200~400mg,一日3次。总量20~40g为1疗程。注射剂:200mg。静脉滴注,每日1g。

巯嘌呤 片剂:25mg、50mg、100mg。白血病:一日1.5~2.5mg/kg,分2~3次服,病情缓解后用原量1/3~1/2维持。绒癌:一日6.0~6.5mg/kg,10天一疗程。

阿糖胞苷 注射剂:50mg/1ml。一次1~2mg/kg,一日1次,静注或静滴,一疗程10~14天。一次25mg,一周2~3次,鞘内注射,连用3次,6周后重复。

羟基脲 片剂:500mg。胶囊剂:400mg。一次0.5g,一日2~3次,4~6周为一疗程。

氮芥 注射剂:5mg、10mg。每次5～10mg,静脉注射。体腔内注射时用生理盐水20～40ml稀释,即时注入。

环磷酰胺 片剂:50mg。一次50～100mg,一日2～3次,一疗程总量10～15g。粉针剂:100mg、200mg,临用药前加氯化钠注射液溶解后立即静注,一次0.2g,一日或隔日1次,一疗程8～10g。大剂量冲击疗法为一次0.6～0.8g,一周一次,8g为一疗程。

白消安 片剂:0.5mg、2mg。一日2～8mg,分3次空腹服用,有效后用维持量一日0.5～2mg,一日1次。

塞替哌 注射剂:10mg/1ml。一次10mg,一日1次,肌内或静脉注射,5日后改为每周3次,总量约200～400mg。一次20～40mg,一周1～2次,腔内注射,一疗程3～4周。

卡莫司汀 注射剂:125mg。静脉滴注,一日125mg,连用2天。

洛莫司汀 胶囊剂:40mg、100mg。一次120～140mg/m^2,顿服,每6～8周口服一次。

司莫司汀 胶囊剂:10mg、50mg。一次100～200mg/m^2,顿服,每6～8周口服一次。也可36mg/m^2,每周1次,6周为1疗程。

尼莫司汀 注射剂:25mg、50mg。每次2～3mg/kg或90～100mg/m^2。6周后可重复使用,总剂量300～500mg。

顺铂 粉针剂:10mg、20mg、30mg。一次20mg,一日或隔日一次,静注或静滴,一疗程总量100mg。

卡铂 粉针剂:100mg。一次0.1～0.4g/m^2,用5%葡萄糖注射液稀释后静滴,连用5日为一疗程,四周后重复给药。

丝裂霉素 片剂:1mg。一日2～6mg,一疗程总量100～150mg。粉针剂:2mg、4mg。静注,一次2mg,一日1次;或一次10mg,一周1次,总量为60mg。

博来霉素 粉针剂:15mg、30mg。一次15～30mg,一日或隔日1次,缓慢静注,总量450mg。

羟喜树碱 注射剂:8mg。静脉注射,成人每次8mg,每周2～3次。1疗程60～120mg。

依托泊苷 注射剂:50mg、100mg。胶囊剂:50mg、100mg。静脉注射每日1次,每次100mg,连续5日,每3～4周重复1次。口服每次100mg,连续服用10日或加倍剂量连续服用5日,每3～4周重复1次。

替尼泊苷 注射剂:50mg。每次50～100mg,一日1次,连用3～5天,3～4周重复。使用前用5%葡萄糖或生理盐水配成0.5～1.0mg/ml溶液,静脉滴注30～60分钟。

柔红霉素 粉针剂:10mg、50mg。开始一日0.2mg/kg,静注或静滴,渐增至一日0.4mg/kg,一日或隔日1次,3～5次为一疗程,间隔5～7日再给下一个疗程,最大总量600mg/m^2。

放线菌素D 注射剂:0.2mg。一次0.2～0.4mg,一日或隔日1次,静注或静滴,一疗程4～6mg。

长春碱 粉针剂:10mg。一次10mg,一周1次,静注,一疗程总量60～80mg。

长春新碱 粉针剂:1mg。一次1～2mg,一周1次,静注,一疗程总量6～10mg。

长春地辛 注射剂:1mg、4mg(冷冻干燥粉,内装甘露醇20mg)。静脉注射或连续24小时以上静脉注射。每次3mg/m^2,每周1次,连用3～4周为1疗程。

长春瑞滨 注射剂:10mg、50mg。静脉滴注,每次25～30mg/m^2,每周1次,连用2周为1疗程。

紫杉醇 注射剂：30mg/5ml。一次150～175mg/m^2，静滴时间3小时，3～4周1次。

高三尖杉酯碱 注射剂：1mg/1ml、2mg/2ml。一次1～4mg，一日1次，静滴，4～6天为一疗程，隔1～2周重复用药。

门冬酰胺酶 粉针剂：1000U、2000U。一次20～200U/kg，用0.9%氯化钠注射液水稀释，一日或隔日1次，静注，10～20次为一疗程。

他莫昔芬 片剂：10mg。每次10mg。一日2次，可连续使用。

氨鲁米特 片剂：125mg、250mg。每次250mg，一日2次，2周后改为每日3～4次，每日剂量不要超过1g。

思考题

1. 抗恶性肿瘤药物的局部反应往往比较严重，可采取哪些措施应对？
2. 抗恶性肿瘤药物的不良反应有哪些？应如何进行用药护理？
3. 抗恶性肿瘤药物有两种分类方式，可分别分为哪两类？

（刘雪梅）

第四十一章　免疫功能调节药

学习目标

1. 熟悉环孢素、卡介苗的作用、临床应用及不良反应。
2. 了解其他免疫功能调节药的作用特点及临床应用。
3. 学会观察免疫功能调节药的疗效及不良反应，能正确指导患者合理用药。

第一节　免疫抑制药

免疫抑制药是一类具有非特异性抑制机体免疫功能的药物，主要用于防治器官移植时的排斥反应和自身免疫性疾病。长期应用此类药物，可致免疫功能低下，诱发感染、肿瘤、致畸和不育等严重不良反应。糖皮质激素、抗代谢药、烷化剂、氯喹等具有免疫抑制作用的药物已在有关章节中讲授，本节不再赘述。

知识链接

自身免疫性疾病与免疫缺陷病

自身免疫性疾病是指机体对自身抗原发生免疫反应而导致自身组织损害所引起的疾病。有两种类型：①器官特异性自身免疫病：组织器官的病理损害和功能障碍仅限于抗体或致敏淋巴细胞所针对的某一器官。②系统性自身免疫病：由于抗原抗体复合物广泛沉积于血管壁等原因导致全身多器官损害。

免疫缺陷病是一组由于免疫系统发育不全或遭受损害所致的免疫功能缺陷引起的疾病。有两种类型：①原发性免疫缺陷病：又称先天性免疫缺陷病，与遗传有关，多发生在婴幼儿。②继发性免疫缺陷病：又称获得性免疫缺陷病，可发生在任何年龄，多因严重感染，尤其是直接侵犯免疫系统的感染、恶性肿瘤、应用免疫抑制剂、放射治疗和化疗等原因引起。

环　孢　素

环孢素(cyclosporin A，CsA)是由真菌产生的一种脂溶性肽类代谢物。口服吸收不完全，组织浓度高于血浓度。主要经胆汁排泄，半衰期约14～17小时。

【作用和临床应用】 该药选择性作用于 Th 细胞，抑制巨噬细胞与 T 细胞相互作用后 IL-2 的合成和 IL-2 受体的表达，遏制 IL-2 介导的细胞增殖，进而使 B 细胞的分化、干扰素的生成和 NK 细胞的活化能力均下降。对细胞免疫和初次体液免疫均有较强的抑制作用，但对 T 细胞无关抗原导致的 B 细胞反应及机体非特异性免疫没有影响。临床主要用于抑制器官移植后的排异作用，可单独应用或与小剂量糖皮质激素合用，近年来也用于治疗其他免疫抑制剂不能控制的活动性和难治性类风湿关节炎、系统性红斑狼疮等自身免疫性疾病。

【不良反应】

1. 肝、肾毒性 剂量过大可见一过性肝损害、肌酐和尿素氮升高。用药时应定期监测肝、肾功能，肌酐较原基础水平增高 30%以上者就要减量。减量一个月后如不降则停药。

2. 高血压 发生率大于 30%，用药时需每日监测血压，必要时加用降压药。

3. 其他 可有食欲不振、恶心、呕吐等胃肠道反应，久用后出现多毛、牙龈增生等。

他克莫司

他克莫司（tacrolimus，FK506）是大环内酯类免疫抑制剂。能特异性抑制 Th 细胞释放 IL-2、INF-γ，以及阻止 IL-2 受体的表达，发挥强大的免疫抑制作用，较 CsA 强 100 倍。可用于抑制器官移植的排异反应和治疗其他自身免疫性疾病，对肝移植的疗效尤为显著。不良反应与环孢素相似。

霉酚酸酯

霉酚酸酯（mycophenolate mofetil，MMF）具有独特的免疫抑制作用和较高的安全性。其作用机制包括选择性阻断 T、B 淋巴细胞的鸟嘌呤合成；诱导已活化的 T 细胞凋亡；抑制单核细胞及淋巴细胞对靶器官的趋化和黏附。主要用于肾移植和其他器官移植。主要不良反应为腹泻，减量或对症治疗可消除，无明显肝、肾毒性。

抗淋巴细胞球蛋白

抗淋巴细胞球蛋白（antilymphocyteglobulin，ALG）系用人淋巴样细胞免疫动物后制备的抗人淋巴细胞血清。在补体的协同下可选择性破坏人体的淋巴细胞，从而非特异性地抑制细胞免疫和体液免疫，但对再次免疫应答几无影响。临床主要用于器官移植的抗排异治疗，亦适用于其他自身免疫性疾病。常见不良反应为发热、寒战、血小板减少，静脉注射可出现低血压和过敏性休克等。

第二节 免疫增强药

凡通过激活或部分激活机体免疫系统，提高机体原来处于低下状态的免疫功能，并用于治疗与免疫功能低下有关疾病的药物称为免疫增强药。

卡介苗

卡介苗（bacillus Calmette Guerin，BCG）是牛结核杆菌的减毒活菌苗，除用于预防结核病外，还具有免疫佐剂作用，为非特异性免疫增强剂，能增强与其合用的各种抗原的免疫原性，刺激多种免疫细胞的活性，促进细胞免疫和体液免疫，提高巨噬细胞杀伤肿瘤细胞和细菌的能力。可用于肿瘤的辅助治疗。

不良反应较多见，严重程度和发生率与剂量、给药方法及免疫治疗的次数有关。注射局部可见红斑、硬结和溃疡；瘤内注射、胸腔内注射及皮肤划痕均可引起寒战、高热等全身反应。偶见过敏性休克和死亡。

左旋咪唑

左旋咪唑(levamisole，LMS)对抗体产生具有双向调节作用，既可促进免疫功能低下者抗体生成，增强巨噬细胞的趋化和吞噬功能；又能减少自身免疫性疾病患者抗体的生成。但对正常人抗体的产生几无影响，且口服有效。临床主要用于免疫功能低下者恢复免疫功能，提高机体抗病能力；与抗癌药合用治疗肿瘤可减少复发或转移，延长缓解期；对多种自身免疫性疾病如类风湿关节炎、系统性红斑狼疮等症状有改善作用。由于该药单剂免疫药理效应可持续5～7天，故目前一般采用每周一次的给药方案。

白细胞介素-2

白细胞介素-2(interleukin -2，IL-2)由T细胞和NK细胞产生，也称为T细胞生长因子(T cell growth factor，TCGF)。主要功能是促进辅助性T细胞(Th)、细胞毒性T细胞(Tc)、自然杀伤细胞(NK)及B细胞的活化与增殖；诱导LAK(激活杀伤细胞)、肿瘤浸润淋巴细胞(TIL)的增生及增强其活性；诱导淋巴毒素(TNF-β)、γ-干扰素(INF-γ)等产生，具有广泛的免疫增强和调节功能。临床主要用于恶性肿瘤的生物治疗，对肾细胞瘤、黑色素瘤、结肠和直肠癌效果较好，可控制肿瘤发展，减小肿瘤体积及延长生存时间。

不良反应可见"流感"样症状和胃肠道反应，如发热、寒战、厌食、肌痛及关节痛等，合用非甾体抗炎药或减少剂量可缓解。

干扰素

干扰素(interferon，IFN)分为α、β、γ三类，具有广谱抗病毒、抑制肿瘤细胞增殖及免疫调节作用。免疫调节作用取决于剂量及注射时间，致敏前或大剂量给药可抑制免疫，致敏后或小剂量给药可增强免疫功能。其临床应用和不良反应见第三十八章。

转移因子

转移因子(transfer factor，TF)是从健康人白细胞中提取的一种多核苷酸和低分子量多肽，可以将供体的细胞免疫信息转移给未致敏受体，使之获得与供体同样的特异和非特异的细胞免疫功能，其作用可持续六个月，本品具有免疫佐剂作用。临床用于先天性和获得性免疫缺陷病的治疗，也试用于难以控制的病毒性和真菌感染及肿瘤辅助治疗。

胸腺素

胸腺素(thymosin)是从胸腺分离的一组活性多肽，可诱导T细胞分化成熟。还可调节成熟T细胞的多种功能，从而调节胸腺依赖性免疫应答反应。用于治疗胸腺依赖性免疫缺陷性疾病(包括艾滋病)、肿瘤、某些自身免疫性疾病和病毒感染。偶见过敏反应。

第三节 免疫调节药的用药护理

一、免疫抑制药的用药护理

1. 长期应用免疫抑制药可导致机体抗感染能力下降，易诱发细菌、病毒、真菌等感染性疾病，一定做好预防感染措施。另外应用免疫抑制药期间，不应使用减毒疫苗。

2. 免疫抑制药长期用药可增加肿瘤的发病率，宜采用多种药物小剂量合用，以增强疗效，减少毒性反应。免疫抑制药有致畸作用，用药期间应避孕。

3. 环孢素可引起牙龈增生，服药期间注意口腔护理。坚持按摩牙龈，预防牙龈肥厚；用药期间应避免服用含钾药品、留钾利尿药及高钾食品，以免发生高钾血症；与高脂肪饮食同服，会降低生物利用度，需空腹服、餐前1小时、餐后2～3小时服用。

4. 他克莫司可引起血钾升高，故应避免摄入大量钾。另外他克莫司与环孢素合用时可使环孢素半衰期延长，并呈现协同作用，增加肾毒性。

二、免疫增强药的用药护理

1. 免疫增强药一般起效时间比较长，需连续使用2～3个月才见效。免疫增强药用药期间应检测血象的变化，如白细胞的数量。

2. 部分免疫增强药如胸腺素等易产生过敏反应，应先做皮试，做好过敏性休克的急救准备。

3. 卡介苗为活菌苗，用时禁止日光暴晒，注射器要专用。皮内注射时切不可注射到皮下，否则会引起严重深部脓肿，长期不愈。有活动性结核病的患者禁用，结核菌素反应强阳性的患者慎用。瘤内注射、胸腔内注射及皮肤划痕均可引起全身性反应（如发热），应服用阿司匹林及苯海拉明2日。

4. 白细胞介素-2可导致心肺反应，用药前应注意患者的心脏病史。一次大剂量注射几分钟后可见心率增快、水肿、少尿等症状，甚至导致肺水肿或类似急性呼吸窘迫综合征。

案例分析

患者，女，36岁。患有急性淋巴细胞性白血病，进行了骨髓移植手术，为避免术后排斥反应，术前3天应用了环孢素。但术后患者出现肌酐和尿素氮增高。试分析患者出现异常的原因是什么？应用环孢素还应注意其他什么问题？

常用制剂和用法

环孢素 口服液：5g/50ml。注射剂：50mg/ml、250mg/ml。器官移植前12小时起一日服8～10mg/kg，维持至术后1～2周，根据血药浓度减至一日2～6mg/kg的维持量。可用0.9%氯化钠或5%葡萄糖注射液1∶20～1∶100稀释，每日2～5ml/kg，稀释后用2～6小时缓慢静滴或持续24小时连续静滴，病情稳定后改口服。

他克莫司 胶囊剂：0.5mg、1g。注射剂：5mg/ml。通常开始采用每日0.05～0.1mg/kg（肾移植），或0.01～0.05mg/kg（肝移植）持续静脉滴注。能进行口服时，改为口服胶囊，开始剂量为每日 0.15～0.3mg/kg，分 2 次服；再逐渐减至维持量，每日 0.1mg/kg，分 2 次服。

霉酚酸酯　片剂：500mg。胶囊剂：250mg。抗移植排异：开始剂量 1.5g，一日 2 次，逐渐调整至一次 0.75～1.0g，一日 2 次。

抗淋巴细胞球蛋白　兔抗淋巴细胞球蛋白一次 0.5～1mg/kg，马抗淋巴细胞球蛋白一次 4～20mg/kg，肌注，一日 1 次或隔日 1 次，14 日为一疗程。

冻干卡介苗　注射剂：75mg/2ml。皮内注射：临用前用注射用水稀释成每毫升含0.5～0.75mg(苗体)，一次 0.1ml；划痕：稀释成每毫升含 22.5～75mg(苗体)，一次 0.05ml。

左旋咪唑　片剂：25mg、50mg。抗肿瘤辅助用药：一次 150mg，一周 1 次，连用 3～6 个月。自身免疫性疾病：一日 150mg，一周 2～3 天。慢性及复发性感染：一日 100～150mg，分次服，一周用药 2 天。

转移因子　注射剂：2ml。一次 2ml，一周 2 次，皮下注射，1 个月后改为一周 1 次。

胸腺素　注射剂：2mg、5mg、10mg。乙型肝炎：一次 5～10mg，一日 1 次，肌注。暴发性肝炎：一次 20～30mg，一日 1 次，静脉滴注，2～3 个月为一疗程。各种重型感染：一次 5～10mg，一日 1 次，肌注。病毒感染：一次 5～10mg，一日 1 次，肌注，2～3 个月为一疗程。辅助放、化疗：一次 20～40mg，一日 1 次，肌注，3～6 个月为一疗程。

白介素-2　注射剂：10 万 U、20 万 U、40 万 U、100 万 U。一次 50 万～200 万 U，一日 1 次，静注，一周 5 次，连续用药 2～4 周。体腔给药，一周 2 次，一次 50 万～200 万 U。

干扰素　注射剂：100 万 U、300 万 U。一次 100 万～300 万 U，一日 1 次，肌注，5～10 日为一疗程，疗程间隔 2～3 日或每周肌注 1～2 次。

思考题

1. 临床常用免疫抑制药有哪些？长期应用免疫抑制药可带来哪些严重不良反应？

2. 免疫调节药中卡介苗、干扰素、左旋咪唑除了免疫调节作用外，在临床上还可用于哪些疾病？

（刘雪梅）

第四十二章　解　毒　药

学习目标

1. 熟悉有机磷酸酯类中毒表现和常用解毒药的作用、临床应用及不良反应。
2. 了解金属与类金属中毒、氰化物中毒、灭鼠药中毒常用解毒药的作用及临床应用。
3. 学会观察有机磷酸酯类中毒解毒药的疗效及不良反应，能够正确进行用药护理及指导患者合理、安全用药。

解毒药是指能直接对抗毒物或解除毒物所致毒性反应的一类药物。急性中毒的处理原则是排出毒物、给予特效解毒药和进行对症治疗。特效解毒药是一类具有高度专一性的药物，在中毒的抢救中占重要地位。

第一节　有机磷酸酯类中毒及解毒药

有机磷酸酯类按其用途可分为三类：①医用类：如丙氟磷、己硫磷，主要用于治疗青光眼；②杀虫剂类：如对硫磷(1605)、内吸磷(1059)、甲拌磷(3911)、马拉硫磷(4049)、乐果、敌敌畏和敌百虫等；③战争毒剂类：如沙林、梭曼等。特别是后两类对昆虫、哺乳类和人都有强烈的毒性作用。

一、有机磷中毒机制及中毒表现

有机磷酸酯类进入人体后，与体内的胆碱酯酶(ChE)结合，形成磷酰化胆碱酯酶，而使之失去水解乙酰胆碱的作用，导致乙酰胆碱在体内蓄积过多而引起一系列中毒症状，其症状主要有：①毒蕈碱样症状(外周M样症状)：瞳孔缩小、视力模糊、流涎、口吐白沫、出汗、呼吸困难、恶心、呕吐、腹痛、腹泻、大小便失禁，心动过缓、血压下降等；②烟碱样症状(外周N样症状)：肌肉震颤、抽搐、肌麻痹、心动过速、血压升高等；③中枢神经系统症状：躁动、谵妄，严重时由兴奋转为抑制，出现昏迷、呼吸抑制、循环衰竭等。轻度中毒主要表现为中枢神经系统及毒蕈碱样症状，全血胆碱酯酶活力在50%～70%；中度中毒表现为中枢神经系统及毒蕈碱样症状加重，并出现烟碱样症状，全血胆碱酯酶活力在30%～50%；重度中毒出现呼吸、循环衰竭，全血胆碱酯酶活力小于30%。

二、常用解毒药

(一) M受体阻断药

阿 托 品

阿托品(atropine)为治疗急性有机磷酸酯类中毒的特异性、高效能解毒药,能迅速解除M样症状,并能部分对抗中枢症状。阿托品应用的原则为及早、足量、反复给药直至阿托品化,然后改用维持量。阿托品化的指征为:瞳孔较前扩大、颜面潮红、皮肤变干、肺部湿性啰音显著减少或消失、四肢转暖、由昏迷转为清醒或有轻度躁动不安等。但阿托品不能阻断N_2受体,对肌束颤动无效,也不能使胆碱酯酶复活,故对中度和重度中毒者,必须与胆碱酯酶复活药合用。有机磷中毒患者对阿托品的耐受量比一般患者要大,其用量可不受药典规定的极量限制。

(二) 胆碱酯酶复活药

氯解磷定

氯解磷定(pralidoxime chloride,氯磷定,氯化派姆)。其溶解度大,溶液稳定,使用方便,可静脉给药,也可肌内注射。

【作用和临床应用】 氯解磷定进入机体后,既可与磷酰化胆碱酯酶中的磷酰基结合使胆碱酯酶游离,恢复水解乙酰胆碱的活性;又可直接与游离的有机磷酸酯类结合,形成无毒的磷酰化氯解磷定由肾脏排出,阻止毒物继续抑制胆碱酯酶。用于各种急性有机磷中毒,能迅速解除N样症状,消除肌束颤动,但对M样症状效果差,故应与阿托品同时应用。对中毒已久而胆碱酯酶活性已经丧失者疗效不佳,应尽早给药,首剂足量,重复应用,疗程延长至各种中毒症状消失,病情稳定48小时后停药。

【不良反应和用药护理】 肌内注射时局部有轻微疼痛;静脉注射过快可出现头痛、乏力、眩晕、视力模糊、恶心及心动过速等;用量过大可抑制胆碱酯酶,导致神经-肌肉传导阻滞,甚至导致呼吸抑制。

氯解磷定、碘解磷定禁与碱性药物混合使用,因其在碱性溶液中易水解成有毒的氰化物,故对服用氨茶碱、吗啡、利血平、琥珀胆碱、吩噻嗪等药物的患者禁用。

碘解磷定

碘解磷定(pralidoxime iodide,解磷定,碘磷定,派姆)作用和临床应用与氯解磷定相似,但作用弱,不良反应多,只作静脉给药,不能肌内注射。

知识链接

急性中毒的非特异性解救

机体中毒后应作紧急处理:迅速脱离毒源、防止毒物继续吸收并根据毒物对机体损害的轻重加以对症处理和给予支持疗法。一般急性中毒的处理应注意采取以下措施:

1. 现场抢救 迅速将患者救出现场;给患者必要的抢救,如呼吸、心跳停止者立即施行复苏术,保持呼吸道通畅,除去义齿,注意保暖等;保持环境安静。

2. 清除毒物 采取各种有效办法彻底清除残余的毒物,如催吐、洗胃、灌洗肠道、导泻、利尿等。

3. 防止毒物吸收 如根据毒物的理化性质，可分别选用中和剂、沉淀剂、保护剂，如牛奶、蛋清、花生油或液状石蜡（用于误服有机溶剂）等，以便防止毒物的再吸收。

4. 血液净化疗法 根据毒物种类选用不同的净化技术。有指征者应及早施行。

5. 高压氧治疗 具有高压、高氧的双重作用，用于治疗急性一氧化碳、硫化氢及氰化物中毒，对急性中毒性脑病也有较好的疗效。

第二节 金属与类金属中毒及解毒药

一、金属和类金属中毒机制

金属和类金属如铜、铅、锑、汞、铬、银、砷、锑、铋、磷等中的金属离子，能与机体细胞的某些活性基团相结合，导致某些生物活性物质功能障碍，引起人体中毒。

常用的解毒药大多是络合剂，与金属离子络合成为可溶、无毒或低毒的化合物经尿排出，与金属络合后不易解离者，其解毒效果更好。

二、常用解毒药

二巯丁二钠

二巯丁二钠（sodium dimercaptosuccinate，二巯琥钠，二巯琥珀酸钠）为我国研制的解毒药。其作用与二巯丙醇相似，但对锑剂的解毒效力比二巯丙醇强 10 倍，且毒性小。可用于锑、汞、铅、砷、铜的中毒，也用于预防镉、钴、镍中毒，并对肝豆状核变性病有明显的排铜和改善症状的作用。

其水溶液性质不稳定，应用时配制。可引起口臭、头痛、恶心、乏力、四肢酸痛等，注射速度越快，以上不良反应越重。偶见肾毒性。肝、肾功能不全者慎用。

二巯丙磺酸钠

二巯丙磺酸钠（sodium dimercapto-sulfonate）作用机制与二巯丁二钠相似。为治疗汞、砷中毒的首选药；对铬、铋、铅、铜及锑中毒有一定疗效；也可作为灭鼠药毒鼠强中毒及农药杀虫双、杀虫单中毒的特效解毒药。常用量肌注无明显副反应；静脉注射过快，可引起恶心、头晕、口唇发麻、面色苍白及心悸等，少数人可发生过敏反应，甚至过敏性休克。

二 巯 丙 醇

二巯丙醇（dimercaprol）属于竞争性解毒药，其分子结构中含有两个活性巯基，能与金属或类金属结合形成难以解离的无毒络合物由肾脏排出。主要用于砷、汞、铬、铋、铜等中毒，对砷中毒疗效较好。由于形成的络合物可有一部分逐渐离解出二巯丙醇并很快被氧化，游离的金属仍能引起再次中毒，故应足量反复使用。

不良反应较多，大剂量时可使血压升高，心跳加快。还可致恶心、呕吐、腹痛、木僵、昏迷等。肝、肾功能不全者慎用。

青 霉 胺

青霉胺(penicillamine)为青霉素的水解产物,是含有巯基的氨基酸。与铜、汞、铅有较强的络合作用,适用于铜、汞、铅中毒的解救,对铜中毒疗效较好,亦用于类风湿关节炎、硬皮病、原发性胆汁性肝硬化及肝豆状核变性病等,还可用于慢性活动性肝炎等。

毒性小,可口服,使用方便。不良反应有头痛、咽痛、恶心、乏力、腹痛、腹泻、皮疹、药热等。本药与青霉素有交叉过敏反应,用前必须做青霉素皮肤过敏试验,对青霉素过敏者禁用。

知识链接

肝豆状核变性病

肝豆状核变性病又称威尔逊病,是一种常染色体隐性遗传性铜代谢障碍性疾病。因铜在体内蓄积损害肝脏及大脑等而致病,临床主要表现为进行性加剧的肢体震颤、肌张力增高、智能减退等。

依地酸钙钠

依地酸钙钠(calcium disodium edetate,依地钙)能与铅、镉、钴、镍、铵、铜等多种金属离子形成稳定的可溶性络合物,尤其是对无机铅中毒解救效果好。主要用于治疗急、慢性铅中毒及镉、钴、铵、铜、锰、镍中毒,对镭、铀、钚、钍等放射性元素对机体的损害亦有一定的防治效果。

部分患者有短暂的头晕、恶心、关节酸痛、腹痛、乏力等,静注过快会引起低钙性抽搐,大剂量能损害肾。

去 铁 胺

去铁胺(deferoxamine)是特效的铁络合剂,可与组织中的铁络合成无毒物后从尿中排出。主要用于铁中毒,但口服吸收差,必须肌注或静注。该药注射过快,可引起面部潮红、低血压等,注射局部可出现疼痛。

第三节 氰化物中毒及解毒药

一、氰化物中毒及解毒机制

氰化物是作用迅速的剧毒物质。常见的氰化物有氢氰酸、氰化钾和氰化钠,桃仁、苦杏仁、枇杷核仁、梅及樱桃核仁和木薯、高粱杆中也含有氰苷,水解后产生氢氰酸,人畜误食也可致中毒;此外,硝普钠过量也可引起氰化物中毒。其中毒机制是氰化物进入体内释放出氰离子(CN^-),与机体内细胞色素氧化酶结合形成氰化细胞色素氧化酶,使该酶失去传递电子的能力,使呼吸链中断,引起细胞内窒息出现中毒症状,严重者迅速死亡。

氰化物中毒的解救必须联合应用高铁血红蛋白形成剂和供硫剂。首先给予高铁血红蛋白形成剂，迅速将体内部分血红蛋白氧化形成高铁血红蛋白，后者可与游离的氰离子结合或夺取已与细胞色素氧化酶结合的氰离子，形成氰化高铁血红蛋白，使细胞色素氧化酶复活；然后给予供硫剂硫代硫酸钠，与体内游离的或已结合的氰离子相结合，形成稳定性强、无毒的硫氰酸盐，经尿排出，达到彻底解毒的目的。

二、常用解毒药

（一）高铁血红蛋白形成剂

亚硝酸钠

亚硝酸钠(sodium nitrite)在体内能使亚铁血红蛋白氧化为高铁血红蛋白，后者与 CN^- 结合力强，故可有效地解救氰化物中毒。大剂量可引起高铁血红蛋白血症，如发绀、眩晕、头痛、呼吸困难；静注速度过快或过量中毒可引起血压骤降、晕厥、循环衰竭甚至死亡。孕妇禁用。

不良反应有恶心、呕吐、头昏、头痛、发绀、低血压、休克、抽搐等。妊娠妇女禁用。

亚 甲 蓝

亚甲蓝(methylthioninium chloride，美蓝)为氧化-还原剂，对血红蛋白有双重作用，随其在体内浓度不同而异。低浓度时，可在还原型脱氢酶辅酶Ⅰ的作用下转变为还原型亚甲蓝，后者能将高铁血红蛋白还原成血红蛋白，自身又氧化成氧化型亚甲蓝，可用于伯氨喹、亚硝酸盐、苯胺及硝酸甘油等引起的高铁血红蛋白血症。高浓度时，能直接将血红蛋白氧化成高铁血红蛋白，可用于氰化物中毒，但其作用不如亚硝酸钠强。

静注剂量过大时，可引起恶心、腹痛、出汗、眩晕、头痛等。禁用皮下和肌内注射，以免引起组织坏死。

（二）供硫剂

硫代硫酸钠

硫代硫酸钠(sodium thiosulfate)结构中具有活泼的硫原子，在转硫酶的作用下，能与体内游离的或已与高铁血红蛋白结合的氰离子相结合，形成稳定性强、毒性低的硫氰酸盐，随尿排出。主要用于氰化物中毒，也可用于砷、汞、铋、碘等中毒。

与亚硝酸钠合用可显著提高疗效，但应注意不宜混合注射，以免血压过度下降。此外，硫代硫酸钠还是钡盐中毒的特效解毒药。

偶见头晕、乏力、恶心、呕吐等不良反应。静注过快可引起血压下降。

第四节 灭鼠药中毒及解毒药

灭鼠药的种类很多，发生中毒后，首先要确认中毒鼠药的种类，然后应用解毒药物并给予对症治疗。

一、抗凝血类灭鼠药中毒及解毒药

抗凝血类灭鼠药常用的有敌鼠钠、杀鼠灵、鼠得克、大隆等，主要通过抑制凝血酶原和凝血因子的合成,同时破坏毛细血管壁并使其通透性增强,导致中毒鼠血管破裂大量出血而死亡。人类中毒机制同鼠类,主要表现为消化道、皮下出血以及便血、尿血,严重者发生休克而死亡。常用解毒药为维生素 K_1。

维生素 K_1

维生素 K_1(vitamine K_1)与抗凝血类灭鼠药化学结构相似,为抗凝血类灭鼠药的特效解毒药。主要通过促进凝血酶原和凝血因子的合成,拮抗灭鼠药的抗凝血作用。可肌内注射,严重病例可静脉给药,总量 80～120mg/d,至凝血酶原时间恢复正常或出血现象消失后停药。同时辅以应用糖皮质激素,必要时输新鲜血液或凝血酶原复合物。

二、磷毒鼠药中毒解毒药

磷毒鼠药包括磷化锌和毒鼠磷。

(一) 磷化锌中毒及解救

磷化锌作用于神经系统,轻度中毒时有头痛、头晕、乏力、恶心、呕吐、腹痛及腹泻等消化道症状及胸闷、咳嗽、心动过缓等。中度中毒时,除上述症状外,可有意识障碍、抽搐、呼吸困难、轻度心肌损害、心电图 ST 段降低、T 波低平、传导阻滞。重度中毒时,尚有昏迷、惊厥、肺水肿、呼吸衰竭、明显的心肌损害及肝损害等。

磷化锌口服中毒者应立即催吐、洗胃。洗胃用 0.5%硫酸铜溶液,每次 200～500ml 口服,使磷转变为无毒磷化铜沉淀,直至洗出液无磷臭味为止。再用 0.3%过氧化氢溶液或 0.05%高锰酸钾溶液持续洗胃,直至洗出液澄清为止。然后口服硫酸钠 15～30g 导泻。禁用油类泻药。禁食鸡蛋、牛奶、动植物油类,因磷能溶于脂肪中而吸收。呼吸困难、休克、急性肾衰竭及肺水肿时,应及时对症治疗。

(二) 毒鼠磷中毒及解救

毒鼠磷的毒理主要是抑制胆碱酯酶活性,使突触处乙酰胆碱过量积聚,胆碱能神经节后纤维支配的效应器出现一系列改变,如平滑肌兴奋、腺体分泌增加、瞳孔缩小、骨骼肌兴奋等。

毒鼠磷是有机磷化合物,其中毒症状主要由于抑制胆碱酯酶所致,故解救基本上与有机磷酸酯类农药中毒相同,主要应用阿托品及胆碱酯酶复活药如氯解磷定等解救。

三、其他灭鼠药中毒解毒药

(一) 有机氟灭鼠药中毒解毒药

有机氟灭鼠药包括氟乙酸钠、氟乙酰胺、甘氟等。主要表现为中枢神经系统及心脏受累。由于毒性强,无特效解毒剂,很容易引起人、畜中毒死亡,国家已明令禁用。中毒解救药主要用乙酰胺(acetamide,解氟灵),其中,对氟乙酰胺、甘氟中毒的救治效果较好,能延长氟乙酰胺中毒的潜伏期、解除氟乙酰胺中毒症状而挽救患者的生命。

(二) 毒鼠强中毒解毒药

毒鼠强(tetramine)也是国家禁止使用的灭鼠药。人口服的致死量约为 12mg。本药对中枢神经系统,尤其是脑干有兴奋作用。其中毒解救措施包括:①首先应清除胃内毒物:可采取催吐、洗胃、灌肠、导泻等方法;②对症处理:抗惊厥药苯巴比妥的疗效较地西泮好;呕吐、腹痛时,可用山莨菪碱;心率慢于 40 次/分,考虑体外临时起搏器,发生阿-斯综合征时进行人工起搏等；③中毒较重者采用药用炭血液灌流；④应用特异性解毒药二巯丙磺酸钠。

（三）亚砷酸、安妥、灭鼠优中毒解救药

亚砷酸、安妥、灭鼠优均为国家禁止使用的灭鼠药。亚砷酸中毒可选用二巯丙醇或二巯丙磺酸钠解救；灭鼠优中毒选用烟酰胺和胰岛素；安妥中毒选用硫代硫酸钠。

第五节 蛇毒中毒解毒药

蛇毒是毒蛇所分泌的有毒物质，主要有神经毒、心脏毒、血液毒等。人被毒蛇咬伤后，蛇毒可侵入人体而引起一系列中毒症状，可表现为肌肉瘫痪、呼吸麻痹、室性期前收缩、房室传导阻滞甚至心衰、出血甚至失血性休克等。抢救不及时，可因呼吸麻痹或休克而死亡。因此，被毒蛇咬伤必须及时治疗，除进行一般处理外，还要用抗蛇毒药进行治疗。抗蛇毒药包括抗蛇毒血清及由中草药配制而成的抗蛇毒药两类，常用药物及临床应用见表 42-1。

表 42-1 常用抗蛇毒药及临床应用

药物	临床应用
精制抗五步蛇毒血清	主要用于五步蛇咬伤
精制抗眼镜蛇毒血清	主要用于眼镜蛇咬伤
精制抗蝮蛇毒血清	主要用于蝮蛇咬伤
精制抗银环蛇毒血清	主要用于银环蛇咬伤
多价抗蛇毒血清	用于蛇种不明的毒蛇咬伤
南通蛇药	用于各种毒蛇、毒虫咬伤
群生蛇药	用于蝮蛇、五步蛇、眼镜蛇等咬伤
群用蛇药	主要用于治疗眼镜蛇咬伤效果较好，对银环蛇、蝮蛇、五步蛇、竹叶青蛇等咬伤亦有效
上海蛇药	用于治疗蝮蛇、竹叶青蛇、眼镜蛇、银环蛇、尖吻蛇等咬伤

• 案例分析 •

患者，女，26 岁，维生素 B_1 缺乏症患者，已服维生素 B_1 月余，现又合并中度有机磷中毒，医生处方如下：维生素 B_1 一次 20mg、一日 3 次，阿托品一次 1mg，首剂量 2mg 皮下注射，以后每隔 10 分钟注射 1mg，直至出现阿托品化；碘解磷定注射液 1.2g 与 0.9% 氯化钠注射液 40ml 混合后于 10~15 分钟内缓慢静注，2 小时 1 次，共 2~3 次。用药后患者出现心悸、呼吸短促、躁动不安，呕吐、视物模糊、动作不协调等，请分析产生原因，并说明下一步应如何处理。

常用制剂和用法

阿托品 注射剂：0.5mg/ml、1mg/ml、5mg/ml。轻度中毒：每 1～2 小时用 1～2mg，阿托品化后每 4～6 小时用 0.5mg，皮下注射。中度中毒：每 15～30 分钟用 2～4mg，阿托品化后每 4～6 小时 0.5～1mg，肌注或静注。重度中毒：每 10～30 分钟用 5～10mg，阿托品化后每 2～4 小时用 0.5～1mg，静注。

氯解磷定 注射剂：0.25g/2ml、0.5g/2ml。①轻度中毒：首次 0.5～0.75g 肌注，必要时 2 小时后重复注射 1 次；②中度中毒：首次 0.75～1.5g，肌注或静注，必要时 2 小时后重复肌注 0.5g。③重度中毒：首次 1.5～2.5g，用生理盐水 10～20ml 稀释后缓慢静注，30～60min 后病情未见好转，可再注射 0.75～1g，以后改为静脉滴注，每小时 0.5g。

碘解磷定 注射剂：0.4g/支。①治疗轻度中毒：0.4～0.8g/次以生理盐水稀释后静滴或缓慢静注；②治疗中度中毒：首剂量 0.8～1.6g/次，以后每小时重复 0.4～0.8g，共 2～3 次；③治疗重度中毒：首剂量 1.6～2.4g，30 分钟后如无效可再给 0.8～1.6g，以后 0.4g/h 静滴或缓慢静注。

二巯丁二钠 注射剂：0.5g、1g。一次 1g，用注射用水溶解后，立即静注。视病情需要可重复注射。

二巯丙醇 注射剂：0.1g/ml、0.2g/2ml。肌注：2～3mg/kg，最初 2 天：4 小时注射 1 次，第 3 天：6 小时注射 1 次，一疗程为 10d。

二巯丁二钠 注射剂 0.5g/支、1g/支。肌注：0.5g，2 次/d；急性中毒：首剂 2g 用 5%葡萄糖溶液 20ml 溶解后，静脉缓慢注射，以后每小时 1g，共 4～5 次；慢性中毒：每日 1g，共 5～7d。

青霉胺 片剂：0.1g。一日 1～1.5g，分 3～4 次服。治疗肝豆状核变性须长期服药，症状改善后减量或间歇用药。儿童用量一日为 20～25mg/kg。

依地酸钙钠 片剂：0.5g。口服：每次 1～2g，每日 2～4 次。针剂：1g/5ml。深部肌注：0.5g 加 1%普鲁卡因 2ml 中，每日 1 次；静滴：本药 1g 加入 5%葡萄糖液 250～500ml，静滴 4～8 小时，每天 1 次，连续天停用 4 天为一疗程，一般 3～5 个疗程。小儿按 15～25mg/(kg·d)，每天 1 次，肌注为宜。

亚硝酸钠 注射剂：0.3g/10ml。静注：6～12mg/kg，注射速度宜慢(2ml/min)，当收缩压降到 75mmHg 时，应停药。

亚甲蓝 注射剂 20mg/2ml、50mg/5ml、100mg/10ml。①高铁血红蛋白症：一次 1～2mg/kg，稀释后于 10～15 分钟内缓慢静注。②氰化物中毒：一次 5～10mg/kg，缓慢静注，随后立即静注硫代硫酸钠。③亚硝酸盐中毒：1～2mg/kg。

硫代硫酸钠 注射剂：0.5g/20ml、1g/20ml。氰化物中毒：一次 10～30g，稀释后缓慢静注。口服中毒者同时用 5%溶液 100ml 洗胃。小儿 250～500mg/kg。

维生素 K_1 注射剂：10mg/1ml。治疗抗凝血杀鼠剂中毒，10～20mg 肌注或静脉注射，2～3 次/日，直至凝血酶原时间完全恢复正常。

思考题

1. 有机磷中毒解救中，如何区别阿托品化与阿托品中毒？

2. 一中度有机磷中毒的患者，现用阿托品和氯解磷定治疗，其用药护理观察及注意事项都包括哪些方面？

（左晓霞）

第四十三章 调节水、电解质及酸碱平衡药

学习目标

1. 熟悉水、电解质及酸碱平衡调节药的作用、临床应用及不良反应。
2. 了解各类药物的应用注意事项。

临床常用的水、电解质和酸碱平衡调节药主要包括葡萄糖、氯化钠、氯化钾、乳酸盐和碳酸盐以及它们的复方制剂等。

第一节 糖 类

葡 萄 糖

【作用和临床应用】 葡萄糖(glucose)是人体重要营养物质和主要的热量来源之一。5%葡萄糖注射液主要用于补充水和糖分。20%以上的高渗葡萄糖注射液静脉推注后可提高血浆渗透压,引起组织脱水并有短暂利尿作用。另外,5%～10%葡萄糖在输液时可用作静脉给药的稀释剂和载体。

主要用于各种原因引起的进食不足或体液丢失过多,如呕吐、腹泻、大失血等;低血糖症;与胰岛素合用于高钾血症;高渗溶液与甘露醇合用于脑水肿、肺水肿及降低眼内压。

【不良反应及用药护理】 口服浓度过高或服用过快,可出现恶心、呕吐等胃肠道反应。长期单纯补给葡萄糖时,易出现低钾、低钠及低磷血症。高渗葡萄糖注射液静注时易致静脉炎,注射液外渗可致局部肿痛甚至组织坏死,故静脉穿刺时宜选用大静脉。原有心功能不全者、小儿、老人补液过多过快,可致心悸、心律失常,甚至急性左心衰竭,故用药期间注意监测心率,如出现心律不齐、心悸、气促等症状时,应减量或停药。对进食少而需长期补糖者,需注意防止出现低血钾和低血钠。冬天用药,应先将安瓿加温至与体温相同,再缓慢注入静脉,避免刺激引起痉挛症状。

第二节 电解质平衡调节药

氯 化 钠

氯化钠(sodium chloride)为无色透明立方形结晶或白色结晶粉末,无臭,味咸。露置于

空气中有吸湿性。易溶于水、甘油中，难溶于醇。

【作用】

1. 维持血容量及细胞外液渗透压 在人体血浆和细胞液中，Na^+和Cl^-是维持细胞外液晶体渗透压和血容量的重要成分，占血浆总渗透压的90%左右。

2. 维持组织细胞和神经肌肉正常生理功能 正常浓度的Na^+是维持组织细胞兴奋性和神经肌肉应激性的必要条件。Na^+大量丢失可发生低钠血症，表现为肌阵挛、倦怠、淡漠和循环障碍等，重者有谵妄、昏迷，甚至死亡。

3. 调节酸碱平衡 Na^+以碳酸氢钠形式成为体液缓冲系统中的缓冲碱，对酸碱平衡有重要调节作用。

【临床应用】

1. 低钠综合征 用于大量出汗、严重吐泻、大面积烧伤、利尿过度所致的低钠综合征，可补充0.9%氯化钠注射液，严重缺钠者可静滴高渗(3%～5%)氯化钠注射液。

2. 低血容量性休克 在大量出血而又无法进行输血的休克患者，可输入0.9%氯化钠注射液以短暂维持血容量。

3. 低氯性代谢性碱中毒

4. 其他 0.9%氯化钠注射液无刺激性，外用可以洗眼、冲洗伤口，也用于溶解和稀释药物。

【不良反应】 输注或口服过多、过快，可致水钠潴留，引起水肿、血压升高、心率加快、胸闷、呼吸困难，甚至急性左心衰竭。过量输入本药可致组织水肿和高血钠症，对已有酸中毒倾向者，大量应用可致高氯性酸血症。高血压、脑、肾、心功能不全者应慎用。肺水肿、高钠血症患者禁用。

氯 化 钾

氯化钾(potassium chloride)容易从胃肠道吸收，主要由肾远曲小管和集合管经Na^+-K^+交换而排出体外。

【作用】 作为细胞内主要阳离子，K^+是维持细胞新陈代谢，维持细胞内渗透压的重要成分，是维持神经肌肉和心肌正常功能的必需物质。K^+缺乏时可出现低钾血症，表现为肠麻痹、心律失常、乏力、腱反射减退或消失等，严重者可因呼吸麻痹或心功能不全而死亡。

【临床应用】 主要用于防治严重呕吐、腹泻、不能进食、长期应用排钾利尿药或肾上腺皮质激素等所引起的低钾血症；也可用于强心苷中毒引起的阵发性心动过速、频发室性期前收缩等心律失常，有传导阻滞者禁用钾盐。

【不良反应及用药护理】

1. 口服有较强的刺激性，用稀溶液饭后服可减少刺激。

2. 滴速过快可引起局部剧痛，且可抑制心肌，甚至心脏停搏而死亡，故速度宜慢，一般不超过1g/h；氯化钾注射液严禁静脉推注或入壶；静滴过程中应监测患者心率和血钾浓度，而且尿量超过40ml/h或500ml/d才能补钾；补钾浓度不宜过高，1000ml液体中氯化钾含量不超过3g。若出现高血钾症状，要及时通知医生并进行处理；若同时输入含钾药物时，应注意调整剂量。

3. 静脉滴注时勿漏出血管外，否则可致局部组织坏死。

肾衰竭、尿少或尿闭、高钾血症及房室传导阻滞者禁用。

葡萄糖酸钙

葡萄糖酸钙(calcium gluconate)是临床常用的钙剂。

【作用和临床应用】

1. 增加毛细血管的致密度,降低毛细血管的通透性,减少渗出,发挥抗炎、抗过敏作用。可用于荨麻疹、血管神经性水肿、血清病、接触性皮炎和湿疹等,一般采用静脉给药。

2. 促进骨骼和牙齿的发育 钙是构成骨骼和牙齿的主要成分。体内缺钙可引起佝偻病或软骨病,补充钙盐可防治。维生素D可增加钙的吸收、促进骨骼的正常钙化,故口服钙剂常同时配伍使用维生素D。

3. 维持神经肌肉的正常兴奋性 正常人血清钙含量约90~110mg/L,当血清钙含量低于60~70mg/L时,神经肌肉的兴奋性升高,出现手足搐搦症,婴幼儿可见喉痉挛或惊厥,此时可静注葡萄糖酸钙以迅速缓解症状,待症状较轻或惊厥控制后可采用口服给药。

4. 拮抗镁离子的作用 由于钙与镁的化学性质相似,可以相互竞争同一结合部位而产生对抗作用,故注射硫酸镁过量引起中毒时,可静注葡萄糖酸钙解救。

5. 其他 钙是凝血因子Ⅳ,参与凝血过程;可对抗氨基苷类抗生素引起的呼吸肌麻痹。

【不良反应及用药护理】 静脉注射有全身发热感,注射过快可引起心律失常甚至心脏骤停,故应缓慢静脉注射,每分钟不超过2ml。也可增加强心苷的毒性,应用强心苷期间以及停用强心苷一周内禁用钙盐静脉注射。该药有强烈刺激性,不可作皮下或肌内注射,并避免漏出血管外而引起剧痛及组织坏死,否则导致剧痛及组织坏死;如有外漏,应立即用0.5%普鲁卡因液做局部封闭。

口服补液盐

口服补液盐(oral rehydration salt,ORS)能预防和治疗体内失水,对腹泻、呕吐、经皮肤和呼吸道等液体丢失引起的轻、中度失水的防治,可补充水、钾和钠。严重失水或应用本品后失水无明显纠正者需改为静脉补液。

常见轻度呕吐,多发生于开始服用时,分次少量服用可防治。少尿或无尿者禁用。

知识链接

不可小视的"水电解质紊乱"

水和电解质广泛分布在细胞内外,参与体内许多重要的功能和代谢活动,对正常生命活动的维持起着非常重要的作用。当某些器官系统出现疾病或药物使用不当时可导致"水电解质紊乱"。此时,若得不到及时的纠正,水电解质代谢紊乱又可使全身各器官系统特别是心血管系统、神经系统的生理功能和机体的物质代谢活动发生相应的障碍,严重时常可导致死亡。

第三节 酸碱平衡调节药

碳酸氢钠

碳酸氢钠(sodium bicarbonate)为弱碱性物质,口服或静脉注射均可。

【作用和临床应用】

1. 纠正代谢性酸中毒　解离的 $HCO3^-$ 与 H^+ 结合，使体内 H^+ 浓度降低。是治疗代谢性酸中毒的首选药。

2. 碱化尿液　碳酸氢钠经肾排泄时使尿液碱化。可用于巴比妥类等药物过量中毒时加速从尿排出、防止磺胺类药物在肾小管析出结晶损害肾脏、增强氨基苷类抗生素治疗泌尿道感染的疗效。

3. 降低血钾　碳酸氢钠可升高血液的 pH 值，促进 K^+ 由细胞外进入细胞内，从而使血钾降低。用于心脏复苏纠正缺氧性酸中毒时所造成的高钾血症，缓解 K^+ 对心脏的抑制，使心肌收缩性及应激性增高。

4. 治疗消化性溃疡(见第二十六章作用于消化系统的药物)。

【不良反应】　口服时由于在胃内产生大量 CO_2，可引起呃逆、胃肠胀气等。对组织有刺激性，注射时切勿漏出血管。过量可致代谢性碱中毒，还可加重钠水潴留和缺钾等。充血性心力衰竭、急慢性肾功能不全、低血钾或伴有 CO_2 潴留者慎用。禁用于吞食强酸中毒时的洗胃，因本品与强酸反应产生大量 CO_2，可导致急性胃扩张甚至胃破裂。

乳 酸 钠

乳酸钠(sodium lactate)主要用于高钾血症或普鲁卡因引起的心律失常伴酸血症者。可以碱化尿液，用于尿酸结石、小儿肠炎等。本药主要在肝及肾代谢，禁用于肝功能不全、水肿、休克缺氧、心功能不全及乳酸潴留引起的酸血症。应用过量可致碱血症。

氨 丁 三 醇

氨丁三醇(trometamol，缓血酸铵，三羟甲氨基甲烷，THAM)为不含钠的氨基缓冲碱，在体内与碳酸结合，生成碳酸氢盐，减轻或纠正酸中毒。适用于代谢性酸中毒，也可用于呼吸性酸中毒。具有穿透细胞速度快又不含钠的优点，尤其适用于限钠的酸中毒患者。血尿、尿闭、妊娠、肾功能不全者慎用。慢性呼吸性酸中毒、肾性酸中毒者禁用。

氯 化 铵

氯化铵(ammonium chloride)进入机体后，铵离子经肝代谢形成尿素，由尿排出，氯离子与氢离子结合形成盐酸，起到纠正代谢性碱中毒作用。过量使用可导致高氯性酸中毒。肾功能不全时，易导致高氯性酸中毒。大量服用氯化铵可出现恶心、呕吐、腹痛等胃肠道刺激症状，宜用水溶解后服用，溃疡患者禁用。肝硬化伴代谢性碱中毒或心力衰竭者禁用。

常用制剂和用法

葡萄糖　注射剂：12.5g/250ml、25g/500ml、50g/1000ml、25g/250ml、50g/500ml、100g/1000ml、5g/20ml、10g/20ml、12g/10ml。粉剂：250g、500g。静脉滴注含本药 5%～10%的水溶液 200～1000ml，同时静滴适量生理盐水，以补充体液的损失及钠的不足。静脉滴注 50%溶液 40～100ml，用于血糖过低症或胰岛素过量，以保护肝脏。静脉滴注 25%～50%溶液，用于降低眼压及因颅压增加引起的各种病症。

氯化钠　注射剂：为含 0.9%氯化钠的灭菌水溶液，2ml、10ml、250ml、500ml、1000ml。静滴或皮下滴注，剂量根据病情决定，一般一次 500～1000ml。浓氯化钠注射液：1g(10ml)。

临用前稀释。

氯化钾 片剂：0.25g、0.5g。控释片：0.6g。微囊片：0.75g。注射剂：1g(10ml)。补充钾盐大多采用口服，1次1g，1日3次。血钾过低，病情危急或吐泻严重口服不易吸收时，可用静脉滴注，每次用10%～15%液10ml，用5%～10%葡萄糖液500ml稀释或根据病情酌定用量。

葡萄糖酸钙 片剂：0.1g、0.5g。口服液：1g(10ml)。含片：0.1g、0.15g、0.2g。成人一次0.5～2g，一日3次；儿童一次0.5～1g，一日3次。注射剂：1g(10ml)。静脉注射，每次10%液10～20ml，对小儿手足搐搦症，每次5～10ml，加等量5%～25%葡萄糖液稀释后缓慢静注(每分钟不超过2ml)。

口服补盐液 每升含氯化钠3.5g，氯化钾1.5g，碳酸氢钠2.5g(或枸橼酸钠2.9g)，无水葡萄糖20g，每次口服500ml治疗和预防急性腹泻造成的脱水。

碳酸氢钠 片剂：0.3g、0.5g。注射剂：0.5g(10ml)、12.5g(250ml)。

乳酸钠 注射剂：2.24g(20ml)、5.60g(50ml)。11.2%溶液5～8ml/kg，以5%～10%葡萄糖液5倍量稀释后静滴。

氨丁三醇 注射剂：7.28%(10ml)、7.28%(20ml)、7.28%(100ml)。对急症每次用7.28%溶液静脉滴注2～3mg/kg，于1～2小时内滴完，严重者可再用1次。

思考题

1. 患者在静脉补钾后出现静脉炎，试分析原因并给出护理措施。
2. 请分析5%葡萄糖500ml内加15%氯化钾30ml给患者静脉滴注是否正确。

(左晓霞)

第四十四章　消毒防腐药

学习目标

1. 熟悉常用消毒防腐药的作用特点和临床应用。
2. 会配制常用消毒液，能根据临床需要正确选用消毒防腐药。

消毒防腐药包括消毒药和防腐药两类，主要用于皮肤、黏膜、分泌物、排泄物、物品及环境的消毒以及食品、药品、动植物标本的防腐等。消毒药是指能杀灭病原微生物的药物，防腐药是指能抑制病原微生物生长繁殖的药物，但两者之间没有严格的界限，低浓度的消毒药可起到防腐作用，而高浓度的防腐药又能发挥消毒效力。此外，本类药作用的发挥受药液浓度、酸碱度、环境介质以及药物相互作用等影响，临床使用中应避免各种降低药物疗效因素的干扰。

知识链接

影响消毒防腐药作用的因素

1. 药物的浓度　浓度越高，抗菌作用越强，但治疗创伤时，还必须考虑对组织的刺激性和腐蚀性。

2. 作用时间　作用时间越长，抗菌作用越能得到充分发挥。若作用时间过短，就达不到抗菌目的。

3. 药液的温度　一般温度每升高 10℃杀菌效力增强一倍，如氢氧化钠溶液，在 15℃经 6 小时杀死炭疽杆菌芽孢，而在 55℃时只需 1 小时，75℃时仅需 6 分钟就可杀死。

4. 环境中的有机物　多数消毒防腐药，都可因环境中存在脓、血及其他有机物而减弱抗菌能力，因此，在用药前必须充分清洁被消毒对象，才能使药物发挥作用。

5. 微生物的种类　多数防腐消毒药对细菌的繁殖型有较好的抗菌作用，而对芽孢型的作用弱；病毒对碱类较敏感。因此应根据微生物种类选药。

第一节　常用消毒防腐药

一、酚　类

苯　酚

3%～5%苯酚(phenol，石炭酸)溶液用于手术器械、房屋及患者创面脓液、分泌物、痰液及粪便的消毒。1%～2%酚甘油溶液用于中耳炎；0.5%～1%苯酚水溶液或2%苯酚软膏用于皮肤止痒；局部应用浓度过高可引起组织损伤甚至坏死。

甲 酚

甲酚(cresol，煤酚)皂溶液是由甲酚500ml、植物油300g、氢氧化钠43g配制而成，又称来苏儿，是临床常用的消毒剂。甲酚抗菌作用较苯酚强3倍，腐蚀性及毒性较小。2%来苏儿溶液用于皮肤、橡胶手套消毒；3%～5%来苏儿水溶液用于手术器械、金属、木质家具及房屋地面、空气消毒；5%～10%来苏儿溶液用于患者排泄物及厕所消毒。禁用于伤口、橡皮塑料制品以及厨房和餐具的消毒。

二、醇 类

乙 醇

20%～30%乙醇(alcohol，酒精)溶液用于皮肤涂搽物理降温作用；50%乙醇溶液用于涂搽局部受压皮肤，用于防止褥疮发生；75%浓度的乙醇溶液杀菌力最强，用于皮肤、体温计及手术器械消毒(需浸泡半小时以上)。乙醇对组织有较强的刺激性，不宜用于伤口破损的表皮及黏膜的消毒，因对芽孢无作用，不宜用于外科手术器械消毒。

苯氧乙醇

苯氧乙醇(phenoxyaethanol)对铜绿假单胞菌具有强大杀灭作用，对其他病原体无作用。1%～2%苯氧乙醇水溶液(其中加乙醇10%)可用于烧烫伤及其他皮肤铜绿假单胞菌感染。

三、醛 类

甲 醛

40%的甲醛(formaldehyde)水溶液称为福尔马林(formalin)，为广谱杀菌剂，对细菌、芽孢、病毒均有效。本药15ml加水20ml，加热蒸发可消毒空气1m³。2%福尔马林溶液用于手术器械消毒(需浸泡1～2小时)；10%福尔马林溶液用于固定生物标本及保存疫苗。牙科还将甲醛配成干髓剂，充填髓洞，使牙髓失活。本药挥发性强，对黏膜和呼吸道有强烈刺激。

戊二醛

戊二醛(glutaral)对多种细菌、结核分枝杆菌、真菌、乙肝病毒等有杀灭作用。2%戊二醛水溶液用于口腔科器械、内镜、温度计、橡胶制品、塑料制品以及不能加热的器械的消毒，金属器械消毒加入0.5%亚硝酸银可防锈蚀；5%～10%戊二醛溶液可用于除面部以外的寻常疣；10%戊二醛溶液治疗多汗症。因有刺激性，不宜用于黏膜。

四、酸 类

过氧乙酸

过氧乙酸(peracetic acid)为酸性强氧化剂，遇有机物释放新生氧，产生氧化作用。对细菌、真菌、芽孢、病毒均有效。0.04%过氧乙酸溶液喷雾或熏蒸用于食具、空气、地面、墙壁、家具及垃圾的消毒；0.1%～0.2%过氧乙酸溶液用于泡手消毒，需浸泡1分钟；0.3%～0.5%过氧乙酸溶液用于医疗器械消毒；1%过氧乙酸溶液用于衣物、被单的消毒，需浸泡2小时。本药具有强酸性，对皮肤、黏膜有刺激性，对有色织物有漂白作用，对金属用品有腐蚀性。性质不稳定，易挥发，需现用现配。

硼　酸

硼酸(boric acid)防腐作用较弱，刺激性小。3%硼酸溶液用于眼、口腔、膀胱、子宫等的冲洗；10%硼酸软膏用于皮肤、黏膜患处。不宜用于哺乳期妇女的乳头擦洗，以免硼酸通过皮肤吸收引起婴儿中毒。

乳　酸

乳酸(lactic acid)为酸性防腐液，抑菌作用弱。10%的乳酸溶液12ml加水20ml，加热蒸发30分钟，可消毒100m^{3}房间。0.5%～2%乳酸溶液做阴道冲洗；5%乳酸阴道栓，治疗滴虫性阴道炎。使用时严格掌握浓度，高浓度对皮肤、黏膜有刺激作用和腐蚀性，空气消毒对金属有腐蚀性。

苯甲酸

苯甲酸(benzoic acid，安息香酸)为食品和药物的防腐剂，有抗真菌作用，pH越低，抗菌作用越强。0.05%～0.1%浓度的苯甲酸用于食品和药物的防腐；6%～12%苯甲酸常与水杨酸配成酊剂或软膏，治疗皮肤浅部真菌感染如手癣、体癣、足癣。外用局部有轻微刺激性。

五、卤素类

碘　酊

碘酊(iodine tincture，碘酒)为含2%碘和1.5%碘化钾的醇溶液，有强大的消毒杀菌作用。2%碘酊用于皮肤消毒；3%～5%碘酊用于手术野皮肤消毒；5%～10%碘酊用于毛囊炎、甲癣、传染性软疣等。2%碘甘油局部涂擦治疗牙龈感染和咽炎。高浓度碘酊可刺激皮肤、黏膜造成损伤，涂抹后1分钟应用75%乙醇脱碘，对碘过敏者禁用。

碘　伏

碘伏(iodophor)为碘与表面活性剂形成的络合物。属广谱杀菌剂，对细菌包括结核分枝杆菌、芽孢、乙型肝炎病毒等均敏感。对组织无刺激性，能吸收渗出液，保持创面干燥，促进肉芽组织新生和伤口愈合。临床常用于术前皮肤、黏膜消毒，预防及治疗伤口感染。可用于医疗器械、餐具及玻璃制品的消毒，对碳钢制品有腐蚀性。消毒时间随配制浓度而异，一般5～10分钟。不良反应少见。

碘　仿

碘仿(iodoform)是碘与表面活性剂的络合物，与组织液、血液、分泌液、脓液接触后，借助表面活性剂的载体和助溶作用，可缓慢地分解并游离出碘，呈现消毒防腐的作用。消毒杀菌作用维持时间长，对组织无刺激性，能吸收渗出液而保持创面干燥，促进肉芽组织新生和伤口愈合。临床常用10％碘仿甘油、软膏、粉或纱条涂布或填充于化脓性创面、深部坏死组织，可有效控制炎症加速愈合，碘仿糊可用于牙齿根管感染的填充剂，减少炎症渗出、促进炎症消退，也可用于阴道滴虫、烫伤、餐具消毒。不良反应较少，长期大面积应用可产生碘中毒。

次氯酸钠

次氯酸钠（sodium hypochlorite）为强氧化剂，且有漂白作用，对金属器械具腐蚀性，其杀菌作用随环境pH值的增大而降低，且受有机物及温度影响，遇光、热易分解。通过氧化作用破坏菌体细胞膜和酶系统，呈现杀菌作用，对细菌、病毒、芽孢等有强大杀灭作用。高浓度对组织有腐蚀、溶解作用。常作为各种外用消毒剂的成分，具有广谱、高效、去污性强等特点，一般按所需比例配制成不同浓度。

含氯石灰

含氯石灰（chlorinated lime，漂白粉）是次氯酸钙、氯化钙、氢氧化钙的混合物，加入水中，可生成具有杀菌作用的次氯酸和次氯酸离子；与有机物接触，可迅速释放出氯，杀菌作用强大而迅速。0.03％～0.15％溶液用于饮水消毒；0.5％溶液用于消毒用具；1％～3％溶液用于厕所、浴室喷洒；10％～20％乳状液或干粉用于消毒患者的分泌物和排泄物。对皮肤有刺激性，禁用于金属制品和有色织物，应现配现用。

六、氧 化 剂

高锰酸钾

高锰酸钾（potassium permanganate，灰锰氧）为强氧化剂，具有抑菌和杀菌作用，作用强于过氧化氢。0.1％高锰酸钾溶液用于水果、食物、食具等消毒及冲洗溃疡或脓疡，处理蛇咬伤伤口；0.01％～0.02％高锰酸钾溶液用于药物中毒时的洗胃及阴道冲洗；0.025％～0.01％高锰酸钾溶液湿敷治疗湿疹。

过氧化氢

过氧化氢（hydrogen peroxide，双氧水）为强氧化剂，药液被组织中的过氧化氢酶分解后释放出的新生氧有杀菌作用，对厌氧菌尤其敏感，具有消毒、防腐、除臭及清洁作用。1％～3％溶液用于口腔溃疡与炎症部位冲洗；也用于皮肤创面、溃疡局部的清洗；1％溶液用于扁桃体炎、口腔炎等含漱。对舌及口腔黏膜有轻度刺激性。

七、表面活性剂

苯扎溴铵

苯扎溴铵（benzalkonium bromide，新洁尔灭）为季铵类阳离子表面活性剂，快速广谱杀菌剂，对革兰阳性菌较敏感；对真菌和某些病毒也有效；但对芽孢、结核分枝杆菌及铜绿假单胞菌无效。对皮肤和组织无刺激性，对金属和橡胶制品无腐蚀性。0.01％苯扎溴铵用于创面消毒，0.1%苯扎溴铵用于皮肤、黏膜、及真菌感染；0.05%～0.1%苯扎溴铵用于术前泡手消毒，0.1%苯扎溴铵用于医疗器械消毒，一般煮沸 15 分钟再浸泡 30 分钟，0.005%以下溶液用于膀胱及尿道灌洗。浓溶液具有腐蚀性，与皮肤接触可致损伤甚至坏死。冲洗体腔应注意防止吸收中毒。长期反复使用可引起过敏反应。

氯 己 定

氯己定(chlorhexidine，洗必泰)为阳离子表面活性剂，具有广谱杀菌作用，作用较苯扎溴铵强，对革兰阳性菌、阴性菌、真菌均有杀灭作用，对铜绿假单胞菌也有效，但对变形杆菌、抗酸杆菌、芽孢及病毒无效。在中性和弱酸性环境中抗菌作用增强，细菌不易产生耐受性。0.02%的氯己定溶液用于洗手消毒；0.05%氯己定溶液冲洗伤口、创面及滴耳；0.1%氯己定溶液用于器械消毒；0.05%氯己定乙醇溶液用于手术区皮肤消毒；0.5%的醋酸氯己定或葡萄糖酸氯己定乙醇溶液用于器械浸泡；0.1%氯己定软膏、气雾剂用于烧伤、烫伤感染。

消 毒 净

消毒净(myristylpicoline bromide)抗菌作用较苯扎溴铵强，对机体刺激性小，对器械没有腐蚀作用。0.1%溶液用于手、皮肤和器械消毒(金属器械消毒加等量或 1∶3 的亚硝酸钠，浸泡 30 分钟以防锈)；0.1%醇溶液用于手术野皮肤消毒；0.02%溶液用于黏膜消毒。

八、染 料 类

甲 紫

甲紫(methylrosaniline，龙胆紫)属三苯甲烷类抗菌性染料，主要对革兰阳性细菌尤其葡萄球菌有杀菌作用，对致病性念珠菌也有效，能与坏死组织结合形成保护膜并起收敛作用。0.25%～2%的甲紫水溶液外用涂搽，可用于皮肤、黏膜、溃疡、疱疹、口炎；0.1%～1%的甲紫水溶液用于烧伤、烫伤局部涂搽；1%的甲紫糊剂用于足癣继发性感染及脓皮病。动物实验表明有致癌作用，故伤口破溃处禁用，本药不宜长期使用。

依沙吖啶

依沙吖啶(ethacridine，利凡诺)具有较强的抗菌作用，对各种化脓菌均有效。0.1%～0.2%溶液常用于外科创伤，皮肤、黏膜化脓性感染，创面的冲洗和湿敷；也用于口腔黏膜溃疡、牙龈炎、牙周炎的辅助治疗。水溶液不稳定，遇光则变色。禁与含氯溶液、苯酚、碘制剂及碱性药物配伍。局部外用无副作用，毒性小，对组织刺激性小，对表皮深部亦有明显消毒防腐作用。

九、重金属化合物

低浓度的重金属离子能抑制菌体内含巯基酶系统的活性，影响细菌代谢而抑菌。高浓度的重金属离子则能与细菌蛋白质结合产生沉淀而杀菌。高浓度对人体组织产生收敛、刺激甚至腐蚀作用。卤素或碱性物质(肥皂)可使之失效，不可合用。

硝 酸 银

硝酸银(silver nitrate)水溶液中可解离出银离子，与菌体蛋白质结合，呈杀菌作用。

0.25%～0.5%溶液用于黏膜收敛；10%～20%溶液用于灼烧慢性溃疡及过度增生的肉芽组织；10%溶液还原成金属银可作牙本质脱敏。误服可引起重金属中毒。

十、其 他 类

环氧乙烷

环氧乙烷(ethylene oxide)是一种广谱、高效的气体消毒剂，它能与微生物中的蛋白质发生烷化作用，导致微生物死亡。穿透力强，可透过深部杀灭细菌、芽孢、病毒和真菌。常用于其他方法不能消毒的如皮革、棉制品、化纤织物、精密仪器、生物制品、纸张、书籍、文件、某些药物、橡皮制品等消毒。消毒时必须在密闭容器内进行，常用的有固定容器消毒法、消毒袋消毒法等。

第二节 用药护理

1. 苯酚应避免可通过呼吸道或正常皮肤、黏膜吸收，进入血液发生酚中毒，如血压下降、冷汗、少尿、蛋白尿、呼吸衰竭等，一旦出现应积极抢救。

2. 大面积或高浓度外用硼酸可发生吸收中毒，如脱屑性皮炎、腹泻，严重时休克，尤其婴幼儿容易中毒，故小儿使用硼酸浓度不宜超过3%。

3. 碘伏的颜色消失时，其杀菌作用亦消失。

4. 含氧石灰具有腐蚀性及漂白作用，不宜用于金属制品及有色织物消毒。

5. 高浓度高锰酸钾溶液有刺激性和腐蚀性，使用中应注意掌握浓度，浓度过大，可刺激皮肤；可使衣物、皮肤、指(趾)甲染色；与碘化物、还原剂和大多数有机物有配伍禁忌；药液应现配现用。

6. 过氧化氢用于清洁伤口疮面时，可产生大量气泡，有引起栓塞及扩大感染的危险。

7. 氯己定作为含漱剂长期使用，可使牙齿及舌染成黄色，偶可致口腔黏膜剥脱，此时宜停药。

8. 苯扎溴铵(新洁尔灭)和阴离子肥皂及洗涤剂合用，将使前者活性减弱。阳离子表面活性剂不和碘化物、高锰酸钾、生物碱及阴离子表面活性剂等配伍。氯己定忌与普通肥皂、碱性液、碘酊、升汞等配伍。过氧化氢和红外线、超声波、酸性化学物质、金属离子、表面活性剂、醇类消毒剂等配伍有协同作用。

9. 环氧乙烷易燃易爆且有一定毒性，宜贮存于阴凉通风处，温度不可超过40℃，以防爆炸；对皮肤、黏膜有刺激性，大量接触可发生急性中毒；使用时应密封，消毒后取出消毒品放通风处，无火源及电源开关处，严禁放入电冰箱内，1小时后，灭菌后的物品应清除环氧乙烷残留量后方可使用。

案例分析

患者，女，36岁。产后会阴伤口长有肉芽，用中药坐浴效果不佳，又做摘除肉芽手术，医生给予：阿莫西林口服；0.02%高锰酸钾溶液坐浴，水温41~43℃，持续20分钟，结束后用无菌纱布蘸干外阴部。高锰酸钾冲洗已1周，伤口愈合了，但出现外阴红肿。试分析引起外阴红肿的原因是什么？应用高锰酸钾溶液应注意什么？

思考题

1. 使用过氧乙酸等对皮肤有刺激性的消毒液应如何做好自我防护？
2. 试比较过氧乙酸、环氧乙烷、过氧化氢的临床应用及优缺点。

（左晓霞）

第四十五章　维生素类及酶类制剂

学习目标

1. 了解维生素的分类、作用、临床应用及不良反应。
2. 了解各类酶制剂的作用和临床应用。
3. 能够正确指导患者使用维生素和酶类制剂。

第一节　维生素类

维生素是维持人体健康和正常代谢所必需的一类低分子有机化合物。有些维生素构成人体某些酶的辅酶参与机体的代谢调节反应。

大多数维生素不能由机体合成，需从食物中摄入，仅少数在人体内合成或由肠内细菌合成。主要用于补充人体维生素缺乏和作为某些疾病的辅助用药。

维生素可分为水溶性和脂溶性两大类。水溶性维生素在机体内贮量不大，需每天从食物中补充，组织贮存饱和后，多余的部分自尿中排出，临床常用的有维生素 B_1、维生素 B_2、维生素 B_6、维生素 B_{12}、维生素 C、烟酸、烟酰胺等。脂溶性维生素可贮存于脂肪组织中，包括维生素 A、维生素 D、维生素 E、维生素 K。

一、水溶性维生素

维生素 B_1

维生素 B_1（Vitamin B_1，硫胺素、硫胺）富含于米糠、麦麸、黄豆、酵母、瘦肉中。药用者为人工合成品。在碱性环境中易被破坏。

【作用和临床应用】　维生素 B_1 在体内与焦磷酸结合形成焦磷酸硫胺，后者是糖代谢的重要辅酶，可促进碳水化合物的代谢和能量的产生，维持神经系统、心血管系统和消化系统的正常功能。临床上主要用于防治维生素 B_1 缺乏症（如脚气病），也用于中枢神经系统损害、神经炎、肌痛、消化不良及用于治疗高热和甲亢。

【不良反应】　维生素 B_1 对正常肾功能者几乎无毒性。注射给药偶见过敏反应，肌注前可取其 10 倍稀释液 0.1ml 作皮试。静注偶见过敏性休克，甚至致死，一般不宜静脉注射。

维生素 B_2

维生素 B_2(Vitamin B_2,核黄素)富含于肝、酵母、蛋黄、绿色蔬菜及乳类中。在酸性环境中稳定,遇碱或光易破坏。

【作用和临床应用】 在体内转化为黄素单核苷酸(FMN)和黄素腺嘌呤二核苷酸(FAD),两者作为核黄素在体内的活性形式,在生物氧化反应中起传递氢作用,参与糖、蛋白质和脂肪代谢,维持视网膜的正常视觉功能。临床上主要用于治疗维生素 B_2 缺乏症,如口角炎、舌炎、阴囊炎、角膜炎、结膜炎、视网膜炎、视神经炎,脂溢性皮炎等。

【不良反应】 对肾功能正常的人几乎不产生毒性,大量服用时尿液呈黄色。饮酒可影响其肠道吸收,进食或饭后服用吸收较好。注射剂禁与重金属盐及碱性药物配伍,静脉注射偶可致过敏性休克,甚至致死,一般不宜静脉注射,肌注应预先做皮试。

维生素 B_6

维生素 B_6(Vitamin B_6,盐酸吡哆醇,盐酸吡哆辛)广泛存在于鱼、肉、蛋、豆类及谷物中,肠道细菌可合成。常温下稳定,遇高温、碱、光均被破坏。

【作用与临床应用】 在体内转化为磷酸吡哆醛和磷酸吡哆胺,作为辅酶参与氨基酸和脂肪代谢。临床主要用于维生素 B_6 缺乏症;长期服用异烟肼、肼苯达嗪、青霉胺等药物引起的中枢神经兴奋症状和周围神经炎;减轻抗癌药、放射治疗、妊娠及其他药物引起的呕吐、贫血、白细胞减少,治疗婴儿惊厥或给孕妇服用以预防婴儿惊厥,还用于脂溢性皮炎、肝炎、动脉粥样硬化的辅助治疗;与烟酰胺合用治疗糙皮症。

【不良反应】 小剂量应用几乎无不良反应,长期大剂量应用可致神经系统症状。与左旋多巴合用,可拮抗后者的抗震颤作用。与异烟肼合用,服药应间隔 1 小时,否则可减少异烟肼的肠道吸收。孕妇大量应用可引起新生儿维生素 B_6 依赖症。

烟酸和烟酰胺

烟酸(nicotinic acid)和烟酰胺(nicotinamide)统称维生素 PP,富含于麦麸、酵母、肉类、肝等。

【作用和临床应用】 烟酰胺为辅酶Ⅰ和辅酶Ⅱ的组成部分,后二者是许多脱氢酶的辅酶,在生物氧化过程中起传递氢的作用,能促进组织呼吸。临床主要用于防治糙皮病,也可用于防治心脏传导阻滞、缺血性心脏病、高脂血症等。

【不良反应】 常见皮肤潮红、瘙痒。偶可引起恶心、呕吐、腹泻等胃肠道症状,加重溃疡。妊娠初期过量服用,有致畸可能。肌内注射可引起局部疼痛,不宜肌内注射。与异烟肼有拮抗作用,故长期服用异烟肼时,宜适当补充烟酰胺。

糖尿病、动脉出血、青光眼、高尿酸血症、肝病及溃疡病的患者应慎用烟酸,用药过程中需注意检查肝功能和血糖。

维生素 C

维生素 C(Vitamin C,抗坏血酸)富含于新鲜蔬菜和水果如橘、橙、番茄、菠菜、枣等,具有强还原性,遇光、热、氧化剂、碱失效。食物中的维生素 C,如放置过久,能逐渐损失,也需注意。

【作用与临床应用】 本品具有强还原性,参与氧化还原反应,参与胶原蛋白和组织细胞间质的合成，降低毛细血管的通透性；提高机体免疫功能，促进抗体生成，提高巨噬细胞和白细胞的吞噬能力；促进血红蛋白的合成；降低血脂，以及具有抗肿瘤作用。临床用于防治维生素C缺乏症，感染性疾病、肝胆疾病及肿瘤的治疗及砷、汞、铅、苯等慢性中毒。

【不良反应】 一般剂量几乎无毒性，长期大剂量服用可引起恶心、呕吐、皮疹、胃酸增多、胃液反流等症状。大量长期服用本品骤然停药可引起类似坏血病症状，故应逐渐停药。可使尿液酸化，造成泌尿道尿酸、胱氨酸结石或草酸钙结石。每日5g以上，可导致溶血，重者可致命。禁与维生素B_{12}、维生素B_2、氧化剂及碱性药物配伍。

二、脂溶性维生素

维生素A

维生素A(Vitamin A，维生素甲，视黄醇，抗干眼病维生素)存在于肝脏、乳类、肉类及蛋黄，尤其在鱼肝油中含量最为丰富，胡萝卜中仅含有较多的β-胡萝卜素，为维生素A原，进入人体内可转化为维生素A。

【作用和临床应用】 本品具有促进生长，维持上皮组织如皮肤、黏膜、角膜等正常功能的作用，并参与视紫红质的合成，增强视网膜感光力，参与体内许多氧化过程，尤其是不饱和脂肪酸的氧化。能促进正常生长发育，并可影响生殖功能和胚胎发育，抑制癌的形成。临床主要用于维生素A缺乏症，如夜盲症、干眼病、角膜软化症和皮肤粗糙等。也用于补充机体需要，如妊娠、哺乳妇女和婴儿等。

【不良反应】 一般无毒性反应，大量长期应用可发生慢性中毒，过量服用也可导致肝肾损害，孕妇大量服用可致胎儿畸形。

维生素D

维生素D(Vitamin D，胆骨化醇，钙化醇)分为维生素D_2和维生素D_3两种。

【作用和临床应用】 本品能促进小肠黏膜对钙、磷的吸收，其代谢活性物质能促进肾小管对钙、磷的吸收；促进旧骨脱钙，增加细胞外液钙、磷的浓度，有利于骨盐沉积在成骨细胞的周围成新骨。维生素D与甲状旁腺素及降钙素一起调节血清钙、磷浓度。临床主要用于防治佝偻病、骨软化症，骨质疏松、婴儿手足搐搦症、甲状旁腺功能减退症和老年骨折的辅助治疗。

【不良反应】 一般无毒性，但长期或过量应用可致高钙血症、全身乏力、食欲不振，进而导致各个系统异常。如呕吐、腹泻、肾功能损害、动脉硬化、心功能不全、软组织异位钙化。高钙血症、高磷血症伴肾性佝偻病者禁用，心、肾功能不全者慎用，禁与镁剂合用。

知识链接

“阳光维生素”

维生素D的来源主要有两个途径：一是通过摄取富含维生素D的食物，二是通过紫外线的照射体外合成。前者摄取的维生素D在小肠内吸收，为内源性维生素D的来源，但真正被内源性吸收的维生素D微乎其微，完全不能满足机体对于维生素D的需求。后者所说的体外合成，是通过肌肤表层的胆固醇转化成7-脱氢胆固醇，在阳光(紫外线)的作用下转化为有活性的维生素D_3来发挥作用的。故维生素D又被称为“阳光维生素”。所以，婴幼儿、孕妇、哺乳期、老人及其他钙需求量增多的人要多晒太阳。

维生素 AD

【作用和临床应用】 维生素 AD(Vitamin AD，鱼肝油)含有丰富的维生素 A 和维生素 D，其作用同维生素 A、维生素 D。主要用于夜盲症、干燥性眼炎、角膜软化症、佝偻病、软骨症等维生素 A、D 缺乏症。也用于身体虚弱者及结核患者。

【不良反应】 本品含大量维生素 A、D(滴剂 1 克约 30 滴，含维生素 A 10 000U、维生素 D 5000U)，不宜长期服用，故治疗佝偻病时，选用维生素 D 制剂为宜。滴剂遇光、空气、热等极易氧化失效。

维 生 素 E

维生素 E(Vitamin E，生育酚)广泛存在于植物油和绿色蔬菜中，属抗氧化剂，宜避光保存。

【作用和临床应用】 具有抗氧化作用，维持细胞膜的正常结构和功能，促进血红素代谢。临床用于习惯性流产、先兆流产、不育症、进行性肌营养不良、早产儿溶血性贫血，防治高脂血症、动脉粥样硬化等。亦可用于间歇性跛行、红斑狼疮、皮肤角化、抗衰老等。

【不良反应】 长期大剂量使用可引起胃肠道反应、头晕、疲劳、乏力、腹泻等，能使免疫功能下降，生殖和胃肠功能紊乱、凝血机制障碍等。

第二节　常用酶类制剂

胰 蛋 白 酶

胰蛋白酶(Trypsin)由牛的胰腺中分离而得。为白色或类白色结晶性粉末，能溶于水，不溶于醇。水溶液对热不稳定，在室温中经过 3 小时其效力损失 75%，60℃以上变性失效。故贮藏温度不应超过 20℃。溶液最好新鲜配用，以防失效和变性。

【作用和临床应用】 具有分解肽链的作用，能消化溶解变性蛋白质，对未变性的蛋白质无作用，因此能使脓、痰液、血凝块等消化变稀，易于引流排出，加速创面净化，促进肉芽组织新生，而不损伤正常组织或损伤极微(因血清内有胰蛋白酶抑制物)。此外并有抗炎作用。临床用于脓胸、血胸、外科炎症、溃疡、创伤性损伤、瘘管等所产生的局部水肿、血肿、脓肿等。喷雾吸入，用于呼吸道疾病。近年发现本品治疗毒蛇咬伤有一定疗效。

【不良反应】 较常见的副作用为寒战、发热、头痛、头晕、胸痛、腹痛等，但并不影响继续用药，一般给予抗组胺药和解热药，即可控制或预防。用前须作划痕试验，应注意可能产生过敏反应。不可用于急性炎症及出血空腔中。肝、肾损伤、功能不全，血液凝固障碍和有出血倾向的患者禁用。

糜 蛋 白 酶

糜蛋白酶(Chymotrypsin)为由胰腺中分离制得的另一种蛋白酶，水溶液极不稳定，必须临用前现配。

【作用和临床应用】 能迅速分解蛋白质，现用于创伤或手术后创口愈合、抗炎及防止局部水肿、积血、扭伤血肿、乳房手术后水肿、中耳炎、鼻炎等。

【不良反应】 用前需做过敏试验。不可静注。不满 20 岁的眼病患者或玻璃体液不固定的创伤性白内障患者禁用，因可导致玻璃体液丧失。

菠萝蛋白酶

菠萝蛋白酶(bromelains)是从菠萝液汁中提出的一种蛋白水解酶，口服后能加强体内纤维蛋白的水解作用，将阻塞于组织的纤维蛋白及血凝块溶解，从而改善体液的局部循环，导致炎症和水肿的消除，但不破坏凝血所必需的纤维蛋白原。临床用于各种原因所致的炎症、水肿、血肿、血栓症如支气管炎、支气管哮喘、急性肺炎、产后乳房充血、乳腺炎、产后血栓静脉炎、视网膜炎等。与抗生素、化疗药物并用，能促进药物对病灶的渗透和扩散，治疗关节炎、关节周围炎、蜂窝织炎、小腿溃疡等。

胃肠道溃疡、严重肝肾疾病或血液凝固功能不全的患者忌用。本品遇胃蛋白酶被破坏，故片剂宜吞服，不要嚼碎。

玻璃酸酶

玻璃酸酶(hyaluronidase)由动物睾丸或微生物提制而得。是一种能水解透明质酸的酶，可促使皮下输液或局部积贮的渗出液或血液加快扩散而利于吸收，一些以缓慢速度进行静脉滴注的药物如各种氨基酸、水解蛋白等，在与本品合用的情况下可改为皮下注射或肌内注射，使吸收加快。皮下注射大量的某些抗生素(如链霉素)或其他化疗药物(如异烟肼等)以及麦角制剂时，合用本品，可使扩散加速，减轻痛感。与胰岛素合用，可防止注射局部浓度过高而出现的脂肪组织萎缩。禁用于感染及肿瘤部位，不能静注，需现配现用。

第三节 用药护理

1. 维生素类药物具有增强免疫力、抗衰老等作用，但并不是“安全”药、“营养品”。长期大量服用维生素类会产生很多不良反应，甚至致命。

2. 维生素 A 在成人每日剂量达到 100 万 U 以上，婴幼儿超过 30 万 U，可能会引起急性中毒，表现为兴奋、头痛、呕吐、视力模糊、脑水肿等症状；不论成人或小儿，如连续服用 10 万 U/天，超过 6 个月可致慢性中毒，表现为手足疼痛、呕吐、皮肤瘙痒、毛发脱落等症状；妊娠期服用量超过 0.5 万 U/天，可能导致胎儿畸形。长期大量使用维生素 D 会引起低热、烦躁不安、厌食、体重下降、肝脏肿大及肾脏损害等。大量服用维生素 C，还可诱发胃炎及胃溃疡，引起腹痛、腹泻、糖尿病及肾结石等；如长期、大量服用或大量服用后突然停药，则可能诱发坏血病。大量使用维生素 B_1，可引起头痛、眼花、烦躁、心律失常、乳房肿大和神经衰弱。服用过量的烟酸，能引起颜面潮红、皮肤瘙痒、肝功能不全、黄疸、低血压等。大量服用维生素 E 每日剂量达 800 毫克以上，可迅速出现中毒反应，表现为极度疲劳、恶心、呕吐、消化道出血、性功能减退、女性月经过多、男性乳房增大等。

3. 如果长期或大量服用维生素，造成过量或中毒反应，也不能立即停药，以避免产生戒断反应。

4. 一些不良的生活及饮食习惯可造成维生素的丢失，如吸烟，可使维生素 C 等缺乏；使用口服避孕药、饮酒增加维生素 C、B_6、B_{12}、B_9 的消耗；减肥治疗常因限制饮食导致维生素 B_2、A、D 的不足等。

5. 水溶性维生素可与食物同服以减少消化道症状；此类维生素多具有弱酸性，注意避免与碱性药物配伍或同用；同时应避光、密封保存。

6. 肌内注射维生素时，应注意药物对局部肌肉的刺激，静脉注射应注意观察过敏反应的发生。

常用制剂和用法

维生素 B_1　片剂：5mg、10mg。一次 10～30mg，一日 3 次。注射剂：50mg(1ml)、100mg(2ml)。50～100mg 肌内或皮下注射，一日 1 次。不宜静注。

维生素 B_2　片剂：5mg、10mg。一次 5～10mg，一日 3 次。注射剂：1mg(2ml)、5mg(2ml)、10mg(2ml)。皮下或肌内注射 5～10mg，一日 1 次。

维生素 B_6　片剂：10mg。一次 10～20mg，一日 3 次。注射剂：25mg(1ml)、50mg(1ml)、100mg(2ml)。一次 50～100mg，一日 1 次。治疗白细胞减少症时，以本品 50～100mg，加入 5%葡萄糖液 20ml 中，作静脉推注，一日 1 次。

烟酰胺　片剂：50mg、100mg。注射剂：50mg(1ml)、100mg(1ml)。防治糙皮病、口炎及舌炎：口服，一次 50～200mg，一日 3 次。如口服吸收不良，可加入葡萄糖液静滴，一次 25mg，一日 2 次。同时加服其他维生素 B 族及维生素 C。防治心脏传导阻滞：一次 300～400mg，一日 1 次，加入 10%葡萄糖溶液 250ml 中静脉滴注，30 日为一疗程。

维生素 C　片剂：25mg、50mg、100mg。1 次 0.05～0.1g，1 日 2～3 次，饭后服用。注射剂：0.1g(2ml)、0.25g(2ml)、0.5g(5ml)、2.5g(20ml)。一日 0.25～0.5g(小儿 0.05～0.3g)，必要时可酌增剂量。治疗克山病：首剂 5～10g，加入 25%葡萄糖液中，缓慢静注。治疗口疮：将本品 1 片(0.1g)压碎，撒于溃疡面上，令患者闭口片刻，一日 2 次，一般 3～4 次即可治愈。

维生素 E　片剂：10mg、50mg。一次 10～100mg，一日 2～3 次。胶丸剂：50mg、100mg。注射剂：50mg(1ml)。肌内注射，一次 5～10mg，一日 1 次。

维生素 A　胶丸剂：5000U、2.5 万 U。严重维生素 A 缺乏症：口服成人一日 10 万 U，3 日后改为一日 5 万 U，给药 2 周，然后一日 1 万～2 万 U，再用药 2 个月。吸收功能障碍或口服困难者可用肌注，成人一日 5 万～10 万 U，3 日改为一日 5 万 U，给药 2 周；1～8 岁儿童，一日 0.5 万～1.5 万 U，给药 10 日；婴儿，一日 0.5 万～1 万 U，给药 10 日。轻度维生素 A 缺乏症：一日 3 万～5 万 U，分 2～3 次口服，症状改善后减量。补充需要：成人一日 4000U，哺乳妇女一日 4000U，婴儿一日 600～1500U，儿童一日 2000～3000U。

维生素 D_2　胶丸剂：1 万 U。片剂：5000U、10 000U。注射剂：15 万 U(0.5ml)、30 万 U(1ml)、60 万 U(1ml)。用前及用时需服钙剂。治疗佝偻病：口服一日 2500～5000U，约 1～2 个月后待症状开始消失时即改用预防量。若不能口服者、重症的患者，肌注一次 30 万～60 万 U，如需要，一个月后再肌注 1 次，两次总量不超过 90 万 U。用大剂量维生素 D 时如缺钙。应口服 10%氯化钙；一次 5～10ml，一日 3 次，用 2～3 日。婴儿手足搐搦症：口服一日 2000～5000U，一月后改为一日 400U。预防维生素 D 缺乏症：用母乳喂养的婴儿一日 400U，妊娠期必要时一日 400U。

维生素 AD　胶丸剂：含维生素 A3000U，维生素 D300U。预防一天 1 粒，治疗一天 1 粒。滴剂：每 1g 含维生素 A5000U，维生素 D500U；每 1g 含维生素 A5 万 U，维生素 D5000U；每 1g 含维生素 A9000U，维生素 D3000U。预防一天 3～6 滴，治疗一天 15～60

滴。另有小儿胶囊伊可新：＜1 岁用绿色胶囊，每胶囊含维生素 A1500U、维生素 D500U；＞1 岁用粉色胶囊，每胶囊含维生素 A2000U、维生素 D700U；贝特令：＞1 岁用，每胶囊含维生素 A1800U、维生素 D600U、DHA50mg。均为一天 1 粒。

胰蛋白酶 注射用胰蛋白酶：1.25 万 U、2.5 万 U；5 万 U；10 万 U(附灭菌缓冲液 1 瓶)。一般应用：一次 5000U，一日 1 次，肌注，用量斟酌情况决定。为防止疼痛，可加适量普鲁卡因。局部用药视情况而定，可配成溶液剂(pH7.4～8.2，微碱性时活性最强)、喷雾剂、粉剂、油膏等，用于体腔内注射、患部注射、喷雾、湿敷、涂搽等。治蛇毒：取注射用结晶胰蛋白酶 2000U1～3 支，加 0.25%～0.5%盐酸普鲁卡因(或注射用水)4～20ml 稀释，以牙痕为中心，在伤口周围作浸润注射，或在肿胀部位上方作环状封闭 1～2 次。如病情需要可重复使用。若伤肢肿胀明显，可于注射本品 30 分钟后，切开伤口排毒减压(严重出血者例外)，也可在肿胀部位针刺排毒。如伤口已坏死、溃烂，可用其 0.1%溶液湿敷患处。

糜蛋白酶 注射用糜蛋白酶：800U、4000U。以生理盐水 5ml 溶解本品 4000U，肌内注射。亦可湿敷，喷雾吸入(配成 0.5mg/ml 浓度，每次 5mg)。

菠萝蛋白酶 片剂：5 万 U。一日 3～4 次，一次 10 万 U。外用：0.1%～0.2%生理盐水溶液外敷，一日 1～2 次。

玻璃酸酶 注射用玻璃酸酶：150U、1500U。用法：临用时将本品粉末溶于生理盐水中，常用量 50 或 150 国际 U，配成每 ml 含 0.7，1.5 或 2.0U 的注射剂，事先注射于灌注部位。

思考题

1. "服用维生素类药物有益无害，多多益善"对吗？请举例说明。

2. 患者，男，37 岁，因肝胆疾病正在服用维生素 C，现因痛风就诊，医嘱给予碳酸氢钠口服，请问有无配伍禁忌？为什么？

(左晓霞)

附　录

附录 1　护理程序在药物治疗中的运用

护理程序是目前采用的进行有效护理的一种工作方法，护理程序在药物治疗中运用的目的，是为了有系统、有组织、有计划地进行护理活动，处理护理对象与用药有关的资料，确定现存和潜在的健康问题，并给予有效地预防和解决。护理程序包括护理评估、护理诊断、护理计划、实施计划和护理评价五个步骤。

一、护理评估

护理评估是护理程序中的第一步骤。在药物治疗时，护理人员首先要完整地收集和分析有关护理对象及其与用药相关的资料，其内容主要包括：

1. 病史　如急性或慢性疾病史及现状；身体的基本状况：年龄、性别、营养、体质、活动能力、耐力、心理、生理状态等；有无用药禁忌证等。

2. 用药史　包括治疗性用药如抗菌药、激素等，非治疗性药物如咖啡、滋补品、含乙醇饮料等；有无相互作用的药物；是否对药物有依赖性；药物和食物过敏史等。

3. 病人和家属对药物治疗的有关知识　即对药物作用、临床应用、用法、不良反应及防治的知识；药物的保管知识等。

二、护理诊断

护理诊断是护理程序的第二步骤。护理人员依据护理评估的结果，对确定的现存或潜在的健康问题作出诊断。北美护理诊断协会确认 158 条护理诊断专用术语，使所有护理人员对同一问题的护理过程有统一的表达方式。常见的与用药有关的护理诊断的陈述大多是由两部分组成，即诊断名称＋相关因素。与药物不良反应有关的护理诊断：如疼痛（头痛）：与药物对中枢神经刺激有关；皮肤完整性受损：与药物过敏反应有关。与不能很好的执行药物治疗计划有关的护理诊断：如不服从：与疾病有关（如精神病）；不服从：与经济状况有关。

三、护理计划

护理计划包括两方面的内容，一是预期结果，即护理人员预计病人或服务对象，在护理期限内能够达到的健康状态。二是护理措施，是护士执行护理工作的依据，与药物治疗、预防或减少不良反应有关，其内容主要包括：护理人员如何正确安全地使用药物、对药物疗效的观察、对药物不良反应的观察与防治、有效的药物治疗管理、健康教育计划等。

四、实施计划

实施计划是护理程序中的重要组成部分，护士依据已制定的护理措施进行护理，确保计划得以落实。在实施计划过程中，也要随时书写护理记录，继续收集资料，评估病人的健康状况和对护理措施的反应，并随时进行调整。

五、护理评价

护理评价是护理程序中的第五步骤。护理人员经过以上四个步骤，依据实施后的结果，评价是否达到了预期目标，同时进行重新评估。护理人员在护理过程中应随时进行评价，同时又随时进行适当调整。

评价内容是对应用药物后预期结果而提出的，可用于临床护理工作中书写护理评价内容时参考。如应用抗高血压药护理评价内容是：血压是否保持稳定；有无严重药物不良反应出现；能否坚持用药并正确测量和记录血压；病人能否叙述抗高血压药和饮食管理的有关知识。

（徐　红）

附录2　医源性疾病和药源性疾病

医源性疾病(iatrogenic disease)系指由于医护人员的诊断、治疗或预防措施不当而引起的不利于身心健康的疾病，包括医院获得性感染、药源性疾病、长期或大量使用某些药物所致的营养缺乏症等。

医源性疾病的发生取决于三个因素：①医护人员的医疗水平和医德修养；②诊疗技术本身的安全性和使用的合理性；③病人的精神状态和原患疾病的轻重。从目前医学发展水平来看，多数医源性疾病是可以防止的，或经努力可以减少发生。

药源性疾病(drug-induced disease)又称药物诱发性疾病，是医源性疾病的最主要组成部分。它是指在防治或诊断疾病过程中，因使用药物而产生的不利于患者的不良反应。近年来，药源性疾病有明显增多趋势，因此，医护人员一定要重视各类药物可能产生的药源性疾病，合理使用药物，争取把药源性疾病的发生减少到最低限度。根据临床用药的实际情况，药源性疾病大致可分为以下四类。

第一类反应与药物的药理特性和剂量有关。药物在常用剂量时，除出现治疗作用外，常出现一些与治疗作用无关的副作用，如阿托品治疗胃肠绞痛时出现口干和视觉模糊。在用药剂量过大或用药时间过久后产生毒性反应，如连续使用苯妥英钠治疗癫痫，如不定期检查血象，会因白细胞明显减少或肝损害，造成死亡。

第二类反应是极少数具有过敏体质或特异体质的病人，在服用常用量或低于常用量药物时发生的过敏反应。这些反应与药物的药理作用无关，在正规药物筛选过程中也不易发现，一旦发生常很严重，如青霉素注射引起休克反应；链霉素引起第Ⅷ对脑神经损伤等。

第三类反应是药物治疗后的继发反应。如长期使用广谱抗生素后，敏感的菌群被消灭，而不敏感的菌群或真菌大量繁殖，导致继发感染，如念珠菌病、葡萄球菌肠炎。

第四类反应为药物相互作用引起。相互作用可以是有益的，也可以是有害的。有害相互作用有两类：一类为药物之间药理作用不同，以致其中某一种药物作用改变。如噻嗪类利尿剂与洋地黄同用，前者引起低血钾，以致在应用洋地黄时有出现心律失常的潜在危险；另一类为两种或两种以上药物具有同样药理作用，以致引起累积反应，如中枢抑制药（镇痛药）与另一种中枢抑制药（氯丙嗪）合用，可使中枢抑制加强。联合使用液体药物时，须考虑配伍禁忌。

对于药源性疾病应以预防为主，最大限度地减少其发生率，一旦发生则需要准确诊断及时处理，以保证病人的生命安全。

（徐　红）

附录3　妊娠期用药对胎儿的不良影响

药物分类	药物名称	对胎儿的不良影响
镇痛药	可待因、吗啡、哌替啶	新生儿戒断症状、呼吸中枢抑制
解热镇痛抗炎药	对乙酰氨基酚	胎儿肾损伤、先天性白内障
	吲哚美辛	唇裂、腭裂
	水杨酸盐	消化道出血、新生儿瘀点、头水肿
镇静催眠药	地西泮	唇裂、腭裂
抗精神失常药	氯丙嗪	锥体外系功能不全
	丙咪嗪	胎儿视网膜病、肢体畸形、骨骼畸形
	锂盐	先天性心脏病、甲状腺肿大
抗癫痫药	苯妥英钠	颅面畸形、肢体畸形、先天性心脏病、腭裂、唇裂
	苯巴比妥	腭裂、唇裂
抗高血压药	普萘洛尔	新生儿低血糖、心动过缓
	利血平	鼻充血、心动过缓
抗凝血药	华法林	胚胎病、神经萎缩性白内障小眼、胎儿出血、胎儿死亡
组胺受体阻断药	苯海拉明	新生儿震颤、腹泻、呼吸抑制
激素及相关药物	甲基睾丸素	女性胎儿两性畸形
	肾上腺皮质激素	小异位肾、腭裂
	硫脲类	甲状腺肿大、甲状腺功能减退
	氯磺丙脲	新生儿低血糖
	甲苯磺丁脲	呼吸暂停，胎儿死亡
	炔诺酮	雌性胎儿雄性化
	己烯雌酚	生殖器官畸形

续表

药物分类	药物名称	对胎儿的不良影响
维生素类	维生素 A	脑积水、心脏畸形
	维生素 D	瓣上性主动脉狭窄、智力低下、骨骼畸形
抗微生物药	四环素	牙齿黄染、釉质发育不全
	氯霉素	唇裂、腭裂
	链霉素	神经性耳聋
	金刚烷胺	单心室、肺闭锁
抗寄生虫药	奎宁	先天性青光眼、生殖泌尿系畸形、神经性耳聋
抗恶性肿瘤药	环磷酰胺	四肢畸形、腭裂、外耳缺损
	氮芥	小异位肾、骨髓抑制
	甲氨蝶呤	腭裂、无脑儿、脑积水、肾畸形
	6-巯基嘌呤	脑积水、脑膜突出
	5-氟尿嘧啶	颅面畸形

（徐　红）

附录 4　哺乳期用药产生不良反应的药物

药物分类	药名	不良反应
胆碱受体阻断药	阿托品	乳儿中毒、乳汁分泌减少
镇静催眠药	地西泮	乳儿体重下降、高胆红素血症
	巴比妥类	新生儿嗜睡
抗精神失常药	锂盐	乳儿中毒
激素及相关药物	抗甲状腺药	乳儿甲状腺功能减退、甲状腺肿大
	甲苯磺丁脲	乳儿低血糖
抗微生物药	磺胺类	新生儿黄疸、G-6-PD 缺乏者溶血性贫血
	氨基苷类	乳儿耳毒性
	四环素	乳儿牙齿着色
	氯霉素	乳儿呕吐、哺乳困难
	异烟肼	乳儿中毒

（徐　红）

护理药理学教学大纲

（供五年一贯制护理学专业用）

一、课程任务

护理药理学是护理专业学生必修的一门重要的专业核心课程。它是以药理学理论为基础，结合现代护理理论，阐述临床护理用药中必需的药理学的基本理论、基本知识、基本技能及临床用药护理措施，以指导临床护士合理用药。其主要任务是使学生具备高等护理专门人才所必需的护理药理学基本知识和基本技能，为学生学习护理专业知识和职业技能、提高整体素质、适应职业变革和培养终身学习的能力打下一定的基础。

二、课程目标

1. 理解护理药理学的基本理论和基本概念。
2. 掌握各类代表药的作用、临床应用、常见不良反应及用药护理。
3. 了解合理用药、安全用药的有关知识。
4. 具有观察临床常用药物的疗效、不良反应及用药护理的能力。
5. 具有对临床常用药物的用药指导、药物知识咨询和宣教的能力。
6. 具有对临床常用药品进行制剂的外观质量检查，查阅药物相互作用，检索配伍禁忌和准确、快速换算药物剂量的能力。
7. 具有正确执行处方、医嘱的能力。
8. 热爱本职工作，敬业爱岗，并具有辩证思维的能力。
9. 培养救死扶伤、全心全意为病人服务的职业道德素质。

三、教学时间分配

教学内容	学时		
	理论	实践	总学时
1. 绪论	1		1
2. 药物效应动力学	2	2	4
3. 药物代谢动力学	2	2	4
4. 影响药物作用的因素	1	4	5
5. 传出神经系统药理概论	1		1

续表

教学内容	学时		
	理论	实践	总学时
6. 胆碱受体激动药和胆碱酯酶抑制药	2		2
7. 胆碱受体阻断药	2	2	4
8. 肾上腺素受体激动药	2	1	3
9. 肾上腺素受体阻断药	1		1
10. 麻醉药	2		2
11. 镇静催眠药和抗惊厥药	2	1	3
12. 抗癫痫药	1		1
13. 抗帕金森病药和治疗阿尔茨海默病药	1		1
14. 抗精神失常药	2		2
15. 镇痛药	2	1	3
16. 解热镇痛抗炎药	2		2
17. 中枢兴奋药和促大脑功能恢复药	1		1
18. 利尿药和脱水药	2	1	3
19. 抗高血压药	2		2
20. 抗心律失常药	2		2
21. 抗慢性心功能不全药	2		2
22. 抗心肌缺血药	1		1
23. 调血脂药	1		1
24. 作用于血液与造血系统药物	2		2
25. 抗组胺药	1		1
26. 作用于消化系统的药物	2		2
27. 作用于呼吸系统的药物	2		2
28. 作用于子宫的药物	1		1
29. 肾上腺皮质激素类药物	2		2
30. 甲状腺激素类药与抗甲状腺药	2		2
31. 降血糖药	2		2
32. 性激素类药与抗生育药	1		1
33. 抗微生物药概述	1		1
34. 抗生素	5		5
35. 人工合成抗菌药	2	1	3
36. 抗结核病药	1		1

续表

教学内容	学时		
	理论	实践	总学时
37. 抗真菌药	1		1
38. 抗病毒药	1		1
39. 抗寄生虫药	2		2
40. 抗恶性肿瘤药	2		2
41. 免疫功能调节药	1		1
42. 解毒药	2	1	3
43. 调节水、电解质及酸碱平衡药			
44. 消毒防腐药			
45. 维生素类及酶类制剂			
综合实训		4	4
合计	70	20	90

四、教学内容和要求

单元	教学内容	教学要求	教学活动参考	参考学时	
				理论	实践
一、绪论	1. 药理学和护理药理学的性质和任务	理解	理论讲授	1	
	2. 护士在临床用药中的职责	了解			
	3. 护理药理学的学习方法	了解			
二、药物效应动力学	1. 药物作用的基本规律	掌握	理论讲授	2	
	2. 药物剂量-效应关系	理解	多媒体演示		
	3. 药物的作用机制	了解			
三、药物代谢动力学	1. 药物的跨膜转运	了解	理论讲授	2	
	2. 药物的体内过程	了解	多媒体演示		
	3. 药物代谢动力学的一些基本概念和参数	了解			
四、影响药物作用的因素	(一) 机体方面的因素	熟悉	理论讲授	1	
	(二) 药物方面的因素	熟悉			
	实践 1 处方及医嘱的一般知识及示例	熟练掌握	技能实践		1
	实践 2 药物的剂型及药品说明书	熟练掌握	技能实践		1
	实践 3 溶液稀释调配练习	熟练掌握	技能实践		1
	实践 4 药物的体外配伍禁忌	熟练掌握	技能实践		1

续表

单元	教学内容	教学要求	教学活动参考	参考学时	
				理论	实践
	实践 5　常用实验动物的捉拿方法与给药方法	熟练掌握	技能实践		1
	实践 6　给药剂量对药物作用的影响	熟练掌握	技能实践		1
	实践 7　给药途径对药物作用的影响	熟练掌握	技能实践		1
	实验 8　静脉给药速度对药物作用的影响	熟练掌握	技能实践		1
五、传出神经系统药理概论	(一) 传出神经的分类及化学传递	了解	理论讲授	1	
	(二) 传出神经递质	掌握	多媒体演示		
	(三) 传出神经系统受体和效应	掌握			
	(四) 传出神经系统药物的作用方式和分类				
	1. 传出神经系统药物的作用方式	了解			
	2. 传出神经系统药物的分类	了解			
六、胆碱受体激动药和胆碱酯酶抑制药	(一) 胆碱受体激动药		理论讲授	2	
	1. 卡巴胆碱的作用及临床应用	了解	多媒体演示		
	2. 毛果芸香碱的作用、临床应用及不良反应	熟悉			
	(二) 胆碱酯酶抑制药				
	1. 新斯的明的作用、临床应用及不良反应	熟悉			
	2. 毒扁豆碱、吡斯的明、安贝氯铵、地美溴铵的作用及临床应用	了解			
	(三) 胆碱受体激动药和胆碱酯酶抑制药用药护理	熟悉			
七、胆碱受体阻断药	(一) M 胆碱受体阻断药		理论讲授	2	
	1. 阿托品的作用、临床应用及不良反应	掌握	多媒体演示		
	2. 山莨菪碱、东莨菪碱的作用及临床应用	熟悉			
	3. 后马托品、托吡卡胺、溴丙胺太林、哌仑西平的作用及临床应用	了解			
	(二) N 胆碱受体阻断药				
	琥珀胆碱、筒箭毒碱、泮库溴铵、维库溴铵、阿曲库铵的作用及临床应用	了解			
	(三) 胆碱受体阻断药的用药护理	掌握			
	实践 9　传出神经药对兔瞳孔的影响	熟练掌握	技能实践		1
	实践 10　烟碱的毒性反应	学会	技能实践		1

续表

单元	教学内容	教学要求	教学活动参考	参考学时	
				理论	实践
八、肾上腺素受体激动药	（一）α、β受体激动药		理论教授	2	
	1. 肾上腺素的作用、临床应用和不良反应	掌握	多媒体演示		
	2. 多巴胺、麻黄碱的作用特点及临床应用	熟悉			
	3. 伪麻黄碱的临床应用	了解			
	（二）α受体激动药				
	1. 肾上腺素的作用、临床应用和不良反应	掌握			
	2. 间羟胺的作用特点及临床应用	熟悉			
	（三）β受体激动药				
	1. 异丙肾上腺素的作用、临床应用和不良反应	掌握			
	2. 多巴酚丁胺临床应用	熟悉			
	（四）肾上腺素受体激动药的用药护理	掌握			
	实验11　传出神经系统药物对兔血压的影响	学会	技能实践		1
九、肾上腺素受体阻断药	（一）α受体阻断药		理论讲授	1	
	1. 酚妥拉明的作用、临床应用和不良反应	熟悉	多媒体演示		
	2. 妥拉唑啉、酚苄明、哌唑嗪和育亨宾作用特点	了解			
	（二）β受体阻断药				
	1. β受体阻断药的作用、临床应用和不良反应	掌握			
	2. 拉贝洛尔的作用特点	了解			
	（三）肾上腺素受体阻断药的用药护理	掌握			
十、麻醉药	（一）局部麻醉药		理论讲授	2	
	1. 局部麻醉药的作用和不良反应	掌握	多媒体演示		
	2. 局部麻醉给药方法	了解			
	3. 常用局部麻醉药的特点	熟悉			
	（二）全身麻醉药				
	1. 吸入麻醉及常用药物的特点	了解			
	2. 静脉麻醉及常用药物的特点	了解			

续表

单元	教学内容	教学要求	教学活动参考	参考学时 理论	参考学时 实践
	3. 复合麻醉及常用复合麻醉方法	熟悉			
	(三) 麻醉药的用药护理	熟悉			
十一、镇静催眠药和抗惊厥药	(一) 苯二氮䓬类		理论讲授	2	
	1. 地西泮的作用、临床应用、不良反应	掌握	多媒体演示		
	2. 其他苯二氮䓬类的作用特点、临床应用	熟悉			
	(二) 巴比妥类				
	巴比妥类的分类、作用特点、临床应用、不良反应及急性中毒的解救	熟悉			
	(三) 其他类				
	其他类镇静催眠药的作用、临床应用及不良反应	熟悉			
	(四) 抗惊厥药的作用及临床应用	熟悉			
	(五)镇静催眠药和抗惊厥药用药护理	熟悉			
	实践 12　地西泮的抗惊厥作用	熟练掌握	技能实践		1
十二、抗癫痫药	1. 苯妥英钠的体内过程、作用、临床应用及不良反应	掌握	理论讲授 多媒体演示	1	
	2. 其他抗癫痫药的作用特点、临床应用及不良反应	熟悉			
	3. 抗癫痫药的用药护理	熟悉			
十三、抗帕金森病药和治疗阿尔茨海默病药	(一) 抗帕金森病药		理论讲授	1	
	1. 拟多巴胺药的作用、临床应用、不良反应及注意事项	了解			
	2. 胆碱受体拮抗药的作用、临床应用及不良反应	了解			
	3. 抗帕金森病药的用药护理	了解			
	(二) 治疗阿尔茨海默病药				
	1. 中枢胆碱能药、改善脑循环和脑代谢药、改善病理性蛋白代谢的药及行为和心理对症治疗药的作用、临床应用及不良反应	了解			
	2. 治疗阿尔茨海默病药的用药护理	了解			
十四、抗精神失常药	(一) 抗精神病药		理论讲授	2	
	1. 氯丙嗪的作用、临床应用、不良反应	掌握	多媒体演示		

续表

单元	教学内容	教学要求	教学活动参考	参考学时	
				理论	实践
	2. 其他抗精神病药的作用特点、临床应用	了解			
	（二）抗抑郁药				
	常用抗抑郁药的作用特点、临床应用及不良反应	熟悉			
	（三）抗躁狂药				1
	碳酸锂的作用、临床应用及不良反应	了解			
	（四）抗焦虑药				
	常用抗焦虑药的分类及作用特点、不良反应	熟悉			
	（五）抗精神失常药的用药护理	掌握			
十五、镇痛药	1. 吗啡、哌替啶的作用、临床应用、不良反应	掌握	理论讲授 多媒体演示	2	
	2. 吗啡急性中毒的症状及处理	掌握			
	3. 其他镇痛药的作用特点、临床应用	熟悉			
	4. 镇痛药的用药护理	掌握			
	实践13 吗啡急性中毒及尼可刹米的解救作用	熟练掌握	技能实践		1
十六、解热镇痛抗炎药	（一）解热镇痛抗炎药的基本药理作用	熟悉	理论讲授 多媒体演示	2	
	（二）常用解热镇痛抗炎药				
	1. 阿司匹林的作用、临床应用、不良反应	掌握			
	2. 其他解热镇痛抗炎药的作用特点、临床应用及不良反应	熟悉			
	3. 解热镇痛药的用药护理	掌握			
十七、中枢兴奋药	1. 尼可刹米、洛贝林、咖啡因、二甲弗林的作用、临床应用及不良反应	熟悉	理论讲授 多媒体演示	1	
	2. 其他中枢兴奋药的作用特点及临床应用	了解			
十八、利尿药与脱水药	（一）利尿药		理论讲授 多媒体演示	2	
	1. 利尿药的作用基础和分类	了解			
	2. 呋塞米、噻嗪类、螺内酯的作用、临床应用及不良反应	掌握			

续表

单元	教学内容	教学要求	教学活动参考	参考学时	
				理论	实践
	3. 布美他尼、依他尼酸、氨苯蝶啶、阿米洛利等药物的作用特点、临床应用及不良反应	熟悉			
	4. 甘露醇、山梨醇、高渗葡萄糖的作用、临床应用及不良反应	熟悉			
	5. 利尿药与脱水药的用药护理	掌握			
	实践 14　呋塞米的利尿作用	熟练掌握	技能实践		1
十九、抗高血压药	1. 高血压的定义、血压的调节和抗高血压药物的分类	了解	理论讲授 多媒体演示	2	
	2. 利尿药(氢氯噻嗪、吲哚帕胺)的作用、临床应用和不良反应	掌握			
	3. β受体阻断药(普萘洛尔、美托洛尔、拉贝洛尔)的作用、临床应用、不良反应	掌握			
	4. 血管紧张素转化酶Ⅰ抑制药(卡托普利等)和血管紧张素Ⅱ受体阻断药(氯沙坦等)的作用、临床应用和不良反应	掌握			
	5. 钙通道阻滞药(硝苯地平、尼群地平等)的作用、临床应用和不良反应	掌握			
	6. α受体阻断药(哌唑嗪等)作用、临床应用和不良反应	熟悉			
	7. 其他抗高血压药的作用特点、临床应用和不良反应	了解			
	8. 抗高血压药的用药护理	掌握			
二十、抗心律失常药	1. 心肌电生理和快速型心律失常产生的机制	了解	理论讲授 多媒体演示	2	
	2. 抗心律失常药的基本作用和分类	了解			
	3. 常用抗心律失常药的作用、临床应用、不良反应	掌握			
	4. 抗心律失常药的用药护理	熟悉			
二十一、抗慢性心功能不全药	1. 强心苷的体内过程、作用、临床应用及不良反应	掌握	理论讲授 多媒体演示	2	
	2. β受体阻断药和血管紧张素Ⅰ转化酶抑制药的作用、临床应用和不良反应	熟悉			
	3. 其他正性肌力药(拟交感神经药、磷酸二酯酶抑制药)和减轻心脏负荷药的作用特点、临床应用	了解			

续表

单元	教学内容	教学要求	教学活动参考	参考学时	
				理论	实践
	4. 抗慢性心功能不全药的用药护理	掌握			
二十二、抗心肌缺血药	1. 硝酸甘油、普萘洛尔、钙拮抗剂抗心绞痛作用和应用	掌握	理论讲授 多媒体演示	1	
	2. 硝酸甘油与普萘洛尔合用治疗心绞痛的机制	熟悉			
	3. 抗心肌缺血药的用药护理	掌握			
二十三、调血脂药	1. 他汀类药物调血脂作用特点、临床应用及主要不良反应	熟悉	理论讲授 多媒体演示	1	
	2. 贝特类药调血脂作用特点及临床应用	熟悉			
	3. 其他调血脂药的调血脂作用和临床应用	了解			
	4. 调血脂药的用药护理	熟悉			
二十四、作用于血液和造血系统的药物	(一) 抗血栓药		理论讲授 多媒体演示	2	
	1. 肝素、华法林的作用、临床应用、不良反应	掌握			
	2. 枸橼酸钠、尿激酶的作用、临床应用、不良反应	熟悉			
	3. 其他抗血栓药的作用特点	了解			
	(二) 止血药				
	1. 维生素 K 的作用、临床应用及不良反应	掌握			
	2. 凝血酶、氨甲苯酸、垂体后叶素等其他止血药的作用特点和临床应用	熟悉			
	(三) 抗贫血药				
	1. 铁制剂的作用特点、临床应用及不良反应	熟悉			
	2. 铁制剂、叶酸、维生素 B_{12} 在临床应用上的区别	熟悉			
	(四) 促白细胞增生药				
	常用促白细胞增生药的作用特点及临床应用	了解			
	(五) 血容量扩充剂				
	葡聚糖作用特点、临床应用及不良反应	了解			

续表

单元	教学内容	教学要求	教学活动参考	参考学时	
				理论	实践
	（六）作用于血液与造血系统药物的用药护理	熟悉			
二十五、抗组胺药	（一）H_1受体阻断药		理论讲授	1	
	常用H_1受体阻断药（苯海拉明、异丙嗪等）的作用、临床应用及不良反应	熟悉	多媒体演示		
	（二）H_2受体阻断药	了解			
	（三）抗组胺药的用药护理	熟悉			
二十六、作用于消化系统药	（一）助消化药		理论讲授	2	
	常用助消化药的作用特点及临床应用	了解	多媒体演示		
	（二）抗消化性溃疡药				
	1. 中和胃酸药	熟悉			
	2. 胃酸分泌抑制药（H_2受体阻断药、M_1受体阻断药、胃泌素受体阻断药、H^+泵抑制药）	掌握			
	3. 胃黏膜保护药	了解			
	4. 抗幽门螺杆菌药	了解			
	（三）胃肠运动功能调节药				
	1. 促胃肠动力药	熟悉			
	2. 胃肠解痉药	了解			
	（四）催吐药与止吐药				
	1. 催吐药	了解			
	2. 止吐药的作用特点、临床应用	熟悉			
	（五）泻药与止泻药				
	1. 泻药的作用、临床应用、不良反应	掌握			
	2. 常用止泻药的作用特点、临床应用	熟悉			
	（六）肝胆疾病用药				
	1. 利胆药与胆石溶解药	了解			
	2. 治疗肝性脑病药	了角			
	（七）作用于消化系统药物的用药护理	熟悉			
二十七、作用于呼吸系统药物	（一）镇咳药		理论讲授	2	
	1. 中枢性镇咳药的作用、临床应用、不良反应	熟悉	多媒体演示		
	2. 外周性镇咳药的作用特点、临床应用	了解			

续表

单元	教学内容	教学要求	教学活动参考	参考学时	
				理论	实践
	（二）祛痰药				
	1. 痰液稀释药	了解			
	2. 黏痰溶解药	了解			
	（三）平喘药				
	1. 肾上腺素受体激动药	掌握			
	2. 茶碱类	掌握			
	3. M受体阻断药	了解			
	4. 过敏介质阻释药	熟悉			
	5. 糖皮质激素类药	了解			
	（四）作用于呼吸系统药的用药护理	掌握			
二十八、作用于子宫的药物	1. 缩宫素的作用、临床应用、不良反应及用药注意事项	熟悉	理论讲授 多媒体演示	1	
	2. 麦角新碱的作用和临床应用	熟悉			
	3. 其他子宫兴奋药和子宫抑制药的作用及临床应用	了解			
	4. 用药护理	熟悉			
二十九、肾上腺皮质激素类药物	1. 糖皮质激素的药理作用、临床应用、不良反应及用法疗程	掌握	理论讲授 多媒体演示	2	
	2. 盐皮质激素的作用及临床应用	了解			
	3. 促皮质素的作用、临床应用	了解			
	4. 用药护理	掌握			
三十、甲状腺激素类药和抗甲状腺药	1. 甲状腺素、放射性碘、β受体阻断药的作用、临床应用、不良反应	掌握	理论讲授 多媒体演示	2	
	2. 常用硫脲类药物的作用、临床应用及不良反应	掌握			
	3. 碘和碘化物的作用特点、临床应用	熟悉			
	4. 用药护理	掌握			
三十一、降血糖药	（一）胰岛素		理论讲授	2	
	胰岛素及其制剂的作用特点、临床应用及不良反应	掌握	多媒体演示		
	（二）口服降血糖药				
	1. 常用磺酰脲类和双胍类药的作用、临床应用、不良反应	掌握			

续表

单元	教学内容	教学要求	教学活动参考	参考学时 理论	参考学时 实践
	2. 葡萄糖苷酶抑制药阿卡波糖、胰岛素增敏药和其他口服降糖药的作用特点、临床应用	熟悉			
	(三) 降血糖药的用药护理	掌握			
三十二、性激素类药物与抗生育药	1. 雌激素、孕激素的作用及临床应用	了解	理论讲授	1	
	2. 雌、孕激素拮抗药、雄性激素类药物的作用与临床应用	了解			
	3. 抗生育药的作用及临床应用	了解			
三十三、抗菌药物概述	1. 抗微生物药、抗生素与化学治疗的基本概念	熟悉	理论讲授 多媒体演示	1	
	2. 抗菌药作用机制	了解			
	3. 细菌耐药性	了解			
	4. 抗菌药的合理应用与注意事项	了解			
三十四、抗生素	(一) β-内酰胺类抗生素		理论讲授	5	
	1. 青霉素类		多媒体演示		
	(1)常用天然青霉素的性状、抗菌作用、临床应用、不良反应	掌握			
	(2)部分合成青霉素(苯唑西林、氯唑西林、氨苄西林、阿莫西林、哌拉西林等)的抗菌作用特点及临床应用	熟悉			
	2. 头孢菌素类				
	头孢菌素类(一代、二代、三代、四代)的抗菌作用特点、临床应用、不良反应	掌握			
	3. 其他β-内酰胺类	熟悉			
	其他β-内酰胺类(头孢西丁、拉氧头孢、西司他丁、氨曲南、奥格门汀等)的作用特点及临床应用				
	4. β-内酰胺类抗生素的用药护理	掌握			
	(二) 大环内酯类				
	1. 红霉素的抗菌作用、临床应用、不良反应	熟悉			
	2. 其他大环内酯类的作用特点及临床应用	熟悉			
	3. 大环内酯类抗生素的用药护理	熟悉			

续表

单元	教学内容	教学要求	教学活动参考	参考学时 理论	实践
	（三）氨基苷类抗生素				
	1. 氨基苷类抗生素的共性	熟悉			
	2. 常用氨基苷类抗生素的抗菌特点、临床应用、不良反应	掌握			
	3. 氨基苷类抗生素的用药护理	掌握			
	（四）四环素类和氯霉素				
	1. 四环素类（四环素、多西环素等）的抗菌作用、临床应用、不良反应	熟悉			
	2. 氯霉素的抗菌作用、临床应用、不良反应	熟悉			
	3. 四环素类和氯霉素的用药护理	熟悉			
	（五）林可霉素类				
	1. 林可霉素和克林霉素的抗菌作用、临床应用、不良反应	熟悉			
	2. 林可霉素类的用药护理	熟悉			
	（六）多肽类抗生素				
	1. 万古霉素类				
	万古霉素类的作用特点、临床应用、不良反应及用药	熟悉			
	2. 多粘菌素类				
	多粘菌素类的抗菌作用特点、临床应用	了解			
	3. 多肽类抗生素的用药护理	熟悉			
三十五、人工合成抗菌药	1. 喹诺酮类药的抗菌作用、临床应用、不良反应	掌握	理论讲授 多媒体演示	2	
	2. 磺胺类药物和甲氧苄啶的作用特点、临床应用、不良反应	掌握			
	3. 硝基咪唑类的抗菌作用、临床应用、不良反应	熟悉			
	4. 人工合成抗菌药的用药护理	掌握			
	实践 15　磺胺类药物、红霉素的溶解性实验	熟练掌握	技能实践		1
三十六、抗结核病药	1. 常用抗结核病药的抗结核作用、临床应用及不良反应	熟悉	理论讲授 多媒体演示	1	
	2. 抗结核病药的临床应用原则	熟悉			

续表

单元	教学内容	教学要求	教学活动参考	参考学时	
				理论	实践
	3. 抗结核病药的用药护理	熟悉			
三十七、抗真菌药	1. 抗浅部真菌药的抗菌作用、临床应用及不良反应	熟悉	理论讲解	1	
	2. 抗深部真菌药的抗菌作用、临床应用及不良反应	熟悉			
	3. 抗浅部、深部真菌药的抗菌作用、临床应用及不良反应	熟悉			
	4. 抗真菌药的用药护理	了解			
三十八、抗病毒药	1. 抗病毒药的作用、临床应用及不良反应	熟悉	理论讲授	1	
	2. 抗病毒药的用药护理	了解			
三十九、抗寄生虫病药	(一) 抗疟药		理论讲授	2	
	1. 抗疟药的作用环节、分类选药原则	了解	多媒体演示		
	2. 氯喹、伯氨喹、乙胺嘧啶等的作用、临床应用、不良反应及用药护理	熟悉			
	3. 其他抗疟药的作用特点、临床应用及用药护理	了解			
	(二) 抗阿米巴病药与抗滴虫药				
	1. 抗阿米巴病药与抗滴虫药的合理选药	了解			
	2. 常用药物的作用特点、临床应用、不良反应及用药护理	了解			
	(三) 抗血吸虫病药与抗丝虫病药				
	1. 吡喹酮的作用特点、临床应用及用药护理	了解			
	2. 乙胺嗪的作用特点、临床应用及用药护理	了解			
	(四) 抗肠蠕虫药				
	1. 抗线虫药阿苯哒唑、甲苯达唑的驱虫谱、临床应用	熟悉			
	2. 其他抗线虫药的作用及临床应用	了解			
	3. 抗肠蠕虫药的用药护理	了解			
四十、抗恶性肿瘤药	1. 抗恶性肿瘤药的分类及作用机制	了解	理论讲授	2	
	2. 抗恶性肿瘤药的不良反应及用药护理	掌握	多媒体演示		

续表

单元	教学内容	教学要求	教学活动参考	参考学时	
				理论	实践
	3. 常用抗恶性肿瘤药的作用、临床应用及不良反应	熟悉			
四十一、免疫功能调节药	1. 环孢素、卡介苗等的作用、临床应用、不良反应	熟悉	理论讲授	1	
	2. 其他常用免疫调节药的作用特点、临床应用	了解			
	3. 免疫调节药的用药护理	了解			
四十二、解毒药	1. 有机磷酸酯类中毒解毒药(阿托品、氯解磷定、碘解磷定)的作用、临床应用、不良反应及用药护理	熟悉	理论讲授 多媒体演示	2	
	2. 金属、类金属中毒解毒药(依地酸钙钠、去铁胺、青霉胺、二巯丁二钠等)的作用	了解			
	3. 氰化物中毒解毒药(亚甲蓝、亚硝酸异戊酯、硫代硫酸钠等)的作用、用法、不良反应	了解			
	4. 灭鼠药中毒及解毒药	了解			
	5. 蛇毒中毒解毒药	了解			
	实践16 有机磷酸酯类中毒及其解救	熟练掌握	技能实践		1
四十三、调节水、电解质及酸碱平衡药	1. 葡萄糖的作用、临床应用、不良反应	了解	理论讲授		
	2. 电解质平衡调节药的作用、临床作用、不良反应	了解			
	3. 酸碱平衡调节药的作用及临床作用	了解			
四十四、消毒防腐药	1. 酚类消毒防腐药物的临床作用及应用	了解	理论讲授		
	2. 醇类消毒防腐药物的临床作用及应用	了解			
	3. 醛类消毒防腐药物的临床作用及应用	了解			
	4. 酸类消毒防腐药物的临床作用及应用	了解			
	5. 卤素类消毒防腐药物的临床作用及应用	了解			
	6. 氧化剂的临床作用及应用	了解			
	7. 表面活性剂的临床作用及应用	了解			
	8. 染料类消毒防腐剂的临床作用及应用	了解			
	9. 重金属化合物类消毒防腐剂的临床作用及应用	了解			

续表

单元	教学内容	教学要求	教学活动参考	参考学时 理论	实践
	10. 其他类消毒防腐剂的临床作用及应用	了解			
	11. 消毒防腐剂的用药护理	了解			
四十五、维生素类及酶类制剂	1. 水溶性维生素的临床作用及应用	了解	理论讲授		
	2. 脂溶性维生素的临床作用及应用	了解			
	3. 酶类制剂的临床作用及应用	了解			
	4. 用药护理	了解			
	实践18 药物应用和不良反应防治知识咨询	掌握	技能实践	2	
	实践19 学习执行处方、医嘱及观察药物疗效和不良反应	掌握	技能实践	1	

五、大纲说明

（一）本教学大纲供五年一贯制护理学专业教学使用。课程总学时为90学时。其中，理论教学70学时，实践教学20学时。

（二）理论授课的教学要求分为掌握、熟悉和了解三个层次。“掌握”指学生对所学的知识的熟练应用，能综合分析和解决临床护理工作的实际问题；“熟悉”是指学生对所学知识的基本掌握；“了解”是指学生对学过的知识点能记忆和理解。实践的教学要求分为熟练掌握和学会两个层次。“熟练掌握”是指学生能独立、正确、规范地完成所学的技能操作，并能熟练应用；“学会”是指学生能基本完成操作过程，会应用所学技能。

（三）教学建议

1. 课堂理论教学应注意理论联系实际，积极采用现代化的教学手段，多组织学生开展必要的谈论，以启迪学生的思维，加深对教学内容的理解和掌握。

2. 实践教学应充分调动学生学习的主动性、积极性，训练学生的基本操作能力和用药护理能力。

3. 学生的知识能力水平应通过平时测验、提问、技能考核等多种形式综合考评。

中英文对照索引

M

R

S

T

Z

参考文献

1. 陈新谦、金有豫、汤光.新编药物学.第17版.北京:人民卫生出版社,2011.
2. 国家药典委员会.中华人民共和国药典.中国医药科技出版社,2010.
3. 王开贞.护理药理学.北京:人民卫生出版社,2004.
4. 王开贞.于肯明.药理学.第6版.北京:人民卫生出版社,2009.
5. 杨宝峰.药理学.第7版.北京:人民卫生出版社,2008.
6. 姚宏.药物应用护理.第2版.北京:人民卫生出版社,2008.
7. 肖顺贞、姚景鹏.临床护用药理学.北京:人民卫生出版社,2008.
8. 肖顺贞.护理药理学.第3版.北京:北京大学医学出版社,2008.
9. 姜国贤.护理药理学.北京:人民卫生出版社,2010.
10. 国家基本药物处方集编委会.国家基本药物处方集(化学药品和生物制品2009年版基础部分).北京:人民卫生出版社,2010.
11. 全国护士执业资格考试用书编写专家委员会.2011全国护士执业资格考试指导,北京:人民卫生出版社,2011.
12. 林志彬主译.朗-戴尔药理学.第1版.北京:北京大学医学出版社,2010.
13. 杜冠华主译.药理学原理.北京:人民卫生出版社,2009.
14. 杨世杰.药理学.北京:人民卫生出版社,2005.
15. 方士英.药物学.南京:东南大学出版社,2004.
16. 蒋志文.护理药理学.北京:人民卫生出版社,2004.
17. 符秀华.药物应用护理.南京:东南大学出版社,2009.
18. 吴国忠.药物应用护理.上海.复旦大学出版社,2009.
19. 樊一桥.药理学实验.北京:中国医药科技出版社,2008.
20. 谭安雄.药理学.北京:人民卫生出版社,2010.
21. 周宏灏.药理学.第2版.北京:科学出版社,2008.
22. 刘文俊.药理学.第2版.北京:高等教育出版社,2008.
23. 秦红兵.护理药理学.北京:人民卫生出版社,2008.
24. 徐红.药理学.北京:高等教育出版社,2005.
25. 姜远英.临床药物治疗学.第2版.北京:人民卫生出版社,2007.